**P. MAUCLAIRE**

ANCIEN INTERNE
MÉDAILLE D'OR DES HOPITAUX
PROSECTEUR A LA FACULTÉ

# DES DIFFÉRENTES FORMES

# D'OSTÉO-ARTHRITES TUBERCULEUSES

## MÉTHODE SCLÉROGÈNE

## ARTHRECTOMIE PRÉCOCE ET RÉPÉTÉE

PARIS

G. STEINHEIL, ÉDITEUR

2, RUE CASIMIR-DELAVIGNE, 2

1893

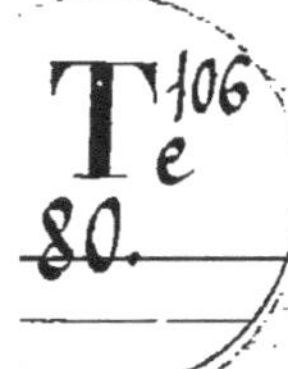

# DES DIFFÉRENTES FORMES
# D'OSTÉO-ARTHRITES TUBERCULEUSES

---

## MÉTHODE SCLÉROGÈNE
## ARTHRECTOMIE PRÉCOCE ET RÉPÉTÉE

## DU MÊME AUTEUR

1. **Observation de rhumatisme scarlatin.** (In communication de M. le professeur HAYEM à la *Société méd. des hôpitaux*, 1886.)
2. **Etranglement herniaire par le collet du sac.** (*Société anat.*, 1888.)
3. **Kystes tubo-ovariens.** (*Soc. anat.*, 1888.)
4. **Tumeur osseuse de la tête du péroné.** (*Soc. anat.*, 1888.)
5. **Etranglement interne suraigu par bride péritonéale partant des annexes de l'utérus.** (*Soc. anat.*, 1889.)
6. **Ostéomyélite à bacille d'Eberth.** (ACHALME et MAUCLAIRE, *Soc. biologie*, 1889.)
7. **Luxation et fracture de l'extrémité supérieure de l'humérus.** (*Soc. anat.*, 1889.)
8. **Plaies de l'espace de Traube.** (Revue générale d'après une observation du service du professeur DUPLAY. *Archives génér. de médecine*, 1889.)
9. **Néphrite caséeuse et tuberculose descendante chez un enfant.** (*Société anat.*, 1890.)
10. **Injections de liquide de Koch pour lupus, polyarthrite infectieuse consécutive.** (*Bulletin méd.*, 1890.)
11. **Fracture du crâne, contusion bipolaire du cerveau, etc., hyperthermie nerveuse.** (*Société anat.*, 1891.)
12. **Notes anatomiques sur la cloison des fosses nasales aux différents âges.** (*Soc. anat.*, 1891.)
13. **Notes anatomiques sur les plexus et dépressions pharyngées.** (*Ibidem.*)
14. **Anomalies des veines jugulaires superficielles.** (*Ibidem.*)
15. **Anomalie du creux sous-claviculaire.** (*Ibidem.*)
16. **Néphrite calculeuse.** (*Ibidem.*)
17. **Études d'ensemble sur l'anatomie pathologique et la physiologie pathologique des ostéo-arthrites tuberculeuses. Déductions thérapeutiques.** (*Gazette des hôpitaux*, 1892.)
18. **De la trachéotomie.** (*Rev. générale*, in *Gazette des hôpitaux*, 1892.)
19. **Des fractures de l'extrémité supérieure de l'humérus. Anatomie pathologique, mécanisme, complications.** (Avec la collaboration de M. POIRIER, in *Rev. chir.*, oct. 1892.)
20. **Du molluscum.** (Avec la collaboration de M. PILLIET. *Soc. anat.*, 1892.)
21. **De la péritonite tuberculeuse.** Revue générale d'après plusieurs observations inédites de M. le professeur LE DENTU. (In *Tribune médicale*, fév. 1893.)
22. **Des corps étrangers abandonnés dans la cavité péritonéale.** (En collaboration avec M. JALAGUIER. *Société anatomique*, mars 1893.)
3. **Suppuration pelvienne. Laparotomie, mort ; comparaison avec l'hystérectomie vaginale.** (En collaboration avec le D$^r$ PICHEVIN. *Ibidem.*)
24. **Analyses françaises et italiennes dans les** *Annales de gynécologie*, depuis 1888.
25. **Cliniques chirurgicales de MM. LANNELONGUE, GÉRARD MARCHANT et P. POIRIER.**
26. **Observations in thèse de HASLÉ, CHÉROT, BALARD D'HARLANVILLE BOURGOGNE, GELMA, POUX, TIMMERMANS, MIROVITCH, HŒNSEN, etc.**

---

# DES DIFFÉRENTES FORMES
# D'OSTÉO-ARTHRITES TUBERCULEUSES

## DE LEUR TRAITEMENT

Par la **MÉTHODE SCLÉROGÈNE** pure ou combinée
à l'**ARTHRECTOMIE PRÉCOCE ET RÉPÉTÉE**
(curettages et résections atypiques) surtout chez l'enfant.

(MÉTHODE DU PROFESSEUR LANNELONGUE)

PAR

## Le Docteur P. MAUCLAIRE

Ancien interne des hôpitaux
Médaille d'or de chirurgie (1891)
Prosecteur à la Faculté
Lauréat de l'Académie de médecine (Prix Oulmont, 1892)
Membre de la Société anatomique

PARIS

G. STEINHEIL, ÉDITEUR

2, RUE CASIMIR-DELAVIGNE, 2

1893

# INTRODUCTION

Au fur à mesure que la science évolue, l'observation des faits permet de constater que toute affection nécessite un temps plus ou moins long pour être classée comme entité morbide. Puis, peu à peu, on voit cette affection, tout en se présentant avec ses caractères prin·cipaux, presque spécifiques, offrir quelque symptôme particulier, c'est-à-dire prédominant, lui donnant une marche toute spéciale, et le besoin de classification se faisant sentir, ou mieux la synthèse devant alors inévitablement suivre l'analyse, on voit se créer des formes, suivant l'âge, le sexe, le mode de début, la marche, la durée, la terminaison, et partant le traitement. Ce n'est pas qu'il y ait toujours de bien grosses nuances entre ces différentes formes. C'est ce qui en fait l'intérêt scientifique, pourrait-on dire, car indiquer ces différences, c'est faire une étude clinique complète, perfectionnée, bien détaillée, bien modelée; c'est ce qui, enfin, a permis de dire aux cliniciens, depuis longtemps, qu'il n'y a pas une maladie, mais bien différentes formes d'une même maladie.

Ce travail d'analyse et de synthèse a été fait pour bien des maladies chirurgicales; il nous paraît intéressant, étant donné le grand nombre de cas que nous avons lus et observés, de le faire pour les ostéo-arthrites bacillaires. Interne par deux fois du professeur Lannelongue, nous ne pouvions mieux faire que de continuer, par cet essai clinique et sous ses auspices, l'étude si intéressante de la tuberculose ostéo-articulaire. Et si, dans cette étude, il ressort quelque chose de précis, de séduisant, c'est à ses conseils que nous en serons redevables. Aussi le nom de notre savant et vénéré maître devait-il être mis en tête de ce travail, car ce sont la lecture de ses travaux, et son enseignement si remarquable à l'hôpital Trousseau qui nous l'ont inspiré.

Avant cette étude essentiellement clinique nous essaierons de donner un aperçu de pathologie générale chirurgicale sur le rôle du système lymphatique dans la tuberculose en général et dans la tuberculose articulaire en particulier. Nous verrons que c'est la porte d'entrée, la voie de propagation et le lieu de destruction du bacille. Nous en déduirons de nombreux faits thérapeutiques.

D'autre part, ayant assisté notre excellent maître dans son procédé de traitement des ostéo-arthrites tuberculeuses par la méthode sclérogène pure ou combinée à l'arthrectomie précoce et répétée, dans une deuxième partie de notre travail nous ferons l'étude complète de cette méthode thérapeutique. Je décrirai donc les indications, les contre-indications, le manuel opératoire et les résultats de l'arthrectomie et de la méthode sclérogène appliquées isolément ou combinées.

Tel sera l'ensemble de notre travail et s'il a quelque valeur il la devra aux maîtres que nous avons eus pendant le cours de nos études médicales. C'est ici l'occasion pour nous de les remercier sincèrement. Trois de mes premiers maîtres n'existent déjà plus, aussi je dédie ce travail à leur mémoire, ce sont Ulysse Trélat (stage 1882), Alfred Richet et T. Gallard (internat provisoire, 1886).

Successivement j'ai reçu les excellents et bienveillants conseils de MM. Marc Sée (externat, 1884), Hayem (1885), Albert Robin (internat provisoire, 1886).

En 1888, pendant ma première année d'internat, j'ai trouvé en M. Berger un chef prodigue de conseils et de leçons, et dans la suite il nous a souvent donné des preuves de l'intérêt qu'il nous portait.

En 1889, dans le service de M. le professeur Duplay j'ai eu souvent l'occasion d'apprécier la sûreté de diagnostic et les grandes qualités opératoires de notre maître, qui depuis nous a toujours donné des marques de sa grande bienveillance à notre égard.

Que dirai-je maintenant de mes deux derniers maîtres, MM. les professeurs Lannelongue (1890) et Le Dentu (1891), si ce n'est que pouvant retourner auprès d'eux comme interne lauréat, je n'ai pas hésité à leur demander encore de profiter de nouveau de leurs excellentes leçons et des fruits de leur expérience. Je les en remercie et mon cœur plein de reconnaissance et de respect n'oubliera jamais les nombreuses marques d'amitié qu'ils nous ont toujours données.

Je veux aussi dédier ce travail à M. Jalaguier, car j'aurai souvent à citer ses travaux, sa pratique chirurgicale, et de nombreuses observations inédites qu'il nous a confiées. Ses conseils ne nous ont jamais fait défaut en plusieurs circonstances particulières, aussi je crois que sa modestie ne se froissera de la grande sincérité de mes remercîments.

Je veux également rappeler ici que MM. Gérard Marchant, Ch. Nélaton, Picqué, Richelot, Peyrot, Humbert, Bazy ont été mes maîtres dans divers hôpitaux et je n'ai qu'un regret c'est d'avoir été leur élève trop peu de temps.

Enfin, élève de l'École pratique, je suis heureux de remercier: M. le professeur Farabeuf, car c'est sous sa direction que j'ai commencé à disséquer et à aimer l'anatomie; M. le professeur Ch. Richet qui m'a toujours traité avec bienveillance, en ami; M. P. Poirier, que j'ai eu comme maître et à l'École pratique et à l'hôpital. Merci encore à ceux qui m'ont préparé à l'internat, à l'adjuvat et au prosectorat. Merci encore, à ceux que j'ai eus comme élèves dans les pavillons de dissection et ailleurs, car en les instruisant ils m'ont beaucoup appris.

Tous mes remerciements enfin à ceux qui ont bien voulu me traduire les nombreux travaux étrangers dont j'ai eu besoin et à MM. Fernand et Lucien Monod pour les remarquables dessins annexés à la fin de ce travail.

# PREMIÈRE PARTIE

ESSAI SUR LE ROLE DU SYSTÈME LYMPHATIQUE COMME PORTE D'ENTRÉE, VOIE DE PROPAGATION ET LIEU DE DESTRUCTION DU VIRUS TUBERCULEUX (1)

---

## CHAPITRE PREMIER

### Du système lymphatique comme porte d'entrée et voie de propagation du bacille tuberculeux.

#### SOMMAIRE

Étendue du tissu adénoïde de His.

Des portes d'entrée de la T.

Historique sur le rôle du système lymphatique dans l'infection T.

Du rôle du système lymphatique dans le cas de porte d'entrée cutanée, intestinale, pulmonaire.

De la micropolyadénopathie T. sans porte d'entrée apparente.

De la fièvre ganglionnaire. De l'infection T. comme affection infantile, analogie avec la rougeole (Wolff). De l'ubiquité du bacille dans le système lymphatique à l'état latent chez les individus sains (Pizzini).

De la moelle osseuse considérée comme un tissu moitié vasculaire, moitié lymphoïde. Possibilité de faire rentrer l'ostéo-tuberculose et la T. articulaire dans le cadre de l'infection T. du système lymphatique. Forme adéno-osseuse de l'infection T.

Rôle restreint de la voie sanguine.

En décrivant le tissu adénoïde, His nous a donné la clef des rapports étroits qui unissent certaines affections dont la parenté n'avait point été soupçonnée jusque-là. Il démontra que non seulement dans les follicules clos et dans les glandes vasculaires sanguines, mais encore

---

(1) Pour faciliter la lecture de ce travail et éviter la répétition trop fréquente des locutions *ostéo-arthrite tuberculeuse*, et *tuberculose* ou *tuberculeux* nous avons adopté pour ostéo-arthrite tuberculeuse la notation O. A. T., pour tuberculose et tuberculeux la notation T.

dans la profondeur du derme de la peau et des muqueuses, il existe un tissu analogue à celui des ganglions lymphatiques. La communauté des aptitudes morbides s'expliquait dès lors par celle de l'élément anatomique. On comprit comment une même cause pouvait déterminer des lésions simultanées dans des parties si différentes de siège et d'aspect quand on vit que des organes considérés jusqu'alors comme distincts devaient être réunis dans un seul système.

« On remarqua, dit le professeur Potain (article Lymphatique, *Dict. Dechambre*) que diverses maladies telles que la fièvre typhoïde, le choléra, la tuberculose, la scrofule étendent leur influence sur plusieurs de ces organes à la fois et la manifestent dans chacun d'eux par les mêmes multiplications de cellules et les mêmes transformations des éléments prolifères. On fut frappé de voir la cause méconnue de la leucocythémie et de l'adénie provoquer partout où se trouve le tissu lymphoïde une hyperplasie rapide des cellules sans tendance aux altérations régressives... »

Le tissu conjonctif pour Ranvier peut être considéré comme une vaste cavité communiquant avec le système lymphatique cloisonnée par des faisceaux de fibres que tapissent de grandes cellules plates comme les cellules épithéliales des séreuses ; d'autres cellules libres dans les mailles du tissu ont tous les caractères des globules blancs du sang ou cellules lymphatiques.

L'étendue du système lymphatique est donc bien vaste et nous essaierons plus loin de démontrer qu'on peut encore y ajouter la moelle des os. Mais étudions auparavant le rôle du système lymphatique dans l'infection tuberculeuse et comme porte d'entrée et comme voie de propagation.

Les portes d'entrée du bacille T. dans l'organisme sont les suivantes : 1° la peau ; 2° les voies digestives ; 3° les voies respiratoires ; 4° les voies génito-urinaires ; 5° la voie placentaire. Il y a en effet des faits positifs mais très rares de transmission par voie placentaire des bacilles T.

Pour Koch le bacille T. est transporté dans l'intérieur de l'organisme au milieu des tissus ou dans les voies sanguines et lymphatiques par les cellules migratrices qui le renferment. Il explique ainsi ces foyers de tuberculose espacée qu'on rencontre dans le lupus comme dans toutes les tuberculoses chroniques.

Weigert (1) a essayé de suivre le bacille sur les différentes voies que celui-ci parcourt dans l'organisme pour se porter dans telle ou telle région. Il montre les obstacles qui peuvent l'arrêter et les conditions qui favorisent sa généralisation. Pour lui on peut admettre quatre voies de propagation du bacille. Il se propage :

1° Mécaniquement par la toux, l'aspiration, la déglutition, etc.

2° Par contiguïté du foyer primitif à son voisinage immédiat ;

3° Par les vaisseaux lymphatiques ;

4° Par les vaisseaux sanguins.

Le transport du virus tuberculeux par la toux, la respiration et la déglutition n'a rien à faire avec la tuberculose chirurgicale.

D'autre part, l'expérience montre que lorsque le virus tuberculeux pénètre dans les vaisseaux sanguins il se fait rapidement une tuberculose généralisée.

La propagation par contiguïté est des plus importantes pour nous. Lorsqu'il existe un foyer tuberculeux dans un organe, une épiphyse par exemple, le bacille se cultive sur place et par une sorte de rayonnement le foyer malade augmente d'étendue en infectant progressivement les parties environnantes. Ce rayonnement de la T. d'un foyer central est très variable suivant les individus et aussi suivant les organes. Il est plus rapide chez l'enfant que chez l'adulte parce que chez lui, comme le dit Weigert, le virus tuberculeux trouve un terrain favorable, les masses de tissu conjonctif de nouvelle formation n'ont pas le temps de s'organiser ; elles subissent bientôt la régression caséeuse et ne forment aucun obstacle à la diffusion et c'est pour cela que chez l'enfant les tubercules sont en général plus volumineux.

La voie des vaisseaux lymphatiques est une des plus fréquentes, mais il faut remarquer la différence qui existe à ce point de vue entre l'adulte et l'enfant. Tandis que chez l'adulte on trouve le plus souvent les voies lymphatiques, provenant des muqueuses T., très atteintes et les ganglions afférents très peu lésés, chez l'enfant, au contraire, on dirait que la résorption et la migration vers les ganglions du virus tuberculeux s'effectue plus vite. Pour que des ganglions lymphatiques se tuberculisent, il faut que leurs vaisseaux afférents leur apportent le bacille qu'ils puisent dans leurs muqueuses respectives. Dans cer-

(1) WEIGERT. Die Verbreitung des Tuberkelgiftes nach dessen Eintritt in der Organismus. *Jahrbuch für Kinderheilkunde*, t. 21, 1884.

tains cas les ganglions s'infectent par voie anastomotique, les ganglions rétro-péritonéaux en donnent souvent un exemple.

Les ganglions lymphatiques T. arrêtent pour un certain temps du moins la propagation du virus même, leur capsule est une assez bonne barrière, ce qui explique la lenteur avec laquelle le bacille pénètre dans le courant circulatoire.

Dans quelques cas le virus pénètre directement des lymphatiques dans le courant sanguin ; c'est lorsque des vaisseaux lymphatiques ne sont pas interrompus par des ganglions comme par exemple les vaisseaux lymphatiques péritonéaux qui amènent directement le bacille T. dans le canal thoracique et de là, dans la veine sous-clavière. Mais ce qui explique que toute péritonite T. ne se complique pas rapidement d'une infection générale de l'organisme, c'est que les vaisseaux et ganglions lymphatiques sont souvent oblitérés par des masses caséuses qui interceptent le courant lymphatique.

Pour Weigert contrairement à Koch, le canal thoracique reçoit moins souvent le virus tuberculeux par ses vaisseaux afférents que par contiguïté (plèvre, masses ganglionnaires du médiastin) il note à ce propos la propagation aux centres nerveux du virus tuberculeux par les gaines lymphatiques qui entourent les nerfs.

Tel est le résumé du remarquable travail de Weigert, mais ce rôle important du système lymphatique avait été entrevu et décrit avant lui au point de vue clinique et au point de vue expérimental.

En effet, sans nous arrêter aux idées théoriques émises par Broussais et soutenues plus tard par Bouillaud qui plaçaient dans le tissu lymphatique l'origine de la T. elle-même à cause de la grande analogie entre la constitution anatomique du tubercule et celle du tissu lymphoïde et des ganglions, Andral fut le premier qui décrivit la propagation de la T. par la paroi des chylifères, fait anatomique qui fut également décrit plus tard par Cruveilher, Carswell, Forster, Klebs, Villemin, Hérard et Cornil.

Bazin dans ses *Leçons sur la scrofule* avait montré que l'infection T. dans le système lymphatique suit souvent une marche descendante : « L'engorgement strumeux des ganglions lymphatiques, dit-il, affecte généralement une marche descendante, il commence par les régions sous-maxillaires et parotidiennes, et de proche en proche il s'étend aux régions cervicales latérales, puis aux ganglions claviculaires, péritrachéaux, mammaires internes, médiastinaux antérieurs, ganglions axillaires, etc. Cette succession d'accidents se produit surtout chez les enfants, mais on l'observe aussi chez l'adulte. » Ajoutons que cette marche des lésions fait de suite penser dans l'état actuel de la science à la cavité buccale comme porte d'entrée de l'infection tuberculeuse.

Il faut tenir compte aussi du développement des voies collatérales dans la circulation lymphatique, de la stagnation et de l'infection de la lymphe dans les vaisseaux afférents et de la contamination secondaire des ganglions situés en amont.

Souvent aussi, des ganglions dégénérés et hypertrophiés se mettent en contact avec les ganglions de voisinage qui s'infectent par un simple phénomène de contiguïté.

En 1873, le professeur Cornil décrivit à la *Société de biologie* une lymphangite T. de la dure-mère dans un cas de mal de Pott. Dans un remarquable article du *Dictionnaire de médecine et de chirurgie pratique* (1875), notre excellent maître, le professeur Le Dentu, pense : « que la dégénérescence T. des vaisseaux blancs est très rare aux membres », faisant sans doute allusion au cas de Bazin publié déjà à cette époque. Puis il ajoute : « La tuberculisation des ganglions s'observerait rarement d'une façon primitive, tandis qu'elle succéderait plus fréquemment à des lésions tuberculeuses des régions d'où proviennent les lymphatiques afférents aux ganglions malades ». Plus tard, en 1890 (1), il insista de nouveau sur les lymphangites T. dans les T. locales.

Dans sa thèse d'agrégation, M. Lépine avait indiqué les lymphatiques pour les poumons et pour la plèvre, comme de très bonnes voies de propagation de la T.

Les observations de Hervouet (2), élève de Parrot, nous montrent la tuberculisation des ganglions bronchiques consécutive à des lésions pulmonaires. Buhl, Virchow, Rindfleich, Charcot avaient déjà fourni des cas semblables.

En 1880, notre savant maître, le professeur Lannelongue, dans son remarquable travail sur les abcès froids, montra qu'il n'y avait

(1) Le Dentu. Tuberculoses locales et leur traitement; Clinique de l'hôpital St-Louis. In *Gazette méd.*, 20 déc. 1890.
(2) Hervouet. *Des adénopathies similaires*. Thèse, Paris, 1877.

pas une irrégularité de distribution dans l'ordre qui procède à la succession des foyers tuberculeux chez le même individu. Il signala des cas de spina-ventosa engendrant à distance « *des abcès tuberculeux concomitants* » indépendants de la lésion initiale sur les mains, l'avant-bras, le bras, à une époque plus ou moins éloignée du début de l'ostéite T. et pour lui, le développement de l'appareil lymphatique de la région primitivement affectée exerce certainement une influence sur la production des tuberculomes secondaires. Et depuis, dans tous ses nombreux travaux sur les tuberculoses chirurgicales, il insiste toujours avec prédilection sur les lésions du système lymphatique et sur son rôle dans l'infection T. En 1882 (1), en effet. il se demande si les liquides infectieux provenant d'un foyer épiphysaire T. ne peuvent pas arriver dans l'intérieur de l'articulation par la voie lymphatique.

Le professeur Le Dentu rapporte vers cette époque à la Société de chirurgie deux observations d'abcès lymphangitiques profonds à marche chronique. Le professeur Verneuil, MM. Després, M. Sée, firent à ce propos ressortir la part qui revient au système lymphatique dans la diffusion du virus T. et dans le mode de production des abcès froids. Dolbeau n'avait-il pas affirmé déjà que neuf fois sur dix, abcès chauds et abcès froids se développent autour des lymphatiques?

Dans sa thèse sur l'*adénopathie trachéo-bronchique*, Baréty rapporta de nombreux faits intéressants, et je ne peux que signaler ici de nombreuses thèses sur les adénites scrofuleuses dont la nature tuberculeuse avait été démontrée par Brissaud et Josias.

En 1883, Cornil et Babès (2) montrèrent qu'il est de règle que les ganglions auxquels aboutissent les vaisseaux lymphatiques venant d'organes affectés de T. présentent des bacilles. Tels sont les ganglions bronchiques et médiastinaux dans la tuberculose pulmonaire, les ganglions mésentériques en rapport avec les ulcérations T. de l'intestin. Les bacilles ne sont pas ordinairement limités au ganglion; ils se montrent dans la capsule du ganglion épaissie au niveau des follicules devenus tuberculeux: ils existent aussi dans le tissu conjonctif périphérique autour de la capsule; ce tissu est lui-même

<hr>

(1) *Bulletin de la Société de chirurgie,* 1882.

(2) Cornil et Babès. Note sur les bacilles de la T. *Journal d'anatomie et physiologie,* juillet 1883, p. 465-

épaissi, infiltré de petites cellules et de granulations tuberculeuses. Loin du ganglion on rencontre aussi dans le tissu conjonctif œdémamateux du médiastin des vaisseaux sanguins et lymphatiques entourés de tissu embryonnaire dont les cellules contiennent des bacilles.

En 1884, dans sa thèse sur les portes d'entrée de la T., Verchère parle de la généralisation des bacilles dans l'organisme par la voie lymphatique.

A partir de 1885, avec l'observation de M. Merklen, l'étude de la lymphangite T. cutanée fut le point de départ de nombreux travaux pour la bibliographie desquels je renvoie au remarquable travail de M. Lejars (1) et à celui de M. Goupil (2); nous en indiquerons d'ailleurs quelques-uns plus loin.

En présence de tous ces travaux cliniques, les expérimentateurs rapportèrent de nombreux faits évidents au point de vue du rôle du système lynphatique dans l'infection T. Colin, chargé de contrôler les expériences de l'immortel Villemin, insista sur la présence constante de lymphangite et d'adénite unilatérale partant des points d'inoculation et il conclut en disant que le système lymphatique est une des grandes voies de propagation de l'infection tuberculeuses (Rapport sur les expériences de Villemin, Académie de médecine, 18 juillet 1867).

Chauveau dans ses expériences sur l'ingestion des matières T. par les vaches (1868) insista sur les lésions T. de l'intestin et des ganglions mésentériques.

Arloing a démontré que chez le cobaye la dissémination lymphatique est d'observation constante et s'astreint à une progression fort régulière. « Inocule-t-on cet animal à la face interne d'une cuisse dans le tissu conjonctif sous-cutané, du 10 au 15ᵉ jour les ganglions inguinanx superficiels et profonds correspondants deviennent volumineux et durs ; quelques jours plus tard les ganglions sous-lombaires du même côté se tuméfient ; la rate se tuberculise ensuite puis le ganglion rétro-hépatique, enfin les poumons et les ganglions bronchiques. L'infection reste unilatérale jusqu'à la région diaphragmatique ; à partir de ce point elle se répand presque indistinctement à

(1) LEJARS. Lymphangite tuberculeuse. *Études cliniques et expérimentales sur la T.*, 1891.

(2) GOUPIL. *Lymphangite tuberculeuse*, Thèse. Paris, 1892.

droite et à gauche et atteint les poumons. Généralement en deux mois l'infection est complète. Cette marche est si régulière que dans le cas où l'on sacrifie l'animal à des dates variables avant l'époque de l'infection complète on peut prévoir à l'avance l'étendue des lésions » (1).

Il n'en est pas de même chez le lapin où après inoculation on voit se produire le *chancre tuberculeux* local ou quelques granulations T., puis les poumons et les plèvres se tuberculisent, mais il n'y a pas d'engorgement ganglionnaire, — quelquefois même les lésions locales sont absentes.

C'est que, en réalité, ainsi que le dit M. Lejars (2), le rôle des lymphatiques est double dans la tuberculose : 1° ils charrient le virus avec la lymphe et créent ainsi des foyers plus ou moins lointains au gré de leur distribution anatomique et des obstacles qui résultent des thromboses, des oblitérations inflammatoires, de l'obstruction des ganglions ; 2° ils s'infectent eux-mêmes et deviennent à leur tour autant de foyers de pullulation. Organes d'arrêt, les ganglions sont des milieux tout préparés pour la colonisation bacillaire. Les vaisseaux au contraire, sont d'une tolérance toute spéciale, d'où la rareté de la lymphangite T. Le simple contact du virus ne suffit pas, semble-t-il, à infecter la paroi lymphatique, il faut quelque chose de plus, il faut qu'une irritation antérieure ou simultanée en ait altéré la texture et modifié la résistance.

Chez l'enfant, le passage aux ganglions lymphatiques se fait plus facilement que chez l'adulte, de telle sorte que les vaisseaux sont peu lésés parce que la bacille n'y séjourne guère.

Ponfick a signalé la présence de tubercules dans le canal thonacique de l'homme, ce serait pour lui de véritables centres émissifs capables, à un moment donné, de verser dans le torrent circulatoire un nombre considérable de bacilles et de déterminer des généralisations T. foudroyantes.

Après cet historique rapide, étudions un peu avec détails les lésions du système lymphatique dans le cas de trois portes d'entrée principales : la peau, le poumon. l'intestin.

Dans le cas de *T. cutanée* l'affection se propage et la voie la plus

(3) ARLOING. *Leçons sur la tuberculose*, 1892.

(1) LEJARS. Essai sur la lymphangite tuberculeuse. *Études sur la tuberculose*, 1891, p. 191.

fréquente est évidemment celle des lymphatiques, — une lymphangite prend naissance au point inoculé, — c'est une lymphangite spéciale à marche lente avec développement sur son trajet de nodosités qui ne sont autre que des gommes T. de volume variable ; le trajet des lymphatiques se dessine par une traînée saillante appréciable à la vue, plus sensible au toucher, moniliforme : la peau qui les recouvre conserve sa coloration ou prend une teinte rosée. Les grains moniliformes des lymphatiques en grossissant donnent lieu aux gommes qu'on rencontre de loin en loin sur leur trajet. Ces gommes, d'abord petites, dures, indolentes, bien limitées, mobiles, nettement sous-cutanées grossissent, s'empâtent, se ramollissent. La peau qui les recouvre d'abord indépendante fait corps avec la tumeur, elle devient violacée, livide, s'amincit en même temps que la gomme devient fluctuante, puis s'ouvre pour laisser évacuer un pus terne, grumeleux mal lié. Ainsi se trouvent formés de petits abcès froids ou mieux de petits abcès T. entourés de granulations fongueuses à cavité anfractueuse dont l'orifice est limité par la peau violacée, amincie, déchiquetée. Ces lésions se trouvent à tous les stades de leur évolution sur le même sujet, souvent rangées en ligne, ce qui atteste leur origine lymphatique.

Telle est la description qui résulte de la lecture des observations de Merklen, Karg, Lefèvre, etc.

Dans le cas de Merklen, le bras avait été atteint un mois après le début du tubercule initial ; dans le cas de Karg, c'est au bout de plusieurs années qu'on constate ces lésions. Dans l'observation de Lefèvre, c'est quinze jours après le premier bouton que survient la première gomme, la dernière onze mois après l'accident initial. Cette dernière gomme, la plus élevée, n'est encore à ce moment qu'au niveau de l'apophyse styloïde du cubitus. Dans l'observation de Verneuil, c'est trois ans après le début qu'on note un abcès T. au niveau du dos de la main. Dans le cas de Leser c'est un an et demi après la coupure que se développe un petit abcès nodulaire au niveau de l'avant-bras sur le trajet des lymphatiques du pouce qui avait été blessé.

La propagation dans le cas d'inoculation cutanée se fait encore par la voie lymphatique, mais d'une façon moins directe dans les cas suivants. Tscherning en effet rapporte un cas de panaris n'ayant pas suppuré, et ayant laissé après lui une induration persistante. Quelque temps après, la flexion devient difficile et on constate un empâtement le long de la gaine tendineuse du fléchisseur, c'était une synovite T. dont la nature fut démontrée histologiquement après l'opération.

Dans l'observation de Martin du Magny les fongosités se propagent du pouce à l'éminence thénar, à l'auriculaire, au poignet et nécessitent successivement l'amputation de l'avant-bras et du bras dont les moignons restent fistuleux.

Les lésions ganglionnaires fréquemment observées rendent encore plus évident le rôle du système lymphatique. Les ganglions pris correspondent nettement à la région primitivement envahie. Dans les cas où la main a servi de porte d'entrée c'est dans l'aisselle qu'on les trouve le plus souvent. Cependant les ganglions sus-épitrochléens peuvent être pris soit seuls comme dans le cas de Raymond où on trouve à cet endroit deux ganglions durs roulant sous le doigt, soit en même temps que ceux de l'aisselle comme dans le cas de Tscherning. Dans l'aisselle un ou plusieurs ganglions peuvent être pris ; ils revêtent alors les caractères de l'adénite T., ils sont durs, gros, indolents. Ils finissent par suppurer et peuvent déterminer un lupus (1).

Tardivel signale la présence au voisinage des ganglions caséeux, de petites cordelettes blanchâtres et noueuses représentant des lymphatiques afférents.

Le plus souvent ces ulcères secondaires paraissent donc échelonnés sur le trajet des lymphatiques, mais on les rencontre aussi loin du foyer primitif dans des régions qui ne paraissent avoir aucun rapport direct circulatoire et font soupçonner une auto-inoculation.

Le professeur Verneuil admet que dans certains cas l'absorption peut être retardée par un état spécial des ganglions lymphatiques au moment de l'inoculation. Cette circonstance heureuse peut prolonger notablement la phase des localisations périphériques. Telle serait la cause de la marche relativement longue de la T. chez certains diathésiques comme les arthritiques par exemple.

Il est évident que, dans ces différents cas de T. cutanée, l'infection se fait tantôt par auto-inoculation directe, le bacille est déposé à la surface de la peau saine, il pénètre dans son tissu, prolifère, et exerce alors sur les éléments son action destructive spécifique. Tantôt la pénétration du bacille se fait par un traumatisme qui entame l'enveloppe cutanée et la peau s'infecte parce qu'elle est mise alors en rap-

(1) RENOUARD. *Des rapports de la tuberculose avec le lupus.* Thèse, Paris, 1884.

port avec le bacille venu soit de l'air ambiant, soit d'un objet touché par le malade ; tantôt enfin c'est l'instrument traumatisant qui apporte avec lui le bacille ; pendant la période pré-antiseptique certains instruments chirurgicaux pourraient être incriminés.

Dans les inoculations au niveau de la verge par circoncision, l'adénite n'a jamais manqué, elle s'est montrée au niveau de l'aine occupant à la fois les deux côtés. Les tumeurs formées à ce niveau sont volumineuses, acquérant ainsi une importance prédominante sur la lésion initiale. Dans le cas où le traitement n'a pas été institué à temps, on les a vues s'abcéder puis donner lieu à une ulcération. Dans deux cas où la date de leur début a été notée elles sont apparues six semaines après l'opération chez le malade de Eve, deux mois après chez le malade d'Elsenberg. Mais cet envahissement peut être tardif, car dans le cas de Lefèvre où la lymphangite de la main était nettement développée, on ne trouvait encore aucun ganglion ni épitrochléen, ni axillaire au onzième mois de l'affection.

Pas de ganglions non plus dans le cas de M. Verneuil malgré la longue durée de l'affection et malgré l'abcès du dos de la main. A plus forte raison ne doit-on rien trouver dans les cas où le mal se borne au T. initial, comme dans la 2ᵉ observation de M. Raymond et celle de M. Verchère. Ici, en effet, il n'y a pas trace de lymphangite un an après le début dans un cas, deux ans après dans l'autre.

M. Lefèvre fait remarquer que la lymphangite T. nodulaire n'est pas un intermédiaire nécessaire entre la lésion initiale et le ganglion ; on la voit manquer dans les cas de Raymond, Holst et Tscherning.

Quand l'attention est attirée sur l'existence de ces ganglions dans les lésions cutanées T. chirurgicales, on les retrouve et nous les avons souvent cherchés et constatés chez des petits malades à l'hôpital Trousseau.

Les ganglions paraissent donc jouer par rapport à l'infection le rôle de cran d'arrêt ou de barrière au niveau de laquelle tout envahissement s'arrête, au moins pour un moment. Mais cette barrière n'est pas infranchissable car d'autres lésions T. apparaissent et sont dues très probablement à la propagation du bacille par la voie lymphatique. Chez le malade de M. Verneuil il se développe un abcès ossifluent ; un abcès T. sternal et un autre rétro-mammaire sont mentionnés par Martin de

Magny et Leser, un abcès mastoïdien chez un enfant circoncis dont l'observation est rapportée par Elsenborg. Lehmann rapporte six cas de méningite T. concomitante. Enfin, la T. pulmonaire peut être la conséquence ultime de l'invasion de l'organisme par le bacille.

Dans la *T. cutanée expérimentale* le rôle du système lymphatique est aussi évident. Villemin, après avoir inoculé un lapin soit à l'oreille, soit à l'aisselle, soit à l'aine, a observé les mêmes phéno- mènes généraux, et l'adénite précédant la poussée T. généralisée. Colin a rapporté des expériences du même genre et aussi démons- tratives.

Mais chez l'animal comme chez l'homme l'infection peut se borner aux premiers stades, aux premières voies lymphatiques et la guérison survenir spontanément. Schmitt, dans sa thèse sur la tuberculose expérimentale, insiste sur ce fait. Parfois, dit-il, la seconde moitié du processus, la phase de généralisation manque et tout se borne au développement des lésions locales. Les plaies d'inoculation après s'être fermées pendant quelques jours, se rouvrent, s'ulcèrent, il se produit à leur niveau une tumeur d'un volume plus ou moins consi- dérable qui se ramollit, laisse échapper une matière caséeuse plus ou moins abondante, un ou deux ganglions rattachés au lieu d'inoculation se prennent, augmentent de volume, deviennent douloureux ou même ne semblent le siège d'aucune douleur. Pendant ce temps, les ani- maux ne présentent aucune manifestation générale morbide. Puis, après quelques jours, quelques semaines même, les ganglions dimi- nuent, la suppuration se tarit, la plaie se ferme, il ne reste à ce niveau qu'une induration fibro-cartilagineuse qui peut persister indé- finiment ou disparaître à la longue ou encore se charger de sels cal- caires et les viscères restent absolument intacts. Pourquoi cette infec- tion ne se propage-t-elle pas? N'est-il pas naturel de répondre que c'est l'organisme qui a résisté, ou qu'il y a des variétés bénignes d'infections, comme nous chercherons à le démontrer cliniquement plus loin?

Dans les cas que nous avons eus en vue précédemment il s'agis- sait de T. cutanée par plaies cutanées venues du dehors. Dans quel- ques cas de T. osseuse et articulaire, M. Prioleau a rapporté plusieurs observations de lymphangite partant d'une fistule cutanée déterminée par des lésions T. profondes. D'autre part, MM. Hallopeau et Goupil ont décrit des cas de lymphangiectasie suppurative d'origine T. apparaissant autour d'une extrémité osseuse et succédant probablement à des lésions osseuses T. Jeanselme et Crosnier ont aussi attiré l'attention sur l'inoculation de la peau par des foyers T. profonds.

Mais les observations d'O. A. T. consécutives à des lésions T. cutanées ou à la suite de plaies articulaires ne sont pas fréquentes. Middeldorf (1) a rapporté un cas d'O. A. T. à la suite de plaie du genou et où l'amputation fut par la suite nécessaire. Cela nous fait croire qu'avant l'antisepsie l'inoculation des articulations par les instruments a dû être fréquente en chirurgie.

M. Doyen a publié à la Société anatomique une observation de plaie de la main puis lymphangite et abcès de la bourse olécrânienne et, par propagation directe, synovite T. et lésion T. des extrémités articulaires du coude. L'amputation fut également nécessaire.

Wahl (2) a rapporté une observation d'un enfant eczémateux qui couchait avec un phtisique. Les vésicules d'eczéma étaient pleines de bacilles et ont engendré une coxalgie chez l'enfant.

L'observation de Tuffier est également intéressante, il nous suffit d'en rapporter le titre que voici : Contusions multiples, plaie contuse de la région postéro-interne du cou-de-pied droit, ulcération T., puis synovite T. des gaines des péroniers et des fléchisseurs, O. A. T. tibio tarsienne. Extirpation de l'astragale ; guérison.

J'ai eu l'occasion d'examiner un malade chez lequel une morsure du doigt détermina une O. A. T. phalango-phalanginienne, non douteuse avec infection viscérale chronique consécutive.

Le cas précédent de Wahl nous rappelle que dans un mémoire nous avons attribué à la suppuration des vésicatoires la suppuration autrefois observée de certains rhumatismes articulaires purs ; la propagation des microbes pyogènes se faisant par les voies lymphatiques allant de la peau à la séreuse articulaire. Bouillaud en effet en rapporte de nombreux exemples. Or, l'observation de Wahl nous oblige à nous demander si certains cas d'arthrites rhumatismales ne deviennent pas des O. A. T. par infection bacillaire des plaies produites par les nombreux vésicatoires que l'on applique si souvent pour une lésion articulaire primitivement simple ou rhumatismale.

(1) MIDDELDORF. *Fortschritte der Medizin*, 1886.
(2) WAHL. *Sem. méd.*, 12 mai 1886.

Au niveau de l'*intestin*, Andral fut le premier à signaler des traînées moniliformes qui sillonnent le mésentère et dont le point de départ est une ulcération intestinale T. « Ce n'était pas une matière étrangère qui était contenue dans leur intérieur, c'étaient leurs parois ellesmêmes qui, épaissies et indurées d'espace en espace, produisaient par intervalles des renflements plus ou moins prononcés. Ces vaisseaux tantôt se perdaient dans le mésentère au bout d'un certain trajet et tantôt pouvaient être poursuivis jusqu'à des glandes lymphatiques tuméfiées et tuberculeuses. » Cruveilhier cite dans son Anatomie pathologique un fait de lymphangite T. mésentérique partant d'une portion de l'intestin qui paraissait saine.

Depuis, beaucoup d'observateurs, Carswell, Forster, Klebs, Hérard, Cornil, Virchow, Colin, signalèrent des faits analogues, et Girode dans sa thèse insiste sur les granulations de la face péritonéale de l'intestin qui semblent dessiner des traînées lymphangitiques. « C'est, dit-il, sous le péritoine que les troncs lymphatiques tuberculeux sont surtout apparents, on les voit naître le plus souvent du pourtour des plaques noirâtres qui correspondent aux ulcérations. Les troncs lymphatiques sont plus souvent flexueux que rectilignes. La forme noueuse est la règle; le vaisseau atteint présente de distance en distance des granulations séparées par des intervalles que marque seulement une raie blanche correspondant au lymphatique. Ailleurs tout le conduit distendu par une matière jaune prend une apparence cylindroïde et forme un relief très sensible. En déchirant les points les plus saillants, on donne issue à une substance caséeuse, friable. Dans un cas M. Cornil a vu la T. se propager au canal thoracique dont les parois contenaient des granulations T. ».

Au point de vue chirurgical M. Aldibert (1) a étudié cette tuberculose ganglionnaire du mésentère, car elle a donné lieu à quelques interventions opératoires. Cette tuberculose ganglionnaire se présente sous deux aspects différents : tantôt ce sont des masses du volume du poing ou même d'une tête d'enfant, constituées par l'agglomération de plusieurs ganglions caséeux fondus ensemble et constituant une tumeur unique. Tantôt au contraire, un grand nombre de ganglions sont envahis par la T. mais ils restent petits et isolés

(1) Aldibert. *Des traitements de la péritonite tuberculeuse par la laparotomie.* Thèse. Paris, 1892.

, et ils ne constituent jamais ces blocs volumineux de la variété précédente.

Étudions maintenant le rôle du système lymphatique quand l'infection se fait par les voies pulmonaires ou quand les lésions pulmonaires sont secondaires.

Au niveau du *poumon*, Hérard, Cornil et Lepine ont étudié dans la plèvre viscérale des cordons noueux, c'est-à-dire des lymphangites T.

L'infection T. peut être limitée aux ganglions, aussi maintenant nous sommes bien loin des idées de Louis qui prétendait que, après l'âge de 15 ans, chaque fois qu'il existait des tubercules dans un organe il y en avait dans le poumon ce qui impliquait que la T. du poumon était toujours primitive.

Le développement des voies collatérales dans la circulation lymphatique et les rapports de contiguïté des ganglions engorgés nous permettent de comprendre comment ils peuvent devenir malades sans que les organes dont ils dérivent soient affectés. Parrot cependant et son élève Hervouet (1), prétendaient que les lésions des ganglions sont toujours subordonnées à celles des organes dont elles dérivent et qu'il n'y a pas d'adénopathie sans altération *similaire* du tissu avec lequel le ganglion est en relation fonctionnelle. D'ailleurs, Laënnec, Leblond, Rilliet et Barthez, Andral, Gueneau de Mussy, Weigert et Biedert admirent les adénopathies trachéo-bronchiques et mésentériques primitives avec infection secondaire des organes d'où ces ganglions tirent leurs vaisseaux efférents.

M. Quinquaud (2) examinant les rapports de la T. pulmonaire avec les adénopathies T. signale des cas où la manifestation pulmonaire est consécutive à l'adénopathie.

Barety, dans sa thèse remarquable, a mis en relief la situation exacte des ganglions lésés. Sanchez Toledo (3) a bien montré les rapports entre les adénites axillaires T. et la T. pulmonaire. Ce sont peut-être les adhérences pleurales qui sont ici la voie de propagation ; peut-être en effet, contiennent-elles des lymphatiques néoformés, comme ceux que M. P. Poirier a décrits dans des adhérences péri-

---

(1) HERVOUET. *Des adénopathies similaires.* Thèse. Paris, 1877.
(2) QUINQUAUD. Th. agrégation, 1883.
(3) SANCHEZ TOLEDO. Thèse Paris, 1889, et OLYMPITIS. Thèse Montpellier, 1889.

utérines. Ces lymphatiques néoformés seraient dans ce cas le siège d'une traînée lymphangitique allant des ganglions axillaires aux lymphatiques de la plèvre et du poumon.

Mais il n'y a pas que les ganglions tributaires d'un point infecté qui sont envahis par le bacille. M. Legroux, en effet, fit au Congrès, pour l'étude de la T. (1888), une communication bien intéressante sur la micro-polyadénopathie considérée comme indice de T. profonde chez les enfants. Il conclut en disant que tout malade atteint d'une tuberculose locale présente infailliblement l'adénopathie sous-cutanée généralisée. Souvent cette adénopathie affirme cliniquement sa nature T. par une suppuration ou une caséification d'un ou plusieurs ganglions plus ou moins éloignés du siège de la T. locale avérée.

Si l'un de ces enfants, porteur de la micro-polyadénopathie ayant joui jusque-là d'une bonne santé apparente et n'ayant présenté aucune manifestation clinique d'une T. quelconque, vient à succomber à une rougeole, coqueluche ou broncho-pneumonie, toujours on trouve des ganglions bronchiques médiastinaux, mésentériques, etc.

La fréquence de cette polyadénopathie n'a rien qui doive nous étonner si l'on réfléchit combien par la fragilité de leurs tissus de revêtement, combien par l'activité énorme et nécessaire à la croissance de leur circulation lymphatique et de ses bouches absorbantes, les enfants sont exposés à tout instant à la pénétration des bacilles répandus dans l'air ambiant, sur les objets qui les entourent, et dans les aliments plus ou moins mal préparés, surtout dans le lait infect et infecté dont on remplit si souvent les biberons et qu'ils absorbent chaque jour.

Le professeur Grancher a rapporté aussi de nombreux exemples de cette polyadénite T. Mirinescu et Pascal ont, dans leurs thèses (Paris 1892), développé les idées de leurs maîtres sur cette tuberculose lymphatique paraissant primitive.

Mais où est la porte d'entrée du bacille dans cette infection du système lymphatique chez les enfants? Elles sont nombreuses, il est vrai, et peuvent passer inaperçues. Ce sont : la carie dentaire, la gorge et tout l'appareil lymphatique amygdalien et périamygdalien, le cuir chevelu recouvert de gourmes nullement nécessaires comme exutoires, quoi qu'en pensent les mères ; ce sont les végétations adénoïdes du naso-pharynx (1), peut-être elles aussi T. ; ce sont ces écoulements d'oreilles interminables ; ce sont, chez le nouveau-né, la plaie ombilicale, les plaies de vésicatoire, les plaies d'érythème, les croûtes de l'impétigo, les plaies de la vaccination ; certaines plaies fréquentes au talon et aux malléoles, etc. Ces portes d'entrée cutanées peuvent être fermées depuis longtemps et l'infection du système lymphatique continuer néanmoins. Jouet (2) a, en effet, rapporté chez l'adulte de nombreux cas de lymphangite et d'adénites tardives après une plaie cutanée cicatrisée depuis quelque temps.

Toujours est-il qu'à l'autopsie, on ne trouve pas de lésion T. dans les viscères, poumons ou intestins.

L'expérimentation a montré à Cornet (3) et à Dobroklowsky (4) que l'agent pathogène peut traverser une muqueuse restée saine, comme celle du poumon et de l'intestin.

Ces faits de tuberculose lymphatique primitive ont déjà été vus par Laënnec puisqu'il dit : « la T. peut commencer par les ganglions lymphatiques et le poumon peut n'être que postérieurement atteint (5). »

Quinquaud dit aussi : « Un homme jeune encore, à la suite de fatigues (soldats, prisonniers) présente une augmentation de volume des ganglions, le plus souvent les cervicaux, parfois les inguinaux et axillaires. Il se fait une tuberculose primitive des ganglions ; des mois se passent sans grand changement dans la santé générale, puis tôt ou tard apparaît de l'amaigrissement, de la pâleur, et le malade meurt après un temps variable. A l'autopsie on trouve de la T. lymphatique et parfois quelques granulations récentes dans le poumon. La lésion ganglionnaire a précédé évidemment la lésion granulique. »

Dans la thèse de Dodin on trouve signalés des faits analogues.

Depuis, bon nombre d'observations identiques ont été relatées (Leblond (6), Rilliet et Barthez, Sanné, Weigert, Biddert).

Quelquefois cette T. lymphatique primitive est localisée aux gan-

(1) PILLIET. *Soc. anat.*, 1892.

(2) JOUET. Thèse de Paris, 1886.

(3) CORNET. Tuberculose des ganglions sans lésions des muqueuses. *Centralblatt Für chirurg.*, n° 29, p. 2, 1889.

(4) DOBROKLOWSKY. *Annales de l'Institut Pasteur*, 1890.

(5) LAENNEC. *Traité de l'auscultation médiate.*

(6) LEBLOND. *Recherches sur une phtisie particulière à l'enfance*, Paris, 1884.

glions inguinaux, ce qui fait penser à une origine fessière ou génitale, les érythèmes de ces régions étant fréquents chez les enfants.

On peut encore supposer que l'enfant dès sa naissance, est contagionné par le sang de sa mère, cela évite de rechercher toute autre porte d'entrée, mais les faits de tuberculose congénitale sont bien peu nombreux.

Pascal signale dans sa thèse une sorte d'infection par voie ascendante des ganglions ; ce sont successivement ceux de l'aine, du mésentère, du médiastin qui sont pris dans le cas de micropolyadénopathie infantile. Tandis que dans le cas de polyadénopathie strumeuse les ganglions sont très volumineux et l'affection commence par les ganglions sous-maxillaires et parotidiens, puis le cou, le médiastin et enfin la région inguino-crurale suivant ainsi une marche descendante (Bazin).

La méningite T. que l'on observe souvent comme complication de ces polyadénites s'explique par la localisation des granulations T. autour des vaisseaux de la pie-mère, c'est-à-dire dans leur gaines lymphatiques (His, Axel Key, Retzius, etc.). Girode (1) n'a-t-il pas rapporté un cas de T. aiguë ganglionnaire et méningée et Maylord un cas de T. aiguë pulmonaire, méningée, articulaire et ganglionnaire.

Le système ganglionnaire jouit donc d'une autonomie plus grande qu'on ne le croit généralement et on ne voit pas pourquoi à priori on lui refuserait la possibilité d'être envahi d'emblée par le T. puisqu'il l'est bien par le cancer qui est pourtant dans les ganglions l'affection secondaire par excellence. Dans le cas de syphilis héréditaire on a décrit aussi une polyadénite généralisée chez les enfants sans lésions viscérales (2). Chez eux encore on a décrit une fièvre ganglionnaire aiguë, dans laquelle les ganglions deviennent gonflés pendant quelques jours, puis tout rentre dans l'ordre sans qu'il y ait eu de porte d'entrée apparente [Stark (3), Neumann (4)].

Les recherches récentes ont encore insisté sur la fréquence du bacille de la T. dans le système ganglionnaire. Babès (5) a examiné avec soin toutes les hypertrophies des ganglions lymphati-

---

(1) Girode. *Soc. anat.*, 1892.
(2) Doyen. *Archives générales de médecine*, juin 1883.
(3) Stark. *Jarhbusche für Kinderheilkunde*, 1890.
(4) Neumann. *Berlin. klinische Wochenschrift*, 28 décembre 1891.
(5) Cornil et Babès. *Les bactéries*, 2e édition, p. 736.

ques, qu'on trouve presque constamment à l'autopsie des enfants morts de n'importe quelle maladie et il a trouvé presque constamment des tubercules et des bacilles isolés et enfermés dans des cellules géantes.

Pizzini (1) par ses expériences a montré que le bacille de la T. existe plus fréquemment qu'on ne le croit généralement dans l'orga-nisme de l'homme sain et en particulier dans les ganglions.

Il fait remarquer que les auteurs français et anglais furent les pre-miers à signaler la faculté qu'ont les bacilles à pénétrer jusqu'aux glandes lymphatiques et surtout anx glandes péribronchiques sans déterminer au préalable de véritables lésions de la muqueuse qu'ils traversent. Strumpell dit que les glandes ainsi infectées peuvent s'ouvrir dans les poumons et déterminer une T. pulmonaire secon-daire. D'après Bollinger, la présence des bacilles T. a été plu-sieurs fois constatée à l'autopsie d'enfants morts de rougeole pendant la grande épidémie qui sévit à Marseille en 1888, bien qu'avant cette maladie ces enfants fussent en apparence parfaitement sains et indem-nes de T.; Eichhorst et Ziemssen sont aussi du même avis.

Pendant ces dernières années les anatomo-pathologistes ont rap-porté de nombreux exemples d'individus âgés morts presque subite-ment ou avec des symptômes plus ou moins évidents de T. diffuse et chez lesquels ils trouvèrent des ganglions caséeux ouverts dans l'œso-phage ou dans l'intérieur des bronches ou de la plèvre. Norack a publié en 1891, un cas de ce genre. A Londres et à New-York des cas analogues ont été observés concernant presque tous des enfants au-dessous de deux ans.

Des recherches de Loomis il ressort que la T. primitive des gan-glions n'est pas rare chez l'adulte. Sur 15 individus morts de maladies aiguës mais non de T., il a trouvé six fois des bacilles dans les cou-pes, soit 40 0/0.

Sans élucider cette question, Pizzini a entrepris une série de recherches portant sur 30 sujets morts de maladies aiguës ou d'acci-dents et exempts en apparence de T. Avec des ganglions bronchiques mésentériques et cervicaux il inocula des cobayes en partie dans le péritoine, en partie dans le tissu cellulaire sous-cutané du dos. Voici les conclusions auxquelles il est arrivé : les bacilles T. se rencontrent

(1) PIZZINI. *Riforma medica*, 26 octobre 1891.

dans les ganglions dans la proportion de 42 0/0. Certains faits démon-
trent d'une manière convaincante qu'ils peuvent exister chez des
personnes saines et robustes. Le plus souvent ils restent à l'état de
repos dans les glandes existant dans les ganglions bronchiques tout
en conservant leur pouvoir infectieux. Ils se déposent presque exclusivement dans les ganglions péribronchiques, car l'air inspiré est la
cause d'infection la plus fréquente. Il est du reste à remarquer que la
situation des ganglions dans les ramifications bronchiques, est bien
faite pour faciliter la pénétration des bacilles dans leur intérieur. On
sait, en effet, que sous la muqueuse de la trachée et des bronches
existe un réseau continu de vaisseaux lymphatiques en communication
directe avec les ganglions placés entre les deux bronches et le long
de la première portion des petites bronches. Si la force de résistance
de la muqueuse est diminuée par un léger catarrhe, les bacilles qui
s'étaient arrêtés tout d'abord à sa surface, passent dans la profondeur
et de là dans les glandes lymphatiques où ils peuvent séjourner à
l'état latent pendant un temps indéterminé.

Il n'en est jamais ainsi, ou du moins pas aussi fréquemment pour
les autres ganglions de l'organisme. Pizzini n'a en réalité constaté
dans aucun cas la présence des bacilles dans les glandes mésentériques. D'ailleurs l'inoculation T. a lieu bien plus rarement par la voie
intestinale que par la voie pulmonaire. L'acidité de l'estomac suffit
souvent à anéantir l'action du bacille. Enfin l'intestin est balayé par
une quantité énorme de substances qui entraînent les bacilles et ne leur
permettent pas un contact prolongé sur le même point de la muqueuse.
Il ne faut donc pas attribuer une trop grande importance aux portes
d'entrées de la T. il vaut mieux étudier la résistance des différents
tissus. Si la crase sanguine s'altère, les bacilles situés dans les glandes
lymphatiques trouvent des conditions favorables à leur développement
et envahissent tout l'organisme. Ainsi s'expliquent les cas de T. qui
se développent brusquement à la fin des maladies chroniques non T.
comme par exemple le diabète, la chlorose.

Au Congrès de médecine interne de 1892, Wolff (1) rappela les
recherches de Cornet qui mit bien en évidence l'ubiquité des germes
de la T. Ce fait est confirmé du reste par la fréquence de la T. latente
qui serait de 15 0/0 pour la plupart des auteurs (Bellinger, Baum-

(1) WOLFF. *Mercredi méd.*, 15 juin 1892.

garten), de 36 0/0 d'après 5 recherches personnelles de Wolff, de 48 et 97 0/0 d'après Heitler, Baudet et Roger.

Chez les enfants, puisque, d'après les recherches de Babès, la tuberculose latente se rencontre dans une proportion de 70 0/0, il faut se demander si *l'infection T. ne date pas dans la majorité des cas de l'enfance, si en un mot la T. n'est pas une maladie propre à l'enfance au même titre que la rougeole, la scarlatine, et si nous ne sommes pas tous porteurs de bacilles T.*, etc.

Cette supposition n'a rien d'impossible. En effet, dans beaucoup de cas de T. confirmée il est difficile de déterminer le moment précis de l'infection : quand une femme en couche ou un typhique restés longtemps l'un et l'autre au lit font de la T., on ne voit pas bien la source de l'infection à moins d'admettre le réveil d'un ancien foyer qui pendant des années est resté silencieux.

On peut donc admettre que l'infection T. très fréquente pour ne pas dire générale a lieu pendant l'enfance ce qui n'exclut pas du reste la possibilité d'une réinfection à l'âge adulte. Il faut donc attribuer aux *T. latentes* une plus grande importance qu'on ne le fait actuellement.

Engelbach (1) dans le but de se rendre compte de la fréquence de la T. chez les enfants a fait l'examen bactériologique des poumons et des glandes bronchiques ou abdominales de 120 enfants dont l'âge variait entre 5 jours a 8 ans. Il a trouvé le bacille de Koch, dans 12 0/0 des enfants âgés de 2 à 8 mois ; 93 fois sur 100 dans le poumon ou les ganglions bronchiques et 86 fois sur 100 dans ceux de l'abdomen.

Ces recherches nous montrent donc que certaines adénites chroniques d'emblée considérées comme purement inflammatoires chez certains adultes, les conscrits par exemple, sont probablement T. Elles nous montrent encore combien pour la plupart des cas est peu probable (Pégurier) (2) l'immunité conférée par la guérison d'une T. locale à l'égard de la T. pulmonaire comme M. Marfan (3) a essayé de le démontrer.

De plus, les expériences de Dobroklowsky montrent avec quelle

(1) ENGELBACH. Travail analysé dans la *Revue générale de clinique et de thérapeutique*, 28 septembre 1892.

(2) PÉGURIER. Thèse. Lyon, 1891-92.

(3) MARFAN. *Archiv. gén. de méd.*, 1887 et *Traité de méd.*, t. III, p. 607.

rapidité le bacille T. se répand dans la lymphe et par suite combien il est difficile de neutraliser les effets d'une inoculation par
une opération qui prétendrait arrêter le virus dans sa marche ou lui
barrer le passage et combien il est erronné de croire qu'en enlevant
un foyer de T. en apparence unique ou préviendra la généralisation.
Ainsi donc rien ne trahit encore la présence des bacilles qu'ils ont déjà
envahi toute l'économie.

Jeannel de Toulouse a également démontré que 16 heures après
une inoculation de matières T. le sang de l'animal contient déjà des
bacilles. Aussi certains chirurgiens s'opposent-ils à l'ablation des T.
locales, car suivant eux, elle est inutile et pourrait même hâter la
généralisation. Ils admettent dans ce cas une auto-inoculation par la
plaie chirurgicale. Arloing (1) suppose plutôt que la plaie devient le
foyer ou la porte d'entrée dans l'organisme de substances favori-
santes pour les colonies profondes arrêtées dans leur évolution.

Les conséquences thérapeutiques à tirer de ces recherches seraient
donc bien intéressantes au point de vue chirurgical. En effet, puisque
le système lymphatique contient même à l'état sain des bacilles qui
guettent, nous ne dirons plus une porte d'entrée, mais bien une lésion,
un trouble, une altération légère due à un traumatisme, cette altération et ce traumatisme ont donc une grande importance puisqu'ils
déterminent une auto-inoculation par infection endogène. De plus
il faudra le plus souvent considérer les tuberculoses chirurgicales
comme une manifestation locale d'une infection générale et non pas
comme une simple T. locale.

Et puisqu'on ne peut plus éviter les portes d'entrée, car elles sont
trop nombreuses, c'est le terrain qu'il faut modifier, c'est l'organisme
qu'il faudra fortifier, aussi depuis quelque temps les efforts se tour-
nent-ils de ce côté. C'est ainsi que notre maître, M. Lannelongue,
s'efforce de sclérogéner tous les tissus qui entourent un foyer de
T. locale et rend ainsi le terrain impropre à l'évolution du bacille.
Bernheim, dans un travail récent sur le traitement de la tuberculose,
s'efforce aussi de démontrer que puisqu'il ne nous est pas possible de
nous débarrasser du bacille, il faut en thérapeutique chercher à le
rendre inerte et non nuisible.

Il y aurait lieu de se demander pourquoi, puisque ce système lym-

(1) Arloing. *Leçons sur la tuberculose*, p. 123.

phatique joue un rôle si important dans l'entrée et la propagation de
l'infection T. pourquoi, dis je, quand un malade est atteint d'adénite
T. l'infection propagée aux autres ganglions par des bacilles restés
latents, n'y détermine pas cependant des lésions évidentes ?

Voyons maintenant si, étant données les recherches récentes, on ne
pourrait pas faire rentrer la T. osseuse dans le cadre de la T. lymphatique.

L'étude histologique de la moelle des os a fait de nombreux pro-
près dans ces dernière années. Hoyer et Morat (1) ont montré que les
veines de la moelle osseuse ont presque exactement la constitution des
lymphatiques, car leurs parois sont réduites à une couche endothéliale.

Golgi et Neumann ont décrit dans la moelle rouge des os des éléments cellulaires présentant la forme et les dimensions des globules
blancs de la lymphe et du sang ; pour lui, ce sont des formes de passage
entre les globules blancs et les globules rouges ; il considère la
moelle osseuse comme du tissu lymphoïde réticulé et il insiste sur la
concomitance des lymphadénies osseuses et viscérales.

« Nous appellerons les médullocelles, dit Ranvier, cellules lymphatiques de la moelle des os. Comme les cellules de la lymphe elles n'ont
pas de noyaux, présentent des mouvements amiboïdes ». *Ces médullocelles ne diffèrent donc en rien des globules blancs du sang
ou de la lymphe*, ils abondent dans la moelle rouge ou fœtale dont ils
forment les sept ou huit dixièmes.

San Felice (2) a décrit dans la moelle des os longs du poulet des
follicules lymphatiques destinés à se changer en hématies.

Budge (3) a décrit l'origine des lymphatiques dans les os et il admet
des espaces lymphatiques autour des vaisseaux de la moelle et leur
formant une gaine complète.

Pawlowsky (4) a montré que, si on détruit la pulpe de la moelle
de l'os, on met la substance injectée en contact direct avec des veines
sans parois, et on sait qu'à la suite des injections artificielles de T.
dans le sang les animaux périssent vite. Si au contraire on fait l'injection dans la moelle sans détruire la pulpe, les bacilles ne peuvent plus
y circuler qu'à l'aide des globules blancs et des cellules de la moelle,


(1) Morat. Thèse. Paris, 1873.
(2) San Felice. *Archives italiennes de biologie*, 1890.
(3) Travail analysé in *Rev. des sc. médicales*, t. IX, p. 459.
(4) Pawlowsky. *Annales de l'Institut Pasteur*, 1892.

par le système lymphatique. Dans le premier cas la T. inoculée doit évoluer beaucoup plus vite que dans le second, et cette conclusion est confirmée par l'expérience. Deux lapins, auxquels fut injectée une culture T. dans la moelle osseuse sans lésion, au moyen du tube recourbé et émoussé, moururent deux mois et demi après d'une T. générale après suppuration du fémur. A l'autopsie on trouva chez eux des chaînes continues de T. jeune, suivant le trajet des conduits lymphatiques de la cuisse et du tissu cellulaire de l'abdomen, une dégénérescence caséeuse des ganglions inguinaux et pelviens. Dans ce cas l'infection avait laissé des traces nettes allant de la moelle jusqu'aux viscères; et les bacilles introduits dans la moelle non lésée ont passé pour se généraliser par les voies lymphatiques. Mais pour un troisième lapin chez lequel l'injection a été faite en lésant la moelle, la mort est arrivée après 19 jours à la suite d'une T. générale, c'est-à-dire dans le même espace de temps qu'après l'injection d'une culture T. dans le sang.

Et Pawlowsky ajoute : « je ne voudrais pas cependant nier la propagation de la T. par le sang, défendue par Muller en ce qui concerne les os. Cet auteur, en effet, après avoir injecté du pus T. dans l'artère nutritive du fémur trouva des foyers T. souvent en forme d'infarctus cunéiformes dans la moelle des os. Cette voie est donc possible, par exemple, lors de l'envahissement et de la destruction des parois des veines ou des artères par les bacilles, mais c'est une exception qui ne se réalise guère qu'au voisinage du foyer de la lésion. Comme règle ce sont les voies lymphatiques qui servent de chemin naturel au poison T. lorsqu'il se généralise ».

Au point de vue physiologique comme au point de vue anatomique et pathologique l'assimilation de la moelle osseuse au tissu lymphatique est aussi complète car l'absorption par la moelle des os a été bien démontrée par Dubuisson-Christot dans sa thèse (Paris, 1865). Et encore au point de vue pathologique les complications septicémiques des fractures compliquées où la mœlle osseuse est à nu ne rappellent-elles pas en tous points celles que l'on observe dans certaines lymphangites septicémiques? Ajoutons que les anciens chirurgiens faisaient jouer à l'absorption par la moelle un grand rôle dans l'étiologie de l'infection purulente.

Cette absorption rapide que l'on doit attribuer au tissu lymphoïde et au tissu veineux abondant dans la moelle, a encore été démontrée par Busch (1), qui ayant injecté de l'huile colorée avec du cinabre dans la cavité médullaire d'un os, vit se produire des oblitérations des capillaires du poumon au point de déterminer une suffocation instantanée.

Gosselin a également montré le rôle d'absorption rempli par la moelle en se servant dans ses expériences d'iodure de potassium.

La moelle osseuse est donc un organe moitié lymphatique, moitié sanguin, qui, outre ses éléments leucocytiques, contient, il est vrai, d'autres cellules spéciales telles que des cellules à noyaux bourgeonnant, des myéloplaxes et avec l'âge des vésicules adipeuses. En un mot, comme tout le système conjonctif c'est un territoire du système lymphatique. Et comme « la moelle baigne l'os complètement », suivant l'expression de Ranvier, il ne faut pas s'étonner de voir le bacille T. se localiser soit au centre de l'os dans la moelle du tissu spongieux, soit sous le périoste dans cette couche ostéogène, c'est-à-dire médullisée, qui est reliée à la moelle osseuse centrale par le tissu médullaire contenu dans les canaux de Havers.

Nous verrons plus loin que les lésions macroscopiques et microscopiques que présente cette moelle d'après les recherches de Ranvier, Lannelongue, Kiener et Poulet, sont prédominantes dans la T. osseuse.

La tuberculose osseuse ou ostéo-tuberculose n'est donc qu'une manifestation de l'infection T. de l'appareil lymphatique. En clinique, il n'est pas rare de voir apparaître une granulie articulaire dans une articulation sus au sous-jacente à une O. A. T. (Chamorro) (2), il est fréquent ainsi que nous l'avons observé souvent, de voir apparaître des ganglions T. à grande distance dans le cours d'une T. osseuse. La réciproque, c'est-à-dire l'apparition d'une ostéo-tuberculose dans le cours d'une adénite, est plus rare, ce qui indique que l'ostéo-T. est une infection plus profonde du système lymphatique par le bacille T. et qu'il existe une *forme adéno-osseuse* de l'infection T.

Et puisque neuf fois sur dix les ostéo-arthrites tuberculeuses sont concentrées à un foyer osseux de T. il est donc logique de conclure (étant donné que les synoviales articulaires font évidemment partie

(1) Cité par VINCENT. Rôle ostéogénique de la moelle des os. *Rev. de méd.*, 1880.
(2) CHAMORRO. *Hydarthrose T. aiguë*. Thèse Paris, 1888.

M.　　　　　　　　　　　　　　　　　　　　　　　　　　　　3

du grand système lympathique) que *la tuberculose articulaire, soit
primitive, soit secondaire, n'est qu'une localisation de l'infection
bacillaire du système lymphatique.* Le rôle de celui-ci est donc
énorme dans l'infection bacillaire de l'organisme.

Voici résumée l'observation qui nous a suggéré l'idée de faire
rentrer la T. osseuse et articulaire dans le cadre de la T. lymphatique.

OBSERVATION. — *Infection tuberculeuse adéno-osseuse.* — Homme
âgé de 26 ans, toujours bien portant jusqu'à son mariage en 1888. Conditions hygiéniques assez bonnes. Mariage avec une femme atteinte de tuberculose pulmonaire. A partir de ce moment, ils font de la tuberculose à deux,
en ménage, la femme continue sa tuberculose pulmonaire à forme chronique.
Quant au mari, il présente tout d'abord des adénites sous-maxillaires, puis
sterno-mastoïdiennes et il vient me consulter en juin 1891 pour une ostéite tuberculeuse du sternum au niveau de la première articulation sterno-sternale, entre
le manche et la poignée. A la percussion de la partie médiane et antérieure du
thorax on trouve de la matilé, à l'auscultation la respiration est inégale à droite
et à gauche. En somme, l'adénopathie trachéo-bronchique est évidente, et c'est
par propagation directe des ganglions de la mammaire interne, par la voie
lymphatique, et par contiguité que s'est développée l'ostéo-arthrite tuberculeuse
de la 1re articulation sterno-sternale.
  Mort de la femme en janvier 1892.
  Depuis, l'état du mari paraît s'être amélioré. Les lésions des ganglions et du
sternum sont guéries par un traitement local (grattage) et par un traitement
général intense.

Il ne faut cependant pas exagérer et être absolu, car les vaisseaux
sanguins sont aussi une voie facile de transmission, et dans quelques-unes de ses observations où les lésions étaient très multiples,
le prof. Lannelongue invoque cette mode de propagation. Les recherches de Kiener (1) ont montré d'autre part que le produit tuberculeux ne se développe guère que sur un terrain très vasculaire. Ce
n'est que plus tard dans l'évolution du tubercule que les vaisseaux
s'oblitéreront par des production néoplasiques de même nature que
celles qui les environnent.

Hanot insiste, dans sa thèse d'agrégation, sur ce fait que le néoplasme T. se greffe sur les conduits vasculaires à la manière d'une
plante parasite sur le tronc d'un arbre. Les bacilles semblent donc

_______________

(1) KIENER. Des rapports de l'inflammation et de la tuberculose. *Société médicale
des hôpitaux*, 1883.

élire domicile autour des vaisseaux qu'ils pénétrent à un moment donné. Aussi l'idée que le sang roule des bacilles fut bien vite émise. Le professeur Verneuil (1) faisait en 1877 une large part à la contusion pour l'éclosion des manifestations T. Les expériences de Max Schuller sur les arthrites T. traumatiques sont bien connues. Baumgarten, Arndt, Durand-Fardel ont noté la présence de bacille dans les glomérules du rein dans le cas d'infection tuberculense.

Au congrès pour l'étude de la T., de Souza a également attiré l'attention sur l'infection bacillaire du sang.

Pour Weigert la voie sanguine est celle par laquelle se produit la T. généralisée. Primitivement le bacille ne pénètre dans les vaisseaux sanguins qu'à travers leurs parois de dehors en dedans, et, sauf la veine porte, provient toujours d'un foyer par contiguïté. Mais pour déterminer la généralisation il faut que la lumière de ces vaisseaux soit libre. Or, sous l'influence des foyers T. des vaisseaux, ceux-ci s'oblitèrent et ne peuvent permettre au virus après l'effraction de se propager.

Chez l'enfant les parois vasculaires sont plus minces et se laissent plus rapidement traverser, c'est pourquoi chez eux la généralisation est très fréquente. Une fois dans le sang, le virus peut déterminer sur les parois des vaisseaux des nodules et foyers secondaires. En somme la tuberculose miliaire générale aiguë est due à la pénétration d'emblée d'une grande quantité de virus dans les vaisseaux sanguins, ce virus provenant ordinairement d'un ancien foyer.

(1) VERNEUIL. Tuberculose d'origine traumatique. *Revue mensuelle de médecine et chirurgie,* 1877, p. 49.

# CHAPITRE II

## Du système lymphatique comme lieu de destruction des bacilles tuberculeux.

SOMMAIRE. — Rôle des globules blancs (Pawlowsky).

Les éléments cellulaires contenus dans le système lympathique luttent contre l'invasion des bacilles et cherchent à détruire ceux-ci. C'est ce qu'à démontré M. Pawlowsky (1) dans un remarquable travail sur la T. articulaire expérimentale. L'examen microscopique des coupes de la tunique synoviale montre que les bacilles passent d'abord de la jointure du genou dans son endothélium, et de là dans les fentes lymphatiques du tissu conjonctif de la tunique articulaire. Là ils rencontrent et infectent les endothéliums ou les cellules immobiles du tissu conjonctif, et pour cela ils passent d'une cellule à l'autre en se servant de leurs prolongements comme de ponts. On voit de vrais globules blancs dans le liquide synovial avec des bacilles dans leur protoplasma. Cette présence simultanée des bacilles dans les cellules du tissu conjonctif et dans les globules blancs se rencontre à toutes les périodes de la T. des articulations provoquée artificiellement.

Il est certain que dès les *premiers moments de l'infection il s'engage dans les tissus une lutte vive à laquelle les corpuscules blancs prennent une part active.* On ne peut pas en suivre les progrès dans la région fongueuse là où la mêlée est la plus confuse, mais aux limites de cette région on trouve une zone où les globules blancs sont plus rares et les phénomènes histologiques plus visibles.

Là on voit quelquefois réunis autour d'une cellule du tissu conjonctif infectée de bacilles, un ou deux, ou trois globules blancs, éten-

(1) *Annales de l'Institut Pasteur*, 1892.

dant leurs prolongements vers les bacilles ; il y a aussi des bacilles dans les globules blancs, mais en quantité moindre que dans les cellules de tissu conjonctif. Quelquefois les bacilles se trouvent déjà dans le prolongement du globule blanc ; quelquefois aussi seulement en face de lui et encore situés dans la cellule. Ce phénomène se rencontre encore souvent plus tard dans le développement de la tuberculose des jointures.

Trente-six heures après l'infection articulaire, le réseau du tissu adipeux péri-articulaire présente déjà çà ̄et là [des globules blancs chargés de bacilles.

En dehors de cette zone de granulations compactes et de cellules du tissu conjonctif, entourés de globules blancs s'en trouve une autre en apparence intacte. Les bacilles se trouvent déjà par ci par là dans les cellules du tissu conjonctif de cette zone, et aussi dans les fentes lymphatiques. Un peu plus loin tout semble être resté à l'état normal et pourtant on peut y voir quelques globules blancs chargés de bacilles, dans le tissu conjonctif entre des fascicules des fibres musculaires et dans le réseau du tissu adipeux péri-articulaire.

Quarante heures après l'inoculation, les bacilles sont toujours dans le liquide articulaire, en grande partie dans les cellules endothéliales dont ils repoussent le noyau, en quantité plus faible dans les globules blancs.

Ces faits permettent de conclure que déjà douze heures après l'infection, par conséquent dès les premiers moments de l'entrée des bacilles dans les tissus, on observe deux phénomène dans la tunique synoviale : l'infection des cellules du tissu conjonctif et des fentes lymphatiques par les bacilles et l'engloutissement des bacilles par les globules blancs. On peut distinguer trois zones de propagation de l'infection : la zone extérieure dans laquelle les bacilles sont libres dans les lacunes du tissu conjonctif et se trouvent rarement dans les cellules de ce tissu ; la zone intermédiaire où les bacilles sont enfermés dans les cellules du tissu conjonctif bien souvent entourés des globules blancs ; la zone intérieure celle de l'envahissement compact de granulations sur une large étendue où pour la plupart les bacilles se trouvent dans les globules blancs.

De plus, Pawlowsky a trouvé des bacilles dans le liquide synovial, et de la comparaison des situations qu'ils y occupent avec ce qu'on sait sur la structure normale de la tunique synoviale, sachant en même temps qu'entre les cellules de l'endothélium se trouvent dans l'articulation des orifices des vaisseaux lymphatiques, on déduit facilement la voie par laquelle les bacilles T. ont fait leur entrée dans le tissu synovial en quittant la cavité articulaire. Grâce aux mouvements de l'animal les bacilles T. sont poussés dès les premières heures après l'infection dans les petits orifices et dans les fentes lymphatiques en infectant avant tout ces fentes et les cellules du tissu conjonctif. Ici apparaissent des globules blancs qui commencent à s'emparer des bacilles. Leur nombre augmente là où il y a beaucoup de bacilles, quelques globules blancs des rangs antérieurs émigrent en emportant des microbes avec eux ; ce sont eux que l'on rencontre 24 heures après l'infection, éloignés du lieu de celle-ci entre les éléments de la moelle osseuse et les cellules adipeuses. Ils voyagent tant que leurs mouvements amiboïdes persistent, c'est-à-dire tant que les bacilles ne les ont pas tués. Quand ils périssent, ils infectent les tissus et donnent naissance à un T. nouveau. Les autres qui n'ont pu émigrer périssent sur place ; leurs noyaux et leur protoplasma subissent la métamorphose régressive, en un mot on observe les signes de la suppuration. En même temps, les bacilles continuent à progresser autour du centre d'infection par les fentes lympathiques, infectant ainsi peu à peu chemin faisant les cellules du tissu conjonctif. Les globules blancs qui accourent pour secourir l'organisme s'arrêtent d'abord auprès de ces cellules infectées et essayent de les entourer. Ils vont chercher des bacilles dans les cellules du tissu conjonctif. Ils participent aussi activement à la construction du T., après une série de changements progressifs, jusqu'à la cellule épithelioïde typique. Le rôle des globules blancs c'est : 1° la lutte contre les bacilles au point d'infection, lutte qui se manifeste par la ruine du leucocyte ou par sa part active dans la formation du T. ; 2° la propagation des bacilles dans l'organisme.

Les bacilles inoculés envahissant donc peu à peu l'organisme par la voie lympathique et, seuls en dehors de cette voie, les globules blancs ont un rôle à jouer. Pawlowsky, en effet, n'a jamais trouvé de bacilles dans les vaisseaux sanguins de l'articulation. Mais, six jours après l'inoculation il a trouvé des bacilles en quantité considérable dans les ganglions inguinaux, huit jours après dans ceux du bassin, dix jours après dans ceux de la région lombaire. Ainsi le virus

T. se répand loin de l'articulation par les conduits lymphatiques ; il infecte les glandes les plus proches, puis les plus éloignées. Les articulations sont une région défavorable pour la propagation rapide du poison T. à travers l'organisme, puisqu'elles sont séparées des viscères par les ganglions inguinaux et ceux du bassin.

Nous verrons plus loin que si les globules blancs cherchent à détruire les bacilles T., dans d'autres cas ce sont eux qui apportent des éléments pyogènes dans un foyer où il n'existait premièrement que des bacilles T., ce qui aggrave singulièrement la lésion.

# DEUXIÈME PARTIE

## DES DIFFÉRENTES FORMES D'OSTÉO-ARTHRITES TUBERCULEUSES

---

## CHAPITRE PREMIER

### Historique

#### SOMMAIRE

1re PÉRIODE. — *Période progressive.* — (470 ans avant J.-C. à 1845.) Hippocrate, Galien, etc., R. Wiseman, J.-L. Petit, Bell, P. Pott, Noël, Reymar, Brambilla, Delpech, Boyer, Brodie, Lisfranc injustement oublié, Lebert, Nichet, A. Nélaton, A. Richet, Parise, Rokitansky, Bonnet, Crocq.

2e PÉRIODE. — *Période de recul.* — (1845-1870.) Virchow.

3e PÉRIODE. — *Période de réaction et de retour aux idées anciennes.* — Köster Cornil, Laveran, Roux, Lannelongue, Max Schuller, Hueter, Volkmann, Brissaud : Nature T. des O. A. T. définitivement établie. Ollier, Kiener et Poulet, Polosson, Kœnig.

4e PÉRIODE. — *Période expérimentale et microbienne.* — Villemin, Max Schuller, Hueter, Lannelongue, Koch, Babès, Cornil, Garré, Pawlowsky.

Il fallut bien longtemps aux chirurgiens anciens pour se reconnaître dans les différentes formes de fongosités et de suppurations articulaires.

Vieilles comme le monde les O. A. T. ont été évidemment décrites par Hippocrate qui les confondait sous le nom de φῦμα avec toutes les lésions articulaires, ulcéreuses, fongueuses, suppuratives ou hypertrophiantes. Galien fait de l'affection T. des os une cause des gibbosités du rachis. Asclepiade (130) attribue la luxation spontanée de la hanche à une production charnue des articulations. Rhazès (890)

considère la tumeur blanche comme une lésion des épiphyses propre
aux enfants d'où le nom de pedarthrocace qu'il lui a donné. Avicenne
(1010) parle du mal vertébral déjà connu des Grecs d'une manière
très nette. Ambroise Paré (1550) attribua la fausse fluctuation
des tumeurs blanches « à des ventosités qui sont accompagnées de
quelque humeur pituiteuse ».

Ce fut un chirurgien anglais, Richard Wiseman, en 1674, qui
reconnut la nature scrofuleuse de la maladie qu'il appela le premier
tumeur blanche (White swelling) pour indiquer l'absence de changement de coloration des téguments. Puis ce fut grâce à l'impulsion
donnée à la science par l'illustre Hunter et les nombreuses recherches d'anatomie pathologique de son époque que la nature et la description des tumeurs blanches sortirent de la confusion et de l'obscu-
rité dont elles étaient enveloppées jusque-là.

En 1772, J.-L. Petit fit une distinction entre la tumeur blanche
et l'hydropisie simple de la hanche. Quelques années plus tard,
B. Bell sépara la tumeur blanche rhumatismale de la tumeur blanche scrofuleuse. Dans les premières les os et les cartilages seraient
sains, dans les autres on trouverait les extrémités osseuses cariées et
nécrosées. En 1779, Percival Pott décrivit les lésions T. du rachis
qu'il appela scrofuleuse.

Noël (1), en 1779, décrit 4 espèces de caries qui sont : 1° la carie
sèche ; 2° la carie suppurante ; 3° le spina-ventosa ; 4° la carie des
extrémités articulaires ou pedarthrocace. Pour l'époque, c'est une
observation pure et simple des faits, mais, très remarquable dans son
exactitude.

Puis Reimar, Brambilla et Delpech attirent l'attention sur
les fongosités qu'ils regardent comme caractéristiques des tumeurs
blanches aussi appelèrent-ils celles-ci tumeurs fongueuses ; c'était un
progrès.

Boyer en 1814, distingue aux tumeurs blanches deux sièges primitifs. Les unes ont comme point de départ des lésions T. extra-
articulaires, les autres ont comme point de départ les os. Elles ont
comme cause le rhumatisme, la scrofule, le scorbut, la syphilis, les
fièvres, les métastases, mais surtout les deux premières.

---

(1) *Journal de médecine, de chirurgie et de pharmacie*. Paris, 1779, p. 131.

Delpech (1816) décrit le tubercule à ses différentes périodes de développement dans la T. vertébrale.

Brodie, en 1818, pense que la lésion primitive a son siège dans les cartilages et n'affecte que secondairement le tissu osseux. Rust (1817) au contraire admet pour point de départ à peu près unique des tumeurs blanches une carie centrale des extrémités des épiphyses et il considère la synovite fongueuse comme particulière au genou et comme conséquence de la lésion osseuse.

C'est sur ces données qne furent basées plusieurs thèses du commencement de ce siècle où les tumeurs blanches étaient appelées tumeurs lymphatiques ou arthrites chroniques (Sabatier, Begin, Sanson), ou arthralgies (Larrey), ou arthrocaces (Rust), ou arthropathies chroniques (Velpeau).

Vers cette époque Louis sépara nettement la nécrose de la carie et éclaircit quelque peu la question.

Mais ici se place un nom oublié dans tous les historiques classiques. C'est celui de Lisfranc, et pour ne pas être accusé de lui attribuer ce qu'il n'a pas dit ou d'y voir par un effort d'imagination les germes de découvertes ultérieures (fait fréquent dans bien des historiques), je citerai le travail (*Archives générales de médecine* de 1826, p. 8), où il décrit des tubercules dans les tissus péri-articulaires des tumeurs blanches. Dans un autre mémoire (1) il insiste sur la guérison possible des O. A. T. Il décrit ensuite une pièce provenant d'un sujet où il avait obtenu une diminution considérable d'un engorgement inflammatoire de l'articulation tibio-tarsienne ; une gangrène accidentelle était survenue et avait rendu l'amputation nécessaire. « Le tissu cellulaire de la partie supérieure de la jambe avait été induré, mais cette induration était disparue et le tissu cellulaire fut trouvé normal. Au-dessous, ce tissu cellulaire était moins bien guéri, il était un peu épaissi, un peu infiltré ; plus bas l'induration n'ayant disparu que de quelques jours, le tissu cellulaire avait une couleur jaune serin et était parsemé de *granulations blanchâtres ;* plus profondément il était blanc, dur et lardacé.

Plus loin, le célèbre chirurgien de la Pitié décrit une autre variété de tumeur blanche. C'est une espèce de tumeur qui n'acquiert

_______

(1) *Revue médicale française et étrangère.* Paris, 1831.

jamais un volume considérable et dans laquelle, comme dans toutes
les autres, le malade peut ressentir ou non de la douleur, mais qui
donne quand on la presse la sensation d'un tissu spongieux analogue
à la rate, au placenta. Lisfranc dit n'avoir jamais pu guérir ces
sortes de tumeurs. Lorsqu'on les ouvre on les trouve [formées par un
tissu rougeâtre semblable à du tissu érectile et dans *lequel existent
des granulations qui semblent avoir beaucoup d'analogie avec les
tubercules pulmonaires*. Ces tumeurs s'abcèdent facilement et
laissent sortir d'abord une sorte de caséum peu abondant, puis un pus
sanieux, enfin des flocons de tissu anormal érectile qui le compose.
Malheureusement ces abcès étant forts petits, ne peuvent entraîner
la fonte de la tumeur ». De plus, Lisfranc entrevoit l'alternance d'é-
volution qui existe entre les lésions de l'articulation et celles des viscères, quand il dit : « Il faut bien s'assurer de l'état des viscères, car
dans le cas où il existe quelque altération, à mesure que la tumeur
blanche marche vers la guérison, on voit la maladie nouvelle augmenter et même quelquefois finir par emporter le malade », et il
donne le nom de tumeur rouge à cette variété.

Parlant de l'étiologie des tumeurs blanches idiopathiques, il dit :
« Ces faits sont incontestables, il faut reconnaître que dans un grand
nombre de cas la violence extérieure n'est qu'une cause déterminante
qui fixe sur l'articulation un principe morbide qui existait déjà dans
l'économie. »

Lisfranc ajoute que ces malades doivent garder le repos le plus
absolu ; — il serait presque tenté de ne pas chercher à guérir leur
tumeur blanche, car c'est une sorte d'exutoire. — Le traitement par
l'iode ne lui a pas donné de bons résultats, il « préfère la compression
par l'enroulement, les frictions mercurielles, les pointes de feu, les
douches de Barèges, etc. »

Cette citation nous prouve que Lisfranc connut bien les tumeurs
blanches tuberculeuses, et je pense que ce fut le premier qui décrivit
les granulations T. dans les O. A. T. des membres.

Dans une thèse bien intéressante quand on sait lire entre les lignes,
Sanson (1) considère la T. comme cause de carie puisqu'il dit qu'on
observe souvent dans les os des tubercules scrofuleux isolés ou ramollis, et il ajoute que dans la carie articulaire on trouve les syno-

(1) Thèse pour le professorat. Paris, 1833.

viales fongueuses. Plus loin il décrit des caries qui n'aboutissent pas à la suppuration.

Rufz, en 1832, présenta à la Société anatomique une articulation fémoro-tibiale d'un enfant scrofuleux dans laquelle il montra une éruption de points blanchâtres allongés semblables aux pustules d'une varioloïde et se rapprochant enfin des tubercules des grandes séreuses.

Lebert décrivit : 1° le T. des parties molles qui, après avoir contracté des adhérences intimes avec la surface de l'os, s'y creuse une cavité et perfore complètement l'os ; 2° le T. du centre de l'os ; 3° le T. de la moelle osseuse ; 4° le T. à la surface de la zone cartilaginienne de l'épiphyse.

En 1834, Nichet, de Lyon, publia un mémoire important sur la nature et le traitement du mal de Pott.

Enfin parut la thèse de A. Nélaton (1), qui donna de la tuberculose osseuse et ostéo-articulaire une description restée classique et que nous verrons adoptée plus tard en grande partie par les chirurgiens anatomo-pathologistes. Il décrivit: 1° Le *tubercule enkysté* d'abord caché au centre des tissus spongieux épiphysaires, non loin de la cavité articulaire se développant dans tous les sens et se rapprochant tantôt de la surface osseuse intrasynoviale, tantôt de la périphérie de l'os situé en dehors de la cavité. S'il fait plus de progrès vers la face externe de l'os, il se vide dans le tissu cellulaire ambiant ; s'il marche plutôt vers la cavité articulaire, il détermine une arthrite aiguë, A. Nélaton en donne et en figure un exemple. 2° *Dans la forme infiltrée* le tubercule est infiltré dans les mailles du tissu spongieux successivement à l'état d'infiltration grise et d'infiltration puriforme et aboutit à la formation d'un séquestre condensé qui doit être éliminé.

Il y avait donc lieu, d'après A. Nélaton, de retrancher de la carie un groupe de faits appartenant légitimement à l'affection T. La carie était conservée avec un domaine encore très étendu et assez vague ; c'était une lésion diffuse des os spongieux, un ramollissement dû à des causes diverses et aboutissant à l'ulcération.

Velpeau (2) après avoir classé les tumeurs blanches en deux

(1) Thèse. Paris, 1836.
(2) *Archives de Médecine*, 1837.

grandes catégories : 1° arthropaties des parties molles ; 2° arthropathies des parties dures, admet que toutes ces arthropathies peuvent
être rhumatismales, scrofuleuses, tuberculeuses, syphilitiques, cancéreuses ou simplement inflammatoires. On le voit, c'est un chaos étiologique.

En 1839, Gueneau présenta à la Société anatomique une tête
de fémur au centre de laquelle se trouvait une portion d'un blanc mat
considérée par Burguiere comme une nécrose tuberculeuse, tandis
que Cruveilhier soutint qu'il suffisait que les aréoles osseuses
soient remplies de pus pour donner au tissu cette apparence et en
déterminer la nécrose.

Gerdy (1) ne dit rien de nouveau sur la question au point de vue
étiologique, mais il insista beaucoup sur les abcès circonvoisins des
O. A. T.

A. Richet dans sa remarquable thèse (1844) insista beaucoup sur
la formation des fongosités dans l'arthrite traumatique. Il décrivit
la dégénérescence graisseuse que présentent les extrémités osseuses
dans certains cas d'O. A. T. Cette variété intéressante est très douloureuse et nécessite souvent l'amputation. Il montra bien nettement
l'ostéomyélite T. du canal médullaire et expliqua ainsi la douleur
du genou dans la coxalgie. Mais parlant de la nature des tumeurs
blanches, il dit qu'elles sont dues à l'inflammation, rarement au T.
ou au cancer ou autres dégénérescences. Il décrit enfin un cas intéressant de coxo-tuberculose greffée sur une luxation traumatique
ancienne.

Parise (2) reprit de nouveau les descriptions des lésions T. des
épiphyses voisines des tumeurs blanches et il insista sur les lésions
T. concomitantes dans d'autres organes.

Rokitansky (3) décrivant les lésions de la tumeur blanche considère les produits caséeux tantôt comme le produit d'une inflammation,
tantôt comme de véritables tubercules caséeux, il décrit les fongosités
de la synoviale mais il ne mentionne pas la granulation grise.

Bonnet (4) fut le premier à prononcer nettement le mot d'arthrite

(1) Gerdy. *Archives de méd.*, 1840.
(2) *Arch. gén. de médecine,* 1843.
(3) Rokitansky. *Handbuch der pathologischen Anatomie,* 1845.
(4) *Traité des maladies articulaires,* 1845.

tuberculeuse, car pour lui les tumeurs blanches se divisent en trois catégories; 1° fongueuse; 2° arthrites tuberculeuses; 3° abcès froid articulaire. Les tumeurs fongueuses ont les fongosités pour lésoin anatomique et la scrofule comme cause, tout au moins dans la généralité des cas. Les abcès froids des articulations sont caractérisés par la transformation de la synovie en une membrane pyogénique et un épanchement de pus analogue à celui des abcès froids proprement dits. Ils sont dus à la diathèse purulente. Les arthrites tuberculeuses sont sous la dépendance de la diathèse T. et il établit ici pour les articulations ce que Nichet et A. Nélaton avaient avancé pour les os ; il y considère comme d'origine T. les lésions où se rencontrent des masses caséeuses ou des granulations aussi bien à la surface des synoviales que dans l'existence des fongosités, ce sont là les idées de Bonnet qui ont été généralement appréciées d'après le seul chapitre de son deuxième volume, sans tenir compte de ce qu'il dit dans les pages précédentes.

Crocq décrivit assez bien les lésions des tumeurs blanches mais il se perdit dans l'étiologie.

Ici s'arrête la première période dans l'historique anatomo-pathologique de la tuberculose articulaire, car à peine démontrée, elle fut aussitôt niée.

Avec Virchow en effet commence une *deuxième phase, période de recul*, pendant laquelle la question recula. On exigea la granulation grise comme étiquette pour toutes les lésions T. Or, pour les articulations la forme articulaire à granulation grise est rare, aussi dans cette 2ᵉ phase qui s'étend jusqu'à l'époque où le follicule T. fit son apparition sur la scène de la T. articulaire, on n'étudie plus comme T. que la granulie ou T. miliaire des synoviales : les dépôts caséeux et l'infiltration puriforme des os furent considérés comme du pus infiltré et rapporté à l'ostéite caséeuse, et la dualité entre la carie et la T. des os dura de longues années.

Aussi en France, après Bonnet, la T. articulaire resta douteuse pendant 20 ans. Bien des auteurs écrivent cependant sur les tumeurs blanches ; mais les uns passent complètement sous silence la question de l'arthrite T. ; les autres émettent les plus grands doutes sur son existence.

Lebert, 1849, cite dans son Traité des maladies scrofuleuses et

tuberculeuses un cas d'arthrite chronique du genou dû au développement d'un tubercule dans la tête du tibia et communiquant avec
l'articulation.

En 1851, Broca et Verneuil présentaient à la Société anatomique,
le premier un coude, le deuxième un pied dont la cavité était recouverte d'une nappe tuberculeuse ayant des couleurs microscopiques de
tubercules et assez adhérentes aux parties sous-jacentes pour qu'on
ne puisse pas supposer qu'il n'y avait là qu'un simple épanchement
de matière tuberculeuse provenant d'un foyer voisin.

A. Richet (1) décrivit de nouveau les fongosités articulaires avec
soin. Bazin (2) vit parfaitement les lésions T. des articulations qu'il
signale dans un chapitre spécial consacré aux tumeurs blanches
lymphatiques de la scrofule.

M. le professeur Ranvier, 1865, décrivit des lésions des cartilages
articulaires dans les tumeurs blanches et les regarde comme primitives. Paquet (thèse, Paris 1867) insiste sur la dégénérescence graisseuse des cartilages des os.

M. Panas (1865) (3), ne fait pas mention de la granulation miliaire
de la synoviale. Quant à la formation directe de la matière tuberculeuse dans la cavité articulaire, il ne l'admet pas à cause de l'impossibilité de différencier à cette époque le pus caséifié et le tubercule
caséeux, elle pourrait donc n'être que purulente. Il admet parfaitement
avec A. Nélaton la tuberculose articulaire secondaire où du tubercule contenu primitivement au centre d'une épiphyse se ramollit et
se déverse dans l'articulation à travers une perforation de l'os.

En 1866, Lediberder présenta à la Société anatomique un cas de
tubercule développé dans le cartilage d'encroûtement d'un condyle de
fémur et ayant donné lieu à une arthrite aiguë.

Villemin (4) décrivit les lésions anatomiques des tumeurs blanches
et se trouve très porté à les considérer comme T.

Plus tard, M. Choyau présenta à la Société Anatomique une pièce
où l'on voyait à la face interne de la synoviale de petites taches blan-

(1) *Recherches pour servir à l'histoire des tumeurs blanches. Mémoire à l'Académie
de médecine*, 1853.

(2) BAZIN. *Leçons sur la scrofule*, 1861.

(3) PANAS. *Dictionnaire de médecine et de chirurgie pratiques*, 1865.

(4) *Étude sur la T. ; preuves rationnelles de sa spécificité et de son inoculabilité*,
1868.

châtres légèrement brillantes d'un millimètre de diamètre environ, plus pâles que le reste de la synoviale et ayant une très grande ressemblance avec les granulations grisâtres trouvées dans la pie-mère.

En 1869, K ö s t e r (1) décrivit son fameux follicule dans les fongosités des synoviales et des os. En 1870, C o r n i l (2) décrivit la granulation tuberculeuse dans une tumeur blanche du coude.

M. L a n c e r e a u x cite dans ses atlas d'anatomie pathologique deux cas de tumeurs blanches dans lesquels il constata la présence de granulations tuberculeuses à la surface de la synoviale et dans les fausses membranes.

M. D e b o v e, en 1873, rapporte une observation dans laquelle une arthrite T. du poignet coïncidait avec une T. pulmonaire et péritonéale. (Soc. Anatom., p. 375.)

En 1875, M. R o u x (3), élève d'O l l i e r, décrit au point de vue anatomique deux formes dans l'arthrite tuberculeuse. Dans la première forme la synoviale est transformée en une membrane pyogénique et infiltrée de tubercules. Dans la forme fongueuse la synoviale et les épiphyses présentent tous les caractères de la tumeur blanche ordinaire avec cette différence que les fongosités sont infiltrées de produits caséeux dont le caractère spécifique est démontrable par l'inoculation chez les animaux. Il essaya l'inoculation des produits T. aux animaux.

En 1876, M. L a v e r a n (4) publia une observation de tuberculose aiguë à forme asphyxique avec localisations morbides sur les articulations et l'année suivante une autre observation d'arthrite tuberculeuse secondaire coïncidant avec une éruption granuleuse sur les grandes séreuses.

En 1878, M a x S c h ü l l e r publia le résultat de ses recherches expérimentales bien connues maintenant sur la pathogénie des arthrites scrofuleuses et tuberculeuses.

La même année, M. L a n n e l o n g u e dans une communication à la Société de chirurgie établit la symptomatologie spéciale de l'arthrite tuberculeuse. Il montre l'évolution totale et les caractères propres de la synovite articulaire tuberculeuse ou granulie articulaire.

Peu de temps après M. P r i o u dans sa thèse (Paris, 1878) sur la

(1) Köster. Archives de Virchow, 1869.
(2) Cornil. Archives de physiologie, 1870.
(3) Roux. Thèse. Paris, 1875.
(4) Laveran. Progrès méd., 28 oct. 1876 et Union méd., 1877.

T. des synoviales articulaires établit d'une façon catégorique une distinction entre la T. primitive et secondaire des synoviales articulaires. La première peut apparaître avant toute autre manifestation T. et a une marche torpide, la seconde survient dans le cours de la T. confirmée et a une allure plus rapide.

En 1879, Hueter (1) répète les expériences de Max Schüller et ses résultats l'amènent à retrancher la synovite granuleuse hyperplastique du cadre des affections scrofuleuses et il la range parmi les affections T.

En 1879, M. Duret (2) décrivit une sorte de pachysynovite articulaire d'origine rhumatismale, se transformant en tumeur blanche par l'apparition de fongosités.

Vers la même époque, Volkmann (3) fit paraître un mémoire où il concluait que les manifestations soit synoviales, soit articulaires, ne sont pas en général secondaires ; la lésion commence par un ou plusieurs foyers, le plus souvent situés dans les épiphyses ou près d'elles : foyers d'ostéite tuberculeuse d'abord circonscrits, s'étendant ensuite et vidant dans l'intérieur de l'article leurs produits ramollis. C'est alors que se fait une véritable inoculation locale. Ce foyer primitif peut rester latent pendant un temps indéterminé et provoquer, dans la cavité articulaire, des phénomènes d'irritation par voisinage, qui n'ont aucunement les caractères des inflammations fongueuses. Le danger pour l'articulation commence avec le ramollissement des masses caséeuses, qui provoquent autour d'elles des suppurations plus ou moins abondantes. Les foyers primitifs sont généralement constitués par une agglomération de granulations miliaires qui subissent là leur sort habituel et donnent naissance, après leur ramollissement, à une véritable caverne osseuse pouvant contenir un séquestre. Volkmann, enfin, ne nie pas la synovite tuberculeuse primitive, mais la regarde comme très rare.

La même année M. Brissaud (4) montra qu'à côté des arthrites T. en quelque sorte grossières et dont le diagnostic anatomique s'impose, il existe des synovites fongueuses où le tubercule est latent, mais aussi

(1) Hueter. Verhandlungen der Greissn. *Medicinischer aus dem Jahre*, 1879, tome X.

(2) Duret. *Société anat.*, 1879.

(3) Volkmann. *Sammlung klinischer Vorträge*, 1879.

(4) Brissaud. *Rev. mensuelle de méd. et chirurgie*, 1879, p. 457.

dans lesquelles la constitution microscopique de ce produit ne laisse rien à désirer. Il admet cependant l'existence des arthrites fongueuses indépendantes de toute espèce de néoformation T.

Kœnig (1) cherche à démontrer que la tumeur blanche, l'arthrite granuleuse ou fongueuse n'est autre chose qu'une tuberculose miliaire des articulations. Pour lui il n'y a qu'une variété d'arthrite fongueuse, l'arthrite tuberculeuse.

En 1881 M. Ricard (2) donne des divisions des tumeurs blanches, mais ce ne sont pas des divisions basées sur l'anatomie pathologique.

Alors commence une *troisième période* avec les travaux du professeur Lannelongue. Jusque-là les esprits étaient bien hésitants en France; en effet, on ne citait comme cas de T. articulaire que des observations où l'existence de nodosités visibles à l'œil nu était constatée au nombre des lésions. Cependant Köster avait signalé dans les fongosités articulaires la présence de simples follicules T. tels qu'ils avaient été décrits par Friedländer dans le lupus.

On se demanda alors si les fongosités renfermant le simple follicule sans apparence de granulations à l'œil nu n'appartenaient pas à la T. Koenig avait trouvé ce tubercule élémentaire dans les fongosités 67 fois sur 72. Volkmann également avait affirmé que les fongosités étaient une production T. En France Brissaud (1879) cita dans son travail une observation où, sans que des granulations appréciables à l'œil nu aient été signalées, la nature T. de l'arthrite fut affirmée par la présence de follicules T.

C'est alors que dans son livre sur la T. osseuse et dans une série de communications à la Société de chirurgie à propos de la discussion sur les fongosités articulaires, le savant chirurgien de l'hôpital Trousseau exposa ses idées d'après le grand nombre de pièces qu'il avait étudiées avec soin. Dans la partie de son ouvrage ayant trait aux abcès froids, toutes les questions relatives à leur nature infectieuse, à leur structure démontrée T., à leur évolution, à la formation des fongosités, sont traitées avec une précision qui ne laisse rien à désirer.

En 1882, à propos de la discussion sur les fongosités articulaires, M. Lannelongue exposa à la Société de chirurgie un mémoire sur les caractères et la nature de l'arthrite fongueuse, dont voici les principales conclusions :

(1) KŒNIG. *Deutsche Zeitschrift fur Chirurgie,* 1879.
(2) RICARD. Thèse. Paris 1881.

« Ma première distinction est basée sur la présence ou l'absence des nodules tuberculeux. Les fongosités qui entourent les séquestres se limitent d'elles-mêmes, n'ont pas de tendance à l'envahissement et disparaissent si on enlève le séquestre pour former un tissu de cicatrice ; c'est, d'un bout à l'autre, un processus réparateur.

Quand la fongosité est tuberculeuse, les tubercules subissent la transformation caséeuse puriforme, la réaction inflammatoire augmente et les liquides qu'elle produit conduisent plus loin l'inoculation tuberculeuse. *La fongosité devient ainsi une source d'infection pour l'économie entière.*

Les fongosités simples ou inflammatoires résistent parfois au traitement, comme si elles étaient tuberculeuses ainsi toute arthrite suppurative est accompagnée du développement des fongosités ; celles-ci sont inflammatoires, mais on ne saurait méconnaître leur influence nuisible sur les cartilages et les épiphyses. »

Puis M. Lannelongue décrit complètement les lésions des articulations, et il insiste sur ce fait capital : *le point de départ de la lésion est presque toujours osseux.* D'autre part, on pense généralement que le cartilage échappe à l'envahissement tuberculeux primitif ou secondaire ; or, on peut opposer à cette opinion trop absolue les faits recueillis par MM. Hayem (1865), Lediberder et Lannelongue, et les observations, où les tubercules se sont développés au sein des cartilages costaux, sont maintenant assez nombreuses. En ajoutant ses observations à celles des anciens auteurs, M. Lannelongue conclut que la tuberculose primitive des synoviales est rare, et il rapporte les observations de M. Cornil, de Laveran, de Brissaud.

Très fréquente, au contraire, est la tuberculose primitive des os, et M. Lannelongue décrit longuement : 1° la *forme circonscrite;* 2° la *forme diffuse* de la tuberculose épiphysaire, celle-ci s'observant moins souvent que la première.

1° *Lorsque la lésion est circonscrite,* on trouve une tache jaune ou jaunâtre, opaque, sèche, délimitée, occupant l'épiphyse. Ou bien il existe une petite cavité entourée de tissu osseux sain ou peu raréfié ; elle contient une moelle plus pâle. La tache jaune correspond à une certaine épaisseur de tissu osseux, altéré de couleur, dont les mailles sont infiltrées de substance caséeuse ; les vaisseaux n'y sont plus perméables. Plus tard, le foyer jaune est devenu un séquestre, des granulations fongueuses l'entourent ; ces granulations se répandent dans le tissu osseux voisin. Celui-ci est le siège d'une ostéite raréfiante.

Une ou plusieurs cavités, du volume d'une noisette, peuvent constituer une autre variété de la même lésion ; la destruction osseuse de leurs bords, le développement des granulations sont autant de phénomènes communs s'alliant à une marche identique dans les deux cas.

Quant au siège de ces foyers, il varie suivant l'articulation considérée, et dans son enseignement, M. Lannelongue insiste beaucoup sur ce fait qu'il faut tenir grand compte et de l'articulation et du segment de cette articulation qui a le plus de frottement et de compression à subir, témoin la rareté de la scapulo-tuberculose relativement à la fréquence de la coxo-tuberculose. Ces foyers occupent indistinctement toutes les régions de l'épiphyse.

2° *L'infiltration diffuse de l'épiphyse* est beaucoup moins fréquente. Elle s'étend à une portion considérable d'une épiphyse, à tout le corps d'un métacarpien, par exemple. L'évolution est plus intense, la caséification plus rapide et les séquestres volumineux se forment plus promptement. Les caractères de la tuberculose y sont certains. Les nodules arrondis, les cellules épithéliales et lymphoïdes propres au tubercule de Köster sont groupés ; les taches jaunes ont la même origine, mais l'état caséeux indique une période plus avancée.

M. Lannelongue étudie ensuite la marche de cette ostéite T., l'envahissement de la jointure, l'arthrite réactionnelle et spécifique.

Dans sa marche, cette ostéite épiphysaire tuberculeuse envahit ou n'envahit pas la jointure. Un foyer tuberculeux, isolé dans une épiphyse, peut sommeiller longtemps. Tout est subordonné à l'influence exercée par le foyer tuberculeux sur les parties voisines. La guérison naturelle, sans incidents extérieurs à l'os, peut s'observer. Néanmoins, la résolution du mal, la cicatrisation des cavernes, la transformation du néoplasme tuberculeux en tissu conjonctif sont loin d'être la règle. La *nature virulente* des produits tuberculeux explique ce fait. Dès qu'il s'est formé, le foyer tuberculeux devient un danger pour les tissus qui l'entourent. Le tissu osseux s'infiltre de granulations par inoculation. Les séquestres qui s'entourent d'une couche purulente paraissent les plus dangereux.

L'arrivée des éléments spécifiques sur les parties des synoviales réfléchies sur les épiphyses est suivie d'une augmentation de la vascularisation de la séreuse; des matières plastiques infiltrent la couche celluleuse, la nodosité tuberculeuse apparaît. L'envahissement a lieu, soit lentement (fait habituel), — et l'on voit des fongosités suivre en *collerette* les culs-de-sac synoviaux — soit brusquement; dans ce dernier cas, il y a eu destruction partielle de l'encroûtement articulaire.

Dans un autre ordre de faits, les fongosités pénètrent par une perforation et font naître une arthrite simple ou spécifique ; l'arthrite est aiguë ou subaiguë : c'est une arthrite de réaction, plastique ou purulente au début. Plus tard, l'arthrite réactionnelle se compliquera d'arthrite spécifique, la synoviale étant le siège d'une *inoculation tuberculeuse* due aux produits virulents épanchés dans l'article. Les deux processus se confondent alors. Le mal a gagné la synoviale et la lésion se propage; les altérations sont plus marquées dans les points de l'article qui se correspondent.

Les tubercules non voués à cet ordre de succession peuvent évoluer favorablement : résorption, expulsion, transformation ; ou bien des exsudats inflammatoires, devenant des tissus plus élevés, établissent des adhérences et comblent les vides. Il peut même se former des productions osseuses et une ankylose.

Dans les cas où la synoviale est peu envahie et où la lésion de l'épiphyse est réduite à un tubercule circonscrit, il s'agit là de l'*ostéoarthrite tuberculeuse latente*.

Quand il s'est produit un abcès extérieur à l'article, il est sessile ou par congestion, il se rattache à la synoviale ou à l'os en général; mais son point d'attache peut disparaître, et il paraît alors isolé.

Telle est, en résumé, la description magistrale présentée par M. Lannelongue ; et son travail, que nous avons essayé de résumer, était le fruit de plusieurs années d'observations, de recherches et d'expériences. Notre maître présentait à l'appui de sa thèse une série de preuves empruntées à l'anatomie pathologique, à l'expérimentation sur les animaux et à l'observation clinique faite surtout dans son service de l'hôpital Trousseau. Ce n'est certes pas que l'ostéo-arthrite fongueuse n'ait pas été décrite avant l'apparition de ce travail, mais elle était confondue avec les arthrites rhumatismales, ostéomyélitiques, syphilitiques et autres, sous le nom d'arthrite fongueuse. Cette dénomination était mauvaise, insuffisante, trop vague; il fallait en distraire toute une variété importante et la caractériser, non seulement par son aspect macroscopique, par sa marche envahissante, mais aussi par l'existence des éléments infectieux soupçonnés depuis longtemps et décrits en 1883 par Koch : c'était le bacille tuberculeux.

En 1882, Zanellis (1) propose les formes anatomo-pathologiques suivantes :

1° *Tuberculose articulaire confluente.* — C'est la variété décrite par Laveran. Dans ce cas l'éruption confluente des granulations coïncide avec une vive injection de la synoviale, sur le fond rouge de laquelle se dessinent ces granulations confluentes qui donnent lieu à des petites saillies très appréciables au toucher. Le liquide intra-articulaire augmente et devient jaunâtre. Le cartilage présente parfois sur quelques points une teinte ecchymotique.

2° *Tuberculose articulaire discrète.* — Elle débute tantôt par les parties périarticulaires molles ou osseuses, tantôt par la synoviale.

α. *T. péri articulaire.* — La tuberculose des parties molles autour des articulations des os courts amène souvent leur nécrose. Autour des grandes articulations la T. des parties molles peut amener une tuberculose secondaire de la synoviale. Et Zanellis en rapporte des exemples. Dans le deuxième cas il se produit un épanchement articulaire secondaire à un abcès froid périarticulaire analogue à l'épanchement pleurétique consécutif à des lésions tuberculeuses du poumon.

La tuberculose des parties osseuses des articulations amène souvent la tuberculose articulaire. Nélaton, Bonnet, Lannelongue en ont rapporté de nombreux exemples ; il se fait une véritable inoculation locale des différents éléments de l'article.

β. *Tuberculose articulaire.* — La T. qui débute par la synoviale articulaire peut être soit primitive, soit coïncidente avec une T. des grandes séreuses, soit consécutive à la T. pulmonaire où à une synovite fongueuse.

Au point de vue clinique, Zanellis distingue : 1° la tuberculose articulaire aiguë ou galopante ; 2° la T. articulaire chronique ou phtisie articulaire. Celle-ci suivant qu'elle débute par les parties périarticu-

(1) ZANELLIS. Th. Paris, 1882.

laires ou par les paries molles ou par les parties intra-articulaires, peut être distinguée en tuberculose périarticulaire et tuberculose articulaire proprement dite.

En 1883, MM. Kiener et Poulet aux divisions basées seulement sur la structure du T. substituent une classification basée sur l'évolution du T. osseux. D'après ces auteurs il faut donc, au point de vue clinique, décrire trois formes à la tuberculose osseuse que nous trouvons dans les épiphyses :

PREMIÈRE FORME. — *Tubercule primitif et chronique.* — C'est un tubercule le plus souvent solitaire, qui parcourt ses divers stades avec lenteur et régularité, et sans réaction inflammatoire périphérique. Or, ce tubercule est tantôt envahissant, tantôt circonscrit ; et, dans ce dernier cas, il aboutit tantôt à un séquestre, tantôt à une masse caséeuse, il faut donc lui décrire trois variétés que nous ne ferons qu'énumérer :

Première variété : *Tubercule envahissant à développement centrifuge.*

Deuxième variété : *Tubercule circonscrit avec séquestre.*

Troisième variété : *Tubercule enkysté caséeux.*

DEUXIÈME FORME. — *Tubercule tardif à évolution rapide.* — Cette forme présente deux variétés :

Première variété : *Tubercule envahissant à séquestre adhérent.*

Deuxième variété : *Tubercule circonscrit avec petits séquestres entourés de fongosités suppuratives.*

TROISIÈME FORME. — *Ostéite tuberculeuse aiguë.* — C'est cette forme qui fut décrite ensuite par Kœnig (1884), sous le nom d'ostéomyélite tuberculeuse purulente. C'est la T. galopante des os.

En 1883, Polosson a distingué avec soin les diverses formes anatomiques de la T. articulaire et il les a rangées dans trois catégories : La première forme correspond comme aspect macroscopique et microscopique au nodule miliaire ou tubercule congloméré. La deuxième à l'infiltration T. diffuse ; on rencontre une membrane pyogénique et l'on se trouve en présence de la lésion décrite par Bonnet sous forme d'abcès froid articulaire. La troisième forme offre à l'examen des fon-

gosités avec formations tuberculeuses plus ou moins avancées, follicules T. ou T. conglomérés.

A cette époque, les thèses de Quinquaud, Chandelux (1),
Ch. Nélaton (2), résumèrent bien l'état de la question.

L'année suivante, Kœnig (1884) publia son travail sur la tuberculose articulaire. Ayant constaté dans la couche sous-chondrale la
présence de petits foyers tuberculeux déterminant une résorption
partielle ou totale du revêtement cartilagineux, il nia la tuberculose
*primitive* du cartilage. Les lésions cartilagineuses observées sont le
plus souvent dues à la tuberculose osseuse sous-jacente, ou plus
rarement à l'action des fongosités nées dans les parties molles.

A la lésion circonscrite de l'épiphyse, il donne le nom de *forme
sèche*, et dans cette forme, les bourgeons tuberculeux peuvent se
transformer en tissu cicatriciel.

A la tuberculose diffuse ou infiltration tuberculeuse de l'épiphyse,
il donne le nom de *forme molle*, qui évolue très rapidement vers la
fonte purulente ou caséeuse. Les tissus se désagrègent et ce processus
est accompagné de la sécrétion d'une certaine quantité de liquide qui,
en s'infiltrant, porte au loin le germe tuberculeux. De plus, à ces
variétés, Kœnig ajoute encore une troisième forme, la *tuberculose infiltrante progressive des os ou ostéomyélite tuberculeuse
purulente*. C'est dans ce mémoire qu'il décrivit de grands foyers
tuberculeux cunéiformes s'ouvrant dans l'articulation.

Dans la 4e période de cet historique anatomo-pathologique ou
*période expérimentale et microbienne*, on affirma la nature des
O. A. T. Déjà, en employant la méthode de Villemin, Max Schuller, le premier en 1878, tuberculisa des animaux, à l'aide de produits manifestement virulents introduits dans la trachée ou dans le
poumon et en contusionnant quelques grandes articulations de ces
animaux. Le traumatisme articulaire fut suivi du développement des
lésions de l'arthrite fongueuse. — C'était une variante de la fameuse
expérience du bistournage instituée par Chauveau.

Riedel, en 1879, montrait que les produits tuberculeux injectés
dans une articulation, entraînaient l'apparition de l'arthrite tuberculeuse, tandis que le sang était rapidement résorbé.

(1) CHANDELUX. Th. d'agrég., Paris, 1883.
(2) CH. NÉLATON. Th. d'agrég., Paris, 1883.

Kœnig, en 1879, montrait que l'inoculation des fongosités tuberculeuses d'une tumeur blanche, était capable de produire, chez le lapin, la tuberculose généralisée.

Volkmann, en 1879, faisait remarquer que les fongosités synoviales se reproduisaient de proche en proche, par l'extension progressive des colonies reliées au foyer initial et trouvait, dans ces faits, une preuve évidente de l'auto-inoculation des produits articulaires.

Hueter, en 1879, produisait la tuberculose généralisée en inoculant à un chien la fongosité articulaire d'une tumeur blanche expérimentalement développée.

M. Lannelongue confirma ces faits par ses expériences, qui datent de 1878, et dans sa description anatomo-pathologique le mot infection revient à chaque instant.

En 1883, éclata pour ainsi dire la découverte du bacille T. par Koch, et ce bacille fut cherché et trouvé en plus ou moins grande quantité dans toutes les T. locales, soit seul, soit associé à des microbes pyogènes, par Babès, Garré, etc.

Cette période expérimentale se complète par deux remarquables mémoires de Pawlowsky, l'un sur les infections mixtes dans la T. articulaire, et l'autre sur les phénomènes anatomiques et micobiologiques qui se passent dans une tuberculose articulaire expérimentale, mémoires que nous avons déjà cités, et que nous citerons encore souvent.

Entre temps, le professeur Lannelongue continuant ses recherches sur les tuberculoses articulaires pour chaque articulation en particulier, décrit la coxo-tuberculose, le mal de Pott, et insiste sur l'importance de la suppuration dans l'étude des O. A. T., si bien que celles-ci doivent être subdivisées en O. A. T. non suppurées, O. A. T. suppurées et non ouvertes, et O. A. T., suppurées et fistuleuses.

Si à ces travaux faits à Paris, nous ajoutons ceux faits à Lyon, par le professeur Ollier et ses élèves, il nous sera facile plus loin de donner une esquisse de la topographie des lésions T. dans les principales articulations pour voir dans une articulation quel est l'os le plus souvent envahi par la T.

# CHAPITRE II

## Formes anatomo-pathologiques.

### SOMMAIRE

*Forme normale typique.* — Lésions de la peau, ligaments, synoviales. Cartilages, périoste, os (infiltration totale) ; lésion partielle, centrale ou périphérique. Lésion des muscles, vaisseaux, nerfs, etc.

Suppuration ; ses causes, le bacille T. et des microbes pyogènes surajoutés (infection mixte, Babès, Powlowsky).

Guérison anatomique. Guérison apparente. Guérison réelle et réinfection. Tubercules osseux de guérison. Recherches cadavériques. Section de 1600 épiphyses, résultats négatifs. Cavernes de guérison ; guérison après suppuration et élimination de séquestres.

Quelle est dans une articulation l'épiphyse la plus souvent malade ? Examen des principales O.A.T. C'est l'épiphyse qui a le plus de pression à supporter et la plus mobile (Lannelongue). C'est celle qui se soude la dernière à la diaphyse. Recherches de M. Charpy.

*Formes anormales.* — Forme sèche ; formes intra-articulaire et partielle ; forme extra-articulaire ; forme caries carnosa de Kœnig ; formes synoviales (des pseudo-granulations T. Casambon).

*Classification chirurgicale des formes anatomo-pathologiques non suppurées ;*

*Formes intra-articulaires.* — 1re classe : Épiphysite totale; 2e classe : Épiphysite partielle (tubercule enkysté), partielle et centrale, partielle et périphérique ou corticale ; 3e classe : Synovite T. 3 variétés : 1° Miliaire ; 2° ulcéro-caséeuse et fongueuse ; 3° fibreuse.

*Formes péri ou extra-articulaires* à point de départ juxta-épiphysaire ou dans les parties molles.

Importance de ces différentes formes pour le mode de traitement à employer.

Après ce long historique étudions maintenant rapidement l'évolution anatomo-pathologique d'une O.A.T. normale typique, c'est-à-dire présentant des lésions osseuses et des lésions articulaires. Cette étude nous a paru nécessaire pour discuter dans une autre partie de ce travail le mode de traitement à employer dans les diverses formes de T. articulaire. Les lésions de la peau ne surviennent que tardivement, cesont des fistules dont l'orifice externe fongueux peut s'ulcérer et donner lieu à une large plaie T. Ces fistules sont produites soit par le pus qui se dirige au dehors, soit par les produits T. qui attaquent la peau de sa profondeur vers sa surface et l'envahissent à la façon des néoplasmes (Lannelongue, Jeanselme (1) Crosnier). Et parmi les fongosités qui apparaissent les unes sont simplement inflammatoires, les autres sont franchement T. De même sur la paroi du trajet de la fistule, d'où la nécessité en pratique de le gratter ou de le cautériser.

Le tissu cellulaire sous-cutané est lardacé et graisseux ; souvent on rencontre des granulations T. au milieu d'une sérosité gélatiniforme jaunâtre (2). Les ligaments sont ramollis, fongueux, souvent détruits, ou bien dissociés et séparés par du tissu fongueux. Les gaines tendineuses voisines sont souvent envahies par contiguïté ou par la voie lymphatique. Les tendons sont ramollis, ulcérés ou détruits.

*Lésions de la synoviale.* — Au début la synoviale est injectée surtout au niveau de ses franges et autour des cartilages diarthrodiaux, il se forme une exsudation dans les mailles du tissu cellulaire périsynovial, puis on note un épanchement liquide ordinaire peu abondant, rougeâtre, trouble et contenant des flocons albumino-fibreux dans l'intérieur même de la synoviale. Quelquefois cet épanchement est d'emblée hémorrhagique.

Le liquide se trouble de plus en plus, des globules de pus apparaissent ainsi que des flocons albumineux, de telle sorte que la face interne de la synoviale est tapissée d'une pseudo-membrane plus ou moins adhérente ainsi qu'une portion des cartilages. Ces produits de nouvelle formation sont des masses gélatineuses translucides auxquelles on a donné le nom de fongosités synoviales. A une période plus avancée on trouve du pus dans l'articulation et ce pus est d'ordinaire séreux, mal lié et chargé de flocons caséeux, amas de leucocytes altérés. Quelquefois ce sont des grains riziformes que l'on trouve dans la cavité articulaire, et la nature T. de ceux-ci est bien démontrée maintenant. Il existe cependant des O. A. T. sans aucun épanchement articulaire. Les fongosités sont quelquefois tellement

---

(1) JEANSELME. Inoculation secondaire de la peau consécutive à des foyers T. profonds. *Congrès pour la T.*, 1889.

(2) FEOKTISTOW. T. primitive et indépendante du tissu conjonctif. *Arch. f. path. Anat. und Physiologie*, vol. 98, page 22.

molles qu'elles peuvent donner la sensation d'une fluctuation véritable et auraient été quelquefois incisées (1). Selon l'abondance des vaisseaux dans les fongosités celles-ci sont ou pâles, ou rouges, ou lie de vin, ou noirâtres et bleuâtres (foyers apoplectiques formés dans leur intérieur) ou jaunâtres ou caséeuses. Elles sont quelquefois tellement abondantes et volumineuses qu'*elles peuvent simuler un ostéosarcome* comme nous le verrons parmi les formes cliniques, ou former ce qu'on a appelé l'*O. A. T. gélatineuse.*

Que deviennent ces fongosités qui toutes ne sont pas tuberculeuses (Lannelongue, Polosson)? Elles se transforment en tissu fibroadipeux, en tissu lardacé fort peu vasculaire et des adhérences intra-articulaires s'établissent qui tendent à la production de fausses ankyloses. Ou bien elles se multiplient, envahissent les parties extérieures de l'articulation dans le tissu cellulaire ambiant, les séreuses tendineuses jusque sous la peau et finissent par perforer celle-ci et font issue au dehors.

La granulation tuberculeuse ne siège pas indifféremment sur tous les tissus qui concourent à former l'articulation. C'est dans les fongosités de la synoviale qu'on l'a surtout signalée.

Dans les observations de Laveran et de Lannelongue il n'y avait pas de granulations et de tubercules siégeant directement à la surface de la séreuse.

La granulation est répandue uniformément dans toute l'épaisseur du tissu fongueux; sa présence est facile à constater à l'œil nu, et plus rarement sur la surface de ce tissu et on la suit jusqu'au stroma de la synoviale. Elle peut se rencontrer jusque sur le trajet des fistules quand l'articulation a suppuré: ces fistules sont tapissées d'un tissu fongueux analogue à celui de la synoviale.

Outre la granulation tuberculeuse, on peut trouver encore le tubercule caséeux. Quant au tubercule fibreux synovial, il n'est noté nettement dans aucune observation publiée jusque maintenant, à ma connaissance.

La graisse sous-synoviale est tantôt conservée, tantôt elle a disparu et elle est remplacée par un tissu lardacé qui peut avoir une certaine épaisseur et qui comprend les ligaments articulaires dans son intérieur.

(1) SCHREINER. Th. Strasbourg, 1821.

La synoviale étant altérée, il en résulte que la cavité séreuse contient, au lieu de synovie, un liquide roussâtre qui se trouble, devient louche et renferme des globules de pus, des granulations graisseuses et quelquefois une certaine quantité de globules rouges.

Dans certains cas, du pus se montre dans l'articulation. Quand il apparaît d'emblée il forme ce que Bonnet appelait les abcès froids articulaires. Lorsqu'il apparaît quand les fongosités se sont déjà développées il forme ce que le même auteur appelait le fongus articulaire.

Dans le cas d'abcès froid articulaire le pus n'est pas homogène, ni crémeux, il est mélangé à des flocons albumineux ou caséeux.

Lorsque le pus est formé il peut ulcérer la séreuse hypertrophiée et doublée par des fausses membranes puis s'écouler dans le tissu cellulaire ambiant, et former ces collections que Gerdy a appelées des abcès circonvoisins; s'il fuse au loin en décollant les aponévroses, ce sont des abcès migrateurs, ossifluents ou arthrofluents.

Les fistules qui partent soit de la cavité articulaire, soit du foyer osseux T., sont souvent multiples et également tapissées de fongosités.

LÉSIONS DES CARTILAGES. — Comme le cartilage d'encroûtement tient principalement ses matériaux de nutrition des vaisseaux des extrémités qu'ils recouvrent, on conçoit que ces cartilages ne seront intacts qu'autant que les surfaces osseuses n'auront subi aucun changement morbide; si, de même, les synoviales sont atteintes, le cartilage cessera d'être sain.

Quant à la lésion T. du cartilage lui-même, nous avons rapporté plus haut les quelques cas connus. Disons que souvent ils présentent une coloration jaunâtre, sans autre lésion apparente.

Le cartilage recevant ses sucs nutritifs de l'os, ne tarde pas à se nécroser dès que les fongosités sont arrivées à son contact, il se détache alors et devient un véritable corps étranger dans l'articulation. Il y a, d'autres fois, absence de nécrose et le cartilage est seulement décollé de ses surfaces osseuses par des fongosités envahissantes. Ces cartilages peuvent former de véritables séquestres comme dans une observation de P. Broca (*Soc. anat.*, t. 29, p. 234).

Au début ce cartilage au lieu d'être d'un blanc laiteux comme à l'état normal, devient terne, jaunâtre, et perd sa propriété la plus essentielle, l'élasticité. Si la lésion est peu avancée, le cartilage se transforme en une masse pulpeuse gélatiniforme ayant perdu tout caractère d'homogénéité. Quelquefois le tissu cartilagineux se désagrège, présente la disposition de filaments ténus semblables à du velours, d'où le nom d'aspect velvétique.

L'altération velvétique des cartilages est due à la multiplication des cellules dans l'intérieur des capsules du cartilage ; il se forme des capsules secondaires. Les plus superficielles de celles-ci font saillie dans la cavité articulaire et versent leur contenu dans l'intérieur de l'articulation. Le travail de prolifération, loin d'être simplement superficiel se manifeste aussi dans l'intérieur même du cartilage et finit par engendrer des traînées qui divisent en feuillets la substance du cartilage.

Jusqu'ici nous avons décrit le *ramollissement* et le *décollement* du cartilage. Quand la lésion progresse, il s'érode. Brodie a beaucoup insisté sur cette ulcération qui pour lui, était cause des douleurs. Giraldès qui avait vu à Londres les pièces de Brodie pense que celui-ci avait tort d'en faire des lésions primitives et spontanées, car les os étaient souvent lésés.

L'érosion (ulcération de Brodie) est une perte de substance du cartilage ayant des bords taillés à pic ou en biseau et offrant en général une forme arrondie. Foucher dans un cas de O. A. T. du genou trouva à l'extrémité supérieure du tibia, une série de petites cavités rondes qu'on eût dit taillées à l'emporte-pièce.

On peut décrire trois degrés à ces ulcérations : ou bien l'érosion n'intéresse que la surface libre du cartilage, et alors le fond de la cavité est formé de tissu cartilagineux, ou bien elle n'intéresse que la surface cartilagineuse adhérente à l'os, ou bien enfin elle comprend l'épaisseur complète du cartilage et alors on observe une véritable perforation par laquelle peuvent se répandre dans la cavité articulaire les fongosités voisines de l'extrémité de l'os.

Les fongosités ont donc leur origine tantôt dans les os, tantôt dans la synoviale et le tissu cellulaire environnant. Le cartilage et les ligaments ne sont attaqués que tardivement, et leurs altérations constituent un degré plus avancé de l'affection.

La chondrite T. primimitive est rare. Renaut (1) à propos du cas

(1) RENAUT, *Lyon méd.*, mai 1888.

rapporté par Polosson, fait remarquer que l'absence de vaisseaux lymphatiques ou sanguins dans le cartilage force à localiser la lésion primitivement dans le périchondre, l'os ou la synoviale voisins.

Lésions du périoste. — Elles peuvent être simplement inflammatoires et secondaires. Elles peuvent être aussi primitives et on constate alors des masses caséeuses et des nodules isolés. Souvent il se produit des épaississements lardacés et des formations ostéophytiques, et dans des cas très rares une exostose spongieuse (1).

Dans les lésions costales l'abcès formé aux dépens des T. du périoste costal s'isole souvent et paraît indépendant de la membrane nourricière de l'os. Dans uu cas de T. de l'os malaire, l'abcès T. dépendait certainement du périoste, car l'os n'était pas dénudé (Coudray) (2).

Lésions de l'os et de la moelle osseuse. — Au début ce sont des lésions d'ostéite. L'os devient rouge brun par suite d'une vascularisation exagérée. Les canalicules de Havers ainsi que les aréoles du tissu spongieux s'élargissent, il en résulte la raréfaction du tissu et la présence dans les aréoles d'une matière rouge ou violette. La moelle prolifère forme une couche très vasculaire, très molle d'où partent des fongosités. Celles-ci envahissent les parties voisines et finissent par atteindre la superficie de l'os. Le pus envahit bientôt les cellules, soit uniformément, soit en formant des noyaux disséminés — ces foyers de suppuration de couleur jaune verdâtre et s'entourant d'une zone rougeâtre, — ce pus se concrète dans les cellules osseuses et devient une masse caséiforme qui résiste au lavage.

Une certaine étendue de l'épiphyse étant ainsi privée de vie, l'*infiltration* gagne le cartilage, qui, se détachant, flotte dans le pus et remplit la jointure. Si la lésion est éloignée de l'épiphyse la portion de l'os nécrosée forme des séquestres qui peuvent être éliminés : leur sortie peut amener la guérison complète.

Tantôt l'infiltration gagnant le cartilage, des adhérences peuvent s'établir entre les surfaces articulaires opposées et empêcher ce pus de se répandre dans l'articulation en l'enkystant en quelque sorte. Tantôt les séquestres détachés et infiltrés peuvent se ramollir ou bien

---

(1) Gluck. Exostose spongieuse consécutive à une O. A. T., *Archiv. f. klinische Chirurgie*, 1880.

(2) Coudray. Thèse, p. 104.

devenir très durs et d'une blancheur analogue à celle de l'ivoire; souvent aussi le séquestre conserve sa consistance normale.

Les détritus qui se forment et le pus quand il se produit ont peu de tendance à se diriger vers l'extérieur à cause des couches osseuses périostiques nombreuses qui l'isolent et l'écartent de la surface entamée, aussi c'est la cavité articulaire qui donne issue au foyer. Toute l'articulation est prise, c'est une panarthrite T.

Quelquefois le pus peut s'enkyster et se séparer du point osseux qui lui a donné naissance. Ce sont là les abcès circonvoisins de Gerdy. Le professeur Lannelongue a signalé la transformation séreuse de quelques-uns de ces abcès périarticulaires.

Si le pus se répand brusquement et abondamment dans une jointure, il peut survenir une arthrite aiguë suivie bientôt d'une destruction des divers éléments qui composent l'article. On a alors une arthrite suraiguë. Telles sont les lésions dans les cas d'infiltration puriforme.

Décrivons maintenant rapidement le *tubercule enkysté*. Celui-ci vient-il à se développer au centre du tissu spongieux de l'extrémité articulaire d'un os, le foyer de ce néoplasme s'accroît, gagne dans tous les sens, et comme la cavité articulaire n'est pas éloignée, le cartilage d'encroûtement ne tarde pas à être atteint, perforé, et permet à la matière tuberculeuse de se répandre dans la cavité articulaire. Il peut se produire, dans ces cas, une arthrite suraiguë suppurée de la séreuse articulaire et la mort peut survenir par septicémie, sans que des fongosités aient eu le temps de se développer sur la synoviale.

Ollier (1) distingue : 1° les T. centraux, 2° les T. sous-chondraux finissant par perforer le cartilage d'arthrodise, et 3° le T. sous-périostique.

Il est à noter que chez l'enfant les foyers T. osseux sont souvent très petits, et les cartilagss diarthrodiaux à peu près intacts, et dans les cas graves, de notables portions de la jointure se trouvent oblitérés. Tout récemment, Aldibert (2) a montré qu'il existe quelquefois des lésions du bulbe de l'os, c'est-à-dire à la face non para-articulaire du cartilage diaépiphysaire.

Outre *l'infiltration purulente* et le *tubercule enkysté*, on peut encore trouver dans une épiphyse d'une O. A. T. les lésions macroscopiques suivantes :

(1) Ollier. Opérations économiques. *Rev. de chir.*, 1885.
(2) Aldibert. *Rev. des maladies de l'enfance*, mars 1893.

1° *Infiltration lie de vin* (Bonnet). L'épiphyse est remplie d'une bouillie rougeâtre au niveau du canal médullaire et du tissu spongieux. Cette altération se présente sous forme de taches lie de vin qui ne disparaissent pas par un lavage et sont entourées par des tissus encore sain.

2° *L'infiltration demi-transparente* (A. Nélaton) qui succéderait à la précédente.

3° *L'infiltration graisseuse* (A. Richet). L'os ici a subi une diminution énorme dans sa consistance, et dans un cas que nous avons observé, cette année, notre excellent maître, le professeur Le Dentu put couper facilement le fémur avec le bistouri. Les lésions T. de l'épiphyse peuvent être telles dans le cas de tubercules enkystés multiples qu'un faible traumatisme détermine une fracture spontanée péri articulaire ; les exemples en sont assez nombreux, et cette année, encore M. Le Dentu nous a fait constater une fracture de la tête du métatarpien dans une O. A. T. métatarso-phalangienne du 4ᵉ orteil.

Dans ces cas d'infiltration graisseuse les surfaces sectionnées prennentune coloration jaunâtre qui devient plus intense à mesure qu'on se rapproche du centre. Les cellules spongieuses cèdent à la pression du doigt et on voit s'écouler de leur intérieur, considérablement agrandi, une masse jaunâtre, sorte de suc huileux d'autant plus abondant que l'affection est plus ancienne. Ici, le périoste est souvent sain.

L'inflammation tuberculeuse peut se propager par la voie médullaire et l'ostéomyélite qui en résulte peut envahir l'extrémité opposée de l'os. On sait que Richet expliquait ainsi les douleurs du genou dans la coxalgie.

Cette *ostéomyélite T.* est des plus intéressantes, car l'étude du développement histologique du T. (Kiener et Poulet) nous montre que c'est dans la moelle que naît et se développe la lésion T. initiale, et si les lésions T. siègent surtout dans l'épiphyse, c'est que là le tissu médullaire y est plus abondant. Les lésions de la moelle sont quelquefois petites mais très disséminées, c'est le *T. miliaire généralisée des os* Parrot (1).

Il est à noter que le cartilage dia-épiphysaire est souvent respecté par la lésion.

Les troncs vasculaires et nerveux periarticulaires sont le siège d'un

(1) PARROT. *Soc. anat.*, 1879, p, 278.

raccourcissement très notable par suite de la flexion permanente du membre. Les artères sont quelquefois envahies par la néoplasie T. Quant aux nerfs on les trouve souvent entourés par du tissu cellulo-fibreux qui en se rétractant doit les comprimer et y déterminer des lésions de nevrite Poulet (1). Ce doit être là une cause de douleur, non indiquée cependant par les auteurs.

Les muscles périarticulaires atrophiés sont quelquefois envahis par les T. Mais les cas de myosite T. sont rares, ou peu signalés il y aurait là cependant des recherches intéressantes à faire.

Toutes les articulations à l'exception des sutures peuvent être affec-tées d'O A. T. Mais celles-ci se développent surtout dans les join-tures les plus exposées au mouvement et au frottement, à la disten-sion, à l'entorse, aux chocs extérieurs et qui d'autre part offrent une grande étendue de surface synoviale, une ampleur et une grosseur re-marquables des extrémités articulaires. Aussi dans l'ordre de fréquence cite-t-on souvent : le genou, le cou-de-pied, la hanche, le poignet, le coude. Voici d'ailleurs, pour la citer en passant, une statistique de Schmalfuss pour une série de 100 cas : genou 23 0/0, pied 19 0/0, hanche 16 0/0, coude 9 0/0, main 8 0/0, vertèbres 7,5 0/0, tibia 4 0/0, crâne 4 0/0, bassin 0,6 0/0, sternum 3,6 0/0, fémur 2 0/0, épaule 1,5 0/0, rotule 1,4 0/0, humérus 1 0/0, radius 0,7 0/0, pé-roné 0,5 0/0, clavicule 0,1 0/0.

Mais étudions dès maintenant et de très près le *processus suppu-ratif* de l'O. A. T. quand il se produit. En effet, qu'est-ce qui déter-mine la suppuration ici, est-ce le bacille T. ou des microbes surajoutés? Voyons donc ce que dit la microbiologie dans les cas de lésions T. suppurées on non suppurées :

En 1883, après la découverte du bacille tuberculeux, par Koch, ce microbe fut recherché dans toutes les tuberculoses locales. Dans les abcès froids, on trouva très souvent le bacille tuberculeux, soit seul, soit associé à des microbes pyogènes. M. Babès rapporte plu-sieurs cas d'abcès froids développés autour de la colonne verté-brale et renfermant du pus épais. Les vaisseaux de la paroi étaient oblitérés par des masses de streptocoques pyogènes. Le pus de l'abcès contenait une grande quantité de ces microbes pyogènes, mais il n'y avait pas de bacilles de la tuberculose. Dans un cas d'ar-thrite tuberculeuse (non ouverte), le même microbiologiste trouva

(1) POULET. *Congrés de chir.*, 1888.

le bacille de Koch et le streptocoque pyogène. Dans trois autres cas d'abcès froids, il fut difficile de trouver le bacille de la tuberculose dans la paroi de l'abcès, mais le pus donna deux fois des cultures de staphylococcus aureus, une fois associé au streptocoque pyogène. Dans les ganglions tuberculeux du médiastin, il trouva souvent le bacille de la tuberculose associé au streptocoque pyogène.

D'autre part, M. Garré examina quatre cas d'arthrites tuberculeuses, mais il ne trouva pas de micro - organismes pyogènes, soit par des examens microscopiques, soit par des essais de cultures. Les seuls microbes qu'il ait trouvés étaient le bacille de la tuberculose dont il n'a pu démontrer la présence que par des inoculations. Guissler, dans sept cas d'abcès froids, ne trouva pas de bacilles.

D'autre part, Fraenkel (1) dans un cas d'abcès du cerveau trouve le bacille T. seul, sans autre microbe.

Un point important devrait être tranché, c'est l'action pyogène du bacille de la tuberculose. Cette question fut discutée, en 1891, au Congrès de la tuberculose. M. Babès insista sur les *associations bactériennes de la tuberbulose articulaire* et avança ce fait intéressant, c'est que les microbes surajoutés n'empêchent pas le développement du bacille de la tuberculose, mais que, au contraire, ils favorisaient son développement. M. Hallopeau ajouta que les résultats des examens bactériologiques permettent d'affirmer, en toute certitude, que les abcès froids, les adénites suppurées, les empyèmes, peuvent se produire en l'absence des microbes pyogènes ordinaires. M. Verneuil, invoquant la clinique, fit remarquer que, dans l'évolution des O. A. T. (2) et des abcès froids, il est un fait vulgaire connu de tous, c'est de voir l'abcès se gonfler, la peau rougir et l'abcès froid se transformer en un abcès chaud. Dans ces cas, avec M. Baretta, il trouva dans le pus, le plus souvent des streptocoques, plus rarement des staphylocoques et, chez ces malades, la guérison survint plus rapidement.

M. Arloing rappela que Koch avait noté que les cultures, dans lesquelles les bacilles avaient été filtrés, avaient des propriétés pyogènes très développées et, dans des expériences personnelles, il

---

(1) Fraenkel. *Deutsche med. Wochenschrift*, 1887, p. 273.
(2) Verneuil. Du passage rapide à l'état aigu des coxalgies à marche lente. *Gaz. méd. de Paris*, 27 avril 1882.

obtint les mêmes résultats. En résumé, le bacille de la tuberculose est pyogène, soit par lui-même, soit par les produits qu'il sécrète.

Peu de temps après, à propos d'une communication de M. Rendu, sur un abcès cérébral aigu ne contenant que le bacille de la tuberculose, M. Chantemesse rappela, à la Société médicale des hôpitaux, que les suppurations liées au bacille de la tuberculose ne sont pas très rares, mais elles ne s'observent guère que chez les anciens tuberculeux. Enfin, Pawlowsky, dans un court, mais très important mémoire (1) sur la tuberculose articulaire, a bien mis en relief l'influence d'une infection surajoutée sur la marche de la maladie locale. Dans des fongosités, il trouva des bacilles tuberculeux et des streptocoques. Et ces fongosités injectées produisirent des synovites fongueuses, avec suppuration abondante et gonflement des articulations. En ensemençant un peu des produits de ces articulations, il obtint des cultures de streptocoques. Dans 8 autres cas, il nota 3 fois le streptocoque pyogène, 1 fois le staphylococcus aureus et 1 fois le bacillus pyocyaneus. De ses expériences, il conclut que la *tuberculose pure* des articulations a une marche beaucoup plus lente que la tuberculose compliquée; elle ne s'accompagne pas d'une fièvre aussi aiguë, ni d'un affaiblissement, ni d'une destruction des tissus articulaires aussi rapide que les *formes de tuberculose articulaire mixte*. C'est dans celles-ci que les symptômes sont les plus prononcés et les plus aigus. C'est après la formation des fistules, par suite du progrès de la tuberculose, que les articulations peuvent être envahies par des microbes étrangers. Ils se cultivent peu à peu dans le trajet fistuleux, pénètrent dans l'articulation et évoluent à côté des bacilles tuberculeux.

La présence de ces microbes ajoutés modifie le cours et les symptômes de la tuberculose articulaire pure. L'apparition de suppuration chaude dans l'articulation, la formation d'abcès périarticulaires, la destruction des tissus sont les signes de cette invasion secondaire. Les bords des fistules deviennent bleuâtres, ulcérés, anfractueux, œdématiés. Les phénomènes généraux s'aggravent, on note de la fièvre avec exacerbations vespérales, de la diarrhée, un affaiblissement progressif, etc.; des déformations surviennent dans l'articulation, le membre se dévie latéralement et prend une direction vicieuse.

Un signe très important de cette tuberculose articulaire mixte, c'est

(1) Pawlowky. *Ann. de l'Inst. Pasteur*, 1889.

l'existence du *pus chaud*, bien différent du *pus tuberculeux*, qui a l'aspect d'un sérum clair entraînant des débris caséeux. Ce *pus tuber-buleux*, peu riche en globules purulents, est bien distinct du pus ordinaire appelé *pus de bonne nature* contenant des globules blancs en abondance et aussi des microbes pyogènes.

*A côté de la tuberculose articulaire pure, il y a donc des tuber-culoses articulaires mixtes, à gravité exceptionnelle.*

Nous reviendrons sur ce point à propos des formes microbiennes.

A côté de ces pyarthroses T. plus ou moins aiguës je ne fais que rappeler l'abcès froid de Bonnet où le pus est caséeux et T.

Peut-être dans certains cas ce pus articulaire pourrait-il subir la transformation séreuse comme M. Lannelongue l'a signalé pour certains abcès séreux périarticulaires d'origine T.

Ce qu'il y a d'intéressant à remarquer c'est que pour chaque articulation le pus perfore la synoviale et donne lieu à des fistules cutanées dont le siège est assez constant.

En résumé, ce pus peut être caséeux, séreux (Lannelongue, Le Dentu. Nicaise) (1), séro-purulent, gris sanguinolent, jaunâtre et verdâtre, c'est-à-dire phlegmoneux s'il y a eu une poussée aiguë suppurative dans l'article.

Dans quelques cas, il ne serait pas impossible de ne trouver dans ce pus verdâtre et louable indiquant un foyer à évolution aiguë que le bacille de Koch pur, puisque dans d'autres organes on l'a trouvé seul dans des abcès aigus T. (Frænkel, Rendu). De même pour certains abcès non plus articulaires mais simplement osseux, pour le signaler en passant.

Cette suppuration au lieu de se porter soit au dehors vers la peau, soit vers la cavité articulaire, peut envahir la cavité médullaire de l'os et former un véritable abcès ossifluent intra-médullaire, comme M. Gangolphe (2) en a rapporté un cas récemment.

Nous verrons plus loin à propos des formes périarticulaires des O.A.T. que certains abcès paraissant indépendants de l'articulation y sont rattachés par un trajet tortueux ou quelquefois oblitérés (Lannelongue).

L'évolution du T. nous montre que c'est une tumeur maligne il est vrai, mais qui heureusement peut rétrocéder dans certaines condi-

---

(1) NICAISE. *Bull. de la Soc. chir.*, 1881, p. 492, et *Rev. chir.*, 1892, p. 512.
(1) GANGOLPHE. *Lyon méd.*, 1888, 30 septembre.

tions assez difficiles à déterminer. La *guérison* peut en effet s'obtenir qu'il y ait ou qu'il n'y ait pas suppuration. Pourquoi en effet ce foyer T. ne guérirait-il pas ici comme en d'autres points de l'organisme, le poumon par exemple?

Dans ces cas heureux il se forme autour du foyer caséeux du tissu nouveau qui s'organise, remplit peu à peu la cavité de l'os et celle-ci disparaît. Dans d'autres cas les produits pathologiques de la caverne osseuse se résorbent et la cavité subsiste.

J'ai voulu rechercher dans des épiphyses de cadavres de l'École pratique et de l'Amphithéâtre des hôpitaux si je trouverais des tubercules osseux guéris. Je comptais trouver des noyaux calcaires indices de la guérison ou de petites cavernes osseuses sclérosées à leur périphérie, ce qui m'aurait fait soupçonner leur nature et leur étiologie.

J'ai fait avec l'aide d'un de mes amis, M. Dulac, environ 1,600 sections d'épiphyses se décomposant de la façon suivante sur des sujets dont certainement les 2/5 sont mort de tuberculose.

| | |
|---|---:|
| Épiphyse supérieure du fémur | 145 |
| — inférieure — | 145 |
| Épiphyse supérieure du tibia | 155 |
| — inférieure — | 155 |
| Épiphyse supérieure du péroné | 72 |
| — inférieure — | 60 |
| Rotules | 55 |
| Calcanéums | 79 |
| Astragales | 80 |
| Scaphoïdes | 65 |
| Humérus, épiphyse supérieure | 110 |
| — — inférieure | 110 |
| Radius, épiphyse supérieure | 92 |
| — — inférieure | 90 |
| Cubitus, épiphyse supérieure | 106 |
| — — inférieure | 97 |

J'ai trouvé *dans un seul cas* une petite caverne dans le tissu spongieux de l'extrémité inférieure du fémur. Elle était séparée du canal médullaire par un tissu spongieux sain. Les limites étaient formées par du tissu spongieux également normal. Le reste de l'épiphyse ne présentait rien de particulier. De sorte que je ne peux pas affirmer que j'étais là en présence d'un cas pathologique.

Très souvent, au contraire, j'ai trouvé la moelle de l'épiphyse présentant cette infiltration lie de vin signalée dans tous les auteurs qui se sont occupés de l'anatomie pathologique des O. A. T. Cette infiltration présentait de nombreux degrés, quelquefois c'était un petit piqueté rougeâtre, une sorte de purpura des plus élégants. Dans d'autres cas la coloration était plus foncée. ou bien tournait à la teinte grisâtre. J'ai souvent aussi trouvé cette teinte grisâtre dans de nombreuses épiphyses et ressemblant très bien à ce que les anciens appelaient l'infiltration purulente. Mais à l'œil nu je n'ai pas vu de granulations T. ni de T.

Enfin, dans bon nombre d'épiphyses j'ai trouvé la dégénérescence graisseuse à tous ses degrés, mais elle était due probablement à l'âge avancé du sujet.

Le mode de *guérison* de l'épiphysite T. a été bien mis en relief par M. Ch. Nélaton dans sa thèse. Ce qui caractérise la *forme enkystée* c'est le peu de réaction qu'elle provoque dans les parties ambiantes, c'est sa circonscription. On conçoit dès lors facilement comment elle peut guérir spontanément, car ces dépôts peuvent se résorber complètement comme on voit se résorber des dépôts fibrineux après des épanchements de sang (Ch. Nélaton (1). Si ce mode de guérison du tubercule enkysté se produit lorsque l'excavation occupe la partie centrale d'une épiphyse éloignée de la surface de l'os, une autre marche plus fréquemment observée, lorsque la lésion est superficielle, conduit aussi à la guérison. La matière caséeuse ramollie provoque un travail d'irritation périphérique et se comporte comme un véritable abcès, elle se rapproche des plans superficiels et vient s'ouvrir à l'extérieur. En un mot, la masse tuberculeuse après s'être limitée dans ses parties profondes et s'être de ce côté entourée d'une coque fibreuse, continue à s'étendre vers la périphérie, englobant et détruisant successivement les parties qui la recouvrent. Après s'être ainsi fait une voie jusqu'à l'extérieur, la matière tuberculeuse se vide, un trajet fistuleux se crée, et si des productions tuberculeuses nouvelles ne se développent pas dans la paroi la guérison se fera comme dans les autres parenchymes par hypertrophie et bourgeonnement de cette paroi.

(1) Ch. Nélaton. *Loc. cit.*

Parfois, lorsque la caverne osseuse présente des dimensions étendues, l'os, qui la renferme, réduit à une simple coque, n'étant plus assez résistant pour supporter le poids des parties qu'il est appelé à soutenir, se rompt brusquement et de cette fracture spontanée pathologique résulte le rapprochement des parois de l'excavation. Cela peut être regardé comme un fait favorable, car la perte de substance peut dès lors se combler beaucoup plus vite. Il n'est pas rare d'observer ces faits dans les maux de Pott et même dans les lésions tuberculeuses des os des membres.

Dans les *formes infiltrantes de la tuberculose épiphysaire* il se forme souvent un séquestre. Celui-ci, comme un corps étranger quelconque, va dès lors devenir le point de départ d'un travail inflammatoire ayant pour but d'amener sa sortie au dehors. De là la formation de foyers purulents osseux, de trajets fistuleux, de cloaques par lesquels s'écoulent des productions purulentes que la présence du corps étranger provoque. Mais les voies d'évacuation ainsi créées sont rarement assez larges pour permettre sa sortie si le chirurgien n'intervient pas.

Une autre cause vient encore s'ajouter à la difficulté de la guérison spontanée par le mécanisme que nous venons d'indiquer. A mesure que la cavité dans laquelle est contenu le séquestre s'accroît par un travail de résorption inflammatoire, de nouvelles couches sous-périostiques se déposent à la surface de l'os irrité, augmentent son épaisseur et reculent pour ainsi dire incessamment sa périphérie. Or quand le siège primitif du mal est une épiphyse le même développement de couches osseuses nouvelles ne se faisant point au dehors du cartilage diarthrodial, la résorption amène plus rapidement la communication de la jointure avec le foyer morbide et c'est dans ces conditions que l'on observe ces arthrites aiguës, consécutives à l'ouverture de pareils foyers. Toujours est-il que dans un certain nombre de faits, très rares à la vérité, la sortie du séquestre est obtenue par les seules forces de la nature et la cavité se cicatrise après l'expulsion de la portion nécrosée.

D'autres fois le séquestre est moins volumineux, il séjourne dans la cavité qui s'est faite autour de lui ; une membrane pyogénique le tapisse ne provoquant point de phase inflammatoire, il reste ainsi enkysté. On suppose que dans ces conditions la portion osseuse nécrosée peut à la longue diminuer de volume et disparaître par un mécanisme encore très discuté. Il resterait alors une poche à contenu variable, tantôt renfermant un liquide louche, tantôt parfaitement limpide, et M. Lannelongue pense que beaucoup de kystes épiphysaires n'ont pas d'autre origine.

Pour que la guérison se produise dans les circonstances diverses que nous venons de supposer, il faut, et cela est indispensable, que l'infiltration tuberculeuse soit limitée, que le séquestre parfaitement séparé ne conserve aucune connexion avec le tissu spongieux malade. Il n'est pas rare en effet de trouver un séquestre en voie d'élimination sur une portion de sa circonférence, mais en continuité directe avec une zone d'infiltration plus ou moins étendue par une autre de ses faces. La maladie se prolonge alors indéfiniment et ne peut prendre fin puisque le processus curateur ne se produit utilement qu'au moment où le mal est arrêté dans ses progrès.

Enfin l'infiltration tuberculeuse peut envahir tout d'un coup toute une extrémité épiphysaire. Dans ce dernier cas le tubercule est diffus et on conçoit que la guérison spontanée ne se puisse espérer ; les suppurations des accidents articulaires provoqués bien vite par le séquestre énorme ainsi formé commandent l'intervention chirurgicale immédiate ou conduisent rapidement le malade à un épuisement cachectique complet.

Il est certain que dans les cas de guérison, l'épiphyse doit se reformer ou se conformer aux nécessités de sa fonction, car en pathologie comme en anatomie c'est la fonction qui fait et modifie la forme de l'organe. Wolff a d'ailleurs étudié cette architecture des os et du tissu spongieux à l'état normal et en déduit la loi énoncée. Cette épiphyse difforme suffit souvent au fonctionnement ultérieur du membre dans les cas de guérison avec retour plus ou moins complet des mouvements.

Malheureusement ce retour fonctionnel complet n'est pas fréquent et l'ankylose partielle ou complète avec subluxations s'observe souvent. Les surfaces osseuses adhèrent l'une à l'autre soit par du tissu fibreux soit par des stalactites osseuses entre les surfaces du contact ou a leur périphérie. La synoviale a subi la dégénérescence adipo-fibreuse, etc. Ce sont là des lésions de guérison bien connues, sur lesquelles nous n'insisterons pas. Nous en rapporterons d'ailleurs plus loin un cas des plus remarquables à cause de l'évolution lente de l'affection.

Dans quelques cas cette guérison n'est qu'apparente, le foyer T. reste à l'état latent pour se développer ultérieurement sous l'influence d'un traumatisme. Ou bien encore mais plus rarement il peut guérir complètement et une réinfection de ce locus minoris resistentiæ se produire. Cette réinfection doit être rare, mais elle doit exister.

Quant à la synoviale, elle passe évidemment dans ces cas de guérison à l'état fibreux. Je ne serai pas étonné, si, plus tard, on venait démontrer que les bons effets de l'immobilité dans le traitement des O. A. T., soient dus en partie à la production de ce tissu fibreux qui apparaît même dans les articulations normales immobilisées, et qui ici étouffera les fongosités T.

Avant de passer aux formes anatomo-pathologiques anormales, voyons si l'apparition des tubercules dans une articulation est en rapport avec quelque loi particulière. Trois lois peuvent en effet être émises : 1° le tubercule se développe dans l'épiphyse qui est la plus comprimée, dans le fonctionnement du membre, ou la plus mobile ; 2° le T. se développe dans l'épiphyse la plus fertile celle qui est la plus vasculaire ; 3° le T. se développe dans l'épiphyse qui apparaît la première.

Au niveau de l'articulation sterno-claviculaire c'est l'os le plus mobile qui est le plus souvent atteint le 1er, c'est-à-dire la clavicule. D'autre part, on voit que des deux extrémités de la clavicule c'est l'extrémité qui porte une épiphyse qui est le plus souvent atteinte d'ostéo-tuberculose.

A l'articulation de l'épaule, dans la scapulo-tuberculose les lésions de la tête humérale sont prédominantes, elle est totalement déformée et diminuée de volume (V i vi e n) (1), D u l a c) (2).

M. A u d r y (3) qui a recherché la glénoïdite T. primitive n'a pu en réunir que trois observations. Dans deux cas de V i vi e n la cavité glénoïde avait été envahie après l'apophyse coracoïde. O l l i e r pense qu'il existe des scapulalgies glénoïdiennes comme il y a des coxalgies acétabulaires mais elles sont moins fréquentes que celles-ci. Pour W o l k m a n n et K œ n i g c'est la tête humérale qui est le plus souvent lésée. En résumé, dans cette articulation, c'est l'os le plus mobile, celui qui vient butter le plus souvent contre la cavité glénoïde qui est le plus souvent atteint, la cavité glénoïde ayant ici peu d'effort de pression à supporter.

(1) VIVIEN. Th. Paris, 1888.
(2) DULAC. Th. Paris, 1890.
(3) AUDRY. *Revue chir.*, 1889 et 1892.

Au coude, pour Ollier comme pour Kœnig, les lésions du cubitus sont beaucoup plus fréquentes et plus avancées que celles des autres os ; c'est surtout sur les côtés de la grande cavité sigmoïde, en dehors, au niveau de l'articulation radio-cubitale supérieure ou en dedans que se trouvent les érosions osseuses et les amas de fongosités. Ce sont aussi des lésions juxta-épiphysaires et non épiphysaires. Sur 84 pièces, l'épiphyse a été le siège principal de la maladie 4 fois seulement, alors que la région juxta-épiphysaire l'était 79 fois. Après le cubitus c'est l'humérus qui est le plus souvent atteint : 31 fois contre 76 lésions cubitales primitives. Le radius est plus rarement le siège de l'altération primitive, 12 fois sur 112 pièces (1). Ainsi c'est encore l'os le plus mobile, le cubitus, qui est atteint le premier ; c'est celui qui supporte le plus la pression du bras, car le radius la supporte beaucoup moins. La loi sur le rôle de la mobilité et de la compression maxima est donc encore exacte ici, et, en ce qui concerne l'humérus c'est l'épiphyse la plus tardive dans son apparition, la plus précoce dans sa soudure et la moins fertile qui est la moins souvent envahie par la T. étant donné ce fait que la T. de l'épaule est plus rare que celle du coude.

Au niveau du poignet, sur 15 cas, c'est le radius qui a été le point de départ le plus souvent de l'ostéo-tuberculose (Ollier). C'est donc encore ici l'os le plus mobile et le plus comprimé qui est atteint. Pour le cubitus c'est donc l'épiphyse la plus fertile et la plus tardive dans son apparition et dans sa soudure. celle vers laquelle se dirige l'artère nourricière qui est le plus souvent atteinte.

Aux phalanges, c'est au niveau de l'articulation phalango-phalanginienne que siège plus souvent la lésion.

A la hanche, sur 38 pièces où les lésions osseuses paraissaient avoir été primitives, Ollier a trouvé 15 cas d'origine fémorale. Ici ce sont donc et l'os le plus mobile (le fémur) et l'os qui subit le plus de compression (la cavité cotyloïde) qui sont lésés aussi souvent. Haberen (2) cependant note : 50 fois des lésions cotyloïdiennes, 23 fois des lésions fémorales et 29 fois des lésions fémoro-cotyloïdiennes.

(1) Pour KIRMISSON (*Leç. sur les mal. de l'appareil locom.*, p. 190), l'articulation radio-cubitale sup. est un locus minoris resistentiæ, ce qui explique la localisation T. fréquente en ce point.

Pour MIDDELDORPF, au coude les formes synoviales sont aux formes osseuses comme 1 est à 4. C'est l'olécrâne qui est le plus souvent lésé, puis l'humérus, puis le radius. Dans 37 0/0 des cas, les foyers osseux sont multiples. Jusqu'à 3 ans, les formes synoviales sont une exception. *Archiv. f. klininische Chirurgie*, t. XXXIII.

(2) Ueber Beckenabscess bei Coxitis und ihre Behandlung. *Centralb., für Chir.*,1881.

Au genou, sur 41 cas d'origine osseuse, Ollier note 17 fois l'origine tibiale, 13 fois l'origine tibio-fémorale, 9 fois l'origine fémorale, 2 fois l'origine rotulienne (1). Sans aucun doute c'est le tibia qui est le plus souvent lésé. En ce qui concerne le fémur, c'est l'épiphyse la plus précoce dans son apparition, la plus tardive dans sa soudure et la plus fertile, celle sur laquelle ne se dirige pas le trou nourricier, qui est le plus souvent lésée, étant donné ce fait que l'O. A. T. du genou est plus fréquente que la tuberculose de l'articulation tibio-tarsienne.

Au cou-de-pied Ollier a montré la prédominance des lésions astragaliennes sur les lésions tibio-tarsiennes dans les trois quarts des cas. C'est l'os de cette articulation qui est le plus mobile et qui supporte le plus de pression. Pour le tibia c'est dans l'épiphyse la plus précoce dans son apparition, la plus tardive dans sa soudure et la plus fertile qu'apparaît le plus souvent le T.

Enfin pour le tarse c'est le calcanéum qui est le plus souvent lésé En effet, sur 90 cas de tuberculose du pied 18 fois la lésion siégeait sur l'astragale, 37 fois sur le calcanéum, 3 fois sur le scaphoïde, 26 fois sur les métatarsiens (le 5e et le 1er le plus souvent). Ici donc c'est l'os le plus comprimé qui est le plus souvent malade. ·

Au niveau du rachis la lésion siège le plus souvent à la région dorsale inférieure ; les vertèbres les plus fréquemment atteintes sont les 6e, 7e, 8e dorsales, puis la 4e lombaire, puis l'atlas (2).

Ces notions tirées de l'examen du siège des lésions dans les principales O. A. T. (3) nous montrent le rôle important du point le plus mobile et le plus confirmé.

*En résumé, c'est l'os le plus mobile, le plus traumatisé physiologiquement et pathologiquement qui est le plus souvent atteint d'ostéo-tuberculose. C'est aussi l'épiphyse la plus tardive dans son apparition et celle qui se soude la dernière, la plus vasculaire, la plus fertile, par conséquent, qui est aussi le plus souvent lésée.* Mais cette deuxième loi est moins importante que la précédente.

M. le professeur Charpy dans un remarquable travail sur les variétés chirurgicales du tissu osseux a étudié les conditions favora-

(1) FRANÇOIS. *Ostéite de la rotule.* Th. Lyon, 1888.

(2) LANNELONGUE. *Mal. de Pott*, 1886.

(3) MAUCLAIRE. Étude d'ensemble sur l'anatomie et la physiologie pathologique des O. A. T. Déductions thérapeutiques. *Gaz. des hôpitaux*, 15 mai 1892.

bles ou défavorables à la T. osseuse. Il rappelle tout d'abord que ces cas peuvent être classés en trois catégories : les os rouges, qui sont les os sanguins ; les os jaunes, qui sont gras à l'œil et au toucher ; les os blancs secs, éburnés, presque invasculaires, qu'on récolte de préférence chez les phtisiques.

« Les os sanguins, dit-il, sont peu disposés à la T. ; le T. ne s'accommode, ni des organes richement vasculaires, ni de ceux qui le sont trop peu, il se tient entre les extrêmes, prospérant sur les terrains moyens, plutôt faibles, sur les organes à activité ralentie, à circulation paresseuse. Dans les os rouges, il passe trop de sang et avec lui trop d'oxygène pour y laisser croître le bacille T. Dans chaque os, il résulte que les lésions T. chez l'enfant sont plus fréquentes aux parties moins vasculaires, l'épiphyse et l'extrémité bulbeuse du corps que dans la zone rigoureusement juxta-épiphysaire, c'est-à-dire en croissance. Même dans les lésions vraiment juxta-épiphysaires, c'est surtout au moment où l'ostéogenèse se ralentit ou vient de finir que le T. apparaît. Au bassin, on voit que dans les ostéites marginales post-pubertiques la T. n'apparaît que vers 20 ans.

L'os gras, placé presqu'à l'extrémité de l'os rouge, est un terrain défavorable à la T. parce qu'il est trop peu vasculaire.

L'os blanc, sec, éburné, assez peu vasculaire, est très favorable au développement du bacille T.

En résumé, nous voyons que les os fortement vascularisés, de même que ceux qui le sont très peu, sont jusqu'à un certain point réfractaires à la T., car là le bacille ne trouve pas des conditions vitales suffisantes. Fréquentes sont au contraire les localisations des bacilles sur les os blancs et éburnés » (1).

Nous avons considéré jusque maintenant des formes normales d'O. A. T. aboutissant ou n'aboutissant pas à la suppuration, et ayant comme point de départ un point de l'épiphyse, c'est-à-dire de véritables O. A. T. au sens propre du mot. Mais il existe d'autres formes moins fréquentes, c'est pourquoi nous les appelons formes anormales, ce sont :

---

(1) Le tubercule affectionne surtout, dans les cas non traumatiques, les régions de vascularisation moyenne plutôt que les régions richement irriguées et aérées (MONDAN et AUDRY. Tuberculose de l'épaule. *Rev. chir.*, 1892. Le traumatisme physiologique et l'abondance de la moelle expliquent la plus grande fréquence de l'épiphysite T. relativement à la diaphysite de même nature.

1° *La forme sèche.*

2° *La forme intra-articulaire et partielle.*

3° *La forme extra-articulaire.*

4° *La forme appelée caries carnosa ou pseudo-sarcomateuse* de K o e n i g.

5° *Les formes synoviales.*

Nous aurons souvent à propos de la méthode sclérogène et de l'arthrectomie à revenir et à tenir compte de ces différentes formes.

*Forme sèche.* — C h a s s a i g n a c à la Société de chirurgie, en 1848, décrivit une pièce d'O. A. T. où les cartilages étaient très ulcérés mais il n'y avait aucune trace de suppuration. S a n s o n d'ailleurs dans sa thèse de 1833 avait parlé de cette carie sèche des extrémités articulaires. Mais c'est V o l k m a n n même qui attira l'attention sur cette forme en insistant sur l'absence de suppuration et en publiant plusieurs observations intéressantes et probantes. Kœnig en a aussi rapporté quelques cas dans son traité.

Cette forme sèche, d'après Mondan et Audry, tend à l'ankylose et à l'atrophie; elle a une durée très longue, elle s'accompagne de douleurs très vives et rarement de sequestres. C'est une forme ulcéreuse, térébrantes, pouvant être confondue avec l'arthrite sèche.

Il existe des *formes intra-articulaires partielles*, c'est-à-dire que les lésions sont limitées à une portion de l'articulation, formes intéressantes à signaler car elles sont susceptibles d'arthrectomie. M. D e l b e t en a récemment décrit une observation bien nette pour l'articulation sacro-iliaque (Soc. anat., 1892). C'est là une forme dont le pronostic est moins grave car c'est une forme de guérison quand les lésions ne progressent pas.

P. Broca (2) depuis longtemps a signalé ce fait que dans les grandes articulations les lésions peuvent se localiser et s'isoler de la cavité articulaire. Dans un cas de guérison par ankylose, il y avait dans le genou trois cavités bien isolées, l'une fémuro-rotulienne les deux autres condylienne, interne et externe.

Dans la *forme extra-articulaire* le tubercule juxta-synovial détermine l'apparition de fongosités suivies d'une O. A. T; un simple grattage précoce dans ce cas déterminerait la guérison. M. G a n-

(1) M o n d a n et A u d r y. *Loc. citato.*
(2) B r o c a. *Soc. anatomique,* 1851, p. 363.

golphe (1) en a rapporté encore tout récemment un bel exemple. Dubreuil (2) décrit de même sous le nom de *pseudo-tumeur blanche* du genou une synovite T. de la bourse prétibiale. Zanellis (3) d'autre part, a bien insisté sur ces formes péri articulaires. Pierret a décrit (thèse de Casaubon) des granulations grises dans l'épaisseur des triceps au-dessus et sur les côtés du cul-de-sac synovial, dans les espaces intermusculaires et dans le tissu cellulaire sous-cutané autour de l'article. Mais il faut se méfier de ces foyers dits périarticulaires car souvent ils sont reliés à un foyer osseux par un trajet tortueux ou oblitéré.

*Caries carnosa.* — Kœnig a observé pour l'épaule cette variété que l'on peut encore appeler pseudo-sarcomateuse elle s'étend de l'extrémité articulaire à la diaphyse humérale dont elle envahit la cavité médullaire. On trouve une masse molle charnue faisant saillie hors de la tête articulaire en voie de destruction. Cette masse molle qui a remplacé la moelle osseuse consiste en un tissu conjonctif jeune avec des cellules fusiformes, de grosses cellules rondes et de nombreux vaisseaux. Ce tissu est parsemé de tubercules plus ou moins nombreux, et cette forme peut facilement être confondue avec une tumeur de l'os. (Kœnig. Traité, p. 158.)

Nous verrons d'ailleurs plus loin, parmi les formes cliniques, que certaines O. A. T. peuvent être prises pour des ostéo-sarcomes et inversement.

L'étude des *formes synoviales,* qu'il faut classer parmi les formes intra-articulaires, est des plus intéressantes. Une des premières qu'il faut signaler c'est l'*abcès froid, ou empyème articulaire,* avec ou sans lésion de l'épiphyse voisine et si bien décrit par Bonnet qui en a rapporté même plusieurs cas de guérison traités par l'injection iodée. A côté de cette forme on observe parfois la *granulie articulaire,* ou éruption miliaire sur une séreuse articulaire. Cette forme nous est connue par les observations de Cornil (4), Laveran (5),

<hr>

(1) GANGOLPHE. *Archiv. provinciales de chirurgie,* 1892, n° 2.
(2) DUBREUIL. *Gaz. heb. Montpellier* 1886.
(3) ZANELLIS. Thèse, Paris, 1883.
(4) CORNIL. Sur un cas d'arthrite T. *Archiv. physiol.,* 1870.
(5) LAVERAN. Tuberculose aiguë des synoviales. *Progrès méd.,* 1876 et *Union méd.,* 1877.

Lannelongue (1), Polosson (2). Tantôt cette arthrite T. miliaire est primitive (cas de Laveran) tantôt elle est secondaire et M. Nicaise en a rapporté récemment une bien belle observation (3).

Dans une autre forme on se trouve en présence d'une synoviale recouverte de fongosités, *c'est la synovite fongueuse primitive* sans lésion osseuse nous dit-on. Ollier et Kœnig admettent cette forme comme assez fréquente. Or, nous avons vu que le chirurgien de l'hôpital Trousseau les considère au contraire comme très rares ; presque toujours d'après ses recherches anatomo-pathologiques il existe un foyer osseux, aussi pour le déceler recommande-t-il non pas de scier les épiphyses, mais de les couper en tranches très minces avec de forts couteaux.

Au point de vue microscopique on trouve dans les fongosités de la synoviale trois variétés de nodules T. d'après Chandelux (4).

1° *Le nodule embryonnaire* représentant le tubercule dans sa forme la plus élémentaire. Il est composé de cellules montrant une active pullulation sur leur marge, tandis qu'au centre ces cellules sont déjà envahies par les granulations de graisse libre qui indiquent une dégénérescence avancée.

2° *Le follicule de Köster* est formé par une cellule géante à prolongements rameux autour de laquelle sont étagées des cellules épithéliales, elles-mêmes entourées d'une auréole inflammatoire dans laquelle se forment des follicules secondaires disposés en couronne autour du follicule primitif. Cette forme de tuberculose est essentiellement dégénérative et aboutit à la production de grosses masses caséeuses.

3° *Le nodule de Friedlander* a pour caractéristique d'être isolé des follicules voisins, sa bande dégénérative s'étend lentement. C'est la plus torpide et la moins extensive des formes tuberculeuses ; c'est celle qui favorise le plus les tendances fibro-formatives des tissus et qui se prête le mieux au processus curatif.

Au point de vue de l'évolution des différents nodules, Chandelux distingue : 1° la synovite à nodules embryonnaires isolés et confluents ;

---

(1) Lannelongue. Sur une forme d'arthrite T. ou synovite granuleuse. *Bulletin soc. ch.,* 1878, 295.

(2) Polosson. *Gaz. hebd.,* 1883.

(3) Nicaise. Arthrite T. miliaire secondaire. *Rev. chir.,* décembre 1891.

(4) Chandelux. *Des synovites fongueuses,* th. agrég., 1883.

2º la synovite avec nodules à tendance fibro-caséeuse ; 3º la synovite à éruption discrète et à très lente extension.

Pour Chandelux il n'y aurait pas, en ce qui concerne les fongosités articulaires de processus histogénique différent, pour les cas où il se développe des tubercules élémentaires, et pour ceux où il se forme des nodules visibles à l'œil nu. Les seconds ne sont qu'un degré plus élevé, une phase plus avancée de l'évolution des premiers, ils arrivent au sein du tissu végétant de la synoviale transformée en tissu embryonnaire ou muqueux. Le long des vaisseaux et dans l'intervalle des capillaires, se développent les nodules appendus comme des fruits aux ramifications d'une grappe. Les follicules élémentaires agminés constituent par leur ensemble les grains tuberculeux visibles à l'œil nu.

Casaubon (1) a attiré l'attention sur ce fait qu'il existe quelquefois des *nodules pseudo T.* dans les synovites articulaires, et il en rapporte deux exemples. Dans le 1er cas la synoviale et l'articulation astragalo-calcanéenne présentaient de petites élevures semi-transparentes qui, au moment de l'opération furent prises pour des granulations grises. L'examen histologique montra qu'il s'agissait de lobules adipeux. Dans l'autre cas, dans l'intérieur des fongosités, des amas de leucocytes simulaient des granulations.

Enfin, Kœnig (2) décrit une *forme de synovite tubéreuse* qui serait le point de départ de certains corps étrangers articulaires. Ils siègent surtout au niveau du genou, paraissent s'implanter sur le tissu fibreux de la synoviale. Ils sont formés de tissu fibreux ou tubercules en voie de dégénérescence. M. Coudray a rapporté au Congrès de chirurgie (1892), plusieurs observations qui semblent se rapprocher des cas de Kœnig ; il ressort de ses observations que cette variété de synovite coïncide assez souvent avec des lésions osseuses. Les synovites articulaires à grains riziformes se transformant ultérieurement en O. A. T. typiques sont assez rares.

Quand on trouve une synoviale atteinte d'hyperplasie fibro-plastique et graisseuse, on peut affirmer que c'est une *forme de synovite fibreuse.* T. en voie de guérison. M. Nicaise (3) en a rapporté tout

(1) CASAUBON. Thèse. Paris, 1883.

(2) KŒNIG. *Tuberculose des os et des articulations,* p. 24.

(3) NICAISE. Arthrite T. avec hyperplastie fibro-plastique et graisseuse de la synoviale. *Revue chirurgie.,* octobre 1892.

récemment un exemple, mais dans un cas où il y avait en même temps des lésions osseuses. P o l o s s o n a bien décrit celle des fongosités synoviales qui sont destinées à passer à l'état fibreux, elles sont surtout vasculaires. Cette organisation fibreuse périphérique se produit évidemment quand les lésions de la synoviale sont discrètes et à marche lente; mais il est évident qu'ici les tissus caséeux se vidant tout naturellement dans l'articulation, la maladie s'aggrave plus facilement au lieu de s'éteindre par élimination au dehors de son principe infectieux.

Arrivé au terme de cette longue étude anatomo-pathologique que nous n'avons entreprise que pour en déduire des faits pratiques et thérapeutiques, il faut donc conclure, c'est-à-dire établir une *classification chirurgicale* qui peut-être la suivante. Il existe donc dans le cas d'O. A. T. deux grandes classes : 1° Celle dans laquelle une ou les deux épiphyses sont totalement envahies par la T., c'est la forme miliaire ou infiltrée de N é l a t o n; c'est la *forme totale*. 2° Dans la 2ᵉ une partie seulement d'une ou des deux épiphyses est malade ; c'est la *forme partielle*. Celle-ci comprend alors plusieurs variétés, quand le foyer siège au centre de l'épiphyse elle est *partielle et centrale*, quand le foyer T. siège à la périphérie de l'épiphyse, elle est *partielle et périphérique c'est-à-dire corticale.*

Voici le tableau qui résume cette classification chirurgicale des O. A. T. non suppurées typiques :

### Iʳᵉ Forme. — **Formes intra-articulaires.**

1ʳᵉ CLASSE. — Épiphysite totale (infiltration miliaire d'une ou des deux épiphyses).

2ᵉ CLASSE. — Épiphysite partielle (tubercule enkysté). { partielle et centrale. / partielle et périphérique, c'est-à-dire corticale (osseuse ou sous-chondrale ou sous-périostique).

3ᵉ CLASSE. — Synovites T. (Variétés : 1° miliaires; 2° ulcéro-caséeuses et fongueuses; 3° fibreuses).

### IIᵉ Forme. — **Formes péri ou extra-articulaires.**

1ʳᵉ CLASSE. — Point de départ osseux juxta-articulaire ou périostique.

2ᵉ CLASSE. — Point de départ dans les parties molles (gommes T. du tissu cellulaire sous-cutané ou hygroma T., etc.).

Cette classification pratique a pour nous son importance, car c'est d'après les différents degrés de la lésion qu'il faut juger de l'opportunité de tel ou tel traitement.

Aussi croyons-nous que c'est à tort que le siège et l'étendue des lésions est souvent laissé de côté dans les discussions sur les différents traitements. Certes dans ces conditions on complique la question, mais cela importe peu, car il faut tenir compte des faits.

D'autre part, au point de vue pratique, dans le cas de *synovite articulaire T.* le chirurgien peut se trouver en présence de trois formes chirurgicales bien nettes comme Arnaud (1) l'admet.

1° C'est la *forme miliaire*, caractérisée par la présence de granulations miliaires sans fongosités.

2° C'est la *forme ulcéreuse ou ulcéro-caséeuse et fongueuse;* ces fongosités remplies de T. envahissent toutes les parties molles voisines.

3° C'est la *forme à tendance fibreuse*, caractérisée au point de vue anatomique par la transformation de la synoviale en un tissu lardacé dont l'organisation est plus ou moins avancée. Cette altération a été décrite dans certaines arthrites chroniques que l'on avait tenté à tort de séparer des O. A. T. à cause de l'absence de fongosités. Elle n'a pas de tendance à la suppuration et marche plutôt vers l'ankylose fibreuse.

(1) ARNAUD *Rev. chirurg.*, 1883.

# CHAPITRE III

## Essai sur les formes microbiennes.

### SOMMAIRE

O. A. T. expérimentales : Hueter, M. Schuller, Lannelongue, Kiener et Poulet, Pawlowsky, Courmont et Dor. De la T. atténuée.

La scrofule est une T. atténuée (Arloing). Atténuation proportionnelle, suivant les individus (Dor). Des O. A. T. malignes et des O. A. T. bénignes au point de vue clinique (Ollier).

Rôle du terrain local et de l'organisme dans l'évolution du bacille T. dans une lésion osseuse et articulaire.

Des associations microbiennes de la T. dans les O. A. T.

Déductions cliniques. Classification du professeur Lannelongue : 1º O. A. T. non suppurées et non ouvertes ; 2ᵉ O. A. T. suppurées et non ouvertes ; 3º O. A. T. suppurées et fistuleuses.

Rôle énorme de la suppuration dans le pronostic.

Nature possible de certaines lésions pulmonaires concomitantes.

Des pseudo-tuberculoses ostéo-articulaires (Durante).

Conclusions : Classification microbienne des O. A. T. 1ʳᵉ classe : forme à infection unique par le bacille T avec tous les degrés de virulence et tous les degrés de résistance de l'organisme. 2ᵉ classe : O. A. T. à infection mixte. Sa gravité.

Dans ces deux classes, rentrent des variétés tirées de la marche, durée, terminaison et complications. T. articulaire bénigne. T. articulaire maligne.

Le titre de ce chapitre montre combien nous sentons que nous marchons sur un terrain peu solide, et cependant les recherches récentes et les faits cliniques qui restent toujours des faits, nous permettent d'entreprendre la distinction des différentes variétés d'O. A. T. au point de vue de la virulence et des différents microbes qu'elles peuvent renfermer.

Je rappelle simplement pour mémoire les expériences d'O. A. T. expérimentales de Hueter, Max Schüller, Lannelongue, Kiener Poulet; elles sont trop connues pour les rappeler ici en détail. Dans ces différentes expériences, c'est la virulence pure et simple des produits T. qui a été expérimentée sans que les expérimentateurs aient cherché à mesurer le degré de cette virulence.

Mais ce sont surtout les expériences récentes de Pawlowsky (1) qui ont bien montré l'évolution microbienne des O. A. T. aussi je tiens à les rapporter ici en grande partie. Dans un mémoire important, cet auteur a étudié le développement et le mode de propagation de la tuberculose des articulations. Chez des cobayes il injecte des cultures de bacilles tuberculeux sur glycérine peptonée dans les articulations du genou qu'il extirpe après 1/2, 1, 2, 10 jours et après 2, 3, 4, 8 semaines. Le quatrième jour, seulement on voit à l'œil nu des changements sur les surfaces articulaires (hypérémie) ; le sixième jour, l'injection du cartilage est forte, l'articulation gonflée ; léger état raboteux et coloration grise de la synoviale, un peu de liquide laiteux dans l'articulation. Les ganglions inguinaux sont gonflées. Au douzième jour, état œdémateux du tissu périarticulaire. Au bout de trois semaines, l'articulation est assez souvent remplie de pus ; les cartilages rongés sont grisâtres, la synoviale fortement épaissie, recouverte de granulations molles et de pus caséeux. Les granulations remplissent l'articulation vers la sixième semaine, sur la synoviale on trouve de petites nodosités grises, parfois de véritables pustules caséeuses. La suppuration caséeuse est rare ; en dehors de l'article on note de la tuméfaction des ganglions inguinaux et abdominaux.

Les bacilles passent d'abord (12$^e$ heure) de la jointure dans l'endothélium, et de là dans les fentes lymphatiques du tissu conjonctif dont ils infectent les endothéliums et les cellules immobiles, passant de l'une à l'autre en se servant des prolongements de ces cellules comme de pont.

On peut très bien suivre la marche de cette infection. Au bout de 24 heures, les bacilles envahissent les cellules fusiformes à protoplasma granuleux, à noyau grand et pâle du tissu conjonctif et les globules blancs, qui dès le début de l'infection prennent une part active à la lutte. Ils se réunissent autour d'une cellule infectée du tissu conjonctif et étendent leurs prolongements vers les bacilles.

La zone des granulations compactes s'élargit vite, en même temps (36$^e$ heure) qu'on trouve des globules blancs chargés de leucocytes à une assez grande distance, dans le tissu conjonctif entre les faisceaux des fibres musculaires et dans le réseau du tissu adipeux périarticulaire.

---

(1) Pawlowsky. *Annales de l'Institut Pasteur*, 1892.

Vers le sixième jour, apparaissent sur la synoviale de petites pustules caséeuses. La suppuration tuberculeuse est rare ; si la quantité de bacilles injectée est faible, il se produit une tuberculose miliaire de la jointure.

Du 15 au 21e jour, apparaissent dans le tissu de la jointure des signes de division mitosique. Les cellules du tissu conjonctif s'agrandissent, leur protoplasma se gonfle et elles se métamorphosent en cellules polygonales formatives ou épithélioïdes ; une partie de ces cellules provient aussi de globules blancs par agrandissement de leur protoplasma et de leur noyau.

C'est dans ces cellules épithélioïdes que s'observent les phénomènes de la karyokinèse. Ces cellules épithélioïdes résistent assez longtemps, les bacilles envahissent leur protoplasma, repoussant leur noyau qui finit par être atteint. A la place de la cellule détruite on voit alors un amas bacillaire qui en rappelle la forme.

Nous ne pouvons décrire en détail l'évolution des lésions jusqu'à la 8º semaine; les lésions restent identiques dans leur essence et les modifications portent sur l'étendue plus ou moins grande des parties envahies.

Ainsi, très rapidement (12e heure), on assiste à deux phénomènes : *infection des cellules du tissu conjonctif et des fentes lymphatiques par les bacilles et engloutissement des bacilles par les globules blancs.* Il y a trois zones de propagation de l'infection : zone extérieure, où les bacilles sont surtout libres dans les lacunes du tissu conjonctif ; zone intermédiaire où les bacilles enfermés dans les cellules de ce tissu, bien souvent entourés de globules blancs ; zone intérieure ou de l'envahissement compact de granulations sur une large étendue où pour la plupart les bacilles se trouvent dans les globules blancs.

Voici comment se fait l'infection : grâce aux mouvements de l'animal, dès les premières heures, les bacilles sont poussés dans les petits orifices et dans les glandes lymphatiques et infectent avant tout les fentes et les cellules du tissu conjonctif ; c'est alors qu'apparaissent les globules blancs, d'autant plus nombreux qu'il y a plus de bacilles. Quelques-uns des globules blancs les plus éloignés de la synoviale émigrent en emportant des bacilles avec eux ; ils voyagent tant que les bacilles ne les ont pas tués, annihilant ainsi leurs mouvements amiboïdes.

Au point où ils succombent, les bacilles infectent les tissus et donnent lieu à un tubercule neuf. Les autres leucocytes meurent sur
place. Pourquoi les globules blancs s'arrêtent-ils d'abord auprès des
cellules du tissu conjonctif qu'ils essaient d'entourer : est-ce parce
que cette cellule tuméfiée barre le chemin ? est-ce par attraction
chimiotaxique ?

Ces globules blancs vont chercher les bacilles jusque dans les cellules fixes, ce qui est prouvé par cette double constatation que l'infection
de ces dernières précède l'arrivée des leucocytes et que l'on voit souvent des bacilles contenus, moitié dans la cellule du tissu conjonctif,
moitié dans le globule blanc.

A une époque plus avancée, on voit à côté des globules blancs
typiques des formes de transition avec des cellules épithélioïdes.
Aussi faut-il admettre que le globule blanc du sang participe activement à la construction du tubercule, après une série de changements
progressifs jusqu'à la cellule épithélioïde.

Baumgarten avait dénié ce rôle aux leucocytes, qu'il avait souvent
observés dans les tubercules, mais dont il croyait l'irruption secondaire. Il faut rejeter cette opinion exclusive et admettre que les cellules épithélioïdes sont aussi bien les descendantes des cellules du tissu
conjonctif que les globules blancs. Ce qui a pour corollaire cette
donnée que le tubercule est le produit d'une inflammation chronique
contagieuse, avec tous les attributs capitaux et caractéristiques des
organisations inflammatoires.

La cellule du tissu conjonctif est la seule qui préside à l'infection
locale du tissu ; le rôle des globules blancs est double ; lutte contre les
bacilles au point d'infection, lutte qui se juge par la mort du leucocyte
ou sa part active à la formation du tubercule ; propagation des bacilles dans l'organisme.

Le virus tuberculeux se répand loin de l'articulation par les conduits lymphatiques, il infecte un système après l'autre, les glandes les
plus éloignées. Le système sanguin paraît devoir être mis hors de
cause. Si la propagation est lente, c'est que les articulations sont
séparées des organes internes par les glandes lymphatiques inguinales
superficielles et profondes et celles du bassin.

Les leucocytes ne sont pas uniquement destinés à combattre les
bacilles, ils participent à la construction des tubercules et travaillent,

en outre, par leur émigration, à l'infection générale de l'organisme. Ils sont donc à la fois utiles et nuisibles. Il en est de même pour le système lymphatique, qui est une voie de transport par ses canaux et un obstacle par ses glandes. Tel est le résumé du remarquable travail de Pawlowsky.

Mais, jusque-là, pour les O. A. T. comme pour les T. locales, c'est la nature virulente et contagieuse qui est mise en relief.

Max Schuller, cependant, avait fait remarquer que dans ses expériences d'injection articulaire de produit du lupus, les résultats avaient été moins positifs qu'avec d'autres T. Plus tard, en effet, Hallopeau et Jeanselme ont considéré le lupus érythémateux comme une forme atténuée de T. cutanée.

Courmont et Dor (1) ont, dans de remarquables expériences, rapporté deux observations de O. A. T. typiques chez des lapins en se servant de T. aviaire très atténuée après inoculation veineuse. Il n'y avait pas de lésions viscérales concomittantes. Le contenu de l'articulation était variable ; on y trouvait des débris caséeux, du pus, des fongosités, des grains riziformes (parmi ceux-ci, les uns étaient libres, les autres appendus à la synoviale). Ces produits contenaient des bacilles. Il *n'y avait pas eu de traumatisme* (expérimental). L'incubation avait été longue.

Ce n'est évidemment que dans ces derniers temps que le degré de virulence a été recherché pour les différentes lésions T.

C'est ainsi que le professeur Arloing persiste d'après ses expériences à admettre que les lésions scrofuleuses sont des lésions T. atténuées. Malgré les recherches microbiologiques, dit-il, qui firent reconnaître l'identité entre la scrofule et la T. on fut toujours obligé de conserver le terme de scrofule pour désigner les affections les plus légères, ordinairement curables (Grancher). On créa alors le mot de *T. locale*, car beaucoup de malades ayant des lésions scrofuleuses inoculables ne présentaient pas de T. viscérale. Tous les microbiologistes furent d'accord pour constater l'extrême rareté des bacilles dans les lésions scrofuleuses, il fallut pratiquer de nombreuses coupes en série pour en déceler la présence.

Aussi Arloing conclut en disant qu'il doit exister entre la scrofule et la T. non pas une différence de nature, puisque les médecins

_______________

(1) *Annales de la T.*, 1891, p. 288.

essaient de nous démontrer le contraire, mais une différence dans le
pouvoir infectant du virus. Le *virus scrofuleux doit être un virus
T. modifié*. Il ajoute que le diagnostic expérimental de la scrofule est
presque toujours confirmé par l'observation subséquente des malades
qui fournissent le virus. Toutes les fois qu'une lésion humaine ne
pourra tuberculiser le lapin par le tissu conjonctif, elle aura bien peu de
chances de se généraliser sur son porteur. Par *conséquent ce mode
expérimental devrait entrer dans la pratique des cliniques chirurgicales* où il serait d'un grand secours tant pour établir le pronostic que pour décider la nature du traitement. La tumeur blanche
est peut-être avec la T. ganglionnaire de toutes les formes de T.
locale celle qui reste le plus souvent bénigne, au point de vue de la
généralisation. Les lésions scrofuleuses résultent des bacilles les
moins virulents, les lésions viscérales T. sont dues à des bacilles très
virulents ; les lésions T. locales primitives reconnaissent pour cause
des bacilles dont la virulence comprend tous les degrés intermédiaires
à ces deux extrêmes.

Dor (1) a repris ces expériences et pour lui les lésions T. chroniques, dénommées scrofuleuses en clinique, sont dues à un bacille de
Koch atténué, avec lequel on peut reproduire des lésions T. chroniques. De ses expériences en commun avec Courmont, de celles de
Grancher et Ledoux-Lebard, de celles de Troje et Tangl, il
conclut que l'atténuation transforme les bacilles T. en agents pathogènes tels qu'ils engendrent des lésions localisées et chroniques
même lorsqu'on les injecte dans le torrent circulatoire. .

Très comparable est le rôle de l'atténuation dans la pathogénie des
lésions chroniques du rouget (Cornevin) de la pneumo-entérite des
porcs (Cornil et Chantemesse), des lésions charbonneuses chroniques (Phisalix), des lésions staphylococciennes chroniques
(J. Roux, Lannois, adénie infectieuse) des lésions streptococciennes
chroniques (Roger, atrophie expérimentale ; Dor, ostéo-arthropathie
expérimentale). Dans tous ces cas, qu'il s'agisse de T. du rouget, de
charbon, ou de toute autre infection, sans nier d'ailleurs l'influence
de la quantité du virus de sa porte d'entrée, M. Dor a voulu montrer
que l'atténuation du microbe était le facteur prépondérant de la

(1) *Considérations générales sur le rôle de l'atténuation des microbes dans la pathogénie des maladies infectieuses chroniques.* Th. Lyon, 1892.

chronicité de l'évolution pathologique, à condition bien entendu qu'on n'isole jamais, par une abstraction qui ne peut exister en clinique, l'agent pathogène du terrain sur lequel il évolue. Tel microbe atténué relativement à un organisme débilité, sera virulent relativement à un individu vigoureux. Il faut donc en pratique tenir compte de ce que M. Dor appelle l'*atténuation proportionnelle*, la notion de l'atténuation absolue étant insuffisante.

De plus, est-ce que le bacille T. comme le coli-bacille (Lesage et Macaigne) peut à l'état de virulence maxima engendrer une septicémie, un peu atténué, provoquer de la suppuration, plus atténué, une inflammation chronique, et plus atténué encore vacciner l'individu? Je me borne à constater que, étant données les recherches sur la septicémie bacillaire, sur la typho-bacillose (Landouzy), sur la vaccination par une tuberculose locale (Marfan), il y a là un bien beau champ d'expérience pour l'avenir.

Au point de vue des O. A. T. déjà, au nom de la clinique, Ollier (1) avait dit que le follicule T. ne suffit pas pour permettre de juger la gravité de la tuberculose. « Plus je fais examiner de fongosités extraites des articulations que je réséque, dit-il, plus je reconnais l'insuffisance de ce caractère purement anatomique, c'est sur d'autres considérations qu'il faut borner son pronostic, c'est sur la marche de la maladie et sur la nature du terrain sur lequel elle se développe. Il y a des T. graves et des T. bénignes. Il y a des T. générales et des T. locales. Il y a des T. qui marchent fatalement; il y en a d'autres qui tendent spontanément à s'arrêter. Les unes se développent comme une maladie infectieuse et fatale, les autres produisent de graves destructions locales, mais n'ont pas, à une certaine période de leur évolution du moins, cette marche envahissante et restent longtemps bornées au point primitivement envahi. L'analyse expérimentale pourra nous démontrer un jour ce que l'analogie clinique nous fait déjà soupçonner, c'est-à-dire des affections de nature différente dans ce que nous groupons aujourd'hui sous le nom de tuberculose. Il est probable qu'on confond sous ce nom des affections pyogéniques différentes. Mais comme nous ne pouvons pas les distinguer encore, nous devons les englober sous le même titre en signalant toutefois les différences cliniques qu'elles peuvent présenter.

(1) OLLIER. Des opérations chez les T. *Lyon méd.*, 27 mai 1883.

Comment les reconnaître ? Nous n'avons jusqu'ici que l'étude du malade, l'étude du terrain et la considération de la marche de l'affection basée sur les phénomènes réactionnels et l'étude minutieuse des organes internes (poumons, reins, intestins) que l'observation clinique nous apprend être le théâtre le plus fréquent de la floraison tuberculeuse. En dehors de cette observation du malade nous ne pouvons penser qu'à l'inoculation et à la recherche du microbe tuber-culeux. C'est seulement dans cet ordre de recherches que nous pouvons espérer trouver le moyen de mesurer la gravité de l'affection T. et encore ne faut-il pas avoir une confiance trop absolue car l'agent septique peut rester inoffensif sur un terrain qui ne lui convient pas et retrouver toute son activité nuisible dans le terrain mieux préparé sur lequel on l'aura expérimentalement transporté.

Il y a des T. qu'il ne faut pas opérer parce que le moindre trau-tisme donnerait un coup de fouet à l'évolution de la tuberculose ; il en est d'autres qu'on peut opérer dans certaines conditions déter-minées et en prenant des précautions spéciales. Il en est d'autres enfin qu'il faut opérer.

Dans une même famille on voit des enfants T. à un inégal degré, les uns n'ont que des tuberculoses locales et curables par cela même pour l'opération; les autres sont profondément infectés malgré le peu d'étendue de ces lésions locales. »

Ces réflexions d'Ollier, vraies en 1883, le sont encore aujourd'hui; pour être fixé sur un tuberculose chirurgicale, une O. A. T., par exemple, il faudrait pratiquer l'inoculation des produits fongueux. Le résultat fixerait beaucoup le chirurgien pour le pronostic, quand il ne fait que des opérations partielles, comme nous le verrons à propos de l'arthrectomie. Ce sont ces formes bénignes et peu virulentes qui guérissent par les opérations en apparence insuffisantes, de même que les formes bénignes de péritonite T. guérissent par la simple laparo-tomie (1). Quand aux formes malignes elles ont une marche extensive malgré toute espèce de traitement, et elles se compliquent de T. généralisée soit spontanément soit après un traumatisme ou une inter-vention chirurgicale.

_______________

(1) MAUCLAIRE. Revue générale sur les différentes formes de péritonite T. ; de leur traitement par !a laparotomie. *Tribune méd.*, 10 février 1893.

On voit donc qu'il existe entre les différentes lésions T. des articulations des  degrés de virulence  qui dépendent des bacilles  T. C'est peut-être là ce qui explique pourquoi chez deux individus de même constitution, chez l'un l'O. A. T. évolue rapidement tandis que chez l'autre elle aura une marche des plus chroniques.

Les tentatives d'atténuation des bacilles T. se font actuellement dans tous les laboratoires et ces essais pourraient être appliqués à l'étude des O. A. T. Outre la virulence, la quantité de bacilles a peut-être une grande importance. On sait en effet (1) que chez le cobaye plus le nombre des bacilles injectés est petit, plus la T. évolue lentement. Chez le lapin l'injection sous-cutanée et intra-veineuse d'un petit nombre de bacilles ne produit aucune lésion.

De plus dans cette question déjà si complexe il faut encore faire intervenir les produits solubles sécrétés par le bacille. Arloing pense que si dans certains cas la lésion T. ne se propage pas aussi vite cela tient peut-être aux produits solubles non prédisposants sécrétés par le bacille (2). Encore un pas et l'on pourra dire que les produits solubles d'une T. locale peuvent vacciner le reste de l'organisme (Marfan).

On sait depuis les travaux de Pasteur qu'on peut restituer à certains microbes atténués, une grande partie ou la totalité de leur virulence en les inoculant pendant une ou deux générations à certains organismes jouissant d'une grande réceptivité. Or, que de fois ne voyons-nous pas dans les hôpitaux d'enfants des parents T. venir consulter pour une T. chirurgicale de l'enfant qui paraît n'être qu'une infection T. locale. Est-ce que ce passage de génération en génération ne change pas la virulence en plus ou en moins, de sorte que la lésion T. sera représentée chez l'un par une tuberculose pulmonaire, chez le suivant par une tuberculose locale chirurgicale ? Et après tout qui n'a pas eu de tuberculeux dans ses ascendants ? On voit combien sont suggestionnantes ces questions et que de déductions on peut en tirer !

Mais passons maintenant au rôle du terrain et à son importance dans les différentes formes microbiennes d'O. A. T.

Dans l'évolution microbienne du bacille la question du terrain est

(1) Wyssakevig. *Münch. med. Woch.*, 14 oct. 1890.
(2) *Leçons sur la T.*, p. 119.

énorme. En effet s'il est impropre au développement du bacille, celui-ci
ne produit rien d'appréciable comme lésion. Le terrain est-il meilleur,
il constituera un noyau spécial, véritable corps étranger souvent destiné à l'élimination. Le foyer T., ne pouvant en raison même du terrain d'évolution s'étendre, subira tous les phénomènes nécrobiotiques,
il se transforme en masse stéatosée, calcifiée plus tard et pourra ou
être résorbé ou s'éliminer par une fistule quelconque avec les produits
de la suppuration. La cause irritative, le corps étranger, produit
microbien qui a subi cette régression graisseuse ou calcifiée étant
éliminée, sa prolifération ne pouvant plus se faire, l'affection sera
entravée dans son développement ultérieur, la cicatrisation osseuse
se fait, c'est *le tubercule enkysté de A. Nélaton*, en voie de guérison.

Mais si le terrain est moins défavorable au développement du microbe, celui-ci s'étend plus loin sans toutefois encore infecter l'organisme tout entier ; il se produira au delà des limites du foyer précédent
ou concurremment avec lui une infiltration peu étendue de la substance médullaire, des trabécules de l'os spongieux surtout des canalicules du canal central de la substance compacte plus rarement. C'est
alors que le microbe au lieu de se borner à une masse concrète enkystée, comme disait A. Nélaton, infiltre les espaces intertrabéculaires
voisins, s'étend tout à l'entour du noyau primitif et détermine ce que
l'on a appelé avec A. Nélaton le *tubercule infiltré de l'os* donnant
lieu à l'ostéite ou mieux *ostéomyélite T. de l'épiphyse.*

Il peut arriver que la longue persistance des altérations osseuses
altère le terrain de l'organisme et celui-ci présente des facilités plus
considérables encore à l'extension de l'infection microbienne, dans
toute une épiphyse.

D'autre part la bacille peut dans certains cas s'enkyster, s'isoler
pour ainsi dire, étouffé par les produits fibreux ou calcaires (1). Dans
ce cas il perd de sa virulence, mais il est toujours prêt à évoluer sous
une cause déterminante telle qu'un traumatisme. M. Haushalter (2)
en effet a montré la persistance de la virulence du bacille de Koch,
dans un tubercule crétacé pulmonaire. Ses expériences lui ont permis

---

(1) DEJERINE. Recherches du bacilles de Koch dans la tuberculose calcifiée.
*Soc. de biologie*, 1884.

(2) HAUSHALTER. *Rev. méd. de l'Est*, Nancy, 1891. p. 5.

de constater que dans ces conditions le bacille peut déterminer une T. atténuée. Et il ajoute : « Aussi un procédé qui transformerait la T. en un tissu fibreux dense ou en une masse calcaire sur lequel le bacille ou ses sécrétions n'ont plus de prise, parvenant à circonscrire et à isoler définitivement le virus dans un coin de l'organisme, serait-il, au point de vue thérapeutique, autrement utile que ceux qui depuis longtemps cherchent à le tuer ». Nous verrons plus loin que c'est là un des buts de la méthode sclérogène.

Le terrain local, c'est-à-dire le lieu où évolue le microbe et le terrain général, c'est-à-dire les milieux liquides des éléments cellulaires sont donc aussi importants que la virulence du bacille.

Mais ce que nous avons déjà dit précédemment des travaux de Pawlowsky nous a montré que l'infection T. des articulations n'est pas toujours pure, c'est-à-dire qu'à côté de bacilles T. existent d'autres microbes pyogènes. Voici le résumé de ce travail, très important à notre point de vue, sur les tuberculoses articulaires mixtes :

« L'étiologie de ces infections mixtes, c'est-à-dire l'étude des microbes qui les causent, est très intéressante, mais n'est que commencée. Dès 1884, M. Koch (1) a montré que dans les poumons tuberculeux le bacille spécifique est souvent mélangé de microbes étrangers. Rosenbach (2) a trouvé dans la pyémie des streptocoques associés à des staphylocoques. MM. Kassowitch (3) Hachsinger, Chosten (4) D'Outrelepont (5) ont rencontré des streptocoques chez les enfants syphilitiques qui succombent avec une fièvre aiguë. M. Bumm attribue à la pénétration de microbes pyogènes les abcès, les cystites, les parotidites, les périmétrites que l'on observe après l'uréthrite : ce sont pour lui des infections mixtes.

« Dans les affections tuberculeuses des articulations, les chirurgiens ont souvent affaire à des infections mixtes. Les synovites tuberculeuses qui s'accompagnent de fièvre violente, de gonflement des par-

---

(1) KOCH. *Uber die Ætiologie des Tuberculose*, etc., 1884.
(2) ROSENBACH. *Microorganisme bei den Wundinfectionskrankheiten des Menschen*, 1884.
(3) KASSOVITCH. *Wien. med. Blätter*, 1886.
(4) CHOSTEN, 1888.
(5) DOUTRELEPONT. *Centralblatt fur Bacteriologie*, 1887.

ties environnantes, de fistules avec suppuration, sont de ce nombre.
En 1887, j'ai eu l'occasion d'examiner des fongosités articulaires enlevées dans les services de MM. Lannelongue, Lucas-Championnière et Péan. Dans un cas je rencontrai dans ces masses fongueuses
non seulement des bacilles tuberculeux, mais aussi des streptocoques.
L'inoculation d'un peu de ces fongosités pratiquée dans l'articulation
du genou de deux lapins, amena des synovites fongueuses, avec suppuration abondante et gonflement des articulations. En ensemençant
un peu des produits des articulations malades on obtenait une culture
de streptocoques. Onze jours après le début de l'expérience un lapin
fut sacrifié par le chloroforme et nous pûmes constater sur la synoviale des masses fongueuses contenant des streptocoques. Le second
lapin fut sacrifié le seizième jour, son articulation renfermait le même
microbe.

« A l'examen de granulations fongueuses qui provenaient d'une articulation tuberculeuse (cas de récidive après résection du coude) nous
avons trouvé, outre de rares bacilles tuberculeux, un autre bacille à
bouts arrondis, beaucoup plus abondant, qu'il fut facile d'obtenir à
l'état de pureté en faisant des ensemencements sur sérum. Des lapins
inoculés avec ces cultures pures succombèrent après onze et quinze
jours à une infection généralisée. Les organes internes renfermaient
le microbe inoculé.

« Ces exemples montrent que dans les fongosités articulaires, il
existe parfois d'autres microbes pathogènes associés aux bacilles
tuberculeux. Ces tuberculoses articulaires étaient donc des infections
mixtes.

« J'ai pu observer des cas analogues, récemment, et j'ai examiné des
tuberculoses articulaires avec fistules et destruction des tissus environnants. Les malades étaient dans un état d'affaiblissement général
et ils présentaient une fièvre continue avec exacerbations. Dans le
premier de ces cas, l'articulation du genou avait d'abord été atteinte
et s'était guérie avec une attitude vicieuse du membre ; plus tard les
deux articalations tibio-tarsiennes furent prises à leur tour. Dans le
second cas, la tuberculose avait récidivé après résection du genou ;
le troisième cas, tout à fait semblable au précédent, se termina par
la mort. Une autre fois la tuberculose siégeait à l'articulation de l'é-
paule et récidiva après un grattage. J'ai pu recueillir quatre autres

observations semblables et dans ces huit cas les granulations fongueuses ont été examinées au microscope et ensemencées sur des
milieux nutritifs; deux fois on fit en outre des cultures avec le pus
des fistules. En procédant ainsi, outre le bacille de la tuberculose,
j'ai trouvé trois fois le « streptococcus pyogenes », 1 fois le « staphylococcus aureus » et une fois le « bacillus pyocyaneus ».

« Avec ces divers microbes je fis les expériences suivantes : A un
premier lapin j'injectai dans l'articulation du genou une culture pure
de tuberculose ; à un second une culture de tuberculose mélangée à
du staphylococcus aureus ; à un troisième le bacille tuberculeux
associé au streptococcus pyogenes, et enfin, à un quatrième lapin du
bacille pyocyanique mêlé à celui de la tuberculose.

« Le lapin qui devint le plus rapidement malade fut celui qui avait
reçu les bacilles tuberculeux et pyocyaniques. Dès le 12e jour il avait
succombé et à l'autopsie on trouva de la suppuration dans l'articulation et des tubercules gris disséminés dans les poumons. Le pus de
l'articulation contenait du bacille pyocyanique.

« Chez le second lapin (tuberculose et staphylococcus) l'articulation
avait le neuvième jour le volume d'une noix et au bout d'un mois
celui d'une pomme. Il mourut après 52 jours, l'articulation était
remplie de pus et de masses caséeuses.

« Le troisième animal (tuberculose et streptococcus) eut une tuberculose de l'articulation avec généralisation aux poumons, aux reins.

« Le lapin de contrôle, qui avait reçu dans l'articulation la culture
pure de tuberculose, succomba après 3 mois et 3 jours à une tuberculose miliaire généralisée, aux poumons, aux reins, aux articulations.

« Ces expériences, rapprochées des observations cliniques montrent
que la tuberculose pure des articulations a une marche beaucoup plus
lente que la tuberculose compliquée ; elle ne s'accompagne pas d'une
fièvre aussi aiguë ; ni d'un affaiblissement, ni d'une destruction des
tissus articulaires aussi rapide que les formes mixtes. C'est dans
celle-ci que les symptômes sont les plus prononcés et les plus aigus.

« C'est après la formation des fistules par suite du progrès de la
tuberculose que les articulations peuvent être envahies par des
microbes étrangers. Ils se cultivent peu à peu dans le trajet fistuleux,
pénètrent dans l'articulation et évoluent à côté des bacilles tuber-

culeux. Le présence de ces microbes ajoutés, modifie le cours et les symptômes de la tuberculose articulaire pure  L'apparition de suppuration chaude dans l'articulation, la formation d'abcès périarticulaires, la destruction des tissus, sont les signes de cette invasion secondaire. Les bords des fistules deviennent bleuâtres, ulcérés, anfractueux, œdématiés, le pus qui s'écoule devient épais. En même temps apparaissent des phénomèmes généraux graves, fièvre avec exacerbations, diarrhée, affaiblissement, etc.. des déformations surviennent dans l'articulation, le membre est dévié latéralement et prend une direction vicieuse.

« Un signe très important de cette tuberculose mixte, c'est l'existence du pus chaud, bien différent du pus tuberculeux qui a l'aspect d'un sérum clair entraînant des débris caséeux. Celui-ci est peu riche en globules purulents ; il est bien distinct du pus ordinaire, appelé « pus de bonne nature », qui contient des globules en abondance et aussi des microbes pyogènes.

« Le fait que dans les synovites tuberculeuses on trouve des bacilles tuberculeux associés à d'autres microbes, est un fait connu. Mais il était utile de définir ces microbes étrangers, de montrer qu'il y en a de pathogènes, que ceux-ci modifient profondément le processus fondamental et compliquent non seulement les symptômes locaux, mais atteignent la résistance de l'organisme tout entier et donnent à ces tuberculoses mixtes une gravité exceptionnelle.

« Le but de ce travail est donc d'affirmer l'existence « de la *tuberculose articulaire mixte* et de la distinguer de la *tuberculose articulaire pure* ». Tel est le résumé du remarquable travail de Pawlowsky.

Du pus d'une ostéite tuberculeuse, Pasquale (1) a isolé à côté du bacille de la tuberculose un micro-organisme très semblable au streptocoque pyogène mais se différenciant par la brièveté de ses chaînes, son mode de croissance sur pomme de terre et sa grande virulence aussi bien de ce streptocoque que des streptocoques décrits jusqu'ici. Dans l'organisme des lapins il provoque la septicémie et se présente presque exclusivement sous forme de streptocoque non capsulé. Il garde sa virulence plus d'une année ; au bout de ce temps il se développe en longues chaînes.

(1) PASQUALE. Di un nuovo micro-organismo piogene. *Giornale med. del Reale exercito della Reale marina,* 1890, et *Rev. des sciences médicales,* 1892.

Conformément à ces données nouvelles, il faut donc, au point de vue clinique, comme nous le verrons plus loin, subdiviser, avec M. Lannelongue (Académie de médecine, 1891), les tuberculoses articulaires en :

1° *Tuberculoses non suppurées et non ouvertes ;*

2° *Tuberculoses suppurées et non ouvertes ;*

3° *Tuberculoses suppurées et fistuleuses.*

Dans les ostéo-arthrites tuberculeuses, la suppuration aggrave donc considérablement le pronostic ; on peut en juger, d'ailleurs, d'après une statistique de la Société clinique de Londres. Parmi les malades traités par la méthode de la conservation, il y a 33 guérisons pour 100 cas avec suppuration, soit un tiers, et 69 guérisons pour 100 cas non suppurés, soit plus des deux tiers.

Une fois que la suppuration s'est établie par une fistule ou par ulcération cutanée fongositaire, l'articulation est envahie par des microbes pyogènes, la synoviale et les tissus périarticulaires suppurent. Quand l'écoulement est insuffisant, le pus stagne par places, des abcès se forment par rétention, des fusées purulentes s'établissent, les fistules se multiplient et forment de nouvelles portes d'entrée pour les différentes formes de septicémie, voire même l'infection purulente, comme cela a été signalé ailleurs, dans certains cas de cavernes pulmonaires suppurant abondamment. Mais pas aussi frépemment qu'on pourrait le croire cependant.

Aussi tous les auteurs insistent beaucoup sur cette aggravation de l'O. A. T. consécutive à la suppuration, Kœnig entre autres. Ollier cependant considère que dans quelques cas cette suppuration permet l'élimination de produits caséeux et de granulations fongueuses. M. Bœckel (1) admet aussi que dans certains cas de pyarthroses T. aiguës le pus accumulé dans l'article perfore promptement la capsule, la tête se luxe, l'abcès se vide et la guérison définitive s'établit rapidement.

M. Lannelongue insiste beaucoup sur ce fait que cette suppuration entraîne et dissémine dans toute l'articulation des produits infectieux, l'inoculant de toutes parts, et aggravant d'autant l'affection.

L'apparition de la suppuration est donc un fait important dans l'évolution d'une O. A. T. *Comme pour la lithiase biliaire et la*

______

(1) Bœckel. *Gazette des hôpit.*, 1869, p. 41.

*lithiase rénale, c'est le signal d'une aggravation énorme dans le pronostic de la maladie, quoique cependant la guérison soit encore possible, même sans intervention.* Il suffit de lire les observations anciennes pour juger de l'exactitude de ce fait.

D'où viennent ces microbes pyogènes surajoutés quand il n'y a pas de plaie cutanée ? A cette question il est facile de répondre, que de même que le bacille T., ils ont été apportés dans l'articulation par la voie lymphatique osseuse, et les globules blancs sont des moyens de transport quand ils ne les détruisent pas. La voie sanguine pour expliquer cette infection endogène n'est plus douteuse.

Il est à noter que la suppuration des O. A. T. peut survenir à toutes les périodes de la maladie. Déjà B o n n e t avait eu soin de bien distinguer la suppuration dans le cas d'abcès froid articulaire et la suppuration dans le cas d'arthrite fongueuse. Dans le premier cas c'est un pus T. dans le deuxième cas, c'est tantôt du pus T., tantôt du vrai pus phlegmoneux.

Dans la lecture des observations anciennes on trouve que souvent cette suppuration apparaît après l'application de plusieurs vésicatoires mis dans le but de bien faire dégorger la tumeur et que l'on laissait suppurer à plaisir. — Dans un cas de D a u v e r g n e (1) la suppuration après l'application d'un vésicatoire fut telle que les symptômes de septicémie ne donnèrent pas le temps de faire l'amputation.

Les complications septicémiques dès qu'apparaît une fistule étaient bien plus fréquentes autrefois, c'est-à-dire dans la période pré-antiseptique. Il n'était pas rare de voir dans quelques cas apparaître la septicémie gangréneuse (2). Un chirurgien de l'hôpital Trousseau, M a r j o l i n, en cite un cas bien net à la suite d'une rougeole (3). C o u d r a y (4) en rapporte plusieurs observations dans sa thèse. La gravité de cette association microbienne a été également étudiée chez le lapin (Leloir). Si l'organisme lutte contre cette invasion microbienne, est-ce par la phagocytose ? est-ce par l'action bactéricide du sang ? Je ne fais que poser la question (5)

Ces recherches sur les infections mixtes expliquent pourquoi, dans


(1) DAUVERGNE. *Bullet. génér. de thérap.*, 1872, p. 167.
(2) DUPLESSIS, *Recueil et mémoires de méd. militaire*, 1856.
(3) *Union méd.*, 1869.
(4) COUDRAY. *Loc. cit.*
(5) APPERT. *Du rôle de l'organisme dans les maladies infectieuses.* Th. Paris, 1893.

les cas d'érysipèle, partant du pourtour d'une fistule T. ostéopathique
ou articulaire, à partir du jour de l'infection surajoutée, la maladie
articulaire s'est aggravée et la mort survient rapidement par septicémie, comme Kœnig en rapporte une observation dans son Traité.
L'aggravation de la T. pulmonaire dans les cas d'érysipèle grave
de la face est admis par quelques auteurs et a été rappelée récemment
par M. Comby (1) dans une observation probante.

Ces associations microbiennes produisent encore des faits bien
curieux pour les O. A. T. Dauvergne (2) rapporte un cas de lésion T.
du poignet datant de plusieurs mois qui disparut pendant le cours
d'une fièvre typhoïde. Aussitôt après la guérison de celle-ci, les lésions
articulaires reparurent, mais, malgré le traitement, la guérison ne
fut pas obtenue. On mit des vésicatoires qui amenèrent une suppuration énorme et l'amputation fut nécessaire.

Dans le cours de ces lésions suppuratives d'une O. A. T., les lésions
pulmonaires concomittantes sont-elles toujours T. ?

Dans une communication au congrès de Berlin, 1891, MM. Babès
et Stoicescu (de Bucharest) ont rapporté des faits où *l'infection par
les plaies était la cause de certaines formes de pneumonies fibri-
neuses.* Sur neuf cas de pneumonies atypiques, six fois ils ont constaté, pendant la vie et quelquefois seulement à l'autopsie, des plaies
d'ancienne date. Il s'agissait de suppuration et de gangrène à marche
lente et à symptômes peu apparents, siégeant en des régions diverses.
Chaque fois, ils ont pu suivre la progression lente du processus inflammatoire, dans la direction des poumons, suivi dans un cas de pneumonie septique à marche typhique, avec ictère, fièvre intense et
diarrhée. Ils ont trouvé, outre une pneumonie massive, à gauche, une
adénite inguinale avec fistules. L'examen bactériologique confirma la
présence de la même bactérie capsulée, dans le foyer inguinal et dans
la pneumonie, qui ne renfermait pas d'autres microbes. Dans un autre
cas, l'infection partait d'un kyste de l'ovaire suppuré. Il s'était formé
ensuite un abcès enkysté entre le foie et le diaphragme, qui fut suivi
d'une pneumonie du lobe inférieur droit. Dans le troisième cas, il y
avait un abcès sus-hépatique chronique avec fistules et des adhérences
solides, entre le poumon et le diaphragme. A un moment donné, une

(1) *Société médicale des hôpitaux*, janvier 1893.
(2) *Bulletin de thérapeutique*, 1872, p. 167.

pneumonie septique se développa dans le lobe inférieur droit et gagna le reste du poumon. Dans les quatrième et cinquième cas, il s'agissait de phlegmon ou d'ulcération des cuisses à marche lente. auxquels succédèrent d'abord des adénites inguinales, puis rétro-péritonéales et médiastinales, et aussi une pneumonie lobaire à marche septique. Dans d'autres cas aussi, l'infection avait comme point de départ d'anciennes ulcérations simples ou syphilitiques du vagin ou du rectum.

Dans toutes ces observations, le poumon hépatisé renfermait les mêmes microbes que la plaie primitive, microbes ordinairement septiques pour les animaux (staphylococcus aureus, streptococcus, bacilles septiques). Le poumon renfermait aussi, sauf dans deux cas, le microbe lancéolé de Pasteur.

N'en serait-il pas de même pour les lésions pulmonaires qui disparaissent si vite après une amputation ou une résection d'une O. A. T. suppurante depuis longtemps. Les cas de ce genre sont très nombreux et on les a volontiers rapportés pour montrer l'utilité de l'intervention dans les tuberculoses locales et des bons effets qui en résultent pour les lésions pulmonaires qui disparaissent (1) ; entre autres observations rappportées, je signale celle de M. Richelot qui est des plus probantes.

Il y aurait peut-être lieu de se demander ici si toutes les ostéo-arthrites chroniques avec suppuration séro-purulente et fongosités grisâtres sont toutes tuberculeuses. Pour le poumon, en effet, la tuberculose se démembre (2) et le nombre des pseudo T. s'accroît peu à peu. D'autre part, n'a-t-on pas démontré que le staphylocoque, par exemple, peut dans certaines conditions de virulence ne déterminer que des abcès froids ou des fongosités (3). L'inoculation seule permettra ici de faire le diagnostic.

Au congrès des chirurgiens italiens tenu à Gênes, en 1887, Durante, de Rome, fit une communication dans laquelle il soutint que depuis les idées émises par Volkmann et König sur les maladies des os et des articulations on était peut-être un peu trop porté à considérer comme T. toutes les maladies inflammatoires chroniques du squelette. Il reconnaît pleinement que la généralité de ces processus sont de

---

(1) *Congrès de chirurgie*, 1888.

(2) COURMONT. *Annales de la T.*, t. II. RENON. *De la T. aspergillaire*. Th. Paris 1893.

(3) WALTHER. *Société anat.*, 1892, et ROGER. *Gazette hebdomadaire*, 1892.

nature T. Mais la marche clinique de quelques uns d'entre-eux et l'examen histologique des parties enlevées le portent à croire qu'à côté de la T. il existe une forme d'affection fongueuse des os de ces articulations due à une inflammation chronique et se manifestant par des symptômes locaux que l'on peut confondre avec ceux de la T.

Cette forme non T. peut cependant se différencier de la vraie T. : 1° par sa marche un peu plus lente ; 2° par un moindre degré d'atrophie dans le membre correspondant ; 3° par l'âge avancé des malades (ce ne sont jamais des jeunes gens) ; 4° par l'absence des symptômes scrofuleux ; 5° par le manque d'infection générale.

Histologiquement il ne peut s'agir ici que d'un processus inflammatoire péri ou endovasculaire qui simule la forme T. à tel point qu'il est difficile de le distinguer des véritables T. Quand le processus est endovasculaire et qu'il y a épanchement sanguin le pseudo-tubercule est encore plus difficile à distinguer du vrai. Le seul caractère différentiel c'est que dans la pseudo-T. on ne voit jamais traces de dégénérescence caséeuse et qu'on n'y constate pas la présence de bacille de Koch.

Ces pseudo-tubercules existent dans les fongosités et non dans les os qui ne présentent seulement que les caractères d'une inflammation chronique. Les fongosités résultant d'une simple inflammation chronique sont plus résistantes que celles provenant des vrais tubercules et ont une circulation plus active. De plus on trouve dans l'os une ostéite condensante et une régénération osseuse par transformation des granulations en ostéoblastes.

Je rappelle d'autre part, que d'une manière générale on admet les tuberculoses vraies produites par les bacilles de Koch et les pseudo-tuberculoses produites : a) par des subtances inanimées (M. Martin); b) par des parasites animaux ; c) par des organismes mycosiques non bactériens ; d) par des bactéries zoogléiques ou bacillaires.

Si on examinait toutes les O. A. T. retrouverait-on quelques-unes de ces pseudo-T. ? je ne fais que poser la question.

Mais j'ai hâte de finir ce chapitre et de le résumer en disant qu'au point de vue des *formes microbiennes* on pourrait admettre la classification suivante :

1ʳᵉ CLASSE. — O. A. T. à infection unique par le bacille T. avec tous ses degrés de virulence, et tous les degrés de résistance de l'organisme.

2ᵉ CLASSE. — O. A. T. à infection mixte par le bacille T. et d'autres microbes pyogènes.

C'est de ces formes microbiennes que dépendent les variétés aiguës, subaiguës ou chroniques, au point de vue de la marche et de la durée; les variétés bénignes ou malignes, les variétés suppurées ou non suppurées, au point de vue du pronostic; les variétés guérissables ou non guérissables au point de vue de la terminaison; les variétés d'O. A. T. qui présentent et celles qui ne présentent pas de complications, c'est-à-dire de généralisation, soit spontanément soit après un traumatisme accidentel ou une intervention chirurgicale.

Nous verrons plus loin à propos du traitement que ce sont les formes malignes qui exigent un traitement précoce et persévérant, pour éviter ces dégâts articulaires désastreux qui aboutissent à la suppression du membre et parfois aussi du malade.

Quant à ces formes bénignes dont la clinique nous démontre l'existence, elles sont peut-être quelquefois caractérisées par ces tubercules aseptiques non infectieux reproduits expérimentalement récemment par Prudden en introduisant dans le sang des bacilles T. tués par la chaleur.

Ces considérations sur les formes anatomiques et sur les formes microbiennes justifient donc pleinement cette formule de Kœnig : « *Dans aucun cas la T. articulaire ne suit une évolution typique* »; fait qui avait déjà été mis en relief par les travaux de Lannelongue et Ollier.

# CHAPITRE IV

## Des formes cliniques d'O. A. T.

### SOMMAIRE



Nous allons étudier les différentes formes *suivant l'étiologie*, c'est-
à-dire aux différents âges, puis suivant certains états diathésiques
particuliers.

Les descriptions classiques chez l'adulte étant bien connues, j'en-
visagerai la question des O.A.T. : 1° chez le fœtus et le nouveau-né ;
2° dans l'enfance ; 3° chez les vieillards.

Chez le nouveau-né, la T. congénitale hérédo-paternelle ou hérédomaternelle est rare ; mais à ceux qui invoquent sa rareté, Baumgarten (1) et ses partisans répondent par ce fait que la T. peut rester latente plus ou moins longtemps, et que les germes recélés par le terrain fœtal dans la profondeur de ses tissus (ganglions, moelle des os, etc.) y demeurent à l'état latent jusqu'à ce que des modifications se produisent dans l'organisme (causes accidentelles, inflammations).

De nombreuses expériences rapportées dans la thèse de Staicovici (2) ont montré que l'on peut, chez un fœtus issu de pthisiques, ne trouver aucune altération apparente et cependant par les inoculations et même par les examens histologiques, on y décèle la présence des bacilles. Les faits de Birch-Hirschfeld, Arloing, Landouzy, Aviragnet le prouvent formellement. Il faut dire que les lésions de la placentaire syphilitique ou T. sont actuellement recherchées mais non encore trouvées.

Comme porte d'entrée et voie de propagation de l'infection, il faut ici invoquer la voie sanguine dans ces T. fœtales et congénitales. De plus, le traumatisme n'a évidemment pas d'influence.

Chez les animaux, les cas de T. fœtales ou congénitales ne se comptent plus, — chez l'homme ils sont plus rares. Pawlowsky (3) admet que la syphilis, la variole, la scarlatine se transmettent par la voie sanguine de la mère au fœtus. En est-il de même pour les cas d'O. A. T. congénitales. En ce qui concerne les cas d'O. A T. précoce à un ou deux mois, on peut dire que le tube digestif surtout a été la porte d'entrée des bacilles. Et cependant, comparativement avec la syphilis, Hutchinson, A. Fournier et Lannelongue ont établi par des preuves surabondantes l'existence d'une syphilis héréditaire tardive. Il s'agit là d'infection intra-utérine, mais dont les effets et les manifestations peuvent sommeiller pendant un temps très long et n'éclater qu'un grand nombre d'années plus tard.

Si la T. héréditaire est le plus souvent tardive au lieu d'être congénitale comme l'est par exemple la syphilis, cela s'expliquerait d'après Baumgarten par une résistance plus grande des tissus embryonnaires à l'action du bacille T.

<hr>

(1) BAUMGARTEN. Ueber latent Tuberkulose. *Volkmanns Sammlung*, 1880.

(2) STAICOVICI. *De la tuberculose congénitale*. Th. Paris, 1893.

(3) PAWLOWSKY. *De la transmission intra-utérine de certaines maladies infectieuses*. Th. Paris, 1891.

Voici deux observations de T. congénitale qui nous ont paru intéressantes à rapporter :

OBS. — *Spina-ventosa congénital de la 1re phalange de l'index gauche; foyers de lupus tuberculo-ulcéreux disséminés. Guérison.* (PERROT, th. Bordeaux, 1891.)

Le père était bien portant, mais la mère eut plusieurs enfants qui moururent de tuberculose ; elle-même mourut de tuberculose pulmonaire quelques années après la naissance de l'enfant qui fait le sujet de cette observation. Celui-ci portait à sa naissance un *spina-ventosa congénital localisé* à la 1re phalange de l'index gauche qui était uniformément renflée à son centre et présentait un aspect fusiforme. Un docteur constata ces lésions à la naissance de l'enfant, celui-ci ne présentait aucune lésion cutanée ni aucune autre lésion osseuse. Cette lésion congénitale augmenta progressivement de volume, le métacarpien correspondant se prit dans l'intervalle si bien que la racine du doigt était, à l'âge de 6 ans, boursouflée comme un boudin. Une petite saillie, dure, violacée, se vida à travers un trajet fistuleux qui apparut vers la face dorsale de la main au niveau de l'extrémité inférieure du premier métacarpien. Ces lésions étaient médiocrement douloureuses et à peu près apyrétiques. Puis à l'âge de 9 ans, adénite T. pré-auriculaire. A dix ans adénite T. axillaire. A 12 ans adénite T. cervicale, abcès T. sur le dos de la main gauche et sur l'avant-bras.

OBS. — *Tuberculose osseuse congénitale.* (MERKEL, cité par OLLENDORF. *Zeitschrift Klinische medizin*, 1884, p. 559.)

Merkel a rapporté une observation d'ostéo-tuberculose congénitale. Pendant la grossesse les lésions T. de la mère progressèrent rapidement et la malade mourut deux jours après sa délivrance. L'enfant, d'ailleurs bien conformé, était dans un état de faiblesse remarquable. Il portait au niveau de la voûte palatine une tumeur du volume d'un pois de couleur jaunâtre. Deux jours après la naissance, cette tumeur s'ouvrit laissant s'écouler une matière caséeuse. Une autre tumeur existait en arrière de l'articulation coxo-fémorale gauche. L'allaitement étant très difficile, l'enfant succomba à l'athrepsie.

A l'autopsie, on constate des lésions de T. osseuse de la voûte palatine et en arrière de l'articulation coxo-fémorale gauche, celle-ci d'ailleurs était indemne.

C'est surtout pour la coxo-tuberculose que la question des O. A. T. congénitales a été étudiée (1). La coxo-tuberculose du fœtus et du nouveau-né fut mise en doute par P a r i s e en 1842 (Recherches histo-

---

(1) La T. osseuse et articulaire est-elle héréditaire? Dollinger conclut d'après 250 cas que le T. osseux se développe non pas chez les enfants mais seulement chez les petits enfants des individus atteints de T. pulmonaire. Il faut que les os soient soumis pendant quelques générations à l'influence du virus T., pour devenir aptes à servir au développement du bacille de Koch.

riques, physiologiques et pathologiques sur le mécanisme de luxation spontanée du fémur. *Archives de médecine*, 1842). P. Broca, en 1842 (*Bulletin de la Société anatomique*), tout en cherchant à établir la présence de la coxalgie chez le fœtus, s'appuie sur un fait d'anatomie pathologique qui vient confirmer l'assertion de Parise; l'altération se borne en effet à la production d'une fausse membrane et à la destruction du ligament rond, les cartilages sont dans la plus parfaite intégrité. M. Verneuil, la même année (*Gazette des hôpitaux*, 1852), signale dans un cas des lésions plus considérables; l'articulation est remplie par un liquide sanieux d'un gris rougeâtre, visqueux et difficilement entraîné par le lavage; des fongosités sont développées sur la synoviale et dans la cavité cotyloïde. Cependant les abcès et les lésions de parties osseuses faisaient défaut, il n'y avait qu'un léger aplatissement de la tête fémorale dans le point où elle pressait contre les bords du cotyle. Les surfaces articulaires étant encore cartilagineuses, il ne pouvait y avoir d'altérations profondes des parties solides.

En 1854, Morel-Lavallée lut à l'Académie de médecine un mémoire sur la coxalgie du fœtus; ses observations prouvent non seulement que la coxalgie existe chez le fœtus mais qu'elle présente déjà à cette époque toutes les lésions profondes qu'on retrouve chez l'adulte. Altération des os et des ligaments, suppuration articulaire étendue de là au tissu cellulaire ambiant se faisant même à une grande distance, rien ne manque.

Un chirurgien de l'hôpital Trousseau, M. Marjolin, cité par L. Labbé (thèse agrégation, 1863, *De la coxalgie*) a noté dans sa longue expérience la coxalgie dans les premiers mois qui suivent la naissance.

Padieu (Th. 1865), rapporte deux observations dans lesquelles en outre des abcès articulaires et périarticulaires, la tête fémorale était complètement disparue; la synoviale était recouverte de fongosités.

Au congrès pour la T., de 1888, le chirurgien de l'hôpital Trousseau dit avoir rencontré un assez grand nombre de cas de T. testiculaire chez les nouveau-nés et même chez des fœtus nés avant terme, et quelques cas d'O. A. T. congénitales.

Il existe donc des cas d'O. A. T. chez le fœtus et chez le nouveau-né. Mais au point de vue clinique elles n'ont rien de particulier à noter, j'ai voulu simplement signaler leur existence, et rappeler qu'ici la porte d'entrée du bacille est soit la voie sanguine, soit une lésion du placenta.

Il y aurait lieu de se demander s'il n'existe pas chez la femme des cas d'infection T. conceptionnelle, le fœtus T. né d'un père T., contagionnant sa mère, comme cela est signalé pour la syphilis (1).

Il ne faut pas s'étonner de voir l'ostéo-T. si rare chez le fœtus et le nouveau-né. Il ne faut pas la chercher autant, car à cet âge le squelette n'est-il pas cartilagineux ? n'avons-nous pas déjà noté la répugnance du bacille pour le tissu cartilagineux ? Ainsi quand l'ostéo-T· apparaît à cet âge, c'est dans le point d'ossification qu'il doit se développer. Ce serait là un point à préciser.

Pendant la 2ᵉ enfance, c'est-à-dire de 2 à 12 ans, les lésions articulaires T. sont tantôt uniloculaires, tantôt multiples. Les premières à notre avis présentent ceci de particulier, c'est leur bénignité, toute relative il est vrai. Tous les chirurgiens d'ailleurs sont d'accord pour admettre que chez les enfants les O. A. T. ont une grande tendance à guérir sous l'influence d'un bon traitement. D'autre part chez eux ces lésions sont souvent des T. locales ; et dans le reste de l'économie il est rare d'y trouver d'autres lésions T. Nous avons souvent en effet ausculté des enfants porteurs d'O. A. T., et des lésions pulmonaires concomitantes sont non pas exceptionnelles mais assez rares. Il y a longtemps d'ailleurs que ces faits sont connus et Louis par sa loi fameuse avait bien mis ce fait en relief.

Mais chez les enfants nous trouvons une forme toute particulière de T. osseux et articulaire. Ici les lésions sont multiples et apparaissaient, soit simultanément, soit successivement. *C'est l'ostéo-tuberculose à foyers multiples de la 2ᵉ enfance.*

L'observation suivante du professeur Parrot est curieuse par le nombre des localisations.

I. — Enfant de 5 ans, la mère est morte de T. pulmonaire. On note successivement chez la petite malade des lésions T. apparaissant dans l'ordre suivant : 1° spina-ventosa de l'index gauche non ulcéré ; 2° abcès T. sur la face inféro-externe du poignet gauche ; 3° de même et symétriquement à droite ; 4° abcès T. au niveau de la tête du radius du côté droit ; 5° abcès T. sur le bord interne du pied droit un peu en arrière de la racine du gros orteil ; 6° abcès T. au niveau du mollet gauche. Toutes ces lésions ont évolué à peu près dans le même temps ;

(1) Godinhot. Thèse, Paris, 1891.

celles du poignet paraissent les plus avancées. Première intervention pour les lésions les plus avancées.

Quatre mois après : 7° deux abcès T. apparaissent à la jambe gauche ; 8° deux mois après, abcès T. sous-cutané sur le bord externe des pieds ; raclage. Deux mois après, 9° abcès T. en arrière de la malléole externe à droite ; 10° un au niveau du creux poplité du même côté ; 11° un en arrière de la malléole externe gauche, curettage ; 12° le mois suivant, ostéite T. du 1er métatarsien, droit, puis 13° ostéite T. de l'os malaire près deux mois après ; 14° abcès T. du creux poplité gauche ; 15° abcès de face dorsale du poignet gauche ; 16° et 17° deux lupus du talon et de la fesse ; et 18e douleurs au coude gauche : c'est le commencement d'une O. A. T.

Malgré ces 18 *localisations T.* et les interventions multiples, l'état général se maintient excellent.


Dans mon séjour à l'hôpital Trousseau, j'avais bien souvent noté ces localisations multiples, mais jamais au nombre de 18, aussi cette invasion par les bacilles, un véritable drame en 18 tableaux, m'a paru intéressante à rappeler.

Le professeur Lannelongue a depuis longtemps insisté sur cette forme pluri-osseuse et pluri-articulaire de l'infection T. En 1881 (abcès froid et T. osseuse), il a publié un cas de localisations externes multiples, sans altération pulmonaire appréciable chez un enfant de 12 ans. De plus, dans un autre cas d'ostéites T. multiples, le chirurgien de l'hôpital Trousseau n'a trouvé qu'un seul tubercule pulmonaire et encore était-il en voie de crétification. Un de ses élèves, A Broca, a rapporté (*Société anat.*, 1885) une observation à 7 localisations, également très intéressante.

Il est à noter que dans un grand nombre d'observations de spina-ventosa rapportées par notre maître dans son mémoire sur l'ostéo-tuberculose, il note souvent l'apparition de lésions T. dans un os sus-jacent, le cubitus ou le radius dans le cas de spina-ventosa de la main, le tibia dans le cas de spina-ventosa des orteils. Coudray dans sa thèse a rapporté aussi plusieurs observations de lésions graves et multiples de tuberculose externe sans localisations viscérales chez des enfants, Richelot (Congrès pour l'étude de la T., 1891). Nicaise (*Société chir.*, 1886), Phocas (*Société chirurgic.*, 1886, et *Revue des maladies de l'enfance*, mars 1891), ont publié des observations analogues.

Rapportant 34 observations d'*ostéo-tuberculose à foyers multiples de la 2ᵉ enfance*, P e r r o t (1) trouve les antécédents tuberculeux évidents pour 12 cas. L'hérédité joue donc un rôle considérable.

M. P h o c a s se demandant (*Revue des maladies de l'enfance*, 1891, p. 112), pourquoi cette localisation fréquente de la T. dans l'appareil locomoteur de l'enfance, pourquoi ces manifestations multiples, y répond par deux hypothèses. On peut s'expliquer jusqu'à un certain point la multiplicité des lésions tuberculeuses chez le même individu en admettant l'inoculation de la T. et le transport à travers le système lymphatique. Une porte d'entrée cutanée ou muqueuse permet aux microbes de pénétrer quelque part ; souvent cette porte d'entrée existe au niveau du doigt et il en résulte un spina-ventosa.

Pour M. L a n n e l o n g u e (1881), toutes ces localisations sont le fait d'une infection unique. Les bacilles siègent surtout dans le système lymphatique, dans la moelle osseuse, dans le canal médullaire comme sous le périoste ; qu'un traumatisme ou un épanchement sanguin se produise et là apparaît une colonie qui se développe et forme une localisation T.

Les *tuberculoses à foyers multiples de la 2ᵉ enfance* appartiennent à la classe des lésions scrofuleuses au sens que leur attribue A r l o i n g, c'est-à-dire à la classe des *tuberculoses atténuées*.

Les viscères jouissent pendant fort longtemps d'une incontestable innocuité. L'état général est peu ou prou altéré, l'enfant ne maigrit pas et son appétit est conservé.

Et comment comprendrait-on l'absence des phénomènes généraux, l'intégrité de l'appareil pulmonaire si cette affection à foyers multiples était maligne et très virulente ? D'ailleurs n'est-il pas démontré par les expériences, d'A r l o i n g que des lésions telles que les gommes T. par exemple, ne contiennent que peu de bacilles et qu'elles n'inoculent pas avec succès le lapin. Il n'est pas rare, d'autre part, de voir un certain nombre de ces lésions se terminer par la guérison, ce qui témoigne en faveur de leur bénignité.

Cette innocuité relative tient-elle à la qualité du virus, c'est-à-dire à sa virulence, à sa quantité ou au sujet lui-même, c'est-à-dire au mode de résistance de l'organisme infantile ? Ce sont là autant de problèmes difficiles à résoudre dans l'état actuel de la science.

Pendant mon séjour à l'hôpital Trousseau, mon attention étant

(1) PERROT. Th. Bordeaux, 1891.

attirée sur ces faits j'ai pris l'observation suivante qui cadre bien avec les précédentes.

Obs. — *Infection T. adéno-osseuse à foyers multiples de la 2e enfance*
(Personnelle.)

Enfant de 5 ans vient à la consultation de l'hôpital Trousseau, en mai 1892, la mère est encore vivante et bien portante, elle ne tousse pas, le père est mort tuberculeux, un petit frère bien portant, une sœur morte de convulsions. Depuis un an des lésions locales T. sont apparues dans l'ordre suivant : O. A. T. tibio-tarsienne au pied gauche et au pied droit avec trajet fistuleux à la partie externe. Spina-ventosa du gros orteil gauche. Spina-ventosa non ulcéré du médius droit. Gomme non ulcérée de l'avant-bras droit. Adénite épitrochléenne ulcérée du coude droit. *Ostéo-tuberculose* de l'os malaire gauche Adénite T. sous-maxillaire suppurée du côté gauche, et sterno-mastoïdienne du côté correspondant ; micro-polyadénite dans les aines, les aisselles et le cou à droite.

Malgré toutes ces lésions l'enfant est gros, potelé ; bon appétit, celui-ci est même exagéré, il ne tousse pas ; rien au poumon, ni aux autres viscères.

Pour Perrot, toutes ces localisations ne doivent pas être toujours considérées comme secondaires à une infection locale ; mais ce sont souvent et d'emblée la manifestion de la diathèse T. ; disons, pour lui, de l'infection T.

Ce type d'ostéo-tuberculose infantile que nous nous sommes attachés à décrire, est donc caractérisé par l'existence de plusieurs lésions T. évoluant parallèlement à plusieurs années d'intervalle, ayant intéressé les os, les articulations, le tissu cellulaire, les ganglions, sans avoir porté atteinte à un organe viscéral essentiel (1).

Le traumatisme fréquent à la main explique la fréquence du spina-ventosa dans cette forme chez l'enfant. Ce même traumatisme explique le spina-ventosa des orteils, et l'ostéo-tuberculose de l'os malaire — celui-ci étant souvent fortement traumatisé dans les chutes sur la figure.

La marche de la maladie est lente malgré les foyers nombreux d'infection, et, en général, apyrétique. L'étude de la marche et des complications de ces T. bénignes à foyers multiples ne demandent pas d'amples développements. Les lésions, si on les laisse évoluer, ont une tendance très envahissante, A mesure qu'une d'entre elles

---

(1) Cette forme pluriosseuse et pluriarticulaire se retrouve aussi chez l'adulte et peut se prolonger jusqu'à un âge avancé. Obs. de NICAISE et RECLUS. *Bull. Soc. chir.,* 1886, p. 147.

paraît s'atténuer ou même guérit d'autres se développent çà et là en très peu de temps bien que l'état général du malade n'en subisse pas un contre-coup trop fâcheux. A la longue, quelques-unes de ces lésions prédominent sur les autres, jouant le rôle de chef de file et constituant une zone dangereuse qui réclame le secours du chirurgien. Si l'on n'agit pas, les viscères finissent évidemment par se laisser envahir.

Cette forme se distingue facilement de certains cas de morve subaiguë, d'ostéomyélite chronique prolongée et de l'ostéo-syphilose.

Le pronostic variera surtout avec le nombre des localisations et la nature des lésions avec leur ancienneté, avec la résistance du sujet et le traitement employé.

Les ostéo-tuberculoses à foyers multiples de l'enfance sont donc d'essence relativement bénigne. Les bacilles transmis par l'hérédité ou acquis peu de temps après la naissance restent à l'état latent jusqu'au moment où ils se colonisent pour former une ostéo-tuberculose ou une O. A. T. ou une gomme T. sèche ou suppurée. Toutes ces lésions entretiennent et alimentent en quelque sorte l'infection générale de l'organisme, laquelle se traduit par des polyadénites et par l'apparition à distance d'accidents les plus variés.

Si on livre ces localisations à elles-mêmes, les unes disparaissent spontanément ou sous l'influence d'un topique anodin, les autres persistent.

La multiplicité des lésions qui témoigne d'une généralisation rapide de la bacillose est l'argument qu'invoquent certains chirurgiens en faveur de la non intervention ; mais au Congrès de chirurgie de 1889, la plupart ont préconisé l'intervention dans les T. localisées et externes. Trélat, Richelot, Démosthènes (Bukarest), Piéchaud (Bordeaux), pensent que l'indication d'opérer vite chez les enfants T. existe surtout dans les cas de lésions osseuses du pied ou de la main, il faut attaquer par l'abrasion et l'ignipuncture une lésion qui débute. Mais, passé certaines limites, quand, malgré ces interventions premières, le mal fait des progrès, il ne reste plus aucune chance de l'arrêter et le sacrifice du segment envahi s'impose comme la seule ressource pour protéger le reste de l'organisme.

Faisons remarquer que dans cette forme pluri-osseuse et pluri-articulaire, quand les lésions surviennent simultanément la maladie rappelle beaucoup l'infection ostéomyélitique, le processus infectieux est le même mais le siège est dia-épiphysaire. Néanmoins il est plus fréquent de voir ces lésions n'apparaître que successivement mais daus un très court espace de temps.

D'autre part, dans ces cas de T. osseuse ou articulaire nous avons souvent recherché l'état des ganglions et quand ceux-ci étaient également suppurés, c'est-à-dire dans le cas de *forme adéno-osseuse de l'infection T.* chez l'enfant, la gravité de la lésion ne nous a pas paru plus grande. La guérison en effet est encore aussi facile par un traitement approprié.

Cet incendie bacillaire ne s'éteint souvent que très tard; nous avons en effet observé dans le service de notre excellent maître, le professeur L e D e n t u, le cas suivant dont voici les principales phases : adénite suppurée multiples du cou à l'âge de 6 ans. Ostéo-tuberculose de l'humérus à 9 ans et au poignet gauche à 11 ans. A 15 ans, T. du $1^{er}$ métatarsien gauche qui fut opérée et guérie ; à 18 ans, apparition de la même lésion au pied droit. Dans cette observation nous voyons qu'à 18 ans, le malade présentait encore des lésions douze ans après la première  manifestation de sa bacillose.

Dans l'observation suivante c'est à l'âge de 32 ans qu'apparaît encore une tuberculose externe caractérisée par un T. juxta-synovial de l'articulation du genou ; c'est, en somme, une ostéomyélite T. prolongée.

OBS. — *Infection bacilaire adéno-osseuse à évolution lente ou prolongée.*

Malade âgée de 35 ans, entre dans la salle Lenoir, lit n° 15, dans le service du professeur Le Dentu. Rien de particulier dans ses antécédents héréditaires. Mais dans son enfance elle a eu des lésions T. des ganglions du cou, des articulations du poignet du côté droit et du côté gauche et aux doigts dont quelques-uns présentent des rétractions et raccourcissements caractéristiques. Lésions de même nature aux métatarsiens, et aux malléoles des deux côtés, kératite scrofuleuse. Adénites T. des ganglions du cou, de la région sterno-mastoïdienne.

Depuis deux mois douleur très vive à la partie interne du genou du côté gauche au niveau du plateau tibial. Au toucher ce point est très douloureux et ressemble fortement à un corps étranger assez irrégulier. Dans certains mouvements de flexion survient une douleur très vive comme dans le cas de corps étranger.

M. Le Dentu pratique une incision directement sur le point malade et trouve un petit foyer de fongosités dont la nature n'est pas douteuse étant donnés les antécédents de la malade.

Dans cette forme de T. multiples de la 2e enfance on est frappé de la ressemblance qui existe entre la multiplicité de ces lésions chez ces bébés et celles que l'on note dans la syphilis héréditaire, seulement au lieu de survenir surtout à la naissance comme dans la syphilis, c'est un peu plus tardivement, c'est-à-dire après deux ans, que l'on note l'apparition de ces lésions qui sont alors des *manifestations tardives de la T. héréditaire.*

Que de ressemblances alors entre la T. et la syphilis ! Il y a un chancre T. comme il existe un chancre syphilitique. Il y a des lésions de T. héréditaire comme dans la syphilis ; elles sont aussi multiples. Elles sont ou précoces ou tardives ; elles ont les mêmes localisations de préférence ! Leur similitude est telle que les deux affections peuvent exister, cela est connu pour les ulcérations de la langue (Verneuil, Ozenne). Je ne sache pas que l'hybridité tuberculo-syphilitique ait été signalée pour les articulations.

Mais en réalité toutes ces lésions si multiples de la T. ne sont pas toujours héréditaires ; pour quelques auteurs l'infection ne remonterait pas aussi haut comme date, ce serait surtout à une infection survenant pendant la première année et entrée par le tube digestif.

Brendenberg (1) a cherché à démontrer que l'hérédité dans les cas de T. congénitale n'existe pas, il substitue à cette notion celle « d'occasion d'infection dans la famille ». Sur 203 cas de T. chez des enfants il trouve pour la tuberculose osseuse des occasions d'infections, chez 34 0/0 des petits bébés. — Citons en passant sa statistique. Pour ces 203 cas il note 43 0/0 d'ostéo-tuberculose ; 32 0/0 de T. miliaire et 40 0/0 de T. pulmonaire.

Il a trouvé en outre les chiffres suivants d'après l'âge :

|  | T. OSSEUSE | T. PULMONAIRE | T. MÉNINGÉE | T. MILIAIRE |
|---|---|---|---|---|
| De 0 à 1 an.......... | 31 0/0 | 36 0/0 | 8 0/0 | 19 0/0 |
| De 1 à 2 ans......... | 52 0/0 | 19 0/0 | 15 0/0 | 14 0/0 |
| De 2 à 3 ans......... | 65 0/0 | 24 0/0 | 4 0/0 | 2 0/0 |
| De 3 à 4 ans......... | 48 0/0 | 10 0/0 | 37 0/0 | 2 0/0 |

Les nombreux cas d'ostéo-tuberculose signalés de 1 à 3 ans, proviennent en grande partie des spina-ventosa. Il note assez souvent l'infection générale après des interventions sur les T. osseuses.

(1) BRANDENBERG. *Correspond. Blatt für Schweizer Aerzte,* 1890, p. 285.

Pour Demme (1) au contraire l'hérédité se retrouve dans 72 0/0 des cas de T. viscérale; 70 0/0 pour T. articulaires et osseuses et 65 0/0 pour les adénites externes.

Il est certain que chez les enfants, toutes les fièvres éruptives, la variole, la rougeole, la scarlatine, sont des portes d'entrée pour le bacille T. qui une fois introduit vient se localiser dans une articulation. Et comme à cet âge l'organisme est vierge de toute autre infection, la tuberculose évolue vite et facilement. Après ces fièvres éruptives, surviennent souvent des douleurs articulaires et osseuses qui doivent être considérées comme bien suspectes de T. et constituent de véritables T. osseux latents ; elles sont souvent confondues avec des douleurs de croissance et souvent guérissent spontanément. Imbu de ces idées j'ai fait des sections épiphysaires chez des enfants de tout âge, et morts surtout de fièvres éruptives ou de diphtérie, au nombre de cent-cinquante environ; mais je n'ai pas pu surprendre cette T. osseuse latente en voie d'évolution, au niveau des points d'ossification.

Chez l'enfant la T. peut se greffer sur un membre atteint de paralysie infantile, comme notre collègue et ami Chipault en a récemment rapporté un exemple (*Rev. ch.*, 1891, p. 1053).

Étudions maintenant l'évolution des O. A. T. *chez le vieillard* et voyons si elle présente quelque chose de particulier.

Les lésions T. ne sont pas fréquentes chez les vieillards, c'est-à-dire à partir de 60 ans, pour prendre une moyenne toute relative, ou chez des individus moins âgés, mais usés par des excès de tous genres. Cette T. tardive a été étudiée, pour les poumons, pour la peau et les T. osseuses.

Les auteurs qui ont étudié la T. pulmonaire chez le vieillard, disent qu'elle est assez rarement aiguë et qu'elle présente le plus souvent une marche lente et torpide (2). J'ai en vue ici les cas de T. primitive et non ceux qui surviennent à la fin de l'évolution du cancer ou de toute autre affection cachectisante.

Pour les T. cutanées chez les vieillards la marche lente est également fréquente.

Pour les O. A. T. il en est de même. Lacouche rapporte dans

(1) DEMME. *Berlin. klinische Wochenschrift*, 14 juin 1884.
(2) BRISSE. Thèse Paris, 1877. — POTAIN. *Le Praticien*, 1884, p. 65. — SOUCHET. Th. Montpellier, 1883.

sa thèse (1) plusieurs exemples d'O. A. T. remarquables par leur longue durée et leur bénignité relative. Bourdelais (2), interne à la Salpêtrière et élève du professeur Le Dentu, a également rapporté plusieurs observations de T. ostéo-articulaire tardive. — Dans un cas l'évolution et l'absence de suppuration fit croire à un ostéosarcome (obs. X). Le siège le plus fréquent dans les observations rapportées est le pied et le rachis. Rageot de la Touche dans sa thèse (3) sur la scrofulose tardive a rapporté des observations analogues. M. Letulle (4) a rapporté un cas de scrofulose aiguë tardive avec caries multiples et abcès ossifluents. Ces diverses lésions, qui rappellent la forme à foyers multiples que nous venons de décrire pour la deuxième enfance, guérirent rapidement par le simple drainage fait par le professeur Trélat. Marsh (5) dans un article sur la tuberculose sénile chirurgicale rapporte plusieurs cas ; l'évolution est assez lente, mais la gravité peut être telle que l'amputation devient nécessaire. Dans le cas de M. Lebec que nous rapportons plus loin, la marche était très lente.

Dans le magnifique service de mon excellent maître le professeur Le Dentu, j'ai, en 1891, observé chez un homme de 58 ans, un cas d'arthrite suppurée datant de plusieurs mois que j'avais cru pendant un moment nullement d'origine osseuse. Mais ayant appris qu'à l'opération M. Lyot, chef de clinique, avait trouvé un point osseux dénudé, je préfère, étant donnée la nature du pus qui était séro-sanguinolent et grumeleux, considérer cette affection comme T., quoique des inoculations n'aient pas été faites. L'examen bactériologique fait au point de vue des microbes pyogènes normaux par mon excellent ami P. Boulloche, y a décelé la présence du staphylocoque albus. La lésion paraissait limitée à la bourse séreuse sous-deltoïdienne, mais l'opérateur trouva rapidement un trajet de communication avec la cavité articulaire. L'évolution lente de la maladie, la nature du pus, la lésion de la tête humérale, nous font pencher vers la nature T. de la maladie. Au point de vue qui nous intéresse donc je signalerai la marche lente de l'affection dans cette observation.

---

(1) Lacouche. *Des scrofules séniles.* Th. Bordeaux, 1882.
(2) Bourdelais. Th. Paris, 1876.
(3) Thèse, Paris, 1880.
(4) Letulle. *Union médic.*, 1876, p. 967.
(5) Marsh. Tuberculose sénile, *Lancet*, 16 avril 1892. — Devereux. Tuberculose sénile *Lancet*, 7 déc. 1878.

Si chez l'homme de 60 ans la T. est relativement rare, c'est qu'à
cet âge tous les tarés sont disparus. Chez ceux qui sont atteints de
localisation bacillaire à cet âge, on ne trouve souvent aucune trace de
T. dans leur enfance. Il s'agit donc là d'une infection tardive ; mais
chez ceux qui ont eu des lésions de même nature pendant leur enfance,
il faut, comme pour l'ostéomyélite, considérer cette lésion tardive
comme des cas *d'ostéomyélite T. tardive et prolongée*. Il en est ainsi
pour toutes les ostéites microbiennes (1) qui toutes peuvent réapparaître à plus ou moins longue distance.

Il est à remarquer que les adénites T. sont également assez rares
chez le vieillard, ou même chez l'homme adulte, après 40 ans, chez
lequel la forme adéno-osseuse est également peu fréquenté.

Dans certains *états constitutionnels* est-ce que la T. articulaire
peut présenter quelques particularités dans son évolution ? Je le crois
volontiers. Il est un état diathésique sur lequel le professenr Verneuil
dans ses remarquables travaux a attiré l'attention, je veux parler de
l'arthritisme. Or tous les auteurs ont été unanimes à signaler la marche lenté de la T. chez les arthritiques.

Les arthritiques, je le rappelle en passant, sont des malades présentant souvent des douleurs articulaires, dela goutte, des épistaxis,
des flux hémorroïdaires, etc. Chez eux on note une forme spéciale de
T. pulmonaire, celle-ci a une grande tendance à passer à l'état
fibreux, c'est-à-dire à guérir. La phtisie des arthritiques, dit Ferrand (2), est encore caractérisée par ce fait que les foyers tuberculeux
intra-pulmonaires sont souvent petits et restent localisés. On rencontre au sommet du poumon un ou deux petits foyers T., tandis que
le reste de l'organe est absolument indemne. Chez ces malades on
trouvera donc, outre ces altérations pulmonaires, les lésions de l'arté-
riosclérose, c'est-à-dire sur les muqueuses de la congestion et du
catarrhe, sur les séreuses de la sclérose ou des flux, sur les viscères
de la sclérose et des dépôts de tophus. Ce qui caractérise enfin la
T. arthritique simple, c'est la lenteur de son évolution. M. Duguet (3)
a également attiré l'attention sur cette T. sèche chez des vieillards

<hr>

(1) LANNELONGUE et COMBY. De l'ostéomyélite prolongée. *Archiv. générales de
méd.*, 1879. — CORNIL. Leçons sur les ostéites. *J. des connaissances méd.*, 1891, p. 186.

(2) FERRAND. *Monographie sur la T. pulmonaire*. Paris, 1881. — LATIL. *Phtisie
pulmonaire chez les arthritiques*. Thèse Lille 1880. — LEPOUTRE. *T. scléreuse*
Thèse Lille, 1880.

(3) DUGUET. *Gazette des hôpitaux*, 5 mai 1885.

arthritiques qui présentaient en même temps de la rétraction de l'aponévrose palmaire.

Ne sont-ce pas aussi des arthritiques, ces malades qui à la suite d'une luxation font de l'arthrite sèche, des rétractions fibreuses périarticulaires si rapidement, et font du tissu fibreux si facilement partout où il se produit une irritation ? C'est la diathèse fibreuse des anciens auteurs à laquelle sont également sujets ces malades qui font un rétrécissement de l'urèthre aussitôt après une blennorrhagie.

Or je suis convaincu que chez tous les malades qui guérissent assez facilement de leur O. A. T. on trouverait souvent cet état diathésique qui favorise chez eux la formation de ce tissu fibreux, tissu curateur de la T. Depuis que j'ai été pénétré de cette idée, c'est-à-dire depuis peu de temps, j'ai recherché l'arthritisme chez plusieurs malades guéris de leur O. A. T. et dans un cas observé dans le service de M. Le Dentu j'ai noté l'existence d'hémorrhoïdes et de lésions eczémateuses de la peau, symptômes évidents de la diathèse arthritique.

Notre collègue et ami, M. Jonnesco, a rapporté au congrès pour l'étude de la T. de 1888, une observation de son maître, le professeur Verneuil (1), concernant un malade rhumatisant qui fit une O. A. T. du genou droit ; cette lésion guérit par ankylose et cela certainement, d'après nous, grâce à sa diathèse arthritique. Plus tard se produisit une O. A. T. du genou gauche dont la termi naison n'est pas iudiquée dans l'observation. Mais quelle qu'elle soit elle ne change évidemment rien à notre hypothèse.

En résumé, il faut admettre qu'un grand nombre des malades qui guérissent facilement de leur T. articulaire sont des arthritiques. Kœnig d'ailleurs dans son remarquable travail insiste beaucoup sur les O. A. T. qui ont une grande tendance spontanée à se cicatriser en passant à l'état fibreux, mais il n'en cherche pas la cause.

Il est une autre diathèse qui doit avoir son importance dans l'étude de la marche des O. A. T. Je veux parler du diabète. J'ai fait de bien nombreuses recherches bibliographiques pour trouver une observation de T. ostéo-articulaire dans le cours du diabète, mais ce fut sans succès. Et cependant ici comme pour le poumon la T. articulaire doit avoir une marche galopante.

Je ne ferai que signaler ici la syphilis, qui est considérée actuelle-

(1) VERNEUIL. Hybridité tuberculo-arthritique. *Études cliniques et expérimentales sur la T.*, t. II.

ment et à juste titre plutôt comme maladie infectieuse et non plus comme diathèse. Elle doit avoir une influence sur l'évolution des O. A. T. Mais je n'ai pas trouvé de matériaux sur ce point.

Après avoir étudié les différentes formes cliniques au point de vue étiologique, nous étudierons maintenant les *différentes formes cliniques anormales déterminées par un symptôme prédominant*, ce sera l'O. A. T. : 1° à *forme névralgique ;* 2° la *f. indolente torpide ou latente ;* 3° la *f. hydarthosique ;* 4° la *f. pseudo-rhumatismale ;* 5° la *f. pseudo-syphilitique ;* 6° la *f. pseudo-sarcomateuse ;* 7° la *f. pseudo-ostéo-myélitique ;* 8° la *f. pseudo-hémarthrosique ;* 9° la *f. pseudo-parasitaire ou hydatiforme.*

Cette énumération montre que j'éliminerai certaines ostéo-tuberculoses juxta-articulaires qui déterminent des contractures musculaires au point de simuler une affection articulaire. J'ai souvent entendu le professeur Trélat rapporter l'observation du prince impérial que l'on crut pendant quelque temps atteint de coxalgie, tandis qu'il ne s'agissait que d'une ostéite du grand trochanter.

J'éliminerai aussi certaines contractures périarticulaires de nature hystérique qui peuvent parfois faire errer le diagnostic (coxalgie hystérique), ce sont là des pseudo-ostéo-arthrites tuberculeuses qui ne méritent pas d'être classées parmi des formes spéciales. De même pour la carie sèche de Volkmann, qu'il me paraît difficile de confondre avec l'arthrite sèche.

1° FORME NÉVRALGIQUE. — Étudions d'abord la forme névralgique des O. A. T. *en dehors de toute suppuration.* Ici, comme son nom l'indique, le symptôme douleur est exagéré ; le malade souffre non seulement au moindre mouvement, mais encore spontanément au point de lui enlever tout sommeil.

Il y aurait un bien beau chapitre de pathologie et de séméiologie à faire sur les névralgies articulaires. Nous verrons plus loin que l'ostéomyélite chronique est une des grandes causes de ces douleurs névralgiques non seulement épiphysaires mais encore articulaires, car la synoviale irritée réagit toujours quelque peu. Il y a d'autres causes d'arthralgie, ce sont les corps étrangers, les laxités ligamenteuses, les tumeurs malignes au début, l'hystérie, certaines affections médullaires (O. Berger) (1), les périarthrites (Duplay) etc.

(1) OSCAR BERGER. Des névralgies articulaires. *Berlin. klinische Wochens,* 13 juin 1873.

Z e s a s (1) est un des auteurs qui ont le plus étudié ces arthralgies. Dans un travail dans le *Centralblatt für Chirurgie*, il rappelle tout d'abord que B r o d i e avait décrit certaines formes de névralgies articulaires sans lésions apparentes. E n i w a l d pensait que ces douleurs indiquaient une altération certaine dans l'articulation. Mais, disent certains chirurgiens, il y a des cas d'arthralgie pure déterminant des douleurs épouvantables pendant des années. Après l'amputation, l'articulation examinée avec soin par les anatomistes les plus compétents, paraît absolument normale. Cependant dans un cas bien intéressant que Zesas rapporte, ces douleurs intolérables durèrent 5 ans et alors seulement apparurent des signes évidents de T. articulaire.

Les causes de ces douleurs exagérées dans le cas de non suppuration sont bien difficiles à déterminer exactement. Il est vrai que l'évolution d'une T. au centre de l'épiphyse est excessivement douloureuse j'en ai observé un cas où ce foyer T. n'avait pas encore envahi l'articulation. La douleur était telle que le malade, homme très courageux puisqu'il voulut être opéré sans chloroforme, ne dormait pas depuis huit jours et comparait ses douleurs à celles qu'il aurait éprouvées si on lui avait broyé le membre.

C'est donc souvent à l'évolution d'un foyer osseux T. qu'il faut attribuer ces névralgies articulaires. D'autre part la synoviale elle-même peut être comprimée, ulcérée par des fongosités en ses points les plus riches en nerfs et l'on sait que c'est son simple pincement qui provoque cette douleur si subite dans la marche chez les malades atteints de corps étrangers articulaires. Il faut aussi invoquer la rétraction déjà plus ou moins marquée des muscles au début de la maladie ; ils appliquent l'un contre l'autre les foyers osseux malades. C'est certainement là une des causes de ces douleurs. — Le savant chirurgien de l'hôpital Trousseau n'a-t-il pas montré les bons effets de l'extension continue dans la coxo-tuberculose ? Elle fait disparaître la douleur au point que les petits malades pleurent et ne peuvent plus dormir dès qu'on veut leur enlever, même momentanément, les poids que l'on suspend à leur membre inférieur. — La compression des surfaces osseuses malades est donc une des grandes causes des arthralgies dans le cas d'O. A. T.

(1) Zesas. Forme névralgique et latente des ostéo-arthrites T. *Centralblatt für Chirurgie*, 1886, p. 284.

Comme autre cause de douleur intense, il faut encore signaler ici certaines myalgies, c'est-à-dire la douleur de tout muscle qui se rétracte. D'autre part, ayant disséqué une pièce d'O. A. T. du genou où tout le creux poplité était envahi par du tissu fibreux, je me demande si les nerfs comprimés par cette rétraction fibreuse ou encore, leur circulation veineuse étant altérée, il n'y aurait pas là dans ces lésions de névrite une cause évidente d'arthralgie ?

Quoi qu'il en soit, cette *forme névralgique* nous a paru intéressante à citer, car elle existe assez souvent mais assurément le siège précis des douleurs, leur durée, leur mode d'apparition, feront le plus souvent vite faire le diagnostic de T. D'ailleurs l'attention des chirurgiens a été attirée depuis longtemps sur l'exagération de ce symptôme douleur. En effet, Guersant (1) rapporte avoir observé deux cas d'O. A. T. chez des enfants où les douleurs étaient telles qu'il dut amputer la cuisse, moins à cause des lésions apparentes que des douleurs atroces éprouvées par les deux petits malades.

Disons enfin que Volkmann a décrit ces névralgies articulaires dans certaines O. A T. guéries et présentant d'épais noyaux fibreux de guérison.

2° Forme indolente. — Par opposition à cette forme très douloureuse il y a la forme indolente ou à douleurs insignifiantes. Celle-ci est fréquente et assez nombreux sont les malades marchant presque facilement, malgré une O. A. T. du membre inférieur.

Volkmann, dans sa description de l'O. A. T. à forme sèche, a décrit des formes indolentes, qui arrivent jusqu'à la destruction de la tête humérale sans avoir amené pour ainsi dire de douleurs bien vives. Ces formes sont pour lui les plus graves. Elles coïncident généralement avec la forme maligne de l'affection T. des articulations (2).

D'autre part, le foyer épiphysaire T. peut être absolument latent, ne provoquer que peu de lésions du côté de la séreuse articulaire et déterminer une O. A. T. à *marche fruste ou torpide*. M. Gangolphe, dans un article paru dans le *Lyon médical*, 1888, publie ses recherches sur la *tuberculose osseuse latente*. Après avoir examiné

(1) Guersant, *Soc. chir.*, 1848.

(2) J. Bœckel insiste aussi sur ces formes torpides : Quand on intervient, on est étonné de l'étendue des lésions, aussi le chirurgien de Strasbourg conseille-t-il l'intervention bien avant l'apparition des fistules et la suppuration (*Gazette méd. Strasbourg*, 1889, p. 76).

en détail mais sans succès plusieurs squelettes, il fut assez heureux
pour trouver un bel exemple de tuberculose latente diaphyso-épiphysaire du fémur. Il s'agissait d'un enfant de 4 ans mort de méningite T. et qui présentait, outre une O. A. T. tibio-tarsienne, des T.
pulmonaires et intestinaux. M. Gangolphe trouva dans le col du
fémur gauche, à cheval sur le cartilage de conjugaison qui était en
partie conservé, un séquestre tuberculeux de la grosseur d'un haricot
prêt à s'ouvrir dans la jointure. Le cul-de-sac de réflexion de la synoviale constituait seul un dernier obstacle au développement d'une
arthrite secondaire. Rien n'avait pu faire songer à ce foyer pendant
la vie du petit malade.

Cependant à notre avis ces tubercules latents doivent expliquer
certaines douleurs dites de croissance.

3° FORME PSEUDO-HYDARTHROSIQUE. — Je ne ferai pas ici l'histoire
de l'hydarthrose T., elle est trop connue, mais je dois la signaler,
car ces hydarthroses suspectes, survenant sans cause appréciable et
résistant à tout traitement sont « monnaie » de T. articulaire comme
pour la pleurésie. Kœnig dans son Traité a montré que, comme
lésion anatomique, cette hydarthrose répond : 1° à la T. synoviale diffuse avec gonflement simple de la synoviale ; 2° à la T. synoviale diffuse avec prolifération des éléments de celle-ci ; 3° à la T. synoviale
nodulaire circonscrite ; 4° à la T. synoviale fongueuse et granuleuse
diffuse. Le professeur de Gœttingue en a rapporté de nombreuses observations cliniques qu'il traite par l'arthrotomie, lavage de l'articulation et tamponnement iodoformé ; absolument comme on traite
maintenant certaines formes de péritonite T.

Au point de vue clinique, cette hydarthrose T. est caractérisée
par la facilité remarquable avec laquelle disparaît l'épanchement sous
l'influence du plus léger traitement et la rapidité non moins grande
que met à se reproduire le liquide résorbé. Il n'y a pas de fièvre et
l'état général n'est pas altéré comme dans le rhumatisme. La température locale et générale sont normales, la synoviale reste gonflée et
épaisse après la disparition de liquide (Poulet). Ce dernier signe
est caractéristique. Nous l'avons observé bien nettement chez une
malade de la consultation à Necker, chez laquelle la synoviale du
genou formait une véritable coque fibreuse d'une dureté remarquable;
les antécédents de la malade rendaient le diagnostic évident.

Mais ces hydarthroses ne restent pas longtemps douteuses, car bientôt apparaissent tous les symptômes des O. A. T. (1). Aussi sont elles, non pas une forme de T. articulaire, mais bien le plus souvent la première période de la maladie.

Je n'ai eu ici en vue que l'hydarthrose T. chronique, car la forme aiguë (2) est souvent confondue avec le rhumatisme et nous allons en parler avec les O. A. T. pseudo-rhumatismales.

4° FORME PSEUDO-RHUMATISMALES. A son début la T. articulaire peut simuler un rhumatisme, ou aigu, ou chronique. L'hydarthrose T. aiguë est souvent prise pour un rhumatisme. Voici deux observations bien connues, importantes à rappeler néanmoins.

OBS. — *O. A. T. Forme rhumatoïde.* LAVERAN. (*Soc. médicale des hôpitaux,* 14 juillet 1876).

Sujet de 22 ans, entre au Val-de-Grâce pour un rhumatisme subaigu dont il souffre depuis six jours. Dès le lendemain la fièvre éclate et s'accompagne de symptômes thoraciques qui font porter le diagnostic de tuberculose aiguë.

A l'autopsie, granulations tuberculeuses très abondantes sur la synoviale du genou droit, rares dans le genou gauche.

OBS.—*O. A. T. Forme rhumatoïde.* QUINQUAUD.(Th. agrég., 1883, p. 61). (Résumée.)

Homme de 28 ans, scrofuleux ganglionnaire ; il éprouve une première poussée articulaire avec épanchement dans les deux genoux simulant un rhumatisme subaigu ; l'arthrite du genou gauche s'améliora beaucoup tandis que l'arthrite du genou droit disparut. A cette époque on ne constatait qu'une respiration prolongée rude au sommet du poumon gauche.

Le malade ne succomba que trois ans après le début de sa phtisie pulmonaire L'articulation gauche présentait des granulations tuberculeuses.

Dans l'observation suivante les symptômes pseudo-rhumatismaux avaient été d'abord pluri-articulaires puis l'affection T. resta localisée aux articulations du tarse :

OBS. — *O. A. T. tarsienne à début pseudo-rhumatismal.* (Personnelle.)

Malade, âgée de 22 ans. Son père est mort de T. pulmonaire. Mère morte d'hémoptysie ; 3 frères morts très jeunes avec des convulsions. Elle-même n'a jamais été malade, quand survint tout à coup sans cause appréciable, dans le poignet du côté droit, le cou-de-pied droit et le tarse correspondant un gonfle-

(1) OUDAILLE. *De l'hydarthrose T.* Th., Paris, 1884.
(2) CHAMORRO. *Hydarthrose tuberculeuse aiguë.*

ment présentant tous les signes de rhumatisme articulaire subaigu pour lequel
elle entre dans un service de médecine, à l'hôpital Necker.

Les douleurs disparurent assez vite au poignet et au cou-de-pied, mais l'articulation médio-tarsienne resta tuméfiée. Au bout de deux mois et demi la
malade passe dans le service du professeur Le Dentu et présente tous les signes
alors bien évidents d'une O. A. T. médio-tarsienne.

En lisant bien des observations anciennes d'O. A. T. on trouve très
souvent notées des douleurs pluri-articulaires et leur localisation terminale dans une articulation où apparaissent alors tous les signes
d'une T. articulaire; ces arthralgies chez des pthisiques faisaient
tout d'abord penser à la phlegmatia alba dolens, à des myalgies, etc.
J'en ai trouvé plusieurs dans la thèse de A. Richet. Au commencement du siècle, beaucoup d'auteurs décrivaient les O. A. T.
rhumatismales (Velpeau, Lisfranc), mais cette dénomination avait
en vue l'étiologie et non la symptomatologie.

Il faut forcément admettre que dans ces cas il se produit une poussée T. dans plusieurs articulations, mais la lésion n'a progressé que
dans une seule région.

Beau (1) et Powel (2) ont étudié le pseudo-rhumatisme T. Pour
celui-ci, le rhumatisme peut exister chez les T. sans qu'à l'autopsie on
trouve des T. articulaires. Mais il y aurait lieu de se demander, étant
données les recherches récentes, si le liquide épanché dans ce cas,
ne serait pas inoculable avec succès et je fais allusion ici aux recherches de M. Tuffier sur certains hydrocèles T.

Le rhumatisme développé dans une articulation peut être le point
de départ d'une O. A. T. quelques temps après. Casaubon a rapporté
un cas intéressant de ce genre. Il s'agit d'un malade ayant eu 12 ans
auparavant un rhumatisme articulaire aigu du genou à la suite duquel
le genou resta raide. Or, deux mois avant d'entrer à l'hôpital, ce genou
devint le siège d'une O. A. T. qui nécessita la résection.

Le bacille peut aussi se localiser dans une articulation qui a été le
siège d'un rhumatisme articulaire blennorrhagique; j'en ai trouvé
quelques observations.

Dans quelques cas le diagnostic clinique sera difficile, même pour
les cliniciens les plus émérites (Trélat) (3).

(1) Beau. Arthralgie chez les T. *J. des connaissances méd.*, 1856, p. 156.

(2) Powel. Th. Paris, 1874.

(3) Trélat. Arthrite rhumatismale fongueuse du coude. *Gazette des hôpit.*,
14 sept. 1880.

5° Forme pseudo-syphilitique ou arthrite syphilitique pseudo-T. — Les hydarthroses de la période secondaire et tertiaire de la syphilis ne ressemblent guère à celles de la T. Mais à la période tertiaire, les gommes articulaires et surtout périarticulaires simulent une O. A. T. M. Lannelongue à l'hôpital, insiste bien souvent dans son enseignement sur cette similitude. Ce qui caractérise l'ostéo-arthrite syphilitique, c'est l'absence de fongosités ou leur faible abondance, les mouvements sont conservés et il y a un gonflement des extrémités articulaires. Le membre présente une augmentation de volume considérable au niveau de l'articulation, ce qui tient aussi à l'atrophie des muscles sus et sous-jacents. Dans la cavité articulaire existe un épanchement n'ayant pas de tendance à la suppuration, l'hypertrophie osseuse est régulière, lisse sans saillie ni rugosités. Les douleurs sont nulles, sauf dans le cas de douleurs ostéocopes.

Une gomme s'ouvrant à la fois dans l'articulation et à la surface de la peau, peut amener une suppuration de l'article ; en voici un cas que nous avons observé et qui a été publié dans la thèse de Gelma.

Obs. — *Pseudo-tumeur blanche syphilitique.* Gelma. Th. Paris, 1891.

« En 1890, dans le service de M. Lannelongue, est entrée une petite fille
« de 8 ans qui, à première vue, présentait les symptômes d'une tumeur blanche
« du coude gauche. Mais un examen attentif a montré qu'il s'agissait d'une
« pseudo-tumeur blanche syphilitique ; l'enfant présentait en effet sur le corps
« de nombreuses lésions qui ne laissaient aucun doute sur le diagnostic (hypé-
« rostoses du fémur, du cubitus, kératite, etc.).

« L'articulation malade présentait à la partie externe une fistule dont les
« bords étaient entourés par des bourgeons charnus, blafards et grisâtres. Il
« s'écoulait par cette fistule un pus peu abondant, peu épais, de coloration gri-
« sâtre, d'odeur très pénétrante, et mélangé à des parcelles osseuses nécrosées.

« L'examen de la fistule avec un stylet montre qu'elle pénétrait jusque dans
« l'articulation. Les mouvements de celle-ci étaient peu limités et surtout peu
« douloureux, et accompagnés de nombreux craquements. »
En somme, il s'agissait là d'une ostéo-arthrite syphilitique suppurée, et la porte d'entrée de la suppuration fut la fistule cutanée.


Comme le rhumatisme, la syphilis peut donc bien simuler une O. A. T. Cela tient à ce que ces trois affections ont bien des points de comparaison. Mais elles ont aussi quelques différences que

M. Bouilly a décrites dans sa thèse (1) et qu'il est facile de résumer de la façon suivante :

La tuberculose attaque surtout l'épiphyse puis la synoviale consécutivement. Le rhumatisme, dans ses formes subaiguës, envahit surtout la synoviale et les tissus périarticulaires qu'il infiltre de produits plastiques d'une évolution tantôt spontanément facile, tantôt rebelle à tout traitement ; dans sa forme chronique, il prend, en outre, les os, les cartilages, et conduit aux déformations de l'arthrite sèche. La syphilis, dans les arthrites subaiguës rhumatoïdes de la période secondaire, attaque la synoviale, les tissus fibreux périarticulaires, ou le périoste des extrémités osseuses. Dans les arthrites tertiaires, elle dépose, au voisinage de la synoviale, des produits gommeux, soit dans le tissu sous-séreux, soit dans le périoste des extrémités osseuses, et leur présence détermine un épanchement intra-articulaire.

6° FORME PSEUDO-SARCOMATEUSE. — En 1891, à Necker, mon excellent maître, le prof. Le Dentu examinant une tuberculose articulaire du genou, à volume énorme, que je venais de lui présenter, interrogea d'abord le malade dans le sens d'une tumeur maligne, mais un instant seulement. C'est qu'en effet, il existe des formes d'O. A. T. hypertrophiantes, et quant aux os, et quant aux fongosités, aussi bien souvent des ostéo-sarcomes ont été pris pour des O. A. T.

Gilette (2) a attiré l'attention sur ces faits bien intéressants, et rappelle que le professeur Duplay (3) indiquait comme signe de diagnostic le peu de tendance que ces arthropathies sarcomateuses ayant comme point de départ soit l'os soit la synoviale, ont à suppurer.

On trouvera dans un rapport de M. Terrier à la Société de chirurgie en 1877 sur un mémoire de Poinsot une série d'observations intéressantes où des ostéo-sarcomes ont été pris pour des O.A.T. Les cas de ce genre ne se comptent plus surtout quand la tumeur maligne présente quelques points abcédés, ce qui est rare il est vrai.

Cependant Gilette, Poinsot et Terrier admettent que dans le cas d'ostéo-sarcome on note une marche rapide et continue, un

_______

(1) BOUILLY. *Comparaison entre les arthropathies rhumatismales syphilitiques et scrofuleuses.* Th. d'agrégation. Paris, 1875.
(2) GILETTE. *Bull. Soc. chir.,* 1876.
(3) DUPLAY. In communication de DURET, *Société anat.,* 1873, p. 753.

gonflement rapide et une tendance de la tumeur sarcomateuse à
repousser les tissus et à les écarter, l'absence de suppuration. l'exas-
pération des douleurs dans la compression du sarcome, l'intégrité ou
plutôt la persistance des mouvements articulaires due à la conservation
des surfaces osseuses et l'absence de position vicieuse du membre
malade. Mais, dit P o i n s o t, aucun des signes donnés comme pouvant
servir à distinguer la tumeur blanche de l'ostéo-sarcome périarticulaire
n'est constant ou certain ; non seulement ils font défaut isolément dans
les différents cas, mais encore ils peuvent manquer dans leur ensemble. Toutefois il pense que l'absence de suppuration à une période
avancée de la maladie et la ponction exploratrice pourront éveiller
l'attention du clinicien. M. T e r r i e r, à ce propos, attira l'attention de
ses collègues sur un élément important du diagnostic laissé dans l'om-
bre jusqu'alors, à savoir l'existence antérieure ou concomitante d'une
lésion viscérale qui peut être rattachée à un sarcome et il en rapporte
plusieurs observations intéressantes.

Depuis ce remarquable travail, bien d'autres observations de sar-
comes osseux et articulaires pris pour des O. A. T. ont été publiées,
et je signale en passant que dans le service du professeur Le D e n t u,
en 1891, un ostéo-sarcome suppuré d'une côte avait été pris par beaucoup d'entre nous pour un simple abcès froid.

La tuberculose d'ailleurs au point de vue macroscopique prend
souvent un aspect charnu et sarcomateux. A propos de l'anatomie
pathologique nous avons rapporté la description que K œ n i g donne
de ce qu'il a appelé le *caries carnosa* de l'épaule. Au milieu de la masse
charnue il a trouvé des granulations T. B u c h a n a m (1) a signalé un
fait analogue pour le coude chez un enfant de 11 ans. Au congrès pour
l'étude de la T. M. C h a n t e m e s s e a rapporté un cas de tumeur mollasse d'apparence sarcomateuse qui fut reconnue pour être T. par
l'inoculation.

Je veux également citer ici un cas de lipome arborescent de l'articulation du genou dont l'observation a été rapportée par M. Le B e c (2).
Si j'ai bien cru lire entre les lignes, cette lésion a dû être prise pour
une O. A. T. Des recherches récentes ont d'ailleurs montré que ces
lipomes articulaires évoluent vers la T. ou sont des T. en voie de
guérison.

(1) BUCHANAM. *Glascow med. Journal*, août 1880.
(2) LE BEC. *France médicale*, novembre 1892.

7° FORME PSEUDO-OSTÉOMYÉLITIQUE. — Cette forme clinique a été étudiée d'une façon remarquable par le professeur Tillaux et M. Lauthier, un de ses élèves (1).

A l'articulation du genou on observe une forme d'ostéo-arthrite chronique liée à l'ostéomyélite et nullement tuberculeuse. Le professeur Tillaux pense que cette affection doit être rattachée à une ostéomyélite chronique des condyles du fémur et du tibia très ancienne remontant à l'enfance ou à l'adolescence qui, pendant de longues années, est restée à l'état latent et évolue de nouveau sous une influence quelconque.

Gosselin avait étudié cette variété d'ostéo-arthrite chonique du genou et l'appelait arthrite sèche mais seulement pour exprimer son ensemble symptomatique, c'est-à-dire absence d'ankylose, absence de suppuration, longue durée et insensibilité.

Dans ces dernières années, Daniel Mollière étudia cette affection sous le nom d'arthrite ulcéreuse en s'efforçant de la séparer de la tumeur blanche, il complète la description de Gosselin. Cette arthrite ulcéreuse débute parfois par des douleurs vives comme la tumeur blanche quoiqu'elle n'ait rien de commun avec la tuberculose. D'autres fois le début est plus insidieux. Le gonflement est très modéré, l'impotence du membre assez grande, son atrophie est peu considérable à l'encontre de ce qui a lieu pour les membres atteints de tumeur blanche. Enfin le genu valgum, les subluxations en arrière sont fréquentes et s'observent de bonne heure. Le pronostic est grave, la guérison très rare. Cette arthrite ne suppure pas ou du moins ne le fait que tardivement et ne se termine jamais par phtisie pulmonaire. Les lésions sont constituées par des ulcérations des cartilages aux points qui supportent les pressions. Les conséquences ultimes sont des douleurs persistantes et des déformations articulaires, les unes amenant les autres et réciproquement. Quand à l'état général il est excellent et c'est un caractère important pour faire le diagnostic avec l'O. A. T.

Un élève de M. Tillaux, Salmon (2), étudia cette maladie d'après cinq cas traités par la résection.

MM. Lannelongue et Comby dans leur mémoire sur l'ostéomyélite

(3) LAUTHIER. *De l'ostéo-arthrite chronique ostéomyélitique*. Th. Paris, 1892.
(1) SALMON. *De l'ostéo-arthrite chronique*. Th. Paris, 1884.

M.                                                                          9

prolongée avaient indiqué ces lésions chroniques, sous forme d'arthrites plastiques conduisant lentement à une ankylose complète.

Au point de vue anatomo-pathologique les lésions sont les suivantes et ont été surtout décrites d'après les pièces enlevées par la résection. La synoviale est peu altérée, elle est vasculaire mais ne présente pas de fongosités. Entre les surfaces articulaires on trouve des tractus fibreux, les cartilages sont ulcérés, vascularisés, les extrémités articulaires sont hyperostosées et c'est là le signe qui fait croire à l'O. A. T. Au centre, le tissu osseux présente des traces d'ostéite raréfiante avec du pus ou des séquestres minuscules. Quelquefois il existe une subluxation du tibia en arrière comme dans les O. A. T. et résulte de la même cause.

L'évolution clinique est bien simple, c'est celle de l'ostéo-arthrite chronique, *mais ce qui la caractérise, c'est une douleur telle, que le malade réclame souvent de lui-même l'amputation du membre.* En recherchant les antécédents pour faire le diagnostic on trouve presque toujours parmi les commémoratifs, une poussée ostéomyé-lique suppurée ou non et remontant à l'adolescence. Enfin l'absence de fongosités synoviales facilitera le diagnostic. Dans quelques cas d'ostéomyélite prolongée, le diagnostic sera bien difficile Trélat (1). Potherat, Société Anat., 1888.

8º Forme pseudo-hémarthrosique ou hémarthrose pseudo-tuberculeuse. — J'ai ici en vue certaines hémarthroses décrites récemment par König et dont je n'ai pas trouvé d'observation analogue dans la littérature médicale.

On observe chez les sujets hémophiles des arthropathies particu-lières simulant souvent à s'y méprendre une arthrite tuberculeuse, mais qui sont la conséquence d'un épanchement de sang dans l'ar-ticulation. Le diagnostic différentiel de ces arthropathies d'avec les arthrites tuberculeuses ou tumeurs blanches a la plus grande impor-tance pratique, même pour le médecin qui envoie si souvent au chirurgien des malades chez lesquels une intervention opératoire lui paraît indiquée. En effet, une erreur sur la vraie nature de l'affection peut dans ces cas coûter la vie au malade.

Et pourtant cette erreur est très facile, puisqu'elle a été commise chez deux malades dans le courant de la même année par un cli-

_______________

(1) Trélat. Tuberculose des os et ostéomyélite. *Gaz. des hôpitaux*, 24 mai 1887.

nicien allemand des plus distingués, Franz König lui-même. Ces malades, hémophiles tous deux, succombèrent à des hémorrhagies incoercibles quelques jours après une simple incision de l'articulation du genou. König avait voulu les opérer croyant avoir affaire à une arthrite tuberculeuse ; il ne reconnut son erreur qu'après avoir ouvert l'articulation ; il se borna alors à un simple drainage de la jointure, mais les deux malades furent, ainsi que nous l'avons déjà dit, emportés par une hémorrhagie que rien ne put arrêter (?).

Ces deux cas malheureux portèrent König à entreprendre, sur le diagnostic et le traitement des arthropathies hémophiliques, une étude spéciale dont voici le résumé succinct :

La pathogénie des arthropathies hémophiliques se réduit à ces deux facteurs : hémorrhagies intra-articulaires à répétition et irritation motrice de la jointure, le malade continuant à se servir de l'articulation dans laquelle le sang s'est épanché.

Les arthropathies hémophiliques présentent un aspect très variable suivant qu'elles sont récentes ou anciennes. On peut leur distinguer trois périodes :

La première est celle de l'épanchement sanguin primitif articulaire. L'affection présente alors le tableau clinique d'une hémarthrose se produisant brusquement, mais spontanément, *en l'absence de tout traumatisme*. Le malade continue à se servir de l'articulation atteinte, *qui n'est pas douloureuse*. Outre les commémoratifs, qui montrent que le malade est un hémophile ou appartient à une famille d'hémophiles, le diagnostic de l'affection est souvent facilité par la présence d'ecchymoses sous-cutanées au pourtour de l'articulation malade, et par l'apparition, quelques jours plus tard, de taches verdâtres sur la peau des régions plus ou moins éloignées de cette articulation. Le diagnostic de l'hémarthrose hémophilique est d'autant plus important que, dans la majorité des cas, c'est le médecin et non pas le chirurgien qui voit le malade à cette époque de l'affection. C'est donc le premier qui souvent devra renseigner le second sur la véritable nature de la maladie que le chirurgien sera appelé à constater à une période plus tardive.

Le premier épanchement de sang dans l'articulation peut se résorber complètement : l'hémarthrose peut guérir. Mais si cette résorption n'a pas lieu, le sang qui reste dans la jointure agit comme

un irritant, de nouvelles hémorrhagies se produisent et on voit s'établir alors une forme particulière d'inflammation, une *panarthrite*,
simulant une arthrite tuberculeuse fongueuse. Le diagnostic, à
cette seconde période, sera souvent fort difficile. On pourra, néanmoins, l'établir sur l'existence de quelques-uns des signes suivants : âge peu avancé et pâleur particulière du malade ; présence
dans d'autres articulations de lésions. plus anciennes ayant déjà
amené des contractures ; apparition, au cours de l'observation,
d'épanchements articulaires spontanés (hémarthroses) ; antécédents
hémophiliques. Le diagnostic devient presque certain si l'on apprend
(du malade ou du médecin qui l'a vu antérieurement) que l'affection a
débuté brusquement, que l'articulation n'a pas été douloureuse au
début et que l'aggravation est survenue lentement, par poussées.

A la seconde période en succède une troisième qui est celle des
contractures, des ankyloses et des déformations articulaires. Pour
faire le diagnostic de l'affection à cette période d'avec l'arthrite tuberculeuse, on se guidera, d'une part, sur les commémoratifs, et d'autre
part, sur l'absence de ces fistules et de ces abcès si fréquents dans
l'arthrite tuberculeuse et qu'on n'observe jamais dans les arthropathies hémophiliques.

*En présence d'une arthropathie hémophilique, il faudra s'abs-
tenir de toute intervention opératoire*, exception faite de la simple
ponction de l'articulation, qui est parfois indiquée. Telle est la règle
thérapeutique fondamentale de laquelle on ne devra jamais se dé-
partir, d'après König. Dans le traitement d'une hémarthrose hémophilique récente, la première chose à faire est d'insister énergiquement,
malgré les protestations du malade, sur le repos de l'articulation
atteinte : le malade ne devra pas marcher s'il s'agit de son membre
inférieur ; il s'abstiendra de tout travail manuel si c'est le membre
supérieur qui est pris. On soumettra, en outre, l'articulation atteinte
à une compression modérée.

A la seconde période, celle de la panarthrite, lorsque le sang
épanché dans l'articulation ne se résorbe pas et que, par suite de
l'état inflammatoire, les parties sont douloureuses, on pourra pratiquer
avec avantage la ponction de l'articulation, suivie de lavages phéniqués.
König a employé ce traitement chez trois malades : chez deux d'entre eux il obtint une guérison complète ; le troisième fut très amélioré.

A la troisième période, on tâchera, autant que possible, de corriger les attitudes vicieuses au moyen d'appareils appropriés.

9° FORMES HYDATIFORMES. — Les hydatides des os et des articulations sont assez rares. Quand le siège des cavité parasitaires est épiphysaire et que la suppuration lente et chronique gagne l'articulation, l'affection offre tous les caractères d'une O. A. T. Aussi M. Gangolphe (1) dit que c'est presque toujours avec l'O. A. T. que les kystes hydatiques osseux péri-articulaires ont été confondus et il cite le nom des auteurs qui ont commis cette erreur inévitable et bien pardonnable.

Nous allons rapporter plus loin une observation de T. a évolution lente de notre excellent élève, ami et collègue M. Dufour. A première vue de la pièce. des histologistes compétents ont pensé à des kystes hydatiques, mais les parois des cavernes osseuses contenaient des cellules géantes et de plus le malade était mort d'une poussée de T. pleuro-pulmonaire. C'est cette pièce remarquable qui est figurée planche n° 1.

J'en ai fini avec les différentes formes cliniques de O. A.T., voyons maintenant les variétés.

Au point de vue de la *marche* il serait banal d'insister sur les variétés aiguës, subaiguës et chroniques, qui dépendent et des formes anatomopathologiques et des formes microbiennes.

Cette marche est quelquefois très rapide. On pourrait décrire une *variété galopante* par analogie avec ce qui a été décrit au testicule par exemple par notre excellent maître le professeur Duplay. Je dirai quelques mots d'une *variété dérivative* quelquefois *alternante* assez intéressante à signaler. Il s'agit dans cette forme d'une O. A. T. qui se développe dans le cours d'une T. pulmonaire. Dès que cette lésion articulaire apparaît, la lésion des poumons disparaît ou du moins ne donne plus lieu à aucuns symptômes et la lésion locale évolue pour son propre compte ayant pour ainsi dire dérivé vers elle la lésion initiale. Favel (2) a signalé un cas de ce genre. J'ai noté aussi une observation analogue dont voici les principales phases : Enfant âgé de 15 ans. En mars 1891, lésions pulmonaires caractérisées par des craquements, induration des sommets, toux, amaigrissement. En

(1) GANGOLPHE. *Des kystes hydatiques des os.* Thèse d'agrég., 1886.
(2) FAVEL. Tuberculose osseuse dérivative, *Gazette des hôpitaux,* 15 janvier 1887.

août, adénite cervicale de la région sterno-mastoïdienne venant suppurer dans le creux sus-claviculaire. En septembre, ostéite T. de la branche horizontale du pubis à sa face interne, O. A. T. du genou gauche, ostéo-tuberculose de la face interne du tibia droit. A ce moment l'état de la malade est jugé désespéré, mais la lésion articulaire du genou évolue assez vite tandis que les autres lésions T., celle du poumon surtout, disparaissent. En mars 1892, je vois la malade et je traite le genou par la méthode sclérogène combinée à l'arthrectomie. Actuellement la lésion du genou peut être considérée comme guérie.

Cette alternance entre la lésion locale T. et la T. pulmonaire a attiré l'attention de bien des pathologistes. Beaucoup sont tombés d'accord pour dire que la T. locale est rarement locale, car concurremment avec elle existe une T. pulmonaire latente qui ne se décèle apparemment que lorsque les lésions locales sont avancées dans leur évolution (Quinquaud (1), Ch. Nélaton (2). Mais la lésion pulmonaire et la T. externe sont souvent du même âge et évoluent simultanément, toutes deux marchent d'abord de pair avec une extrême lenteur, seule à ce moment la localisation la plus visible attire l'attention.

Mais il n'en est pas toujours ainsi, et dans quelques cas une des localisations T. évolue apparemment pendant que les autres restent absolument latentes. Cela nous montre une fois de plus que tous les cas d'infection T. ne sont pas comparables ; il y a des formes microbiennes bénignes et des formes malignes ; c'est peut-être se contenter de mots dans l'état actuel de la science, mais enfin c'est la constatation d'un fait bien établi par la clinique.

Bien des causes peuvent modifier la marche de l'infection bacillaire. La grossesse, dans quelques observations rapportées par Dubois (3), fait réapparaître des lésions T. et les aggrave souvent. Iresco (4) rapporte des observations où la suppuration est apparue après l'accouchement dans un cas d'O. A.T. jusque-là non suppurée. C'est là, au point de vue de l'origine de la suppuration, un fait bien intéressant.

(1) QUINQUAUD. *Loc. cit.*
(2) CH. NÉLATON. *Loc. cit.*
(1) DUBOIS. *Marche des aff. articulaires pendant la grossesse.* Th. Paris, 1879.
(2) IRESCO. *Infl. de la grossesse et de l'accouch. sur les O. A. T.* Th. Paris, 1883.

Nony (1) a rapporté des observations montrant le retour de l'inflammation à la suite d'un état général grave dans les lésions ostéo-articulaires anciennes T. Chez les cancéreux la marche d'une O. A. T. est plus rapide. Polosson en a rapporté un cas très probant dans la thèse de Casaubon.

Au point de vue de la *durée*, deux faits intéressants me paraissent importants à étudier, ce sont : 1° les trèves que peuvent présenter les lésions T. articulaires chez l'enfant ; 2° la variété à évolution très lente de l'O. A. T. dont nous rapporterons une remarquable observation de notre ami M. Dufour.

Au point de vue des trèves de l'infection bacillaire articulaire et de la durée de la non récidive, j'ai voulu me rendre compte de l'état actuel d'un grand nombre d'enfants soignés à l'hôpital Trousseau pour des O. A. T. avec ou sans opération sanglante.

Je n'ai pu retrouver que 17 malades traités en 1888 par des grattages articulaires ; or je note aujourd'hui (février 1893) 14 guérisons définitives, 3 états stationnaires (fistule persistante).

Sur 9 malades traités en 1889, les seuls que j'ai pu retrouver, je constate sept guérisons actuellement définitives, une récidive et une mort, deux ans après l'opération, par aggravation de la lésion.

Sur 10 malades traités en 1890, je note 8 guérisons complètes après curettage articulaire et 2 états stationnaires, c'est-à-dire encore fistuleux.

Ces recherches nous montrent que pour une période de 4 et 5 ans la guérison définitivs est assez fréquente pour une T. locale.

Mais ce ne sont là que des trèves d'une courte durée et qui ne sont pas des preuves d'une guérison durable, car le professeur Verneuil et notre collègue M. Thiéry (1) ont beaucoup insisté sur la guérison seulement apparente des T. locales avec ou sans opération.

Sur 98 malades atteints de T. chirurgicale et qu'il a pu suivre M. Thiéry a noté :

Guérisons ........................ 24

Améliorations ................... 11

Etat stationnaire ............... 11

(1) Nony. Th. Paris, 1874.
(2) *Études sur la T.*, 1890, p. 180. Pronostic éloigné des tuberculoses locales.

Aggravation locale.............. 2

Récidive locale.................. 28

Récidive à distance.............. 14

Mort du T. pulmonaire.......... 8

A quoi attribuer ces différences dans les résultats si ce n'est à ce fait qu'il existe à traitement égal et à siège égal des formes bénignes et des formes malignes de T. sous la dépendance du degré de virulence du bacille et du degré de résistance des différents organismes individuels.

Étudiées au point de vue de leur *durée* les O. A. T. sont les unes très rapides dans leur évolution, c'est la phtisie galopante des articulations ; les autres ont une durée assez longue, présentant des temps d'arrêt, ces cas sont les plus fréquents. Trélat dans ses leçons sur la T. chirurgicale insistait beaucoup sur ces temps d'arrêt plus ou moins longs. Mais il est des *variétés à très longue durée* qui sont assez rares. Bœckel (1) a rapporté une observation dans laquelle la coxalgie dura 47 ans, car le malade avait eu une coxalgie à 3 ans, une O. A. T. du genou à 9 ans et, sous l'influence d'une chute, suppuration de la coxalgie à l'âge de 50 ans; cette coxalgie avait.toute la vie donné lieu à des douleurs.

Bauchet (2) rapporte une bien belle observation de Forget, dans laquelle la lésion présente une très longue durée ; la voici résumée :

Obs. — Le malade pendant 25 ans présenta un genou douloureux subissant souvent des poussées d'hydarthrose. Il y a deux ans apparut un kyste extra-articulaire à grains riziformes. On l'incisa mais la suppuration s'établit dans l'articulation et l'amputation fut nécessaire. A l'autopsie de la pièce on trouva une vaste excavation dans la tête du tibia. Cette caverne T. contenait des matières caséeuses qui siégeaient et dans l'articulation et dans le creux poplité. Dans le condyle interne du fémur se trouvait un foyer T. rempli de matières caséeuses.

Voici une bien belle observation d'O. A. T. à évolution très lente qui a été présentée à la Société anatomique par notre collègue et ami M. Dufour, et dont la pièce est représentée à la fin de notre travail.

Obs. — A l'âge de 8 ans, le malade a été pris d'une douleur brusque dans le genou droit. Les phénomènes douloureux persistèrent malgré un séjour de l'enfant au bord de la mer.

(1) *Archives de physiologie*, 1870.
(2) Bauchet. Thèse agrégation, 1837.

Les symptômes aigus s'amendèrent pour réapparaître 8 ans après, à l'âge de 16 ans, à la suite d'une variole. Le malade entre alors à l'Hôtel-Dieu dans le service de Laugier qui propose l'amputation. Déjà à ce moment la jambe était en demi-flexion sur la cuisse, le pied en rotation en dehors, l'articulation ankylosée. Le malade refuse l'opération.

De 17 à 33 ans, l'affection reste stationnaire. De 33 à 47 ans, le malade est souvent obligé de garder le repos au lit.

A 47 ans, nouvelle poussée aiguë au niveau du genou et depuis apparurent une série de crises dans l'intervalle desquelles le malade marchait assez facilement. A 55 ans, c'est-à-dire en avril 1892, on est obligé de placer en permanence un coussin sous le genou pour le soutenir et éviter les douleurs, et le malade vient mourir dans le service de M. Desnos, d'asystolie et d'une poussée de granulie pleuro-pulmonaire.

J'ai disséqué la pièce avec mon collègue D u f o u r, et en voici la description :

*Autopsie.* — La jambe est en demi-flexion, ce qui détermine un raccourcissement de 3 centim. Le pied a subi une rotation externe ainsi que toute la jambe. L'articulation est augmentée de volume, les condyles sont épaissis, le tibia est subluxé sur le fémur qui seul forme en avant l'angle fémoro-tibial. La rotule est immobilisée au devant du condyle externe. Le péroné fortement rejeté en arrière semble, par sa position et sa direction, devoir supporter le poids du corps dans la station debout. Les mouvements de flexion et d'extension sont supprimés. Il n'y en a pas non plus dans le sens transversal.

La peau très mobile, sans trace de fistule ni abcès, n'adhérait nullement aux tissus sous-jacents. Le tissu cellulaire sous-cutané est très épaissi, très œdématié. Une fois enlevé on tombe, en avant du fémur, sur une membrane fibreuse résistante formée par la fusion intime de l'aponévrose de la cuisse et du tendon rotulien. Au-dessous de celle-ci, la bourse séreuse sous-tricipitale est remplacée par une masse de tissu jaunâtre, lardacé, stratifié, sorte de dégénérescence fibro-adipeuse. Son épaisseur est de 3 centim. au-devant du fémur, il n'en n'existe pas en avant de l'extrémité supérieure du tibia.

Le creux poplité est déformé, rempli par du tissu fibro-adipeux très abondant. Les vaisseaux sont rejetés en dedans, légèrement tendus, solidement réunis entre eux ; un gros ganglion non caséeux de 3 centim. de hauteur les recouvre. La paroi de ces vaisseaux ne paraît pas altérée.

La rotule subluxée sur la face antéro-externe du condyle externe est recouverte par l'aponévrose très épaissie ; on trouve des traces des bourses séreuses prérotuliennes. La rotule est augmentée de volume dans tous ses diamètres. Elle est complètement immobilisée et soudée au condyle externe. Elle ne présente aucun point de contact avec le tibia. Il n'existe plus que des traces de ligament rotulien.

Sur une coupe antéro-postérieure de la pièce, on voit que la portion centrale épiphysaire et juxta-épiphysaire du fémur et du tibia sont creusées de cavités contenant des débris caséeux et tapissées par une membrane enkystante d'un demi-millimètre d'épaisseur et qui se détache facilement de l'os. Le contenu de ces cavernes ne se laisse pas écraser facilement et contient de petits séquestres parcellaires. La caverne supérieure du tibia présente dans sa partie postérieure une masse de tissu osseux grisâtre adhérente à la paroi qui était destinée à former un séquestre assez volumineux.

Le tissu compact périphérique autour de ces cavernes est intact, sauf au niveau de la diaphyse fémorale à la surface externe de laquelle on trouve un petit pertuis sous-périosté. Le tissu compact du fémur et du tibia est très épaissi.

. Comme dans toutes les O. A.T. du genou à longue évolution, le tibia est un peu subluxé en arrière, et a subi une rotation en dehors L'extrémité postérieure du condyle fémoral est en rapport avec la moitié antérieure du plateau tibial.

Par suite, le fémur déborde notablement le plateau tibial en avant, tandis que le tibia déborde les condyles en arrière. Les condyles fémoraux sont aplatis, comme usés, leur surface est horizontale et présente en arrière une sorte d'éperon se prolongeant dans le creux poplité.

Entre les deux os se trouve des tissus moitié fongueux, moitié fibro-adipeux. Il n'y a plus aucune trace de synoviale, les ligaments croisés subsistent en partie seulement.

L'extrémité supérieure du péroné est très volumineuse ; son tissu compact est augmenté d'épaisseur, le tissu médullaire paraît altéré.

L'examen histologique a montré à M. Dufour l'existence de cellules géantes dans la membrane recouvrant les parois des cavernes osseuses.


Cette observation nous montre un beau type d'O. A. T. à évolution très lente, car on ne peut guère admettre qu'il y ait eu plusieurs guérisons successives et plusieurs réinfections locales, c'est-à-dire une sorte d'O. A. T. à *répétition*.

Mais ces différentes variétés d'O. A. T. à courte ou à longue évolution sont certainement sous la dépendance des formes microbiennes. En général, dans les variétés à longue durée, ce qui est caractéristique le plus souvent c'est qu'il n'y a pas de tendance a la suppuration. L'observation précédente en est un bel exemple.

Au point de vue de la *terminaison* il faut admettre trois variétés :

1° *Variété évoluant vers la guérison,* chez les sujets dont l'état général est bon et qui paraissent être infectés comme accidentellement ; 2° *variété stationnaire,* dans laquelle la suppuration ne se produit pas, mais la guérison ne survient pas non plus. Quand la suppuration se produit la fistule persiste des années, elle donne passage à un liquide séro-purulent, grumeleux, peu abondant. — La lésion qui entretient cette fistule est un séquestre ou une cavité, la masse morbide s'élimine par un point et s'étend par un autre ; 3° *va-riété à évolution progressive et rapide*. Ici la fonte caséeuse aboutit à la formation de foyers de plus en plus volumineux qui donnent lieu à ces fistules multiples périarticulaires, de vraies pommes d'arrosoir. La lésion progresse et s'étend sur place et le malade, s'il n'est pas emporté par la généralisation viscérale du mal, finit par s'émacier, se cachectiser et succomber dans l'hecticité. Cela tient à ce que les produits T. n'étant pas éliminés, contagionnent successivement les tissus qui les entourent et perpétuent la maladie.

Comme pour la marche, comme pour la durée, les variétés qui se déduisent des différentes terminaisons dépendent et des formes anato-mo-pathologiques et des formes microbiennes.

Au point de vue des *complications* les variétés d'O. A. T. qui se généralisent sont également sous la dépendance des formes micro-biennes.

Au point de vue du *pronostic*, j'ai, plus haut, à propos des formes microbiennes, insisté avec le professeur Lannelongue sur la néces-sité de distinguer les O. A. T. en: 1° non suppurées et non ouvertes ; 2° suppurées et non ouvertes ; 3° suppurées et ouvertes ; et ces va-riétés sont absolument sous la dépendance des formes anatomo-patho-logiques et microbiennes.

# TROISIÈME PARTIE

## DU TRAITEMENT DES O. A. T. PAR LA MÉTHODE SCLÉROGÈNE

### SOMMAIRE

*Historique.* — Des injections médicamenteuses interstitielles dans les O. A. T. Des injections de ZnCl périphériques. Lannelongue, Achard, Coudray, Dubois, etc.

*Technique générale.* — Expériences et résultats expérimentaux chez les animaux. Expériences personnelles.

*Indications.* — Toutes les différentes formes anatomo-pathologiques des O. A. T. doivent être traitées par la méthode sclérogène. Combinaison avec l'arthrectomie précoce et répétée.

*Contre-indications.* — Ce sont les cas jugés amputables.

*Manuel opératoire.* — Technique pour les principales articulations.

*Soins consécutifs.* — Pansement. Immobilisation. Compression. Électrisation, massage. Nouvelle séance d'injection et de curettage si c'est nécessaire. Accidents immédiats faciles à éviter ou à traiter.

*Résultats immédiats.* — Diminution des douleurs articulaires. Disparition des fongosités.

*Résultats éloignés.* — Des récidives et des fausses récidives ou abcès tardifs. Du retour complet des mouvements dans nombre de cas. Statistique.


## § 1. — **Historique.**

L'usage des *injections médicamenteuses interstitielles* pour le traitement des O. A. T. est de date relativement récente, puisque avant l'année 1863 (1) on ne trouve, dans la littérature médicale, aucune observation dans laquelle ce procédé a été employé.

C'est à un chirurgien français, Luton, de Reims, que revient l'honneur d'avoir le premier mis en pratique ce nouveau mode de traitement. Il intitulait son procédé, *injections interstitielles irrita-*

(1) Luton. Injection parenchymateuse. *Comptes rendus à l'Académie des sciences,* 20 sept. 1863.

*tives*, et voici ce qu'il dit à leur sujet, dans son Traité des injections sous-cutanées (1) à l'article des périostites périarticulaires :

« De deux formes principales de tumeurs blanches, l'une osseuse,
« l'autre d'origine synoviale, nous ne retiendrons que la première.
« Celle-ci, en effet, consistant en ostéites ou périostites plus ou
« moins localisées, se prête à merveille à la pratique des injections
« sous-cutanée substitutives, de même que ces affections, existant
« dans la continuité des os. Le point lui-même sur lequel il faut agir,
« est indiqué par la fixité de la douleur, sinon par le gonflement de
« l'os et par un excès de calorique local. La méthode trouve à
« s'exercer ici avec des avantages marqués, cela n'est pas douteux,
« malgré le petit nombre de faits que nous possédons et que nous
« allons rapporter sans plus d'explications. »

Luton ajoute les observations de six tumeurs blanches, traitées par des injections soit de teinture d'iode, soit de nitrate d'argent en solution au 1/50ᵉ, au 1/10ᵉ et même au 1/5ᵉ dont il injectait de cinq à vingt gouttes à la fois. Sur ces six observations, nous en relevons une d'ostéo-arthrite du cou-de-pied, qui fut guérie dans une année environ.

Il fut suivi dans cette voie, par Hueter, qui, dans son traité des maladies des jointures, préconise les injections de solutions phéniquées, et déclare hautement que c'est là le remède souverain. Il se servait de solutions à 2 et 3 0/0, suivant le degré de gravité des arthrites, et il injectait de 1 à 2 grammes, dans les fongosités, dans les articulations, et même dans les tissus voisins de la synoviale, lorsque ceux-ci lui paraissaient atteints.

En 1867, Dumenil, de Rouen, emploie le perchlorure de fer en injections ; mais les résultats qu'il obtient ne sont pas satisfaisants.

Deux ans après, en 1869, M. Lefort réussit mieux avec un nouvel agent le sulfate de zinc au 1/10ᵉ additionné de son volume d'alcool pur. Le but que se proposait M. Lefort comme ses prédécesseurs, était de faire contracter les fongosités en produisant une inflammation plastique.

Ce fut ensuite l'iodoforme que l'on employa. Mikulicz, le premier, dans une communication faite en 1881, publie plusieurs cas de tumeurs blanches traitées et guéries par lui, au moyen de l'iodoforme.

(1) Luton. *Traité des injections sous-cutanées.*

Les partisans de ce traitement, furent assez rares en France ; cependant en 1882, notre maître, M. Marc Sée, rapporte à la Société de chirurgie un cas de guérison d'arthrite fongueuse du genou, traitée par les injections d'éther iodoformé. Ces injections furent toutes intraarticulaires.

En 1885, M. le professeur Verneuil, communiqua les excellents résultats qu'il avait obtenus par l'emploi des injections interstitielles d'éther iodoformé, et son élève Verchère publia un mémoire dans lequel de nombreuses observations venaient confirmer les idées de son maître.

En 1887, Grynfel (1) de Montpellier présenta aussi un cas de guérison dû aux injections intra-articulaires d'éther iodoformé, et le docteur Gibert, du Havre, fait l'éloge des injections interstitielles antiseptiques.

L'année suivante, paraît un travail sur les injections interstitielles et intra-articulaires du docteur Dupin (2), de Toulouse, et deux ans après le docteur Mesnard, de Bordeaux, rapporte à la Société d'anatomie et de physiologie un cas de guérison dû aux injections d'éther iodoformé et à l'ignipuncture combinées.

En 1890, Blaizot (3) fait également l'éloge de ces injections et Marty (4) dans sa thèse de 1891 réunit les différents faits publiés avant son travail, et ajoute quelques observations personnelles, en faveur du traitement des ostéo-arthrites tuberculeuses par les injections intra et extra-articulaires d'éther iodoformé.

Pendant ce temps, les injections médicamenteuses sont employées en Allemagne, où elles jouissent d'une réelle faveur. La plupart des chirurgiens, qui utilisent cette méthode emploient l'iodoforme, que chacun incorpore à un véhicule différent. Presque toutes les injections sont faites dans l'intérieur des articulations, dans le but de faire disparaître les bacilles spécifiques.

Trendelenburg a employé l'huile iodoformée dans 135 cas. Wendelstadt (5) également. Dans le travail que ce dernier auteur

(1) *Gazette hebdomadaire des sciences médicales*, Montpellier, 25 juin 1887.

(2) Dupin. Contribution à l'étude du traitement des tumeurs blanches par l'éther iodoformé. *Gazette des hôpitaux de Toulouse*, 1888.

(3) Blaizot. Thèse de Paris, 1890.

(4) Marty. Thèse, Bordeaux, 1891.

(5) *Centralblatt für Chirurgie*, 1889.

publie le 21 septembre 1889, il donne les résultats suivants obtenus par lui : sur 85 cas, 36 guérisons, 37 améliorations et 12 insuccès.

Ces deux auteurs remplacent l'éther par l'huile stérilisée, à cause de la douleur produite par le premier liquide, après son introduction dans les tissus.

Bruns (1), de même que les chirurgiens précédents, fait usage de l'huile iodoformée, et vante hautement les bienfaits de cet agent, au IX<sup>e</sup> congrès de chirurgie allemand.

Krause (2), afin d'éviter l'absorption de l'iodoforme facilement soluble dans l'huile et la glycérine employées par Bilroth, substitue à ces derniers liquides l'eau simple. Dans son mémoire lu le 10 avril 1890, il faut remarquer que 62 cas traités par les injections intra-articulaires, ne lui ont donné que trois insuccès, parmi lesquels, une arthrite du cou-de-pied, qui nécessita l'amputation.

Enfin, pour terminer cette énumération un peu aride, nous ne ferons que mentionner les injections de phosphate acide de calcium, préconisées par Kölischer, dans le but de déterminer la calcification des produits tuberculeux ; les injections de baume du Pérou de Landerer (le baume du Pérou avait déjà été employé par Sayre en 1854, dans le pansement externe des arthrites tuberculeuses suppurées) ; les injections de phosphate de chaux de Dittel. Les injections sous-cutanées de phosphate de cuivre de M. E. Luton (3) celles d'acide sulfurique (Pollock et Haward), et en dernier lieu les injections de naphtol camphré. Celles-ci ont donné de bons résultats à M. Périer, et ont fait le sujet de thèse d'un de ses élèves, M. Reboul (4). Les avantages du naphtol camphré seraient, d'après ce dernier auteur, sa grande puissance antiseptique, relativement à sa faible toxicité.

Ainsi, comme nous venons de le voir par cet exposé, tous les auteurs que nous avons cités, font pénétrer le liquide modificateur qu'ils emploient, dans l'articulation même, ou tout au moins autour de l'articulation, dans les parties dégénérées, afin de transformer les fongosités en tissus denses et fibreux (5). Ce but, ils l'atteignent dans les cas

(1) *Archiv für klin. Chirurgie*, 1889.
(2) *Berlin. klin. Wochenschrift*, 1889.
(3) E. Luton. *Revue des maladies de l'enfance*, 1892.
(4) Reboul. Thèse, Paris, 1890.
(5) Martel. *Traitement des O. A. T. par le ZnCl*, thèse Paris, 1887.

favorables, soit en déterminant une inflammation substitutive, soit en détruisant le bacille T.

Tel était l'état de la question lorsque M. L a n n e l o n g u e eut à traiter à l'hôpital Trousseau un cas d'hypertrophie congénitale énorme de l'avant-bras et de la main, chez un enfant de quelques mois, et il eut recours à des injections profondes de ZnCl. Il n'y eut pas d'accidents et en rendant les solutions plus concentrées il arriva en quelques mois à réduire presque de moitié le volume du membre. Le tissu mou et abreuvé de sucs de ce lymphangiome avait été transformé en tissu dur et comme fibreux. M. L a n n e l o n g u e remarqua durant le traitement que l'action du médicament ne s'exerçait pas seulement au lieu d'application mais qu'il y avait des effets s'irradiant à une certaine distance. A partir de ce moment, il conçut le plan d'une nouvelle méthode qu'on pouvait, à l'aide de ce médicament ou d'agents similaires, appliquer aux tissus altérés T. ou autres.

Ce fut le 7 juillet 1891 que le chirurgien de l'hôpital Trousseau, lût à l'Académie de médecine un mémoire intitulé : *Méthode de transformation prompte des produits tuberculeux des articulations, et de certaines autres parties du corps humain.* Ce mémoire qui contenait les différentes expériences sur lesquelles reposait la nouvelle méthode, et la technique de celle-ci, se terminait par l'exposé de 22 observations de malades traités par les injections de chlorure de zinc.

Nous y relevons 8 ostéo-arthrites tuberculeuses du genou, 3 arthrites du cou-de pied, 1 arthrite du coude, deux plaques fongueuses du thorax avec lésions probables des côtes ; un sujet atteint de deux spina-ventosa ; 3 malades atteints d'adénites tuberculeuses cervicales multiples, 2 tuberculoses pulmonaires. A part ces deux derniers sujets dont le début du traitement était récent, tous les autres étaient très améliorés sinon guéris, au moment de la publication du mémoire.

Le 21 juillet, M. L a n n e l o n g u e reprit la parole à l'Académie de médecine pour établir et soutenir l'originalité de sa méthode qu'il différencia nettement des nombreuses injections médicamenteuses pratiquées jusque là, dans le traitement des ostéo-arthrites tuberculeuses.

Enfin, le 27 juillet (1), devant un nombreux auditoire réuni à l'oc-

(1) *Bulletin médical,* 29 juillet 1891.

casion du Congrès de la tuberculose, M. Lannelongue présenta les différents malades qui avaient été traités par lui, et dont il avait publié les observations dans sa première communication. Il revint sur la technique des injections, qu'il développa plus longuement.

A la même époque un de ses élèves, M. le docteur Coudray rapporta neuf observations nouvelles, qui vinrent confirmer en tous points les résultats obtenus par M. Lannelongue. Il ajouta la technique des injections de chlorure de zinc dans les cas de mal de Pott lombaire.

En septembre 1891 au congrés de Marseille, le même auteur rapporte 16 observations nouvelles, dont plusieurs relatives à la coxo-tuberculose et une à la T. testiculo-épididymaire.

Le 23 décembre 1891, M. Lannelongue présenta à la Société de chirurgie deux cas de tumeurs blanches suppurées : une du poignet, une autre du genou, guéries toutes les deux par les injections de chlorure de zinc, et il donna une nouvelle application de la méthode, au traitement des luxations congénitales de la hanche, appuyée par une observation absolument probante.

Pendant ce temps la méthode est expérimentée à l'étranger, et au mois de février 1892 paraît un mémoire de M. Bardescu (1) de Bucharest, dans lequel celui-ci reconnaît les heureux résultats que lui ont donnés les injections de chlorure de zinc dans plusieurs cas d'ostéo-arthrites tuberculeuses. Il conclut en disant que la méthode sclérogène peut rendre des services dans tous les cas de tuberculoses chirurgicales, mais qu'il est à souhaiter toutefois, que de nouvelles observations viennent préciser encore les indications et contre-indications.

Il nous faut ensuite arriver au Congrès de chirurgie de 1892 pour trouver de nouvelles communications, au sujet de la méthode sclérogène. M. Lannelongue (2) revient sur plusieurs points de détail, dans la pratique des injections de chlorure de zinc; il présente de nouveaux malades, et communique la statistique des résultats obtenus depuis un an.

Au même congrès, M. Dubois (Cambrai) rapporta trois cas d'O. A. T. du genou traités avec succès par la méthode sclérogène.

(1) BARDESCU. Spitahul, 12 février 1892.
(2) *Bulletin médical*, 20 avril 1892.

M. Coudray rapporte aussi 60 observations de tuberculoses externes diverses traitées par le chlorure de zinc, dont il n'a qu'à se louer, tant au point de vue du nombre de guérisons obtenues par sclérose sans interventions chirurgicales, qu'au point de vue des guérisons obtenues après des opérations de minime importance, qui ont été faites dans les autres cas.

M. Iscovesco (1) de Paris, communique le même jour les observations de cinq malades qu'il a soignés : une ostéo-arthrite du cou-de-pied suppurée et ouverte, une tuberculose du poignet et de la malléole externe et trois coxalgies : Tous sont complètement guéris sauf un des trois coxalgiques qui, lui, est notablement amélioré et en voie de guérison. M. Ménard (2) dit enfin avoir eu un succès complet dans l'application de la méthode sclérogène au traitement d'une pseudarthrose de la jambe.

Plus récemment MM. Charvot (3) et Reynier (4) présentent chacun un malade, à la Société de chirurgie ; le premier offrant une ostéo-arthrite tuberculeuse du genou droit fortement améliorée par les injections de chlorure de zinc, alors qu'une série d'injections iodoformées étaient restées inactives. Le second malade était également porteur d'une ostéo-arthrite tuberculeuse d'un genou et chez lui 42 injections de chlorure de zinc pratiquées en deux séances avaient produit les plus heureux effets.

Deux ou trois jours plus tard, M. de St-Germain (5), dans une clinique faite à l'hôpital des Enfants Malades, sur le traitement de la coxalgie, parle dans les meilleurs termes de la méthode sclérogène, dont il fait un éloge bien propre à entraîner les plus sceptiques. L'emploi du chlorure de zinc lui a donné les meilleurs résultats qu'il fût permis d'espérer dans les cas qu'il a traités, et il dit accepter pleinement le procédé de M. Lannelongue. L'avis de ce chirurgien étant d'une grande importance pour la méthode, nous ne pouvons résister au désir de rapporter quelques-unes de ses paroles :

« ..... Eh bien, en dépit de ces critiques, en dépit de ces comparai
« sons, plus ingénieuses que véritablement sérieuses, j'ai employé la
« méthode de Lannelongue. Je n'ai pas encore il est vrai à mon

(1) *Bulletin médical*, 1er mai 1892.
(2) *Bulletin médical*, 1er mai 1892.
(3-4) Société de chirurgie, 1891.
(5) *Bulletin médical*, 18 mai 1892.

« actif beaucoup de coxalgiques traités, mais j'ai une cinquantaine de
« foyers tuberculeux, tumeurs blanches ou autres, auxquels j'ai appli-.
« qué la méthode, et les résultats que j'ai obtenus, sont des plus
« satisfaisants. L'amélioration a été extrêmement rapide et des genoux
« qui ne pouvaient ni se fléchir ni s'étendre, arrivaient à un état de
« souplesse vraiment remarquable.

« Quant à la persistance de la guérison, tout ce que je puis dire,
« c'est que j'ai suivi les malades quatre à cinq mois, et que cette gué-
« rison s'est maintenue. »

En mai 1892, M. Quénu présenta à la Société de chirurgie un cas
de guérison d'O. A. T. du poignet.

Deux élèves de M. Lannelongue, MM. Poux et Tiemermans,
publièrent dans leur thèse de nombreux cas d'O. A. T. du cou-de-pied
et du poignet traités par la méthode sclérogène (juillet 1892).

Enfin en novembre 1892, parut un travail de M. Desguins d'Anvers,
la thèse de M. David, de Bordeaux, dans lesquels de nombreuses
observations nouvelles sont rapportées ; celle de M. Perlis (1) qui
rapporte les résultats obtenus par M. de Saint-Germain, et une
communication de M. Sacharoff (2) qui eut le tort de se servir de
solution à 2 0/0 ; il eut néanmoins plusieurs guérisons.

### § 2. — Technique générale. Expériences. Résultats expérimentaux.

La méthode sclérogène consiste en injections médicamenteuses,
faites profondément dans les tissus sains, au voisinage des foyers
tuberculeux dans le but de limiter l'extension des bacilles, et d'amener la
transformation des parties déjà atteintes, en interceptant leur nutrition.

L'agent actif de la Méthode est le chlorure de zinc employé en
solution au 1/10 pour les articulations entourées de parties molles
assez épaisses, mais au 1/15 seulement pour les articulations à surfaces osseuses très superficielles. Cet agent médicamenteux, classé
en thérapeutique parmi les caustiques, est en même temps un puissant
antiseptique, ne produisant jamais d'abcès, et amenant par son introduction dans les tissus, la transformation fibroïde de ceux-ci.

(1) Perlis. Thèse, Paris, 1892.
(2) Sacharoff. Société médicale de Moscou, nov. 1892, cité d'après la thèse
de Perlis.

Le chlorure de zinc, avant les expériences de M. Lannelongue, n'avait jamais encore été employé en injections périphériques dans le traitement des ostéo-arthrites tuberculeuses, on s'en était seulement servi en injections interstitielles (1).

Nous voyons, en effet, en 1865, un auteur anglais Moore (2) injecter du chlorure de zinc dans des tumeurs cancéreuses, mais abandonner bientôt ces injections, à cause de la douleur qu'elles provoquaient.

Quelques années plus tard, en France, quatre chirurgiens différents à quelque mois d'intervalle et chacun de leur côté, suivirent l'exemple de Moore et firent usage du chlorure de zinc. Ce fut d'abord Luton de Reims qui le 23 avril 1869 adressa à l'Académie de médecine l'observation d'un cas de tumeur du sein, traitée par les injections caustiques de chlorure de zinc. Ce fut ensuite M. Th. Anger, qui publia le 26 mai des expériences qu'il avait faites sur les animaux à l'instigation de A. Nélaton, avec certains caustiques, et en particulier le chlorure de zinc : mais cet auteur ne présenta pas de fait clinique. Enfin le 24 juillet de la même année ce fut A. Richet qui fit insérer dans la *Gazette des hôpitaux* une note sur les injections interstitielles de chlorure de zinc, employées avec succès par lui depuis un an, dans le traitement des loupes du cuir chevelu et du goitre. En 1872, Heine employa à son tour le chlorure de zinc en solution à 1 et 2 0/0 dans le traitement des tumeurs cancéreuses.

D'après Luton (3), la forme la plus pratique pour injections, est la solution aqueuse qui donne le maximum d'effets possibles, à condition qu'elle soit suffisamment concentrée. Cet auteur se servait des solutions à 1/30, 1/10 et même 1/5. A. Richet se servait du liquide dans lequel se résout le chlorure de zinc abandonné à l'air libre.

Pour M. Lannelongue, la solution préférable est la solution aqueuse, titrée au 1/10ᵉ pour les articulations profondes et au 1/15 pour les articulations superficielles, celles des doigts par exemple.

Des expériences faites sur les animaux, par MM. Lannelongue et Achard, il résulte que ce médicament se comporte à l'égard des éléments, à la façon d'un agent fixateur. Il fixe en les tuant les éléments anatomiques au point où il est déposé et même à une assez grande

(1) MARTEL. Thèse Paris, 1887.
(2) *British medical Journal*, 1866.
(3) LUTON. *Traité des injections sous-cutanées.*

distance. Il oblitère un certain nombre de petits vaisseaux artériels et veineux. Il provoque enfin une irritation inflammatoire des parois vasculaires qui rétrécit le calibre des vaisseaux dans une étendue notable et parfois éloignée du point initial. Il se produit, aussitôt après l'injection, une foule de petites hémorrhagies dans toute la zone atteinte et ce premier effet est bientôt suivi d'une inflammation intense. Les tissus se remplissent d'éléments embryonnaires, formant des plaques indurées sensibles à la pression ; quelquefois un véritable ostéome sous-périosté avec condensation osseuse si on intéresse le périoste ; puis, plus tard, ces éléments mortifiés disparaissent ; les artères s'enflamment et s'obstruent, et la circulation est ainsi interrompue, dans toute une zone qui s'étend même bien au delà des limites de l'injection. Enfin graduellement, le tissu embryonnaire s'organise en tissu fibreux et les artères montrent des lésions d'artérite oblitérante. Ces injections ont été faites dans les différents tissus de l'organisme : muscles, poumons, os, articulations, etc.

Sur les os du lapin, l'injection du liquide caustique, sous le périoste et à sa surface produit une infiltration sanguine et consécutivement une ostéite superficielle caractérisée par un état rugueux de la surface de l'os. On observe en outre au point correspondant dans le canal médullaire de petites productions de tissu osseux sous forme de trabécules délicates. L'ostéite productive peut aboutir à la formation de véritables ostéomes ou exostoses d'un certain volume comme l'a montré M. Coudray au dernier Congrès de chirurgie.

« Dans les articulations l'injection de quelques gouttes d'une solu« tion même forte au 10e ne détermine que des phénomènes réaction« nels modérés. On observe seulement un peu de gonflement des « parties molles. Les surfaces cartilagineuses ne sont pas détruites, « mais dans les cas récents elles offrent une teinte grisâtre, mate et « métallique qui leur donnent l'aspect du vieil argent. Dans le paren« chyme pulmonaire les lésions consistent surtout dans le développe« ment de nodules de pneumonies interstitielles ». M. Lannelongue insiste tout spécialement sur les proportions énormes que prend la diapédèse de leucocytes dans les régions où l'on a injecté du chlorure de zinc.

« Très rapidement, après quelques heures, il se fait au sein des tissus injectés, probablement par diapédèse, probablement aussi par prolifération des cellules du tissu cellulaire, un *afflux énorme* de nouveaux éléments anatomiques et cela a lieu non seulement au point d'application du médicament, mais aussi à une *certaine distance* par diffusion de l'agent thérapeutique. Les cellules empâtent la périphérie des fongosités et des foyers tuberculeux et elles infiltrent en même temps le néoplasme lui-même. Quoi qu'il en soit, il résulte des recherches de M. Achard sur des animaux rendus artificiellement tuberculeux et aussi sur des tissus humains atteints de tuberculose et modifiés par le chlorure de zinc que le processus de sclérose est très intense au niveau des foyers d'injections et même au delà, et que les produits phymateux se trouvent complètement isolés dans le tissu en voie de formation. Le rôle des jeunes cellules se borne-t-il à ce rôle ? n'y a-t-il pas en même temps phagocytose ? c'est-à-dire destruction du bacille de Koch par les leucocytes. » Cette idée est rendue très vraisemblable par les célèbres recherches de Metschnikoff.

Quoi qu'il en soit, M. Coudray a constaté à plusieurs reprises l'absence de bacilles de Koch dans des produits fongueux d'articulations traitées auparavant par les injections sclérosantes. Mais il n'est pas toujours ainsi, car dans un cas d'abcès tardif et bien localisé le pus inoculé à un cobaye le rendit T. (Obs. du jeune Fer... O. A. T. du poignet).

Expériences personnelles. — Nous avons tenu à nous rendre compte par nous-mêmes, de l'action du chlorure de zinc sur les tissus de l'économie, et, dans ce but, nous avons fait quelques injections chez des chiens, autour de plusieurs articulations, et dans les principaux viscères : foie et poumon. Nos premières expériences ont été faites en collaboration avec M. Poux.

Nous avons procédé absolument comme chez les malades. Nos piqûres ont été faites avec une aiguille d'environ cinq centimètres de long, et nous avons employé la solution de chlorure de zinc au $1/10^e$. Nous avons injecté le liquide en dehors et autour des articulations, aussi profondément que possible, jusque sous le périoste.

Pour les viscères, leurs limites ont été fixées, avec le plus grand soin, au moyen de la percussion, et nous avons introduit l'aiguille dans le foie, au niveau du maximum de la matité, dans le poumon au contraire au niveau de la partie la plus sonore.

Les précautions antiseptiques ordinaires ont été prises, du moins avant et pendant les injections. La région à injecter, a d'abord été rasée et lavée au savon et à la brosse, puis passée à l'alcool, enfin le point même de la piqûre, brûlé au moyen d'une petite baguette de verre portée à une haute température.

Nous avions deux chiens à notre disposition, ceux-ci ont été sacrifiés seize jours après les injections; nous allons faire précéder le compte rendu post-mortem des parties intéressantes, de quelques détails recueillis pendant leurs seize derniers jours de vie.

**Chien. 1.** — OBSERVATION. — Le 3 juin 1892. Injections de 3 à 4 gouttes de chlorure de zinc au 1/10ᵉ dans les parties suivantes :

1º Articulation tibio-tarsienne droite, une à la partie interne, une autre à la partie externe toujours en dehors de l'articulation.

2º Genou gauche. Deux injections également, une en dedans, l'autre en dehors.

3º Foie. Une injection en plein centre de la glande.

4º Poumon droit : Une au sommet, l'autre à la base.

Après les piqûres, le chien qui n'avait pas été chloroformé, a souffert un peu, et il a éprouvé de la difficulté à marcher. Il a à peine mangé. Température normale.

5 juin. Pás de fièvre. Le chien a repris son caractère habituel, marche normale ; il joue toute la journée avec d'autres chiens qui sont dans la même enceinte que lui. L'appétit est excellent.

7 juin. Apparition d'une eschare à la partie externe de la tibio-tarsienne injectée. Le chien boite légèrement, il lèche beaucoup sa plaie. L'appétit est conservé ; la pression sur les autres parties injectées n'est pas douloureuse.

10 juin. L'eschare qui ne peut être pansée, suppure abondamment, et gagne tant en profondeur qu'en surface. Le chien ne peut appuyer sa patte malade par terre ; malgré cela il mange bien, et court aussi vite qu'il peut aller de ses trois jambes saines. Il n'a pas maigri. Les jours suivants la plaie articulaire s'achemina vers la guérison.

19 juin. Le chien est sacrifié.

AUTOPSIE. — *Articulation tibio-tarsienne droite.* A la partie externe : eschare de la grandeur d'une pièce de 0,20 cent. avec suppuration pénétrant jusque dans l'intérieur de la jointure. Les mouvements sont normaux comme étendue, mais produisent quelques craquements. On trouve tout autour de l'articulation, un *véritable manchon de tissu fibreux* dur et dense d'un centimètre environ d'épaisseur à sa partie la plus saillante, et de 4 ou 5 centimètres de hauteur. Les extrémités osseuses sont épaissies.

*Genou gauche: Épaississement fibreux au niveau de l'articulation,*

de l'étendue d'une pièce de 5 francs, seulement en dehors ; en dedans, tissu
fibreux peu résistant. Articulation indemne.

*Foie.* Cicatrice fibreuse de forme irrégulière et étoilée, pénétrant seulement de
1 ou 2 millimètres dans le tissu hépatique. (Il faut noter que la paroi abdo-
minale est très épaisse, 4 cent. à 4 cent. 1/2 et que par conséquent l'aiguille
doit avoir très peu pénétré dans le foie.) Pas de périhépatite, rien au niveau
du péritoine pariétal ; rien sur les anses intestinales voisines.

*Poumon droit.* Au sommet, épaississement noirâtre de la grosseur d'un
petit pois entouré d'une zone de congestion légère. Pas d'épanchement pleural,
rien sur la partie pariétale au niveau du passage de l'aiguille. Un petit ganglion
engorgé au niveau du hile.

A la base. Petite plaque noirâtre de 1 millimètre environ d'épaisseur, épaississement fibreux tout autour.

**Chien 2.** — Observation. — Le 3 juin 1892. Injections de 3 à 4 gouttes
de chlorure de zinc au 1/10ᵉ dans les parties suivantes :

1º Genou droit et genou gauche, une à la partie interne, une autre à la partie externe en évitant d'entrer dans l'articulation.

2º Coude droit, coude gauche. Une injection de chaque côté de l'olécrâne.

3º Foie. Une piqûre au centre de la glande.

4º Poumon droit. Une piqûre seulement à la base.

Ce chien plus gros et plus vigoureux que le premier, a été moins déprimé à
la suite des injections, mais il a toussé violemment aussitôt après l'injection
faite dans le poumon. Pas de fièvre dans la journée ; mais il n'a pas mangé
comme d'habitude.

6 juin. Le chien va très bien, il mange comme par le passé, joue avec les
autres et court toute la journée. Cependant on voit qu'il souffre à la pression
au niveau du genou gauche. Il tousse toujours un peu. Pas de fièvre.

10 juin. Rien de particulier à noter. Le chien est doué d'un appétit excellent
Il boite un peu de la jambe gauche de derrière, ce qui ne l'empêche pas de
franchir une croisée de 1 mèt. 50 de hauteur. La toux persiste.

19 juin. Le chien est sacrifié.

Autopsie. — *Genou droit* en dehors, *tissu cellulaire sous-cutané,*
*transformé en tissu fibreux,* sur une circonférence de 3 centimètres de diamètre. Tout autour, les capillaires sont très dilatés et très apparents. En incisant,
on trouve du tissu transformé jusqu'à l'os. Le périoste est épaissi, et l'os lui-même
est augmenté de volume. En dedans, épaississement moins marqué du tissu cellulaire sous-cutané, augmentation du volume de l'extrémité osseuse. Cavité articulaire : Pas d'épanchements, surfaces osseuses normales, mouvements normaux.

*Genou gauche.* En dehors, points congestionnés, mais pas de plaque fibreuse.
Périoste épaissi et vasculaire. Rugosités de la surface osseuse sur l'étendue
d'une pièce de 2 francs. Cavité articulaire : pas d'épanchements ; surfaces articulaires saines.

Les rugosités osseuses, expliquent probablement la douleur constatée pendant la vie à ce niveau. En dedans, rien de particulier à noter.

*Coude droit.* Épaississement du tissu cellulaire formant sous la peau un noyau du volume d'une grosse noix, adhérent au tendon du triceps et s'étendant jusqu'à l'os. A la face externe de l'olécrâne, *exostose périostale*. Les deux injections se sont rejointes. Cavité articulaire : léger épanchement citrin, épaississement de la synoviale.

*Coude gauche.* En dehors, tissu cellulaire grisâtre, présentant une épaisseur de 2 à 3 millimètres ; adhérences entre cette plaque fibreuse et le tendon du triceps. Le tendon lui-même est épaissi et moins brillant ; dilatation des capillaires tout autour. Pas de modifications du côté de l'os. En dedans, épaississement moins net du tissu cellulaire, adhérent à l'aponévrose sous-jacente.

Cavité articulaire : pas d'épanchement, surfaces normales.

*Foie.* Il est impossible de retrouver aucune trace de l'injection. Pas de péri-hépatite, ni d'inflammation du péritoine pariétal.

*Poumon droit.* A la base du lobe où a été faite l'injection : gros noyau fibreux du volume d'une noix, avec congestion étendue à tout le lobe, mais prononcée surtout à la base.

Adhérence de la plèvre diaphragmatique. Pas d'épanchement pleural. A la coupe, tissu dur grisâtre ardoisé et au centre sorte de cavernule remplie de produits noirâtres dégénérés.

Les deux expériences précédentes ont été faites il y a un an. J'en ai fait tout récemment trois autres également intéressantes.

**Chien 3.** — Injection de plusieurs gouttes de ZnCl le long des tibias droit et gauche des pattes postérieures. Injection intra-pulmonaire de quelques gouttes seulement.

Les injections pulmonaires n'ont déterminé aucune réaction. L'animal est sacrifié trois semaines après et nous trouvons le long du tibia gauche un *petit épanchement sanguin* qui fuse dans les espaces intermusculaires sur toute la hauteur de la jambe et qui est en voie de résorption. Le périoste est sain, l'os est légèrement épaissi.

A droite l'injection n'a laissé aucune trace.

Dans les deux poumons, au point d'injection on trouve deux petits foyers corticaux gros comme une noisette. A leur surface la séreuse pleurale est saine. Ce foyer contient des débris noirâtres en voie d'élimination vers les bronches.

**Chien 4.** — Mêmes expériences. Mêmes résultats.

Au niveau du tibia nous ne trouvons qu'un épaississement très net du périoste avec production de petites saillies osseuses.

L'os est épaissi. Mêmes lésions dans le poumon.

**Lapin.** — Injections multiples le long du tibia de quelques gouttes de ZnCl.

A l'autopsie, 15 jours après, tous ces points injectés sont occupés par de petits foyers caséeux en voie de résorption, le périoste est épaissi, pas de traces de périostoses, l'os est épaissi même, au niveau des points non occupés par les petits foyers caséeux.

MM. Lannelongue et Achard ont dans leurs premières expériences étudié avec soin l'action du ZnCl sur le poumon et voici leurs résultats :

Dans le parenchyme pulmonaire, les lésions consistent surtout dans le développement de nodules de pneumonie interstitielle. Au centre des foyers, on ne trouve guère que des éléments arrondis, très confluents au milieu desquels on distingue quelques alvéoles béantes. Mais sur les limites des îlots inflammatoires, on reconnaît très bien que l'infiltration se poursuit dans les cloisons interalvéolaires, qui sont épaissies et remplies de cellules rondes dans une certaine étendue, tandis que les cavités alvéolaires sont vides ou ne contiennent qu'un peu de sang modifié. Les vaisseaux présentent aussi leurs lésions habituelles. Quant aux bronches d'un certain calibre elles montrent leurs parois à peu près saines : la couche fibro-cartilagineuse semble opposer une barrière assez résistante à l'infiltration embryonnaire qui se développe à sa périphérie.

C'est peut-être cette circonstance qui explique l'innocuité habituelle de ces injections caustiques dans le parenchyme pulmonaire. Des chiens et des lapins ont reçu impunément des injections multiples et répétées, dans les deux poumons, avec des solutions au 20e et au 10e ; un chien a même subi dans un de ses poumons deux injections de cinq gouttes chacune, avec une solution au 10e, sans éprouver d'autre trouble qu'un peu de toux pendant quelques instants. Cette absence d'accidents infectieux tient sans doute à ce que le foyer inflammatoire se trouve partout en rapport avec l'air stérile des alvéoles et des extrémités bronchiques, et qu'il est protégé contre le contact de l'air septique par la résistance des grosses bronches.

Au contraire, lorsque le foyer de nécrose et d'inflammation se trouve exposé aux microbes septiques, il devient facilement leur proie. Ainsi les injections faites immédiatement sous la peau donnent lieu à des eschares, et c'est un accident qui survient parfois aussi lorsque l'injection est moins superficielle. De même quelques gouttes d'une solution relativement faible, au 40e, introduites dans le péritoine des lapins et

des cobayes, détermine une péritonite d'abord très localisée et ayant
pour point de départ une eschare intestinale, qui correspond au point
où le tube digestif s'est trouvé en contact avec le liquide caustique.

En outre, il importe de signaler un accident survenu chez un
cobaye : la thrombose d'une veine fémorale qui avait été intéressée
par la piqûre. L'animal est mort une heure après, d'embolie pulmonaire sans doute, et l'autopsie a montré une thrombose ,étendue,
remontant jusque dans la veine iliaque. Il est bon d'indiquer à ce
propos le danger qui pourrait résulter chez l'homme, d'injections
faites dans le voisinage immédiat de veines volumineuses (Achard).

Les expériences physiologiques que nous avons faites nous-mêmes
nous ont donc permis de noter de véritables manchons de tissu ostéo-
fibreux périarticulaires, et nous verrons que dans certains cas de
laxité articulaire, ces produits artificiels doivent avoir leur utilité.

Quant aux injections viscérales que nous avons faites, elles démon-
trent nettement, qu'avec une aiguille convenablement stérilisée et un
champ opératoire aseptique, on peut aller porter du chlorure de zinc
au sein des organes internes, sans que les séreuses de revêtement :
plèvre et péritoine ne réagissent en aucune façon, si ces injections
sont faites en petite quantité évidemment.

L'injection négative faite dans le foie du chien n° 2, et le peu d'effets
constatés dans le foie du chien n° 1, pourraient, croyons-nous, s'expliquer par l'absorption rapide du liquide injecté, dans un organe aussi
vasculaire ; d'où peut-être la nécessité, si l'on voulait faire des injections dans cette glande, d'augmenter le nombre de gouttes, ou plutôt
le titre de la solution.

Enfin les cavernules que nous avons notées au sein du noyau
fibreux formé à la base du poumon, ne sont autre chose à notre
avis que de véritables eschares, que l'on doit attribuer, comme
celles formées autour des articulations, lorsque les injections sont
trop superficielles, à la pénétration dans le foyer, des micro-organis-
mes de l'air. La toux violente qui a suivi l'injection, et qui était due
sans aucun doute à la pénétration du chlorure de zinc dans une bron-
che d'un certain calibre, vient à l'appui de notre hypothèse.

Pour ce qui a trait à la marche des modifications produites sur les tissus morbides eux-mêmes, MM. Lannelongue et Achard l'ont constatée dans un cas de tuberculose ganglionnaire développé chez un jeune

sujet. Sur plusieurs masses ganglionnaires qui existaient chez celui-ci, les unes avaient été laissés sans traitement, tandis que les autres avaient été injectées à leur périphérie. La suppuration ayant établi la nécessité d'une intervention chirurgicale, on constata que l'état des ganglions était le même dans les deux cas. Les ganglions étaient formés les uns et les autres d'un magma caséeux, entouré de cellules géantes en grand nombre; mais tandis que les premiers étaient plongés dans un tissu cellulo-adipeux lâche et vasculaire, les seconds étaient enserrés par une zone lardacée et dure adhérente à leur coque, tendant à devenir fibreuse, et dans laquelle on voyait des traces de petites hémorrhagies interstitielles et d'oblitérations artérielles.

Cette intéressante constatation établit bien clairement le mécanisme par lequel se fait la guérison dans les tuberculoses locales ainsi traitées, et elle doit servir à fixer la technique même des injections, basée sur ce grand principe qu'on ne saurait trop répéter, puisque c'est sur lui que repose la méthode entière :

*Agir sur les tissus sains périphériques et les transformer d'abord, pour obtenir ensuite la transformation des tissus malades, et par suite, la mort et la disparition des bacilles.*

Du moins si le bacille n'est pas tué il est emprisonné dans une loge fibreuse qui le rendra inerte. Nous avons déjà vu que le bacille persiste et garde sa virulence dans les tubercules crétacés du poumon (Haushalter); mais il peut y rester jusqu'à la fin de l'existence sans déterminer aucune lésion ultérieure. Il doit en être de même ici pour les O. A. T.

Mais, répétons-le, il ne s'agit pas d'injection seulement interstitielles comme on en faisait autrefois avec d'autres médicaments, mais bien d'injections surtout périphériques. En effet, « la fonction bacillaire s'accomplit toujours excentriquement et les tissus nouveaux formant la limite du foyer morbide sont comme une matrice élaborant sans cesse le tissu T. qui se propage dès lors de proche en proche. De là l'obligation de modifier d'abord la couche périphérique. Or, ce qu'il faut, ce n'est pas seulement mettre autour des foyers phymateux une barrière qui les immobilise, c'est aussi les affamer, les tuer en quelque sorte en les privant de nourriture. Il faut les englober de tissu fibreux et les rendre ainsi inertes ». (Lannelongue.)

La méthode sclérogène crée autour du néoplasme un terrain parti-

culier autrement constitué que celui des tissus ordinaires. Ce terrain,
que l'économie fabrique de toutes pièces, se compose tout d'abord
d'un nombre incalculable d'éléments embryonnaires qui ne tardent
pas à former une trame fibreuse plus ou moins large et épaisse autour
du tissu morbide. C'est un tissu lardacé, dans lequel un très grand
nombre de vaisseaux sont oblitérés ou rétrécis, *où les lymphatiques
font défaut.* Il est donc par sa structure même peu propre, sinon
réfractaire, à l'infection tuberculeuse, puisqu'il est dépourvu de lymphatiques qui paraissent contribuer le plus à l'ensemencement bacillaire et que son tissu est lui-même confectionné de manière à opposer
une résistance des plus grandes. On peut dire que le tissu fabriqué
est à l'égard des tissus normaux ce qu'est le tissu compact à l'égard
du tissu spongieux, ou encore ce qu'est un mur en ciment par rapport
à un mur en terre ; ce dernier est le réceptacle de toute la vermine
des environs. (Lannelongue.) En résumé, le ZnCl agit donc comme
agent antiseptique et comme agent sclérogène.


### § 3. — Indications. Contre-indications.


Nous avons étudié dans une partie précédente de ce travail les
différentes formes d'O. A. T. Or, il n'en est aucune qui ne soit pas
justiciable de la méthode sclérogène, car toutes s'accompagnent
de fongosités plus ou moins abondantes, or le ZnCl dans les expériences cliniques du professeur Lannelongue est un excellent
médicament qui, injecté à la périphérie des fongosités, les fait disparaître rapidement. Que de fois n'avons nous pas vu en effet des O. A. T.
du genou où le cul-de-sac sous-tricipital était envahi par un amas
énorme de fongosités. Or, après une séance d'injection, ceux-ci
étaient transformés en une masse fibreuse formant ce que notre excellent maître appelle un fibrome synovial. Au toucher en effet on sentait
comme une plaque de cuir résistant, collée contre le fémur.

*Dans les cas d'O. A. T. non suppurées,* quand les fongosités sont
peu abondantes et la lésion osseuse très étendue (épiphysite T. totale)
il faudra sclérogéner la synoviale fongueuse et aller à la recherche
du foyer osseux par une arthrectomie précoce et répétée s'il y a lieu.
La méthode sclérogène doit donc être combinée avec l'arthrectomie

précoce. Celle-ci est répétée dès qu'on voit que les foyers T. osseux n'ont aucune tendance à guérir spontanément ou par le mécanisme de la sclérose du tissu osseux lui-même, déterminée par les injections de ZnCl.

Quand il s'agit d'*O. A. T. suppurée,* le traitement d'après la méthode sclérogène est on ne peut plus simple. Il consiste à enlever les produits surajoutés et dégénérés par un curettage articulaire et péri-articulaire, et à pratiquer ensuite les injections sclérosantes, comme s'il s'agissait d'ostéo-arthrites non suppurées et parfaitement closes. Dans les cas d'abcès simple avec lésion osseuse minime, M. L a n n e-lo n g u e vide l'abcès, et lave ensuite la cavité de celui-ci. Ces lavages il les faisait au début avec une solution antiseptique quelconque, et de préférence avec une solution de sublimé ; comme le but cherché est avant tout une action mécanique, destinée, une fois le pus enlevé, à déterger les parois de l'abcès de la couche de substances mortifiées qui les recouvrent, et que d'autre part l'introduction d'un antiseptique dans une cavité suppurante peut avoir des inconvénients, M. L a n-ne lo n g u e a remplacé le sublimé simplement par de l'eau stérilisée. Le lavage terminé, on pratique des injections de chlorure de zinc tout autour de l'abcès et des fongosités voisines, comme dans le cas d'ostéo-arthrites T. non suppurées.

L'évolution ultérieure présente plusieurs phases ; ou bien le pus ne se reforme pas, et l'abcès guérit complètement en même temps que se fait la transformation des fongosités ; ou bien l'abcès se reforme et le pus se reproduit, mais transformé lui-même, parfois sous forme de sérosité sanguinolente destinée à se résorber plus tard. On favorisera cette résorption au moyen de la compression. Ou bien enfin l'abcès se reforme promptement, suppure avec une intensité plus grande amenant l'amincissement des téguments, et en dernier lieu l'ouverture.

Dans les cas où le liquide se reforme et où l'abcès se reconstitue de toutes pièces, il faudra toujours songer à l'existence d'un séquestre osseux ; et comme celui-ci doit toujours être enlevé pour tarir la suppuration, on attendra la transformation complète des fongosités péri-articulaires, et, dès que le fibrome synovial sera constitué, on incisera largement l'abcès et on ira à la recherche du séquestre, qu'on enlèvera par les seules règles de la plus grande commodité, on fera un curettage articulaire complet.

Quand il s'agira d'*O. A. T. suppurées et fistuleuses*, c'est-à-dire de tuberculoses compliquées de séquestres osseux, de raréfactions épiphysaires et de cavernes osseuses, toutes ces lésions s'accompagnent d'abcès communiquant avec l'extérieur, et de trajets fistuleux s'étendant plus ou moins loin dans la profondeur des régions atteintes, dont l'état est d'autant plus mauvais que l'affection est de date plus ancienne.

Ici, la méthode sclérogène ne pourra certainement remplir à elle seule toutes les indications qui se présenteront, et surtout, pas plus qu'un autre procédé, elle ne pourra faire revivre et rétablir l'organisation de tissus absolument dégénérés, dont il est indispensable de débarrasser l'organisme ; mais elle aura tout de même un rôle actif, et rendra de grands services en remplissant un double but. Le chlorure de zinc transformera d'abord les tissus sains qui entourent les jointures malades, et aussi les fongosités, de telle façon que lorsque le chirurgien devra intervenir, il *n'aura plus à craindre l'absorption de produits tuberculeux et par suite les infections viscérales secondaires qui rendent si redoutable la moindre opération sanglante*. — En second lieu, la formation de tissus fibreux dans la synoviale et sous le périoste, établira avec une netteté beaucoup plus grande la démarcation entre les parties saines et les parties à enlever, et ainsi donnera au chirurgien l'indication même et les limites des interventions. M. L a n n e l o n g u e a, en effet, prouvé avec observation à l'appui, dans le premier mémoire publié au sujet de la méthode sclérogène, que les injections de chlorure de zinc ont des propriétés irritantes « réparatrices et de bon aloi » quand les tissus possèdent une vitalité suffisante, mais amenant, au contraire, une réaction très vive lorsque les tissus mous et le squelette lui-même sont arrivés à cette phase de mortification qui fait qu'on doit les séparer de l'organisme.

Dans ces cas là, par conséquent, les injections de chlorure de zinc seront un précieux élément de diagnostic séparant, dans une certaine mesure, les cas où ces opérations économiques s'imposeront, de ceux plus rares où les opérations étant insuffisantes il faudra songer à l'amputation.

La sclérogénisation des tissus prépare un terrain nouveau, un *compost*, pourrait-on dire, pour les opérations complémentaires (L a n n e l o n g u e).

Les interventions quand elles seront décidées devront être faites de douze à quinze jours après les injections : *elles seront toujours aussi économiques que possible*, et le chirurgien devra se borner à enlever strictement les parties mortifiées. La façon d'agir ne sera plus réglée et assujettie à une formule unique, telle que résection, arthrectomie, ostéo-synovectomie, mais bien entièrement libre, et guidée seulement par la facilité plus grande qu'on aura, d'atteindre le but cherché. C'est ainsi comme on le voit bien simplifier les choses, et mettre à la portée du plus humble praticien, des opérations délicates, qu'il eût pu hésiter à faire sans cela.

M. Lannelongue dont nous venons de résumer les idées, s'exprime ainsi dans sa communication au Congrès français de chirurgie de 1892 :

« Les opérations sont simplifiées, pour atteindre les foyers osseux,
« on aura pour guide les fistules, les abcès et on ouvrira l'articulation
« indifféremment dans un point ou dans un autre, en respectant seu-
« lement les gros ligaments. » Les brèches osseuses faites avec la curette ne seront pas drainées, mais simplement bourrées de gaze iodoformée par dessus laquelle on appliquera un pansement anti-septique.

Cette méthode de traitement abrégera de beaucoup la durée de la maladie ; c'est un point sur lequel M. Lannelongue a beaucoup insisté dans sa dernière communication :

« En résumé, on doit intervenir dans la première phase de ces affections, et en agissant sur le néoplasme tuberculeux par la méthode sclérogène. J'espère qu'on arrivera à une formule de traitement dans le sens de celle-ci, que je préconise depuis plus d'un an : avant la période de ramollissement et de suppuration, les tuberculoses ostéo-articulaires, hormis celles de la hanche qui, pour des raisons anato-miques, comportent quelques restrictions, traitées par des méthodes conservatrices agissant directement sur les néoplasmes tuberculeux, par la méthode sclérogène en particulier, doivent guérir en un à quelques mois. Les lésions osseuses nécessiteront parfois des opéra-tions complémentaires.

« A l'égard des tuberculoses suppurées ou ouvertes, le traitement conçu dans le même sens, associé d'ailleurs aux opérations néces-saires, sera continué sans relâche jusqu'à la guérison définitive, et je suis parsuadé d'ailleurs qu'ici encore on peut arriver à un résultat heureux en un temps relativement court.

M. 11

« On remarquera, d'ailleurs, que pendant qu'on opérera ces transformations locales, *les produits du bacille cessent d'être résorbés ; dès ce moment, la santé générale des sujets s'améliore ;* l'appétit revient, le poids augmente, et il n'est pas jusqu'à la peau qui ne reprenne autour des articulations malades un aspect normal et bien différent de celui qu'elle offre autour des tumeurs blanches. »

On voit donc que dans toutes les formes anatomo-pathologiques et synoviales pures (si celles-ci existent), dans toutes les formes microbiennes, non suppurées et suppurées, la méthode sclérogène trouve son application et elle sera employée, soit seule, soit combinée à l'arthrectomie précoce et répétée.

Il ne faut pas cependant par excès d'enthousiasme compromettre la méthode, car en fait il existe des *contre-indications.* Ce sont celles qui de tout temps ont été invoquées pour indiquer dans certains cas la nécessité de l'amputation. Et cependant dans ces dernières années, chez l'enfant surtout, l'amputation est bien moins souvent faite pour les O. A. T. On est actuellement bien plus conservateur ; il est vrai que c'est parce que l'on opère plus tôt, soit par l'arthrectomie, soit par les résections. Nous reviendrons d'ailleurs longuement sur ce point dans la quatrième partie de ce travail.

Néanmoins en présence d'un malade qui présente une O. A. T. avec suppurations énormes, fistulisations multiples, fièvre, indiquant un début de septicémie, état général grave, dans ce cas, il n'y a pas à hésiter. Il faut débarrasser le sujet et au plus vite de ce foyer d'infection, car il ne résisterait pas de la durée du traitement par la méthode sclérogène et l'arthrectomie. Quoique cependant la technique de celle-ci serait beaucoup améliorée, car on la fait beaucoup mieux qu'autrefois, aussi ses résultats sont-ils meilleurs.

En résumé il n'y a de contre-indication à la méthode sclérogène que les cas d'O. A. T. suppurées avec infiltrations miliaires des épiphyses et phénomènes de septicémie grave épuisant le malade et ne lui permettant pas de résister à un traitement d'assez longue durée. Cela veut dire que le malade aura attendu trop longtemps pour se faire traiter, ou que chez lui l'O. A. T. aura pris une marche rapide extensive indiquant une forme des plus malignes, comme on en voit quelques exemples de temps à autre.

Et cependant dans un cas traité par M. Lannelongue, l'état du pied était tel que l'amputation avait paru nécessaire à tout le monde ;

la méthode sclérogène combinée avec l'arthrectomie amena la guérison.

## § 4. — **Manuel opératoire.**

La solution de chlorure de zinc, employée de préférence avons-nous dit, sera la solution au 1/10ᵉ ; car l'expérience a fait constater qu'avec cette solution, on obtenait des effets plus prompts et plus étendus, sans jamais avoir d'abcès ni de gangrène des tissus profonds. Toutefois lorsqu'on sera obligé de faire des injections superficielles il vaudra mieux employer des solutions au 1/15ᵉ et au 1/20ᵉ, pour le spina-ventosa par exemple. Nous ne comprenons pas pourquoi M. Saharoff a employé des solutions à 2 0/0.

Quant à l'instrument, toute seringue à injection sera bonne, à condition d'être pourvue d'une longue aiguille de 5 à 6 centimètres, permettant d'aller au loin porter les injections, et par un trajet oblique de façon à éviter le reflux du liquide, auquel sont dues les petites eschares superficielles qui se produisent parfois. Il faut évidemment flamber cette aiguille à la lampe à alcool avant de s'en servir.

Pour ce qui est de la technique générale elle-même, voici comment M. Lannelongue l'a établie, dans les diverses communications qu'i a faites relativement sur la méthode sclérogène.

1° On évitera d'injecter du chlorure de zinc dans les cavités articulaires. On se gardera également de déposer le liquide modificateur immédiatement sous la peau, se rappelant que dans toutes les régions les synoviales sont séparées des couches sous-cutanées par un plan aponévrotique.

2° Les injections devront être faites dans les régions d'où les synoviales tirent leurs vaisseaux nourriciers, c'est-à-dire avant tout sur les os, au niveau de la réflexion sur l'épiphyse, des culs-de-sac synoviaux. Le liquide sera déposé au niveau même de l'os, ou sur le périoste, ou encore le long des gros ligaments qui fournissent aussi des vaisseaux aux synoviales. Il nous parait banal de dire que les gros vaisseaux des membres, ainsi que les troncs nerveux qui les accompagnent seront évités.

Il faudra enfoncer l'aiguille jusqu'à ce que l'on sente nettement la résistance de l'os lui-même, puis on retirera un peu de façon à déposer les gouttes de ZnCl sous le périoste.

3° On cherchera à obtenir la transformation totale de la synoviale malade, en une seule séance. Pour cela, on ne fera qu'une seule série d'injections, mais avec piqûres multipliées. M. Lannelongue injecte jusqu'à 30 et 40 gouttes, autour d'une synoviale fongueuse, chez un enfant de 8 à 12 ans. La dose du médicament sera progressivement élevée, en raison de l'âge du sujet. Si la transformation n'est pas obtenue en une seule séance, il faudra recommencer une nouvelle série d'injections, mais toutefois pas avant trois semaines, car ce n'est guère qu'au bout de ce temps que l'on pourra se rendre compte de l'état des tissus transformés.

4° Avant de commencer les injections, on devra toujours redresser les membres, et veiller à leur conserver une bonne attitude pendant la période de réaction.

5° Pour aider le dégorgement des parties, il sera bon de toujours faire sur les jointures malades de la compression élastique, quelques jours après les injections, dès que la sensibilité de la région sera deve-nue moindre. Cette compression sera surtout indiquée quand on aura un abcès à traiter.

6° Dans le cas d'une intervention quelconque, au bistouri ou à la curette, on pratiquera un certain temps auparavant des injections sclé-rogènes, de façon à bien limiter les parties qu'il sera nécessaire d'enle-ver, et surtout afin d'agir sur des tissus transformés et d'éviter ainsi l'absorption de produits tuberculeux et la généraliration de l'affection.

7° Enfin, une dernière remarque a trait à l'anesthésie. Les injec-tions de chlorure de zinc étant très douloureuses, on emploiera le chloroforme chez les enfants pour pratiquer les piqûres, et au réveil, si la douleur est encore intense on aura recours aux injections de chlorhydrate de morphine. Chez l'adulte, ces dernières suffiront dans la plupart des cas.

Il y a cependant une réaction individuelle pour la douleur, car chez quelques malades la douleur est supportable et ne nécessite pas la chloroformisation, surtout pour la 2ᵉ séance et les suivantes.

Le savant chirurgien de l'hôpital Trousseau, instruit du peu de danger de ses tentatives par la clinique et l'expérimentation sur les animaux, ne craint pas au besoin d'aller modifier le terrain conquis, c'est-à-dire la couche farcie de T. où le bacille est encore en travail. On ne doit pas oublier que les deux couches ont les mêmes vaisseaux et que ce sont les mêmes éléments qui se continuent de l'une à l'autre.

Étudions maintenant la technique pour chaque articulation en particulier.

Au niveau de l'articulation de l'*épaule*, la synoviale envoie un prolongement le long de la longue portion du biceps, c'est là que les fongosités viennent aboutir au dehors, de même au niveau de l'interligne deltoïdo-pectoral. C'est évidemment par la partie antérieure, la partie externe et la partie postérieure qu'il faudra faire les injections profondes. Il faudra pénétrer jusqu'à l'insertion de la synoviale et sur la tête humérale et sur le rebord glénoïdien. Je ne vois qu'un écueil à éviter ici, c'est le nerf circonflexe, mais il passe contre le col chirurgical assez loin de l'insertion de la séreuse articulaire.

Au niveau de l'articulation du *coude*, la synoviale suit le trajet suivant, et c'est ce trajet que doivent suivre les injections : Partant de l'extrémité antérieure du bord interne de la trochlée, elle s'élève en cernant la fosse coronoïde et formant là un premier cul-de-sac Puis, elle redescend vers l'extrémité antérieure du bord externe de la trochlée, remonte immédiatement en cernant la petite fosse sus-condylienne, gagne le bord externe du condyle, puis son bord postérieur et s'attache à la limite du cartilage jusqu'à la fosse olécrânienne au fond de laquelle elle s'insère, près du bord supérieur en formant là un vaste cul-de-sac. Elle redescend ensuite en arrière, puis au-dessous de l'épitrochlée et regagne son point de départ. Sur le cubitus, son insertion se fait, du côté interne, à la limite du cartilage ; du côté externe, au-dessous de la petite cavité sigmoïde et sur l'olécrâne en arrière du bord de la grande cavité sigmoïde. Sur le radius, elle s'insère suivant une ligne circulaire à la partie supérieure du col du radius au-dessous du bord articulaire. Cette synoviale présente : 1° un large cul-de-sac sus-olécrânien, remontant entre la face postérieure de l'humérus et le triceps ; 2° un cul-de-sac antérieur sus-coronoïdien ; 3° en dehors de celui-ci un petit cul-de-sac sus-condylien ; 4° un petit cul-de-sac annulaire situé autour du col du radius et au-dessus du ligament annulaire.

Tel devra être le trajet suivi par l'aiguille. Plusieurs dangers sont à éviter ici, ce sont le nerf médian, l'artère humérale à la partie antérieure de l'articulation. On se rappellera qu'ils sont exactement situés à égale distance de l'épicondyle et de l'épitrochlée, d'ailleurs les fongosités ne viennent pas souvent faire saillie en ce point.

Un autre danger plus grave à éviter, c'est la piqûre du nerf cubital dans sa gouttière rétro-épitrochléenne. Enfin le nerf radial au moment où il contourne la tête radiale, sera facile à éviter ; il faudra néanmoins y songer dans le cas de fistules se dirigeant vers cette région, ce qui est assez fréquent.

Il est certain que c'est par la partie postérieure que l'articulation du coude est le plus facilement abordable pour les injections, c'est là aussi que les fongosités et le trajet fistuleux apparaissent.

Au niveau du *poignet*, la synoviale sous forme d'un manchon s'insère par sa circonférence supérieure autour de l'extrémité inférieure du radius et du cubitus et par sa circonférence inférieure autour des os de la première rangée du corps. Ici les rapports vasculo-nerveux rendent l'articulation surtout abordable sur les côtés et à la partie postérieure. Mais il faudra tenir compte ici de l'envahissement presque constant de gaines synoviales, des tendons fléchisseurs. Celles-ci seront contournées par des injections en se rappelant le trajet des artères radiales et cubitales des nerfs médian cubital et radial.

Au niveau des *doigts*, il n'y a de particulier à signaler que le trajet des artères et nerfs collatéraux et le peu d'épaisseur des tissus qui recouvrent l'articulation, aussi faudra-t-il ici se servir de solution faible, c'est-à-dire au 1/20 ou au 1/15.

A l'articulation de la *hanche*, l'insertion de la séreuse est trop connu pour que nous y insistions. Pour l'atteindre il faudra, le membre étant fléchi et en adduction, contourner le bord supérieur du grand trochanter et l'on va ainsi droit vers la tête fémorale entourée par la synoviale. On pourrait aussi aborder l'articulation par la région interne en piquant à travers la masse des adducteurs. Le nerf crural et les vaisseaux fémoraux empêchent évidemment d'aller en avant directement sur l'articulation. La voie la meilleure à suivre est donc la partie postérieure. Ici un écueil est à éviter, c'est le nerf sciatique et les vaisseaux fessiers ; mais ils sont loin du bord postérieur du grand trochanter, c'est celui-ci en effet qui servira de point de repère important (1).

---

(1) Tout récemment Krause suivit le même procédé que nous pour faire des injections intra-articulaires de la hanche. Bungner et Küster conseillent de déterminer par le palper le point de jonction de l'artère crurale et de la branche horizontale du pubis, et sur une ligne menée de ce point au sommet du grand trochanter au niveau

Après la séance d'injection à la hanche il faudra faire l'immobilisation par l'extension continue. Comme nous l'avons déjà indiqué, cette immobilisation est nécessaire pour éviter la production d'épanchement sanguin provenant de la rupture des tissus qui sont devenus plus friables. Cette immobilisation aura ici d'autant plus d'importance que la compression ne pourra être faite.

Au niveau du *genou*, voici la technique de M. L a n n e l o n g u e :

« Chaque région de la synoviale doit être considérée à part, car on peut la traiter isolément en quelque sorte. Le cul-de-sac supérieur et les latéraux qui lui font suite accusent nettement leurs contours ; j'enfonce une aiguille au-dessus du cul-de-sac supérieur, de manière à atteindre le fémur au niveau de la réflexion de la synovite fongueuse, et je dépose la solution sur le fémur même, au point indiqué, au-dessus ou au-dessous du périoste. Je cherche même toujours à injecter sous le périoste. Il est ainsi déposé en quatre ou cinq piqûres profondément sur la demi-circonférence du cul-de-sac supérieur, huit à dix gouttes de solution pour le genou d'un enfant de dix ans ; j'estime qu'il faudrait un tiers en plus ou près du double pour un adulte.

« Les parties de la synoviale placées au-dessous de la rotule, de chaque côté du ligament rotulien, sont aussi accessibles, mais il importe de faire ici quelques remarques et de ne pas se livrer au hasard en injectant indifféremment dans un point ou un autre, mais de procéder avec méthode. Je prends le quartier de synoviale placé au-dessous de la rotule, au-devant du ligament rotulien. J'enfonce l'aiguille sur le bord de la rotule et je la dirige parallèlement au bord du ligament rotulien, un demi-centimètre à un centimètre en dedans de ce bord ; je laisse ainsi tomber deux gouttes de solution ; il importe ici, pour éviter une eschare, de faire que l'aiguille soit sous l'aponévrose, c'est-à-dire engagée dans la couche superficielle des fongosités ; on peut incliner l'aiguille et faire une seconde injection plus en dedans, et pour rendre la transformation plus rapide et plus sûre, j'injecte la même quantité parallèlement au bord supérieur de l'épiphyse du tibia, au niveau de la réflexion de la synoviale sur ce bord. On n'oubliera pas que cette réflexion est très près du bord antérieur de l'épiphyse du tibia.

du bord interne du couturier on plonge l'instrument. C'est là la zone accessible de l'articulation. (*Centralbl. für Chirurgie*, 24 déc. 1892.)

« On procède de la même façon pour la région ou le quartier externe
de la synoviale sous-rotulienne. On n'oubliera pas d'ailleurs que ces
régions sont souvent moins fongueuses que le cul-de-sac supérieur et
que surtout les parties postérieures de la synoviale des régions externes ou internes au niveau du tibia sont beaucoup moins altérées d'habitude que le reste de cette membrane. On arrive ainsi jusqu'aux parties
postérieures de la synoviale qu'on peut atteindre de la même façon. »

A l'articulation *tibio-tarsienne*, la séreuse s'insère au pourtour
des surfaces articulaires, elle se prolonge un peu en avant sur la
partie supérieure du col de l'astragale qui est partiellement compris
dans la cavité articulaire. En haut elle glisse entre le tibia et le péroné
et les ligaments péronéo-tibiaux inférieurs et forment là un cul-de-sac.

Ce trajet sera facile à suivre pour les injections, il faudra néanmoins
éviter les artères tibiales antérieure et postérieure, les nerfs tibiaux
antérieur et postérieur et le saphène externe qui, lui, suit le bord
postérieur de la malléole externe. Quand une des gaines périarticulaires, celle des péroniers de jambiers et des fléchisseurs sera prise,
il faudra longer et scléroser en même temps la gaine infectée. Quand
l'articulation seule est prise, on peut se contenter de trois piqûres (de
4 gouttes chacune) autour de chaque malléole, deux sur la partie antérieure du cou-de-pied et deux également en arrière, une de chaque
côté du tendon d'Achille.

Au niveau des articulations du *tarse* et des orteils, la technique opératoire ne présente rien de particulier à signaler sauf le trajet de la
pédieuse qu'il ne faudra pas intéresser autant que possible, quoique
souvent elle sera soulevée ou déviée par les fongosités.

Quand on aura affaire à des fongosités de la région dorsale du pied
au-dessus de la tête du métatarsien, il sera préférable de faire pénétrer
l'aiguille par les parties latérales du pied au-dessous des tendons. Cette
manœuvre, que M. Lannelongue fit dans un cas qui guérit admirablement, permettra de mieux circonscrire les fongosités et d'aller porter le ZnCl jusqu'au-dessous d'elles sur les métatarsiens eux-mêmes.

Mal de Pott : Ici, il faut injecter les faces latérales des vertèbres.
On prend comme point de repère le sommet de l'apophyse transverse
qui se trouve à 4 ou 5 centimètres en dehors et un peu au-dessus de
l'apophyse épineuse de la vertèbre correspondante. On introduit l'aiguille au niveau du sommet de l'apophyse transverse et on la dirige

perpendiculairement à la direction de l'apophyse épineuse, on arrive rapidement sur la face latérale de la vertèbre. Coudray (*Bulletin méd.*, 1892, n° 61).

## § 6. — Soins consécutifs.

Après une séance d'injections, il faut mettre sur les points piqués un léger pansement antiseptique maintenu en place pendant deux jours, puis dès que la réaction inflammatoire s'est calmée, il est bon de faire immédiatement de l'*immobilisation* et de la *compression*. Le repos absolu est en effet un des agents les plus puissants de guérison des articulations malades, aussi le membre sera-t-il mis dans un appareil plâtré deux jours après l'injection, c'est le seul moyen de bien immobiliser une articulation (Lannelongue).

MM. Lannelongue et Coudray ont tous deux insisté sur les grands avantages qu'on obtient de la compression. « Pour aider le dégorgement des parties, je fais actuellement toujours sur les membres de la compression ouatée, c'est-à-dire élastique, 2 ou 3 jours après les injections ; plus je vais et plus je m'aperçois des bons effets de la compression pour assurer aux parties transformées cet état sec qui paraît être un des caractères les meilleurs de la guérison. Je crois donc devoir conseiller pour le genou et les articulations en général, de continuer la compression pendant assez longtemps, jusqu'au moment par exemple où on abandonne le membre à lui-même, pour qu'il retrouve les mouvements dont il peut jouir. Je dispose d'abord des plaques ou des lanières d'agaric, immédiatement sur les points à comprimer, afin d'exercer une compression directe plus efficace, ces rondelles d'amadou sont superposées et maintenues en place par une large bande de diachylon, au-dessus on place de la ouate. »

La compression a plusieurs avantages. En premier lieu elle aide la résolution inflammatoire, c'est un adjuvant antiphlogistique, elle détermine un état sec des tissus très favorable à la sclérose. En second lieu elle favorise la résorption des foyers sanguins qui pourraient se produire. Enfin s'il faut traiter un abcès, comme il se produit généralement du liquide à la suite du lavage de l'abcès, elle favorise la résorption de ce liquide.

Dès que la douleur a disparu et que le gonflement a pris nettement les caractères de tissus fibreux, l'immobilisation est supprimée, on permet d'abord au malade quelques mouvements, puis *on électrisera* et on *massera* les *muscles atrophiés*. L'on verra, grâce à ce traitement complémentaire nécessaire, tous les tissus fibreux artificiels périphériques diminuer de dureté, se transformer en tissu cellulaire ordinaires au point de rendre méconnaissable l'articulation malade.

Le méthode sclérogène par elle seule ne compromet donc jamais les mouvements d'une articulation, attendu qu'elle n'en modifie pas les surfaces articulaires, qu'elle n'établit aucune adhérence dans l'article et que la synoviale transformée reprend progressivement sa souplesse. Bien plus, en faisant cesser la contraction musculaire par la guérison de l'arthrite, *elle permet souvent à l'articulation de retrouver une plus grande mobilité*.

### § 7. — Résultats immédiats et accidents de l'opération.

La réaction des tissus est assez modérée malgré le titre élevé de la solution au 1/10. La douleur est souvent assez vive, mais elle disparaît assez vite et fait place à un engourdissement ou endolorissement continu. Le gonflement de la région quand l'articulation est superficielle devient uniforme et fait disparaître les saillies inégales dues aux fongosités. La peau devient rouge, présente l'aspect du sclérème des nouveau-nés, un léger œdème dur ne gardant pas l'empreinte du doigt ; il y a de la chaleur locale et les mouvements restent douloureux.

Vers le deuxième jour, tous ces symptômes disparaissent, le malaise général, l'anorexie, l'insomnie cessent. Et pendant toute cette évolution locale la santé générale du malade est fort peu altérée. La température ne dépasse jamais 39°. Elle est restée exceptionnellement 2 ou 3 jours à 38° et quelques dixièmes, la courbe des pesées n'est pas modifiée chez les sujets en traitement, comme l'a démontré M. Lannelongue par une série de tracés publiés dans sa première communication.

Cette douleur et cette fièvre ne sont donc pas des accidents qui doivent préoccuper le chirurgien. M. Desguins fait remarquer que la douleur est parfois très intense et dure quelque temps, quand avec l'aiguille on pénètre jusqu'au centre de l'os, celui-ci étant ramolli et raréfié. Chez l'adulte, M. Desguins fit souvent des injections de morphine évitant ainsi la chloroformisation. Chez l'enfant de deux à quatre ans M. Lannelongue fait faire dès le réveil une injection de 1/5 de centigramme d'une solution au 1/100.

Mais il y a quelques accidents immédiats qui doivent attirer notre attention pour qu'ils puissent être évités. Tout d'abord si l'injection a été faite trop superficielle, si on n'a pas eu soin de diriger obliquement l'aiguille et de mettre immédiatement un tampon antiseptique au niveau de l'entrée de l'aiguille, il se produit une petite eschare cutanée. Celle-ci peut-être due aussi à une antisepsie insuffisante de la peau.

Ces eschares durent une ou deux semaines, elles sont vite éliminées et je n'en ai pas vu qui soient restées fistuleuses, à moins d'avoir été faites non plus périphériquement mais au niveau des fongosités. En règle générale, on évitera cette complication en ayant soin d'enfoncer l'aiguille sous l'aponévrose superficielle.

Si l'antisepsie a été insuffisante on peut déterminer un *abcès*, mais celui-ci peut facilement être évité et s'il se produit, il n'a pas de graves conséquences. Nous n'en avons jamais observé, si ce n'est expérimentalement chez les animaux dont la peau est bien difficile à nettoyer.

Il ne faut pas trop craindre les artérioles qui lésées pourraient déterminer des hémorrhagies diffuses graves. Mais il est une légère complication sur laquelle M. Lannelongue a attiré l'attention, ce sont les hémorrhagies interstitielles. Ces *épanchements sanguins* surviennent souvent tardivement, nous en rapporterons plusieurs observations au poignet surtout. Au début, M. Lannelongue prenait ces hématomes pour des abcès, mais il revint rapidement de cette erreur, car il n'y avait pas de réaction proprement dite, pas de douleur, pas d'empâtement spécial ni d'œdème, aucun signe en un mot des abcès aigus et la température générale n'avait pas changé. S'ils se forment quelques jours après l'injection, ils ne sont pas dus à la piqûre de la seringue. Leur tardive apparition fait penser que ces foyers sanguins sont le résultat de petites ruptures vasculaires tardives au moment où la circulation qui avait été profondément modifiée se rétablit et on doit invoquer les mouvements des parties comme la cause probable de la rupture des vaisseaux. Aussi pour les éviter il faut immobiliser de bonne heure l'articulation, après l'injection.

Ces épanchements sanguins et quelquefois séreux ont un volume variable : celui d'une pomme d'api jusqu'à peine celui d'un pois chiche.

Une compression soignée fera disparaître rapidement ces épanchements qui sont surtout fréquents au poignet.

Nous avons observé dans un cas l'apparition de quelques *troubles vaso-moteurs* indiquant qu'un nerf avait dû être piqué, tous ces troubles sont disparus à la longue et étaient caractérisés par une rougeur, un œdème du pied avec des éruptions cutanées de zona.

Chez un de ses malades, M. David a constaté un *érythème zincique* s'étendant à tout le membre inférieur. Ce malade était atteint d'une O. A. T. du genou gauche. Une première série de trente injections amena de l'amélioration notable. Vers la vingtième injection on dut interrompre le traitement. Le membre était gonflé, tendu, la peau injectée, couverte d'un érythème miliaire. Des enveloppements d'ouate hydrophile imbibée d'eau boriquée ont fait disparaître l'érythème au bout de trois ou quatre jours. Une deuxième série d'injections fut commencée deux mois après la fin de la première série. Dès le début, une nouvelle production d'érythème miliaire se manifesta et l'on dut espacer les injections de plusieurs jours. M. David crut à un érythème zincique dû à la saturation de la région par le chlorure de zinc.

A l'hôpital Trousseau nous n'avons pas observé de cas semblables.


## § 7. — Résultats éloignés. Des récidives et pseudo-récidives.

La méthode sclérogène n'a pas, nous l'avons déjà dit, une action directe sur les bacilles qui pullulent dans tout foyer de tuberculose, et si ces bacilles sont atteints et probablement détruits, ce n'est que secondairement, et par suite de l'impossibilité dans laquelle ils sont de vivre, sur un terrain complètement transformé, et inapte à les nourrir. Or, il est facile de comprendre que dans certains cas un point quelconque des fongosités échappe à l'action sclérosante du chlorure de zinc, précisément à cause de la difficulté qu'éprouve l'opérateur à fixer la limite exacte de la diffusion du liquide injecté à chaque piqûre ; ce point, devenant plus tard le centre d'une nouvelle poussée, constituera la récidive. C'est là une idée déjà émise par M. Coudray (1), et à laquelle nous nous rallions entièrement. Mais dans tous

(1) Coudray, *Bulletin médical*, 1er mai 1892.

les cas, *ces récidives seront bénignes*, car leur point de départ se trouvera déjà entouré sur une grande partie de sa circonférence par du tissu fibreux et résistant qui, lui, aura subi l'action du chlorure de zinc. Ce tissu offrira par conséquent un mauvais terrain de culture aux microbes, qui ne se développeront que lentement, et dont on viendra facilement à bout par une nouvelle série d'injections pratiquées autour du foyer secondaire.

Nous croyons même qu'il sera facile de prévenir ces récidives, en rapprochant autant que possible les différentes piqûres, de façon à bien circonscrire les fongosités et à ne laisser sur le pourtour de celles-ci aucun point qui ne soit atteint, et qui continuerait à alimenter les tissus dégénérés.

Un fait qui a préoccupé quelques chirurgiens après l'apparition de la méthode sclérogène, c'est de savoir comment celle-ci pouvait agir sur les foyers osseux. Mais M. L a n n e l o n g u e pense que, en faisant les injections sous-périostées le $ZnCl$ doit agir sur les vaisseaux qui vont du périoste au foyer malade. Le médicament suit volontiers les vaisseaux et doit à distance aller scléroser le tissu mé-dullaire, encastrer le bacille et déterminer la guérison du foyer osseux. D'ailleurs ceux-ci ne sont pas extrêmement graves, car il n'est pas rare de les voir guérir spontanément, alors même que persistent les désordres de l'articulation qui a été infectée par lui. Ces foyers T. sont souvent bien petits et l'épiphysite T. partielle, centrale ou corticale est plus fréquente que l'épiphysite totale.

Nous avons noté ces récidives pour le poignet, par exemple, mais un simple curettage a eu bien vite raison de ce petit foyer survenu huit mois après le traitement. Ces abcès tardifs indiquent que le bacille était confiné là dans un terrain réfractaire.

Ces récidives qui sont bénignes n'ont donc rien qui doive nous effrayer, il faut les traiter avec persévérance, répéter l'injection de $ZnCl$, répéter les curettages articulaires et ne pas se complaire dans cette idée que toute affection ne doit être traitée qu'en une seule séance opératoire.

Mais il y a un fait dont il faut se méfier, c'est la formation du tissu adipeux, véritable tissu de guérison qui se forme à la place ou autour des fongosités. Très souvent on croit qu'il s'agit là de foyers fongueux et même d'abcès. Or à l'incision l'erreur est reconnue ; le fait nous est arrivé pour le genou où il persiste souvent de chaque côté du ligament rotulien un coussinet graisseux : de même au cou-de-pied.

*Les résultats définitifs* de la méthode sclérogène sont excellents quand le traitement a été fait avec soin, car la guérison est presque toujours la règle, et si la méthode a rencontré quelques insuccès ce n'est qu'à elle qu'il faut l'attribuer, c'est à ces formes malignes de la T. articulaire qui résistent à toute espèce de traitement non radical.

Il est donc logique de conclure que pour les O. A. T. non suppurées, aucun traitement n'est comparable aux injections périphériques de ZnCl. La durée du traitement est très courte et la guérison est obte‑nue en moyenne en six semaines. *Les mouvements sont conservés* à l'inverse des nombreuses méthodes qui, au contraire, recherchent l'ankylose.

Dans les O. A. T. suppurées, la méthode sclérogène doit être com‑binée à l'arthrectomie et ces deux procédés doivent être employés de bonne heure et répétés s'il y a lieu.

Voici d'ailleurs le résumé des résultats définitifs d'après les 136 observations que nous avons pu réunir :

O. A. T. de l'épaule suppurée, un cas : une guérison.

O. A. T. du coude non suppurée, 4 cas : 1 guérison, 3 améliora‑tions.

O. A. T. du coude suppurée et ouverte, 6 cas : 4 guérisons, 1 amé‑lioration, 1 récidive.

O. A. T. du poignet non suppurée, 1 cas : 1 guérison.

— — suppurée, 6 cas : 6 guérisons.

Ostéo-tuberculose suppurée de $4^e$ métatarsien, 3 cas : 2 guérisons et une amélioration.

Notons en passant qu'au poignet les épanchements sanguins ont été observés dans plusieurs observations.

Spina-ventosa ulcérés, 5 cas : 4 améliorations lentes et une aggra‑vation. En effet, il a fallu gratter plusieurs fois les foyers T., mais enfin la guérison a été définitive.

Mal de Pott, 3 cas : 2 guérisons, 1 amélioration.

— 1 cas fistuleux : mort due à l'acte opératoire.

Sacro-coxalgie, 1 cas : 1 guérison.

Coxo-tuberculose non suppurée, 6 cas : 3 guérisons, 3 résultats douteux.

Coxo-tuberculose suppurée, 4 cas : 1 guérison, 3 améliorations.

Coxo-tuberculose, trajet fistuleux du grand trochanter, 1 cas: 1 guérison.

Genou, O. A. T. non suppurée, 26 cas : 13 guérisons, 8 améliorations, 3 états stationnaires et 2 insuccès.

Genou, O. A. T. suppurée, 22 cas : 12 guérisons, 4 états stationnaires, 3 améliorations, 1 insuccès, 1 mort de T. pulmonaire, 1 mort de méningite T.

Articulation tibio-tarsienne et tarsienne :

O. A. T. non suppurées, 11 cas : 9 guérisons, 1 amélioration, 1 guérison probable.

O, A. T. suppurées, 26 cas : 21 guérisons, 4 améliorations, 1 résultat douteux.

Ostéo-tuberculose métatarsienne, 3 cas : 2 succès, 1 amélioration.

Spina-ventosa d'un orteil, 1 cas : 1 amélioration.

Tels sont les chiffres que donnent la lecture des observations rapportées plus loin. Il est évident que dans tous ces cas où la guérison a été notée, il faut tenir compte des bons effets de l'arthrectomie qui, dans les trois quarts des cas, c'est-à-dire dans les cas suppurés, a été nécessaire pour compléter l'œuvre de la méthode sclérogène; celle-ci employée seule, eût été insuffisante. Mais inversement on peut dire que employées seules les arthrectomies eurent été suivies de lenteur plus marquée dans la guérison et aussi de récidives beaucoup plus nombreuses.

Les insuccès constatés et que M. Perlis a notés plus souvent que nous dans ses observations, tiennent à ce que la méthode aura été employée trop tard. Ils tiennent à ce que l'on n'aura pas fait de nouvelles injections et aussi à ce que les soins consécutifs n'auront pas été observés rigoureusement. Ils tiennent parfois à la forme anatomo-pathologique et microbienne de l'affection. Il existe des formes malignes extensives d'O. A. T. qui résistent à toutes les méthodes de traitement conservatrices et j'ajouterai, même aux méthodes radicales.

# QUATRIÈME PARTIE

DE L'ARTHRECTOMIE POUR LE TRAITEMENT DES O. A. T.

## Définition. Délimitation du sujet.

*L'arthrectomie comprend : 1° Le curettage articulaire et périarticulaire; 2° La résection partielle ou atypique.*

Les résections partielles ont reçu bien des noms. Pour Volkmann l'*arthrectomie* est la destruction intégrale de toutes les parties molles de l'articulation, ligaments et synoviale, à l'exclusion des os. Quand les cartilages seront atteints on en fera l'abrasion à l'aide de la curette tranchante.

Le professeur Ollier préfère la dénomination de synovectomie à celle d'arthrectomie employée quelquefois et qui moins spéciale s'applique à l'ablation de l'articulation tout entière.

J. Bœckel emploie indistinctement les mots arthrectomie et synovectomie ; il préfère ce dernier lorsque l'opération n'intéresse que la synoviale ; il dit : « l'arthrectomie est une opération qui a pour but l'extirpation totale de la synoviale articulaire dégénérée y compris les ligaments altérés ».

Le professeur Verneuil trouve que le mot arthrectomie est un mauvais mot, car il signifie encore plus résection que extirpation de la synoviale. Il préfère comme Ollier le mot de synovectomie. Mais, à notre avis, ce dernier nom n'est pas suffisant, il n'indique que l'extirpation de la synoviale, ce qui n'est qu'une partie de l'opération que nous allons décrire et non l'extirpation partielle de tous les éléments constituant une articulation.

Aussi, quand on enlève les synoviales et le ligament, et que l'on gratte un foyer osseux, M. Bœckel propose le nom d'ostéo-arthrectomie.

D'autre part, il ne faut pas comprendre dans l'arthrectomie certaines arthrotomies pour O. A. T. où on se contente d'ouvrir une arthrite fongueuse en voie de suppuration, il faut en effet qu'il y ait, outre l'ouverture articulaire, le grattage de la synoviale et du foyer osseux.

On voit donc que sous le nom d'arthrectomie, il faut comprendre plusieurs modes opératoires ; tantôt en suivant le trajet d'une fistule on tombe sur un petit foyer épiphysaire cortical, celui-ci est évidé, la portion attenante du cartilage articulaire et de la synoviale est également grattée. Ce sont là des cas qui se présentent assez souvent actuellement, les malades venant consulter plus tôt, au début de leur O. A. T. Or, en faisant ce petit grattage, dira-t-on qu'on a fait une synovectomie? Le mot serait inexact. Dira-t-on que l'on a fait une résection partielle ou atypique ? Je crois que ce serait donner là un nom bien pompeux pour une aussi petite intervention. C'est donc pour ce cas simple que je propose par convention le nom de *curettage articulaire ou périarticulaire* suivant les cas.

Sera-t-on obligé au contraire de nettoyer un très grand nombre de foyers osseux, puis enfin de régulariser les surfaces osseuses pour qu'elles s'adaptent en vue, soit des mouvements ultérieurs, soit de l'ankylose en bonne position, on peut dire qu'on a fait là une *résection partielle ou atypique*.

Il est évident qu'entre le simple curettage articulaire et la résection partielle ou atypique il y a bien des degrés intermédiaires.

De même entre la résection atypique et la résection totale il y aura souvent bien peu de différence, mais ce sont là des cas exceptionnels et il ne faut avoir en vue que les cas moyens.

Mais comme le mot résection partielle ne nous paraît pas indiquer suffisamment que dans certains cas on modifiera légèrement la forme des surfaces osseuses saines, en vue, soit de mouvements précoces à déterminer, soit en vue de l'ankylose en bonne position, le mot de résection atypique me paraît préférable, il englobe mieux l'ensemble de l'intervention. Cette dénomination me paraît meilleure que celle d'ostéo-arthrectomie, employée par quelques auteurs, car ce mot indique aussi bien une résection partielle qu'une résection totale et d'autre part le nom de synovectomie ne peut s'appliquer qu'aux cas où l'on touche seulement à la synoviale.

On reprochera peut-être au mot arthrectomie d'être employé pour toute autre affection que la T., mais cela importe peu, à notre avis il suffit de préciser le but de son emploi.

Dans la description qui va suivre j'aurai surtout en vue l'étude des curettages articulaires et des résections atypiques dans les O. A. T. des membres. Pour le rachis en effet la question est trop complexe et a été étudiée d'une façon remarquable par mon collègue et ami M. Chipault (1).

---

(1) CHIPAULT. *Gaz. des hôpitaux*, 1891, et *Rev. de chirurgie*, 1892, et thèse Paris 1893.

# CHAPITRE PREMIER

## Historique.

### SOMMAIRE



Le but de ce chapitre n'est pas de faire un historique complet des résections articulaires, c'est un point très connu et néanmoins toujours intéressant. Je ne m'occuperai ici que des faits se rapportant aux résections partielles.

Il est certain que les chirurgiens de tout temps ont réséqué partiellement une articulation atteinte d'O. A. T., l'arthrectomie (curettage ou résection atypique), est donc aussi vieille que la chirurgie.

Sans remonter à l'éternel Hippocrate, Paul d'Égine ne dit-il pas : « *Si extremitas ossis prope articulum affecta fuerit, ipsam resecare oportet* ».

Dans le courant du XVIIIe siècle la vogue fut aux résections totales. C'est en 1803 que Moreau, dans sa thèse (Paris, 1803), dit avoir fait une résection partielle du tibia. Il ajoute que si l'on n'avait pas ce moyen d'enlever tout le mal, ces opérations seraient souvent si énormes qu'elles deviendraient impraticables. Dans un cas d'O. A. T. du coude il se servit non pas de la scie, mais de la gouge et du marteau. Mais cette indication des résections partielles fut blâmée par Velpeau, qui déclara que pour lui l'ablation des extrémités malades dans leur totalité est la règle.

*En France* la question des résections partielles fut tout d'abord bien peu étudiée, on lui préféra longtemps la résection totale.

En 1872 Augé proposa cependant la conservation de l'olécrâne dans la résection du coude, afin de conserver à l'avant-bras l'extension active, et pour cela il conseillait un raclage ou un évidement de cette apophyse quand elle est atteinte, s'inspirant probablement en cela des leçons de Sédillot.

En 1879, Letievant (1) reprit la question et conseilla l'abrasion articulaire. Il proposa pour les O. A. T. à lésion osseuse peu étendue, d'attaquer par de larges incisions les fongosités de la synoviale et de les détruire radicalement, se basant sur cette opinion inexacte assurément, que ce sont les fongosités qui sont le point de départ et les lésions osseuses seulement la conséquence, et qu'elles n'attaquent les extrémités articulaires que lorsqu'elles ont atteint une certaine extension. Il est inutile dans ces cas de sacrifier une masse osseuse, parce qu'elle est entourée d'un fongus qui a légèrement altéré sa surface. Il faut évider sans pour cela réséquer, il faut donc suivant sa formule : *Enlever le mal, rien que le mal. Respecter ce qui est sain, tout ce qui est sain.*

En agissant ainsi on doit obtenir : 1° une *économie* pour l'organisme dans le travail de réparation ; 2° une *adaptation exacte* des surfaces articulaires laissées dans leurs rapports normaux ; 3° la *conservation plus complète des capsules* articulaires tégumenteuses qui seront à peine intéressées ; 3° une *précision dans les mouvements* que les méthodes en usage ne donnent pas ordinairement. Et Letievant rapporte cinq observations, dont une seule malheureusement probante. Un de ses élèves, M. De Laprade (2) rapporte dans sa thèse plusieurs observations nouvelles.

(1) LETIEVANT. Nouvelle méthode d'opération des tumeurs blanches ou abrasion intra-articulaire ou encore arthroxesis. *Lyon méd.*, 1879.

(2) DE LAPRADE. *Traitement de l'arthrite fongueuse par l'abrasion intra-articulaire.* Thèse Paris, 1880.

P o i n s o t dans un article de la *Revue de chirurgie* (mai 1881), publie une observation d'arthroxesis pour une O. A. T. du genou et le manuel opératoire comprend, pour lui, trois temps : 1° ouverture large de l'articulation ; 2° raclage des fongosités ; 3° désinfection énergique au ZnCl. Il insiste beaucoup sur ce troisième temps qui nettoie les points où la curette ne peut pas pénétrer.

A la Société de chirurgie, en 1882, M. le profeseur L a n n e l o n g u e recommande beaucoup les résections partielles et en présenta avec une clarté remarquable les indications ; voici ses conclusions :

« Dès l'apparition de la suppuration, l'intervention chirurgicale s'impose à mon sens. L'ablation de l'abcès doit être tentée et l'emploi de la bande d'Esmark rendra cette exécution facile. Mais après avoir enlevé l'abcès par la décortication ou par le grattage, on n'aura fait qu'une œuvre incomplète.

« Il importe de découvrir les origines de l'abcès, recherche facile d'ailleurs. On aura sous les yeux, tantôt une ulcération superficielle de l'os, tantôt une perforation étroite, tantôt une fistule plus large. Il est indiqué de pénétrer dans l'excavation de l'os, de la déterger d'enlever un séquestre mobile ou adhérent, le foyer primitif enfin ; on ne doit pas craindre de dépasser les limites du mal. Le curage, l'évidement, une résection partielle deviennent ainsi la conséquence de l'intervention chirurgicale, et toutes ces opérations sont très simplifiées par la friabilité pathologique du tissu osseux. Tel est le cas le plus ordinaire ; mais il peut arriver que l'abcès symptomatique ne soit qu'un prolongement de la synoviale transformée, en communication, par conséquent, ave la cavité articulaire ; les trajets fistuleux d'abcès spontanément ouverts sont souvent dans le même cas. L'indication thérapeutique ne doit pas, à mon sens, être modifiée par ce fait, on entrera dans l'articulation pour y reconnaître l'état des lésions épiphysaires. On s'inspirera de la forme et de l'étendue des désordres pour faire *l'ablation partielle d'une épiphyse* ou pour pratiquer une résection plus étendue. On fera en même temps un sacrifice plus ou moins considérable de la synoviale ; *il arrive, en effet, qu'une articulation n'est plus à la longue que partiellement atteinte, le reste de la jointure se trouvant oblitéré.*

« Les os de la main et du pied avec leurs articulations et celles du poignet et du cou-de-pied, sont on ne peut plus favorables à la pratique de ces diverses opérations dont les règles ne doivent plus relever que du siège et de l'étendue des désordres.

« Dans maintes circonstances, j'ai été conduit ainsi à enlever à la fois l'astragale et une partie du calcanéum en faisant en même temps l'évidement et le curage du tibia ; tantôt c'était un, deux ou plusieurs os du milieu du pied ou de la main ; ces opérations n'ont pas été suivies d'accidents. On peut agir de même pour le coude et la hanche, et il n'est pas inutile de dire que ces tentatives sont beaucoup moins considérables chez les jeunes sujets que chez l'adulte.

« Je n'ai pas la pensée de croire que par ces manœuvres, on pourra éviter de renoncer parfois à des résections plus étendues et même à l'amputation du membre.

« En terminant, qu'il me soit permis de rappeler ce qu'est le mal à son origine : un foyer osseux presque toujours limité, mais en même temps *plein de virulence*. Là, se trouve la cause vraie de tous les désordres qui vont se produire. Le foyer primitif, placé dans la profondeur des parties dures, y rencontre une résistance qui fait qu'il se perpétue ; il est pendant ce temps un agent actif d'inoculation, menaçant pour tout ce qui l'entoure et il transmet de proche en proche sa virulence à tous les tissus. Aussi doit-on désormais, me semble-t-il, élever à la hauteur d'un principe cette conclusion dernière : *intervention prompte s'adressant à la fois aux foyers primitifs et aux sources qu'ils ont pu engendrer* ».

On voit avec quelle ardeur et quelle conviction le chirurgien de l'hôpital Trousseau recommande l'arthrectomie précoce. Aussi c'est sa méthode opératoire que nous décrivons plus loin, ainsi que celle de M. Jalaguier que nous avons aidé dans les nombreux grattages articulaires qu'il fit, alors que nous étions son interne. Et un point de leur méthode qu'il nous paru bon de mettre en relief, c'est : 1º l'arthrectomie pratiquée en plusieurs fois quand elle détermine trop de délabrements et que le sujet est affaibli ; 2º l'arthrectomie précoce ; 3º l'arthrectomie répétée dès que l'affection ne marche plus vers la guérison.

Vers cette époque, dans ses leçons cliniques M. de St-Germain recommande beaucoup la méthode conservatrice combinée à l'iguipuncture. Il se montre partisan des évidements et grattages articulaires et proscrit les résections chez l'enfant, à la hanche surtout.

En 1884, M. Bouilly dans la thèse de son élève Petitot publia plusieurs cas d'arthrectomie avec résultats favorables, grâce aux soins minutieux avec lesquels l'opération fut faite et grâce aussi à l'antisepsie.

Ollier (1), le père des résections typiques, se montra peu partisan de ces résections partielles prétendues économiques chez l'adulte, car elles exposent aux récidives, il l'a conseillée néanmoins chez l'enfant. « Parmi les opérations conservatrices, l'arthrotomie, l'abrasion, l'évidement, la tunnellisation des os, qui donnent chez l'enfant de si bons résultats ne doivent pas être entrepris chez l'adulte qu'avec la plus grande réserve. Les résections atypiques favorisent la généralisation » Mais il reste néanmoins conservateur, car il dit : « *il ne faut pas enlever tout ce qui est malade, mais tout ce qui ne peut redevenir sain.*

En 1885, dans son Traité des Résections, il dit encore : « quant aux ablations totales de la synoviale, sans toucher aux os, proposées par Kœnig et Volkmann, leur exécution rigoureuse est toujours difficile et leur gravité nous paraît incontestable, au point de vue de l'infection générale, dans les cas de lésions manifestement tuberculeuses. Pour les formes moins avancées, cette dénudation des extrémités osseuses pourra sans doute réussir ; mais nous préférons, chez les enfants, faire (au genou) des abrasions moins complètes, suivies de la cautérisation des tissus suspects ».

Quelques années plus tard, dans une note sur la synovectomie ou ablation de la synoviale (1888), il dit : « Cette opération qu'on ne doit pas généraliser, est applicable dans les cas où la synoviale est le siège du processus tuberculeux assez avancé. Parfois, en effet, les os sont intacts, tandis que la synoviale, en couche épaisse, est criblée de petits foyers caséeux et purulents ». M. Ollier rapporte une observation qui en est un remarquable exemple. « Avec l'ischémie, l'anesthésie et l'antisepsie, avec des drainages latéraux et postérieurs, cette opération est bénigne et donne d'excellents résultats immédiats. Malheureusement les récidives sont fréquentes. C'est pourquoi on doit réserver cette opération pour les cas où la synoviale seule est malade. Quand les épiphyses sont envahies par des masses tuber-

_________

(1) OLLIER. De la résection du genou. *Rev. chir.*, avril 1889. Des opérations conservatrices dans la T. articulaire, *Rev. de chir.*, 1885 et Traité des résections.

culeuses, et surtout quand il s'agit d'adultes, la résection s'impose avec
ses résultats aujourd'hui magnifiques ». Depuis longtemps déjà,
M. le professeur Ollier recommandait chez les enfants les opérations
économiques ; au Congrès international de Copenhague (1884), il
attirait de nouveau avec insistance l'attention des chirurgiens sur les
fâcheux résultats des résections articulaires pratiquées chez les enfants.

Vers cette époque Nepveu (1) recommandait le curage et le nettoyage de l'articulation du poignet par opposition à la résection totale,
afin d'en améliorer les résultats fonctionnels suivant en cela la méthode
de Kœnig qui ne résèque jamais le poignet, mais le racle avec une
grosse et forte curette ronde. Les résultats obtenus de cette façon
paraissent être excellents.

Après avoir craint la généralisation ou les complications septiques
dans le cas d'intervention, les chirurgiens vers cette époque s'attaquè-
rent plus volontiers aux T. externes, et la question de l'arthrectomie se
trouve étudiée par M. Petitot (2), élève de M. Bouilly, dans sa thèse
de 1884. « Dans cette opération de *curettage*, dit-il, le chirurgien a soin
de promener son instrument fortement et dans tous les sens de la cavité.
Ces manœuvres ont pour but de développer une zone inflammatoire
excentrique à celle que provoque la présence du bacille, et d'amener
soit l'organisation fibreuse de cette nouvelle zone, soit l'élimination
en masse de tous ces éléments. » « Le traitement chirurgical n'a pour
but que de se substituer au processus curateur naturel quand celui-ci
fait défaut (Ch. Nelaton, th., p. 73).

« Le nettoyage avec le chlorure de zinc qui baigne la plaie et pénètre
si fortement dans les cavités et arrière-cavités détermine aussi cette
inflammation.

« Cette opération de curettage a pour résultat de diminuer les chances d'infection locale et générale, et si quelque point de néoplasie a
échappé à l'instrument et a résisté à l'action des agents modificateurs
introduits dans la plaie, *il faut la poursuivre par une nouvelle
opération dès qu'elle aura fait de nouveau son apparition.* »

Il faut donc intervenir de bonne heure : « La gravité de pronostic
local ne dépend pas d'autre chose que de la diffusion des lésions » (Ch.
Nélaton). « Par une nouvelle intervention dans le cas de récidive, il

_______

(1) NEPVEU. Résection pathologique du poignet. *Rev. de chir.*, mai 1883.
(2) PETITOT. *Loc. cit.*

faut aller aussi vite que le mal jusqu'à ce qu'on arrive à tout enlever
ou à le rendre inoffensif ».

Quelque temps après, le professeur O llie r écrivit que : « dans les cas
absolument limités à la synoviale, l'arthrectomie est très indiquée, la
résection étant réservée aux cas où les os sont malades. L'arthrectomie
est une opération relativement nouvelle, elle répond à certaines indications. Avant de l'adopter ou de la rejeter voyons d'abord les résultats qu'elle donne ». Et il ajoutait : « Au sujet de l'arthrectomie, on
ne saurait trop encourager les recherches en ce sens, ne fût-ce que
pour le traitement des tumeurs blanches chez les enfants. On sait, en
effet, combien il importe chez eux, au point de vue de l'accroissement
du membre, de conserver les épiphyses. Toute opération qui respectera les extrémités osseuses sera donc pour les tumeurs blanches des
enfants particulièrement recommandable ».

Un an plus tard, J. Bœckel, dans un important mémoire adressé à
l'Académie de médecine et publié ensuite dans la *Gazette médicale
de Strasbourg* (1889) rapporte 12 observations personnelles d'arthrectomie ou d'ostéo-arthrectomie ; il se déclare cependant partisan
de la résection : « Réservez la synovectomie, dit-il, chez les adultes,
pour les cas où la synoviale seule est intéressée, ce qui est rare ;
préférez d'autre part la résection typique à la résection partielle,
lorsque les os sont altérés ; faites de même la résection typique chez
les enfants de préférence à la synovectomie, avec les restrictions
voulues (résection intra-épiphysaire) et pratiquez l'ostéo-arthrectomie.
c'est-à-dire la résection partielle, dans les cas où les lésions, tout en
étant limitées à l'un des condyles, remontent trop haut pour permettre
encore la résection typique ».

R e d a r d, au Congrès pour l'étude de la T. de 1888, a insisté sur
les bons effets de l'arthrectomie pour les O. A. T. tibio-tarsiennes et
tarsienne, et le professeur V e r n e u i l appuie de sa grande autorité
cette opinion en disant que « chez l'enfant les résections typiques sont
mauvaises et les amputations inutiles ».

Enfin, tout récemment, la question de l'arthrectomie a été reprise à
la Société de chirurgie par MM. D e l o r m e, R i c h e l o t, Q u é n u,
B a z y, S c h w a r t z, R e c l u s, etc., et a donné naissance aux thèses de
F u z e r o t, C o r d i l l o t, H a r a n, D a l e p y l, B o u r g o g n e (Paris,

(1) OLLIER. De la synovectomie. *Lyon médic.*, 25 mai 1888.

1890-1891) et de Foutry (1). Nous verrons qu'il y a un accord parfait en ce qui concerne les enfants, mais pour l'adulte les avis sont très partagés.

*En Allemagne et en Autriche,* Volkmann, le premier, en 1873, évite autant que possible l'ablation des extrémités osseuses en masse et se sert pour enlever les parties articulaires pathologiques, soit osseuses, soit molles, de la curette tranchante, qui porte son nom. Il racle et nettoie les jointures, persuadé que les résultats sont meilleurs que ceux fournis par la résection typique (2).

Un de ses élèves, quelques années plus tard, conseilla pour les résections de n'employer que la rugine, les ciseaux, le couteau et la curette, mais peu ou pas de scie (Dahlmann).

Volkmann cite alors un cas où il a gratté la tête humérale et conseille beaucoup cette opération chez les enfants. Chez ceux-ci il a vu souvent, malgré une suppuration d'une année, guérir des cas très graves par cette méthode, sans résection, ni amputation et une conservation partielle des mouvements en extrayant et en raclant consciencieusement avec la curette les parties cariées de ces fistules puis en drainant à travers ces dernières. Il profite des fistules pour pénétrer dans l'articulation. Quand il n'y en a pas il incise sur les côtés. « Cette méthode, dit-il, détermine moins de désordres, amène une guérison plus prompte, n'entraîne pas de déformation du pied ni de raccourcissement ».

Schede en 1872, avait de propos délibéré ouvert une articulation de la hanche pour en retirer toutes les fongosités qu'il put atteindre, il fit le drainage ; il s'agissait d'une coxalgie suppurée avec fistule, chez une jeune fille de 17 ans. La guérison fut obtenue en 9 mois. C'est après lui, par conséquent, que Volkmann fit le raclage des fongosités articulaires en introduisant une cuiller tranchante à travers les trajets fistuleux ; Schede lava l'articulation à l'eau phéniquée et introduisit de la poudre d'iodoforme dans la cavité articulaire. En 1874, devant le 3e Congrès des chirurgiens allemands, Schede publiait une statistique de six cas avec trois morts par accidents pulmonaires ; d'ailleurs dans plusieurs de ces cas, l'auteur semble n'avoir prati-

---

(1) Foutry. *De la résection du coude chez l'enfant.* Th. Lille 1891.

(2) R. Volkmann; cité par Soutter. *Des résections atypiques des articulations.* Th. Genève, 1887.

qué que l'ouverture de l'article. Mais dans deux il gratta les fongosités et évida des foyers osseux de l'articulation du coude.

En 1876, Albert (de Vienne) préconisa cette pratique qu'il ne tarda pas à abandonner, au moins pour les arthrites nettement fongueuses. Dans ces premières tentatives, les chirurgiens n'ont eu pour but que de faire l'ablation superficielle des parties malades.

En 1877, Scriba préconise le drainage simple après incision et lavage antiseptique ; son exemple est suivi par Schede, Nussbaum, Albert.

Depuis quelques années, la chirurgie antiseptique avait fait d'immenses progrès et avec l'assurance de pouvoir opérer sans aucun danger, les chirurgiens avaient abusé des résections. On avait même inventé un mot, ils étaient atteints de « résécomanie » disait-on et c'est surtout pour les chirurgiens allemands que le mot était vrai. Il est curieux de voir alors l'un de ceux qui prônaient le plus la résection typique, Volkmann, être un des premiers à conseiller les opérations conservatrices. En 1877, il propose l'ablation de la synoviale sans toucher aux os ; c'est le germe de l'arthrectomie, proprement dite, qu'il pratiquera plus tard.

Au 4e Congrès des chirurgiens allemands, Hueter (1) rapporte plusieurs cas de résection partielle du cou-de-pied et du coude, Langenbeck dit aussi en avoir fait pour le cou-de-pied. Volkmann également dit laisser volontiers la totalité de l'astragale en place.

Kœnig (2), l'ami et collaborateur de Volkmann est également partisan des raclages et nettoyages articulaires, mais il ne l'applique qu'aux enfants et aux sujets n'ayant pas dépassé la puberté.

A l'encontre de Volkmann, il attache une importance capitale à l'extirpation complète des fongosités et de la capsule articulaire qu'il énuclée, au genou par exemple « comme la poche d'un kyste thyroïdien ».

Hahn et Jaffé suivirent la pratique de Volkmann ; Albert (3) (de Vienne) également change d'avis, car dès 1883, il dit : « la technique de la résection est changée. Autrefois on suivait simplement les

---

(1) HUETER. *Berliner klinische Wochenschrift*, 1877.

(2) KŒNIG. Résection du coude, de la hanche, du cou-de-pied avec conservation des épiphyses articulaires. *Centralblatt für Chirurgie*, 1882, p. 28 et *Archiv. f. klinische Chirurgie*, 1885.

(3) ALBERT. *Schmidt's Jahrbucher*, 1883, et *Traité de chirurgie clinique*, trad. A. BROCA, t. III, p. 252.

extrémités articulaires des os après division des parties molles et l'important était fait, la capsule restait intacte. Aujourd'hui, la résection typique est remplacée par l'atypique et on n'enlève plus que les parties malades ». Bilroth également devint partisan des résections partielles, mais Bruns et Maas se montrèrent tout d'abord très opposés à cette méthode pour y revenir ensuite.

A propos d'une étude sur la résection tibio-tarsienne, Benthin (1) rapporte six cas de résection partielle.

En 1885, Erasmus (2) rapporte plusieurs cas heureux d'arthrectomie du pied d'après Kœnig, et Biddert (3) recommande l'arthrectomie ou la résection précoce suivant les cas.

Au Congrès des chirurgiens allemands, Petersen se prononça absolument contre la résection du genou chez l'enfant et vanta l'arthrectomie. De même au 19e congrès des chirurgiens allemands (1890), Kœnig s'exprima ainsi : « Je ne comprends pas qu'on vienne discuter encore les bons résultats de l'arthrectomie, ces résultats sont évidents ». Sendler (4), Bartha (5), Frey (6), Neugebauer (7), Krœnlein (8), Israël (9), Wolff (10), ont rapporté plusieurs observations d'arthrectomie du genou ayant donné des succès définitifs. Bruns (11) dans un mémoire original a rapporté 25 observations d'arthrectomie pour O. A. T. au cou-de-pied et s'en montre très satisfait.

*En Angleterre.* Lister, en 1867, avait ouvert une O. A. T. suppurée et Attenburow faisait l'incision précoce des coxalgies suppurées (*Lancet*, 14 août 1875).

En 1874, Watson (12) publia plusieurs cas de résection partielle du pied. En 1879, Marshall (13) publia un cas d'arthrectomie du genou. Au Congrès médical de Liverpool, 1882, un chirurgien en mon-

(1) *Centralblatt für Chirurgie*, 1881, n° 14.
(2) ERASMUS. *Deutsche medicin. Wochenschrift*, 1885.
(3) BIDDERT. *Deutsch. Zeitsch. f. Chir.*, 1885.
(4) SENDLER. *Deutsche Zeitschrift f. Chirurgie*, 1888.
(5) BARTHA. *Archiv. f. klin. Chirurg.*, 1888.
(6) FREY. *Wiener medicin. Presse*, 1888.
(7) NEUGEBAUER. *Deutsch. Zeitschrift Chirurgie*, 1889, p. 379.
(8) KRŒNLIN. *Correspond. Blatt für schweizer Aerzte*, 1889.
(9) *Berlin. klinische Wochenschrift*, 4 fév. 1889.
(10) WOLFF. *Berlin. klinische Wochenschrift*, 10 fév. 1890.
(11) BRUNS. *München. medicin. Wochenschrift*, 16 juin. 1891.
(12) WATSON. *Edinburg med. Journal*, mai 1874.
(13) MARSHALL. *Medical Times*, juin 1879.

tra deux beaux résultats. W r i g h t, en 1885, en rapporte 15 cas, mais avec des résultats bien divers. B r y a n t fut un de ceux qui prônèrent le plus, l'arthrectomie dans un article intitulé : Du sacrifice minimum des parties du corps érigée en principe de chirurgie opératoire. « La simple ablation du foyer nécrosé suffira à produire la guérison chez des malades que beaucoup de chirurgiens auraient réséqués ou même amputés ». Il rapporta des observations probantes pour la hanche, le coude, le genou. P o l l a r d (1), M i l l e r (2), O w e n (3), P a r k e r, G e s t e r (4), rapportèrent des cas analogues. C l u t t o n (5), P a g e (6), recommandent de faire l'arthrectomie de bonne heure. L e d i a r d (7) cependant d'après ses cas malheureux ne trouva pas que la question soit encore tranchée. Mais H e u g s t o n, au contraire, la recommande avec insistance et dit que dans beaucoup de cas, faite de bonne heure, elle remplace la résection (*The Dublin Journal of med. Scienc.*, Août 1889). A r d l e également (*The Dublin Journ. of med. Scienc.*, avril 1889) prône l'arthrectomie.

En 1890, B a t l e (8) rapporte un beau cas de grattage d'un abcès T. du col du fémur avec retour complet des mouvements.

Le Dr C o u s i n s (9) dans un article récent sur les derniers progrès dans le traitement chirurgical des affections articulaires T., insiste beaucoup sur les bons effets de l'arthrectomie partielle faite de bonne heure. Il serait presque tenté de la faire exploratrice quand un enfant présente des points osseux très douloureux dans une épiphyse. Il étudie ensuite l'arthrectomie qu'il appelle complète quand elle est très étendue, et recommande beaucoup de la faire avec soin, Il rapporte ensuite des cas d'arthrectomie complète du genou avec conservation en grande partie des mouvements de l'articulation. Nous y reviendrons plus loin.

Récemment C l u t t o n (10) a présenté à la *Société de médecine de*

(1) POLLARD. *Lancet*, 16 juin 1888.
(2) MILLER, *Edinburg med. Journal*, juillet 1889.
(3) OWEN. *British. med.*, 13 nov. 1888.
(4) GESTER. *Ann. of Surgery*, 1888, p. 241.
(5) CLUTTON, *Lancet*, 1888.
(6) LEDIARD. *Lancet*, 31 août 1889.
(7) PAGE. *Lancet*, 1888.
(8) BATLE, *Lancet*, 18 oct. 1890.
(9) COUSINS. *British medical Journal*, 8 août 1891.
(10) CLUTTON. *Semaine médicale*, 24 février 1892.

*Londres*, trois jeunes malades chez lesquelles il a pratiqué, en 1888, l'arthrectomie du coude pour des lésions tuberculeuses plus ou moins avancées de cette articulation. L'âge des malades était de six, huit et neuf ans. Dans tous les cas on a ouvert l'articulation par une section transversale de l'olécrâne. Actuellement, on constate un degré satisfaisant de mobilité des articulations ; l'extension cependant est assez imparfaite chez les trois opérés.

Tilling (Russie), en 1887, dans une revue sur le manuel opératoire de l'arthrectomie recommande d'enlever toute la synoviale, mais pour les os, il ne faut enlever que ce qui est malade.

Un chirurgien danois, Saxtorph, de Copenhague, nettoie également à la curette les foyers osseux malades.

En Amérique, Sayre (1) dit faire les résections partielles depuis 20 ans.

En Belgique, Winiwarter (2) recommande également le curage des articulations en général, et du poignet, du cou-de-pied et du coude en particulier.

En Suisse, à Genève, l'arthrectomie fut pratiquée vers 1888 par M. Julliard, dont les résultats remarquables sont consignés par un de ses élèves Soutter (3). Kocher, d'autre part, attaque l'articulation coxo-fémorale par sa partie postérieure, ce qui lui permet dans certains cas de faire un simple nettoyage de l'article sans résection.

En Italie, Mugnai, de Rome, rapporta au congrès des chirurgiens italiens (4), plusieurs cas d'arthrectomies ou nettoyages articulaires faits par Durante et se montra très partisan de cette opération.

Nous rapportons plus loin les cas d'arthrectomies faits avec succès par Ceccherelli.

(1) SAYRE. *Chirurgie orthopédique*, traduction française, 1887.
(2) BILLROTH et WINIWARTER, *Pathologie et thérapeutique chirurgicale*. Traduction française, Paris, 1887.
(3) SOUTTER. *Loc. cit.*
(4) *Semaine médicale*, 1887, et *lo Sperimentale*, 1887, p. 954.
(5) CECCHERELLI. *Riforma Medica*, 1890, 6 février.

# CHAPITRE II

## Indications. Contre-indications.

### SOMMAIRE

*Indications.* — Elles sont tirées : 1° de l'âge du sujet; 2° de la forme anatomo-pathologique ; 3° de la forme microbienue ; 4° de toutes les variétés de ces différentes
formes. En résumé, elle est toujours indiquée quand elle peut être faite au début
de la maladie, et chez l'enfant et chez l'adulte.

*Contre-indications.* — 1° Lésions trop étendues, nécessitant alors la résection typique
ou l'amputation ; 2° l'état général du sujet très affaibli ; 3° fièvre persistante sans
cause bien évidente et indiquant une imminence de granulie.

Dans les O. A. T. avec dégénérescence graisseuse l'arthrectomie et aussi la résection totale échouent souvent.

De l'arthrectomie préliminaire et exploratrice (Annandale). Des arthrectomies hâtives
(Kœnig).

Des indications de l'intervention dans les formes aiguës de la T. articulaire (forme
miliaire, forme ulcéro-caséeuse, etc.). Comme pour la péritonite T. il faut intervenir de bonne heure quand le diagnostic est certain et quel que soit le résultat probable.

Aujourd'hui on ne discute plus guère la nécessité de l'intervention
dans les T. externes ou chirurgicales. Nous sommes loin du temps où
Guersant respectait ces lésions, croyant à une sorte de balancement
entre les lésions T. viscérales et les lésions T. externes.

*L'âge du sujet* est une considération dont il faut tenir compte. Ce
n'est pas pour rejeter l'opération mais bien pour la limiter. Notre
excellent maître, M. Jalaguier, en effet, *chez les sujets jeunes procède souvent en plusieurs temps quand les lésions sont rès nombreuses et nécessitent de grands délabrements.* De même aussi,
quand le petit malade est déjà épuisé par une longue suppuration, il ne
faut pas par une opération toujours assez longue et déterminant une
hémorrhagie souvent assez marquée, il ne faut pas, dis-je, compromettre le succès de l'opération par un excès d'intervention. Dans les

cas d'O. A. T. multiples il faut traiter les lésions les unes après les autres si elles sont graves ou simultanément si elles sont peu étendues.

A part cette restriction pour l'étendue de l'acte opératoire, l'âge ne forme jamais une contre-indication. Il est certain que chez l'enfant si le foyer épiphysaire est limité soit au centre, soit à la périphérie de l'extrémité articulaire, l'intervention est indiquée dans ces deux formes anatomo-pathologiques. Elle l'est aussi dans cette forme d'épiphysite T. où toute la tête osseuse est infiltrée de T. Elle l'est encore dans les formes microbiennes bénignes et dans les formes malignes à marche extensive, si dans ce dernier cas elle a pu être pratiquée de bonne heure. En effet chez l'enfant, tous les chirurgiens sont d'accord pour intervenir et les résultats sont bons comme le montrent les statistiques. Mais chez l'adulte que doit-on faire ?

C'est là un point qui a été très discuté. Beaucoup d'auteurs se sont efforcés de démontrer que chez l'adulte l'arthrectomie donne de bien mauvais résultats et beaucoup de chirurgiens rejettent cette opération dite économique, ou bien ils la pratiquent à regret quand le malade refuse l'amputation.

Ces mauvais résultats tiennent, suivant nous, à ce que chez l'adulte on temporise trop. Chez l'enfant la lésion paraissant plus limitée, on fait l'opération beaucoup plus tôt relativement ; chez l'adulte il n'en n'est pas de même. On hésite et tant que la fistule reste petite et suppure peu on attend les bons effets de l'immobilisation ou de toute autre méthode de traitement. Pendant ce temps, la suppuration T. accompli son œuvre dans l'épiphyse : elle diffuse les lésions dans toute l'extrémité articulaire ( L a n n e l o n g u e ). Survienne alors une résection partielle, l'opération forcément incomplète sera bientôt suivie de récidive.

En somme chez l'adulte, le curettage articulaire et la résection atypique sont indiqués, mais ils doivent être comme chez l'enfant, précoces. Il ne faut pas temporiser, c'est là malheureusement une faute souvent commise surtout par ceux qui attendent l'apparition de la suppuration pour intervenir.

A un âge plus avancé, chez le vieillard, nous retrouvons là les mêmes conditions que chez l'enfant. Il est vrai que chez eux les O. A. T. sont plus rares, mais nous avons noté que chez eux aussi l'affection présentait assez souvent une marche lente indiquant une forme microbienne bénigne de la maladie.

De plus, chez eux, comme les interventions opératoires ne doivent pas être trop délabrantes, et comme, d'autre part, la consolidation osseuse fréquente, il est vrai, n'est pas néanmoins toujours certaine, l'organisme débilité ne pouvant pas toujours faire les frais d'une bonne réparation, l'arthrectomie est indiquée. Elle aura d'autant plus d'effet qu'elle sera appliquée plus tôt, et, comme l'affection présente souvent une marche lente, le succès définitif sera assuré si l'arthrectomie est bien faite. Les observations de MM. Heurtaux et Le Bec que nous rapportons plus loin sont des plus probantes.

Étudiée *au point de vue de la forme anatomo-pathologique*, dans les formes intra-articulaires, l'arthrectomie est assurément indiquée dans tous les cas, mais là où son succès sera certain, c'est dans les cas d'épiphysite T. corticale, c'est-à-dire périphérique, ce foyer d'ostéo-tuberculose n'ayant pas encore acquis un grand développement en profondeur De même en profitant du trajet fistuleux, on pourra facilement allergratter un foyer osseux *central*; celui-ci aura le plus souvent envahi toute l'épiphyse, c'est pourquoi ce cas est moins favorable que lorsqu'il s'agit d'une épiphysite corticale.

Un cas encore moins favorable, c'est lorsqu'on se trouve en présence d'une épiphysite T. totale ; ici les lésions descendent souvent vers le tissu spongieux de la diaphyse ou bien envahissent toute la synoviale articulaire. Ces cas nécessitent une intervention très complète et souvent répétée ou non plus un simple curettage, mais bien une résection atypique. De plus, il existe des cas où les lésions, tout en étant limitées à un condyle fémoral, par exemple, s'étendent sur une hauteur d'os telle que la résection typique est impossible. Or, avant de recourir à l'amputation, ici l'arthrectomie doit être tentée tout d'abord (Bœkel).

Dans les formes extra-articulaires, le *curettage péri-articulaire* donne les meilleurs résultats. Ici, en effet, on est sûr de pouvoir enlever toutes les lésions, elles sont superficielles, bien visibles et se présentent facilement à la curette. Aussi pour ces cas, il n'y a pas de discussion possible. Ici encore, il faut insister sur la nécessité de faire l'opération de bonne heure, car ces formes péri-articulaires et juxta-synoviales peuvent se propager rapidement du côté de l'articulation, qui dans de nombreuses observations est souvent assez vite envahie.

Enfin, dans les formes synoviales de T. articulaire dans lesquelles ou le foyer osseux passe inaperçu ou bien se trouve guéri, le curettage articulaire est un triomphe. Quoi de plus facile, en effet, que d'enlever toute une synoviale malade, de gratter les ligaments et les trajets fistuleux qui partent du foyer suppuré ?

La fréquence de ces curettages articulaires dépend aussi de la fréquence des synovites fongueuses avec peu de lésions osseuses. Cette fréquence de la synovite fongueuse sans lésion osseuse a été assez discutée. Volkmann, Verneuil, Trélat, Chandelux en ont rapporté des observations.

Müller (1) voulant établir sur de nouvelles statistiques la question de la fréquence relative de la tuberculose synoviale et de la tuberculose ostéale, a soumis à un nouvel examen « très minutieux » les deux cent trente-deux pièces de la collection de Kœnig à la clinique chirurgicale de Gœttingen (1886), pièces obtenues pour la plupart par des résections. Ce chiffre se répartit comme il suit: Genou 118 ; hanche 61 ; coude 53. Le type ostéal s'est rencontré cent cinquante-huit fois et le type synovial quarante-six fois. Ce dernier existait seul, sans aucune participation des os, ou bien il y avait de petites altérations osseuses « sans aucun doute secondaires ». Dans vingt-huit cas, il était difficile de dire si la synovite était primitive ou secondaire. Si l'on veut ranger ces cas douteux parmi les formes ostéales, ce qui donnerait cent quatre-vingt-six pour quarante-six, il en reste encore 20 0/0 où la synoviale a été atteinte primitivement, tandis qu'en les négligeant complètement, on trouve une proportion de 25 0/0.

Suivant qu'il s'agit du genou ou de la hanche, on trouve une très grande différence entre les deux formes de tuberculose. Au genou, les affections de la synoviale sont relativement beaucoup plus fréquentes. Sur cent dix-huit cas, les os étaient atteints primitivement soixante-neuf fois, la séreuse trente-trois fois, tandis que seize fois le début était douteux. En faisant abstraction de ces derniers, il reste cent deux cas, dont près d'un tiers se rapportant à la synoviale.

A la hanche, sur soixante-et-un cas, la forme osseuse s'est rencontrée quarante-sept fois et la forme synoviale trois fois; onze cas étaient douteux. En excluant ceux-ci, il n'y a que 6 0/0 d'affections primitives de la synoviale. Sur cinquante-trois préparations du coude, quarante-

(1) Müller. *Centralblatt für Chirurgie*, 1885, n° 50.

deux se rapportaient aux os et dix à la séreuse, soit 20 0/0, plus un cas douteux.

Si nous examinons l'âge des malades, chez lesquels on a obtenu ces deux cent trente-deux pièces, nous trouvons les chiffres suivants, en ne tenant pas compte de quatre cas de tuberculose des os chez des enfants âgés de 3 ans et au-dessous :

De 3 à 14 ans, 50 affect. osseuses, 21 affect. synoviales ;

    14 à 30 ans, 65      »     18      »

à partir de 30 ans, 39      »     12      »

Kœnig trouve donc un plus grand nombre d'affections de la synoviale que la plupart des chirurgiens ne l'ont admis dans ces derniers temps et que lui-même ne l'avait admis quelques années auparavant. Muller, dans vingt-trois arthrectomies ayant porté sur des malades âgés de moins de quatorze ans, a trouvé huit fois l'affection limitée à la synoviale ; dans ces cas, sauf un, il obtient la guérison par première intention.

M. Ollier qui réserve l'arthrectomie aux cas où la synoviale est le siège de processus tuberculeux assez avancés pense que « parfois les os sont intacts, tandis que la synoviale, en couche épaisse, est criblée de petits foyers caséeux et purulents. » Il en rapporte une observation qui en est un remarquable exemple, chez un enfant de douze ans, auquel il pratiqua l'arthrectomie du genou.

Chamorro dans une thèse (Paris, 1888), inspirée par Trélat, rapporte aussi deux observations de tuberculose du genou ayant débuté par la synoviale.

Dans la discussion qui eut lieu à la Société de chirurgie à propos du rapport de M. Chauvel sur les observations de M. le professeur Delorme (1888), les avis sur le siège primitif de la tuberculose articulaire furent partagés : « J'ai fait quatre fois la résection du genou, dit M. Kirmisson, et quatre fois les os étaient sains ». — « Voilà qui m'étonne infiniment, répond M. Championnière ; sur vingt et un cas où j'ai fait la résection du genou, vingt fois la tuberculose osseuse était certaine. »

Bœckel, dans son mémoire (1889), publie une nouvelle série de trente résections ; sur ce chiffre, dix-neuf fois il s'agissait de synovite fongueuse avec lésions *osseuses secondaires*, neuf fois d'arthrite à forme osseuse primitive.

Mazzoni pense, avec quelques pièces anatomiques à l'appui, que contrairement à l'opinion de M. le professeur Lannelongue et de Wolkmann, le plus souvent chez l'adulte aussi bien que chez l'enfant, la tuberculose articulaire débute par la synoviale, d'où nécessité d'une intervention chirurgicale précoce.

A propos de la communication de M. Richelot à la Société de chirurgie (novembre 1890) de nouveaux arguments et de nouvelles preuves pour ou contre furent apportés.

M. Lucas-Championnière dit avoir trouvé très souvent, et même toujours des lésions osseuses au cours de ses résections.

M. Quénu a fait onze résections du genou, dans 3 cas il avait cru pouvoir se borner à une arthrectomie ; deux fois les surfaces articulaires paraissaient saines ; mais il n'a eu, dit-il, « qu'à gratter le cartilage pour tomber sur un foyer osseux » et il dût faire une opération plus complète.

M. Berger a pratiqué 25 résections du genou ; dans aucun de ces cas, il n'a trouvé l'occasion de faire l'arthrectomie, presque toujours il a rencontré des lésions osseuses profondes.

M. Routier a fait 18 résections et il a toujours trouvé les os très malades et des lésions très marquées dans les épiphyses.

M. Marchand a observé 3 faits récemment, dont deux surtout viennent à l'appui de l'opinion de Kœnig, de Mazzoni, de Kirmisson : chez une femme de 25 ans où l'amputation fut pratiquée pour tumeur blanche, on examina avec beaucoup de soin le squelette et en aucun point il ne fut possible de découvrir un foyer caséeux ; tout au plus existait-il dans le tissu spongieux un ou deux points de régression graisseuse. Chez une autre femme de 52 ans, tout le genou était aussi rempli de pus, on pratiqua l'amputation ; là encore l'os était absolument sain.

M. Richelot se range parmi ceux qui pensent que l'intégrité du squelette se trouve assez souvent chez l'adulte. Depuis 2 ans, il a vu 12 malades dont il aurait pu faire la résection du genou s'il avait eu « une opinion exclusive et une pratique uniforme ». En éliminant un cas de résection par ankylose et un cas d'arthrectomie pour laxité articulaire (obs. VI) il reste 10 malades qui avaient des tumeurs blanches. Or, un jeune homme de vingt ans, après une arthrotomie exploratrice, a guéri tout seul par ankylose, plus facilement et plus vite qu'après une opération radicale (obs. VII), apparemment ses os n'étaient pas bien malades. Sur les 9 autres, M. Richelot a fait 5 fois l'arthrectomie, 4 fois seulement la résection; et encore chez l'un d'eux « les os étaient solides et vierges d'altération ».

D'après ce que nous venons de voir, il semblerait que chez les enfants les synovites fongueuses secondaires seraient beaucoup plus fréquentes que chez les adultes. Pourquoi cette différence d'origine ? elle peut s'expliquer par ce fait que chez les enfants, l'activité formatrice ou de développement est surtout concentrée au niveau du cartilage de conjugaison ; tandis que, chez les adultes, c'est surtout la synoviale qui joue un rôle dans la nutrition des éléments de la jointure. (Cordillot) (1).

Mais, à notre avis, il restera toujours un doute sur les formes simplement synoviales tant qu'on n'aura pas fait des sections osseuses de l'épiphyse suivant des tranches peu épaisses (Lannelongue).

Mais si au point de vue théorique, la question des formes simplement synoviales est très discutée, au point de vue pratique elle ne l'est pas, car les O. A. T. avec lésions fongueuses prédominantes sur la synoviale sont connues depuis longtemps. Avant l'intervention on pourra rechercher les points douloureux pour trouver le siège du foyer osseux souvent bien limité. Mais ce signe est bien trompeur, car une fois l'articulation ouverte, on ne trouve souvent rien au niveau du point douleureux.

A propos d'une communication de M. Delorme, une discussion avait déjà eu lieu à la Société de chirurgie en 1888, pour éclaircir les indications de l'arthrectomie. Cette discussion est trop importante pour que nous n'y insistions pas. « M. Terrier préfère la résection aux incisions plus ou moins étendues de la synoviale. M. Schwartz a fait une arthrectomie partielle de l'articulation tibio-tarsienne en octobre 1887. Il s'agissait d'une femme de 24 ans, atteinte d'une arthrite fongueuse tibio-tarsienne, secondaire à la tuberculose péri-articulaire. Il y avait, en avant, une collection molle, fluctuante, probablement constituée par des fongosités et peut-être même par du pus. L'articulation était douloureuse et gonflée, les mouvements impossibles. M. Schwartz fit une incision de la malléole externe à la

(1) Cordillot. *De l'arthrectomie.* Th. Paris, 1891.

tête de l'astragale. Il tomba sur un abcès fongueux, ouvert dans l'articulation ; il excisa avec des ciseaux des parties fongueuses qui confinaient à l'astragale et à la malléole externe, en enlevant aussi quelques petits fragments osseux de l'astragale ; le reste de l'article était intact. Lavage de l'articulation avec l'eau phéniquée forte, puis suture et drainage sous un pansement antiseptique. Gué-rison en 15 jours. M. Schwartz revoit la malade en février 1889. Les mouvements étaient revenus en partie, le gonflement et les douleurs étaient totalement disparus.

« M. Tillaux « estime que lorsque la lésion est absolument limi-tée à la synoviale, l'arthrectomie est très bien indiquée, la résection étant réservée aux cas où les os sont malades. L'arthrectomie est une opération nouvelle, elle répond à certaines indications. Avant de l'adopter ou de la rejeter, voyons d'abord les résultats qu'elle donne ». Et il ajoute : « Au sujet de l'arthrectomie, on ne saurait trop encou-rager les recherches en ce sens, ne fût-ce que pour le traitement des tumeurs blanches chez les enfants. On sait, en effet, combien il im-porte chez eux, au point de vue de l'accroissement du membre, de conserver les épiphyses. Toute opération qui respectera les extré-mités osseuses sera donc, pour les tumeurs blanches des enfants. particulièrement recommandable. »

« Quand la lésion est absolument limitée aux parties molles. dit M. Kirmisson, il faut faire l'arthrectomie. »

« M. Reclus cite l'observation suivante en faveur de l'arthrecto-mie : « Une jeune fille avait été soignée pendant 18 mois, dans son pays, pour une tumeur blanche de l'articulation tibio-tarsienne, par les moyens usités en pareil cas. Lorsqu'elle nous fut adressée, l'arti-culation était en pleine suppuration, l'état général fort mauvais. . J'ouvris largement l'article, j enlevai le plus possible, avec la curette et les ciseaux, de la synoviale et des fongosités ; découvrant de plus un foyer osseux, dans la malléole externe, j'évidai celle-ci, ce qui me conduisit à l'ablation presque complète de la malléole. Le résultat de mon intervention fut excellent. Au bout de cinq mois, la guérison était absolue. J'ai, depuis, revu cette malade dans son pays, se livrant sans douleurs ni gêne aux plus durs travaux de la cam-pagne. »

« M. Chauvel dit que toutes les fois que l'on constatera que la synoviale est seule malade, il sera sage de ne pas aller plus loin et de respecter les os ; il faudra faire le grattage exact de la face profonde de la peau afin d'éviter les récidives. »

« M. L. Championnière pense, à propos de l'arthrectomie, « que les interventions limitées à la synoviale ne lui paraissent pas jusqu'ici avoir donné des résultats satisfaisants. Il préfère la résection, parce que généralement les os sont malades et qu'il est très difficile de nettoyer complètement la synoviale surtout à la face postérieure du tibia. Même chez l'enfant, il préfère la résection à l'arthrectomie parce que généralement les os sont malades. Il pense que le raccourcissement dû à la résection ne doit pas être pris en considération ; les malades marchent fort bien avec un membre plus court. Dans les deux opérations (résection, arthrectomie), il y a un membre rigide. Il conclut qu'au triple point de vue du résultat fonctionnel, de la bénignité et de l'efficacité, l'arthrectomie n'a sur la résection aucune supériorité réelle et pense que la résection donnant un résultat nécessairement plus complet, doit l'emporter sur l'arthrectomie ; mieux vaut l'abstention qu'une opération incomplète ».

En résumé, les indications de l'arthrectomie chez l'adulte trouvèrent plus d'adversaires que de partisans à la Société de chirurgie en 1888 et en 1890.

Si on envisage les *formes microbiennes*, c'est-à-dire les O. A. T. non suppurées et les O. A. T. suppurées, il y a lieu de discuter en quelques mots les indications du curettage et des résections atypiques dans ces deux formes.

En effet, une O. A. T. n'étant pas suppurée et les lésions paraissant peu étendues ; est-on autorisé à aller de but en blanc, détruire un foyer de fongosités synoviales et un foyer osseux ? Je ne crois pas ; c'est ici en effet que la méthode sclérogène fait merveille et donne de bons résultats quand son action est combinée à l'immobilisation parfaite et à la compression. Un temps viendra peut-être où les chirurgiens de plus en plus hardis iront ainsi curetter un foyer osseux ou sous-épiphysaire en voie d'évolution avant même qu'il n'ait contaminé la synoviale articulaire. Kœnig d'ailleurs l'a fait et recommandé depuis plusieurs années, mais actuellement peut-être en est-il moins partisan, car il recommande beaucoup l'emploi des injections iodoformées. Ou bien si l'articulation est déjà envahie par des fongosités, on ira peut être, dans quelques années, détruire celles-ci, et faire un curettage ultra-précoce. C'est possible, mais dans l'état actuel des choses, nous avons par la méthode sclérogène, qui détermine une révulsion profonde, par l'immobilisation et aussi par la révulsion cutanée, des moyens suffisants qui d'ailleurs ont fait leurs preuves dans le traitement des O. A. T. au début.

Dans les *O. A. T. suppurées*, qu'elles soient ouvertes ou non ouvertes, il faut se hâter d'intervenir et faire un curettage précoce, car cette suppuration indique que la lésion est déjà avancée et que plus on attendra plus elles augmenteront en étendue. Il nous paraît banal d'insister sur ce point, mais un fait que nous ne saurions trop répéter, c'est que chez les enfants, il ne faut pas trop s'effrayer de l'étendue des lésions et croire à la nécessité d'une résection étendue ou d'une amputation prochaine. Quand on a suivi bien des malades, et nous faisons allusion ici aux opérés de nos excellents maîtres MM. Lannelongue et Jalaguier, on est frappé, dis-je, de voir, chez les enfants surtout, le foyer diminuer d'étendue et finir par guérir après une ou plusieurs autres opérations complémentaires de moins en moins importantes.

C'est qu'en effet la T., même quand elle est maligne, c'est-à-dire à marche extensive, peut rétrocéder cependant, d'où l'inutilité des résections totales hâtives et la grande utilité des arthrectomies précoces.

Il ne faudrait cependant pas tomber dans un excès contraire et dire que l'indication du curettage articulaire et des résections atypiques existe dans tous les cas, malheureusement il n'en est pas toujours ainsi et l'arthrectomie a des limites, c'est-à-dire des *contre-indications* Tout d'abord, en effet, on peut être appelé à traiter un cas où les lésions sont tellement étendues, qu'il faut renoncer à nettoyer complètement le foyer T, et à donner aux extrémités articulaires une forme utile pour le fonctionnement ultérieur du membre. Ce ne sont pas les enfants que j'ai en vue, car la curette dans un foyer osseux malade au niveau des surfaces articulaires, donne chez eux des extrémités qui finissent toujours par s'arranger dans le sens du meilleur fonctionnement. En effet, chez une petite malade que j'ai vue dernièrement, tout le condyle externe du fémur avait été enlevé dans un curettage articulaire. Or, voyant cet enfant deux ans après l'opération, j'ai été frappé de voir le condyle interne faire tous les frais du mouvement de l'articulation. Il existe bien, il est vrai, des mouvements de latéralité et un léger degré de genu valgum, mais le fonctionnement est tel que l'enfant n'en paraît nullement gêné.

De même, on verra plus loin le cas de la petite Henriette C..., chez laquelle M. J a l a g u i e r détruisit presque complètement toute l'extrémité inférieure de l'humérus. Or, un an après, les mouvements étaient en partie reparus et nous les avons fait représenter à la fin de ce travail (planches IV et V). N'est-il pas exact de dire que chez l'enfant aussi bien en pathologie qu'en anatomie la fonction fait l'organe ? D'ailleurs, au point de vue de l'architecture et de la forme de l'os, V o l l f a essayé dans de nombreux travaux de démontrer que c'est la fonction qui joue le rôle le plus important.

Cela est exact chez l'enfant dont les os relativement malléables se conforment aux nécessités de la fonction. Mais il n'en est pas de même chez l'adulte. Ici l'absence d'un condyle fémoral déterminerait assurément une gêne telle dans le membre que l'effet serait désastreux. Je ne veux pas multiplier des exemples, mais je pense que chez l'adulte, pour peu que la surface articulaire soit altérée dans une assez grande étendue (et on ne peut pas donner ici de moyenne, c'est une question de tact chirurgical), il faut, dis-je, à l'arthrectomie préférer la résection typique.

Mais, je le répète, chez l'adulte il y a des cas où il s'agit d'une épiphysite T. périphérique et corticale qui par voisinage a infecté la synoviale ; or ces cas sont justiciables d'un simple curettage. Et si l'on a dit le contraire, et voulu en règle générale contre-indiquer l'arthrectomie chez l'adulte, c'est parce qu'on n'a pas assez tenu compte des formes anatomo-pathologiques. D'ailleurs, après des essais nombreux on semble maintenant admettre que chez l'adulte dans le cas de lésion T. du poignet un nettoyage soigné de l'articulation vaut mieux qu'une résection. Or, suivant nous, il en est de même pour l'épaule, le coude, le carpe, les doigts, le genou, le cou-de-pied, le tarse et je dirai probablement aussi la hanche, bien que je pense qu'ici en ne supprimant pas complètement le foyer d'un seul coup, les lésions peuvent s'aggraver du côté cotyle et déterminer des lésions pelviennes assez fréquentes et très graves, quand la cavité cotyloïde n'a pas été suffisamment grattée.

On trouvera plus loin plusieurs observations d'arthrectomie chez l'adulte, il y en a quelques unes d'inédites que nous devons à l'obligeance de notre excellent maître, M. le professeur Le Dentu, qui montrent que chez l'adulte l'arthrectomie a ses indications puisqu'elle donne de bons résultats.

Comme pour toutes les interventions opératoires quand le sujet est très affaibli par l'abondance de la suppuration il vaut mieux aller au plus pressé, nettoyer tout d'abord les foyers suppurés, ne gratter qu'un côté des articulations pour y revenir aussitôt que possible, c'est ce que nous avons vu faire dans plusieurs cas par notre excellent maître M. Jalaguier, et cette pratique toute rationnelle a donné de bons résultats.

Dans d'autres cas, chez des sujets qui, sans lésions bien étendues, sans rétention de pus ont une fièvre persistante sans cause bien nette du côté local ou du côté des viscères, il ne faut pas trop se presser d'opérer car ce sont là des sujets en imminence de granulie et l'acte opératoire serait accusé à juste raison, sinon d'avoir provoqué du moins d'avoir rapproché l'apparition de cette généralisation. Ollier et Verneuil ont bien mis ce fait en relief.

D'autre part, quand les lésions viscérales T. dominent la scène pathologique, pour l'arthrectomie comme pour toute intervention, il n'y a pas lieu d'opérer, la lésion articulaire étant un épisode de peu d'importance comparativement aux autres manifestations; la mort survient à courte échéance. Il ne faut intervenir que dans le cas de douleurs vives rendant la vie intolérable (U. Trélat).

Quand les os ont subi l'infiltration lie de vin ou la dégénérescence graisseuse, il y a peu à espérer de l'arthrectomie et aussi de la résection typique. Dans un cas de M. Bouilly, rapporté par M. Petitot dans sa thèse (obs. 25), le chirurgien tenta deux évidements d'une épiphyse ou pleine dégénérescence graisseuse, mais l'amputation s'imposa bientôt.

Quand nous disons que l'arthrectomie doit être précoce, nous ne voulons pas dire qu'il faille faire l'*arthrectomie préliminaire et exploratrice.* C'est Annandale (1) qui préconisa le premier, dès 1875, l'ouverture hâtive des O. A. T. et cela pour éclairer le diagnoctic. Il rapporte l'observation fort intéressante d'une jeune fille de 14 ans

ANNANDALE. *Edinburg med. Jour.*, 1875. Cité par M. JALAGUIER, thèse, p. 140.

atteinte de coxalgie presque à son début, les douleurs étaient très violentes. Il pratiqua l'incision exploratrice, reconnut une destruction presque totale de la tête fémorale et scia séance tenante l'extrémité osseuse ; 23 jours plus tard la jeune fille était guérie.

Le professeur Lannelongue ne méconnaît pas les avantages de cette incision exploratrice, pratiquée dans certaines conditions bien entendu. Les indications en seront à l'ordinaire facilement reconnues, mais en matière d'O.A.T, il faut retenir ce qu'il dit dans son remarquable livre sur la coxo-tuberculose : « Il y a une juste mesure à garder entre la précipitation des chirurgiens *qui opèrent prématurément* pour obéir à une règle formulée d'avance et sans fondement, alors que la maladie peut guérir par la méthode conservatrice et un atermoiement indéfini qui fait attendre pour intervenir que la vie soit compromise ».

Au lendemain des jours néfastes de la chirurgie, on est allé trop loin dans le traitement des O. A. T. Voici en effet, en 1886, et encore plus maintenant l'opinion de M. Jalaguier (1) : « D'ailleurs, la prééminence des opérations partielles s'effectue de jour en jour ; et ce n'est pas, qu'il me répugne nullement de l'avouer, sans un certain sentiment d'orgueil national, que j'ai pu constater au cours de mes investigations, cette tendance croissante à revenir à la méthode conservatrice et aux opérations partielles adjuvantes, dont on ne contestera pas j'espère pour la plus employée tout au moins l'évidement, l'origine absolument française. Il est piquant de voir comment les chirurgiens que l'on a spirituellement dit atteints de « résécomanie », les Volkmann, les Kœnig, les Leisnick, jettent aujourd'hui presque par dessus bord leur résection typique tant prônée jadis pour se faire les défenseurs d'opérations conservatrices telles que l'arthrectomie suivie de raclage et d'évidement, l'arthroxésis de Letievant et même l'arthrectomie de Volkmann ». « La méthode conservatrice est donc une méthode éminemment française » (De St-Germain) (2).

Kœnig (3) a rapporté dans un mémoire intéressant un grand nombre d'observations de *résections hâtives* dans des cas de lésions T. articulaires. Dans ses résections hâtives la lecture de ses observations

(1) JALAGUIER. *Loc. cit.*
(2) St-GERMAIN. *Cliniques chirurgicales,* p. 118.
(3) KŒNIG. *Archiv für klinische Chirurgie,* 1881.

nous montre qu'il a simplement trépané un foyer osseux qui ne s'était pas encore ouvert dans l'article, ou bien quand il y avait un foyer dans la synoviale, celui-ci était limité et pouvait être extirpé facilement. Je pense que donner le nom de résection hâtive à ces diverses opérations est un peu exagéré et qu'il vaut mieux pour bien s'entendre les appeler *arthrectomies hâtives*, indiquant par là que le chirurgien n'a eu affaire qu'à un foyer limité. On verra dans le travail de Kœnig une série d'observations bien intéressantes, car toutes ont été suivies de succès, avec conservation des mouvements évidemment.

Sans trop vouloir m'écarter de mon sujet, je dois dire cependant que dans les formes aiguës de T. articulaire, l'arthrectomie doit être précoce. Qu'il s'agisse de simple hydarthrose T., qu'il s'agisse de granulie aiguë de l'articulation avec lésions portant surtout sur la synoviale (forme granulie miliaire, f. ulcéro-caséeuse, f. fibreuse), il faut comme pour la péritonite T. ouvrir de bonne heure la cavité articuluire. Dans l'état actuel de la chirurgie, hésiter à intervenir quand le diagnostic est certain, me paraît être une faute, car comparativement avec la péritonite T. le malade n'a que de bons effets à retenir de l'intervention chirurgicale.

Dans le chapitre suivant sur le manuel opératoire, je dirai quelques mots sur le mode d'intervention dans ces cas qui *paraissent* ne siéger que sur les parties molles.

# CHAPITRE III

## Manuel opératoire

### SOMMAIRE

*Opérations préliminaires :* ouverture d'abcès indépendants de l'articulation ou leur asepsie. Redressements.

OPÉRATION : *Bande d'Esmark :* les uns l'emploient, d'autres la rejettent.

*Instrumentation :* Curette de Volkmann, curette du professeur Lannelongue, etc.

TEMPS DE L'OPÉRATION. — *1er temps : Incision des parties molles.* Incision pour les différentes articulations. En général, incision suivant le trajet des fistules quand la lésion ostéo-articulaire est peu étendue, sinon il faut faire soit les incisions comme pour la résection totale soit quelques incisions particulières.

*Deuxième temps :* Grattage des foyers T. osseux et articulaires et des parties molles péri-articulaires. Durée longue et nécessaire de ce temps.

*Troisième temps :* Hémostase et nettoyage avec ZnCl au 1/10.

*Quatrième temps :* Régularisation des surfaces osseuses saines restantes, en vue des mouvements ou de l'ankylose (régularisation modelante).

*Soins consécutifs.* Pansements. Immobilisation dans un appareil plâtré ; bien surveiller la bonne position du membre. Commencement des mouvements. Pendant les premiers temps de la marche, appareil silicaté ou à tuteur pour consolider l'articulation et éviter les entorses.

Il faut répéter l'opération dès que les lésions n'évoluent plus vers la guérison.

*Intervention dans la T. aiguë articulaire.* Comme pour la péritonite T., il faut ouvrir l'article, badigeonner les lésions avec des antiseptiques et les gratter s'il y a des ulcérations caséeuses et fongueuses.

Résumé des principaux procédés proposés pour l'arthrectomie et l'exploration des cavités articulaires. — Recherches personnelles sur le cadavre.

Avant l'intervention, quand il existe des abcès étendus, M. Barette (1) a conseillé de les asepsier quelques jours auparavant, en y faisant d'avance quelques injections d'éther iodoformé qui en modifient le contenu. M. Phocas (2) y injecte de l'huile iodoformée. Nous

(1) BARETTE. *Congrès pour l'étude de la T.,* juillet 1888.
(2) PHOCAS. Arthrectomie. *Rev. des maladies de l'enfance,* août 1892.

pensons que s'ils sont indépendants de l'articulation on peut les ouvrir et les nettoyer par une 1re opération préliminaire. De même avant l'arthrectomie on peut, s'il y a lieu, redrésser le membre plutot par l'extension continue que par le redressement brusque.

Les instruments nécessaires pour l'opération sont les suivants : il faut de forts bistouris ordinaires et un à résection sous-périostée, des ciseaux droits et courbes, des pinces à dissection, une gouge, un maillet, et quelquefois une petite scie et une pince coupante pour faire sauter quelque pointe osseuse, mais surtout les curettes tranchantes de Volkmann de toutes dimensions, fortement emmanchées, de longueurs variables et à manche métallique, la curette en lunette et un grand nombre de pinces hémostatiques.

La curette du professeur Lannelongue est aussi souvent utile. Elle a la forme d'une très longue spatule. Quand un foyer osseux T. se trouve près d'un vaisseau important, cette curette à bords plus mousses est bien moins dangereuse que la curette Volkmann. D'autre part, dans le cas d'abcès T. périarticulaire, elle enlève très bien toute la membrane tuberculogène.

Il faut préparer d'avance de petits tampons de ouate hydrophile stérilisée, trempés dans une solution de ZnCl au 1/15 et au 1/10 et montés sur des pinces hémostatiques de différentes longueurs.

Chez l'enfant, les uns emploient la bande d'Esmark, les autres n'en veulent pas à cause des hémorrhagies capillaires qui se produisent le premier jour de l'opération après le pansement. Chez l'adulte elle nous paraît indiquée. Volkmann cependant ne l'emploie pas car avec l'anémie artificielle il est plus difficile de reconnaître les portions malades d'avec les portions saines. L'hémorrhagie en nappe qui se produit quand on enlève la bande est très considérable. En opérant sans la bande d'Esmark, l'hémorrhagie serait facile à arrêter, au genou par exemple, grâce à la position fléchie que l'on donne au membre et à une compression légère faite au niveau de la racine du membre. Et cependant dans les nombreuses arthrectomies que nous avons vu faire, les inconvénients de la bande sont, nous le croyons, bien compensés par les avantages que donne l'anémie artificielle quand les lésions sont étendues. M. Richelot cependant ne l'emploie pas non plus, d'après une série d'observations rapportées dans la thèse de Cordillot. Ollier préconise son usage « parce que son emploi met à l'abri de ces infections T. généralisées dont on à rapporté quelque cas à la suite de l'arthrectomie ».

Étudions maintenant les différents temps du manuel opératoire ; car l'arthrectomie que l'on considère volontiers comme une opération non réglée, présente au contraire plusieurs temps bien distincts et je vais décrire ici la méthode opératoire suivie par MM. Lannelongue et Jalaguier à l'hôpital Trousseau.

Le *premier temps* comprend *l'incision des parties molles.*

Cette incision varie suivant l'étendue des lésions, prenons des exemples : S'agit-il seulement d'un petit foyer épiphysaire le long du condyle interne du fémnr, il suffira d'inciser les téguments dans la direction de la fistule pour arriver directement sur le point malade de l'os et de l'articulation. S'agit-il au contraire d'une O. A. T. à foyers multiples avec fistules en dedans ou en dehors de l'articulation du genou, par exemple, il n'y a pas à hésiter ici, il faut faire l'incision franche comme pour la résection typique du genou, c'est-à-dire une incision curviligne à concavité supérieure encadrant la pointe de la rotule. C'est le seul moyen de bien voir toute les lésions, de n'en laisser aucune et de faire ultérieurement un nettoyage *complet* de l'articulation. Mais cette incision des parties molles doit être décrite d'une manière générale pour chaque articulation en particulier et nous résumerons à la fin de ce chapitre tous les procédés employés et le le résultat de nos recherches sur ce point.

Au niveau de l'épaule, c'est par la partie antérieure externe ou postérieure qu'on abordera l'articulation, comme pour la résection d'ailleurs. On profitera des fistules quiviennent aboutir le long de la coulisse bicipitale et dans l'espace deltoïdo-pectoral.

Au niveau du coude, les fistules sont le plus souvent latérales et postérieures. Il faudra souvent faire deux incisions latérales dans le cas de lésions bilatérales et peu étendues. Mais s'il y a une panarthrite T. on fera une incision médiane et postérieure ou longitudinale et paraolécranienne. Si un seul os est seulement malade on fera les résections partielles semi articulaires, supérieure ou humérale, et semi-articulaires, inférieure ou radio-cubitale d'Ollier.

Pour le poignet, la direction des fistules, les lésions constantes des gaines tendineuses forcent souvent à aborder le foyer malade par la partie antérieure, en tenant compte du trajet des vaisseaux et des nerfs ; mais la voie la plus préférable, c'est évidemment la région dorsale quand elle est possible, comme pour la résection (Kœnig).

Les articulations métacarpo-phalangiennes et inter-phalangiennes s'abordent par les parties latérales et les parties postérieures malgré les vaisseaux et nerfs collatéraux. Mais ce n'est pas une règle absolue, car en soulevant le tendon fléchisseur on peut aborder le foyer osseux et articulaire par la partie antérieure.

Au niveau de l'articulation sacro-iliaque, les fistules cutanées vont le plus souvent aboutir directement sur le foyer malade, il n'y a qu'à les suivre (Delens (1), Guilloud (2), Delorme (3), Provendier) (4).

A la hanche, les fistules viennent le plus souvent contourner le grand trochanter ; dans ce cas, la voie est facile à suivre. Mais quelquefois elles viennent aboutir en avant directement ou en dedans dans la région des adducteurs, ou encore en arrière dans la région ischiatique.

Dans ces cas, il ne faut pas suivre le trajet des fistules, il faut inciser les parties molles saines de manière à tomber directement sur la lésion osseuse et articulaire, comme je l'ai vu faire plusieurs fois par M. Jalaguier. Cette excellente méthode évite des délabrements inutiles, car la fistule est facile à nettoyer par un *curettage rétrograde* de ses parois.

J'ai vu même, dans plusieurs cas, M. Jalaguier nettoyer et gratter une fistule provenant d'un point périarticulaire et ne faire le nettoyage articulaire (pour une lésion qu'il supposait peu étendue) qu'après la désinfection complète de la première fistule. De cette façon, la deuxième intervention guérissait plus vite et la deuxième plaie opératoire n'était pas infectée par la première.

Quand le foyer de l'articulation coxo-fémorale est très étendu, ce dont on a une idée relative par la marche et la durée de la lésion, le nombre de fistules, etc, il faut aborder franchement l'articulation par la voie postérieure comme dans la résection classique. Cousins cependant parle d'aborder l'articulation par une incision antérieure et verticale.

Au niveau du genou dans le cas de lésion peu étendue, l'incision

(1) DELENS. Sacrocoxalgie. *Thèse Agrég. Paris*, 1872.
(2) GUILLOUD. *Des ostéites marginales de l'os iliaque*, Thèse. Lyon, 1883.
(3) DELORME. *Société de Chirurgie*, 1886.
(4) PROVENDIER. Sacrocoxalgie. *Thèse Paris*, 1887.

des parties molles se fera dans le sens du trajet de la direction
de la fistule; mais pour peu que les lésions soient multiples et indiquent une panarthrite T., il faut faire l'incision transversale allant
d'un condyle à l'autre formant ainsi un lambeau supérieur à convexité
inférieure. La section du ligament rotulien est la règle. Puis les
ligaments croisés seront sectionnés pour permettre ainsi une exploration complète de l'article. Quelques auteurs cependant ayant en
vue la mobilité ultérieure de l'article quand les lésions sont peu avancées conseillent de conserver ces ligaments, c'est je pense s'exposer
à laisser passer inaperçues des lésions importantes situées à la partie
postérieure de l'articulation. Mais comme l'arthrectomie est fréquente au genou, voyons quel mode d'incision des parties molles
les auteurs ont employé le plus souvent pour pouvoir bien pratiquer
les temps suivants de l'opération, c'est-à-dire le nettoyage articulaire.

M. Jalaguier décrit ainsi le procédé employé par Volkmann dans
l'opération de l'arthrectomie : « Il ouvre la cavité articulaire par une
incision transversale qui permet de prime abord de s'assurer si un
simple drainage ou un raclage peuvent suffire ou s'il est nécessaire
de pratiquer l'arthrectomie. Dans ce dernier cas, on agrandit l'ouverture, et *on scie transversalement la rotule*. Des crochets attirent en
haut et en bas les parties molles auxquelles adhèrent les deux moitiés
de la capsule recouverte de fongosités.... A l'aide du bistouri et des
ciseaux on extirpe ensuite très facilement en totalité la synoviale et
les ligaments. » Wright également sectionne la rotule.

A la clinique de Göttingen, l'opération de Volkmann a été modifiée.
Muller n'emploie que rarement l'incision transversale avec section de
la rotule. Il pratique soit une incision interne longitudinale soit deux
incisions latérales suivant le procédé de Koenig décrit plus loin.

Bœckel conseille d'ouvrir le genou par une incision simple, curviligne, passant par le ligament rotulien et remontant plus ou moins
haut de chaque côté des condyles.

Dans un mémoire sur *la simplification du traitement post-opératoire de la résection du genou* (*Rev. de chirurgie*, 1885. M. le professeur Ollier dit en note : « Dans l'arthrotomie, l'arthrectomie,
l'arthroxésis, pour bien découvrir l'articulation et fouiller dans tous
ses recoins, un lambeau quadrilatère à base supérieure, avec incision
transversale sous-rotulienne, nous paraît indispensable. Alors suivant

l'étendue des lésions, on se contente d'une abrasion ou d'une excision superficielle si la surface des os est seule malade, ou bien on procéde à une résection typique.

M. Ardle dans un travail très important sur le traitement des affections tuberculeuses des os, des articulations et des synoviales tendineuses, lu à la section de Chirurgie de l'Académie royale de médecine d'Irlande (janvier 1889) recommande de faire l'incision ou les incisions de telle sorte qu'elles puissent servir pour une arthrotomie, une arthrectomie ou une résection typique, c'est-à-dire au genou une grande incision curviligne à convexité inférieure (1).

Au cou-de-pied, la règle opératoire pour l'incision des parties molles est la même. Incision en suivant le trajet des fistules si la lésion n'est pas étendue ; incision suivant les parties latérales à droite ou à gauche si toute l'articulation est envahie.

Bruns (2) a modifié la méthode de Kœnig d'une façon telle qu'elle ne rend pas nécessaire la résection des os. Dans tous les cas de tuberculose propre de la synoviale, 22 cas ont été opérés par son procédé et ont donnés les meilleurs résultats fonctionnels. Voici la description qu'il donne du procédé de Kœnig (3) : L'incision interne commence sur le tibia, 3-4 centim. au-dessus de l'articulation et immédiatement au bord antérieur de la malléole ; elle traverse ensuite l'articulation qu'elle ouvre, se porte en bas sur le côté interne du corps et du col de l'estragale et se termine en dedans, au-devant du tubercule du scaphoïde. L'incision externe sur le côté correspondant est pratiquée sur la surface antérieure et au bord antérieur de la malléole, elle traverse et ouvre également l'articulation et elle s'arrête au sinus tarsien à la hauteur de l'articulation scaphoïdo-astragalienne. La région comprise entre ces incisions est nettoyée, le sac synovial antérieur extirpé, de sorte que toute la région antérieure devienne accessible à l'intervention. La partie la plus difficile de l'opération est l'extirpation de l'insertion postérieure de la synoviale au tibia, et d'après Bruns le procédé de Kœnig ne permet pas d'y arriver, sans avoir recours à une

(1) Voir plus loin à la fin du chapitre la description de tous les procédés employés pour l'arthrectomie des principales articulations avec notre appréciation basée sur les recherches cadavériques.

(2) Arthrectomie du pied. *Münch. Medizin. Woch.*, 16 juin 1891.

(3) Kœnig. *Centralblatt f. Chir.* 1882, n° 28, et traduction française de Liebrecht, 1885, p. 151.

résection. Pour rendre accessible les parties postérieures de la capsule à l'œil et aux instruments de l'opérateur, on a suivi plusieurs métho-des : Kœnig résèque ordinairement dans ces cas le tibia et l'astragale ; Riedel, en employant les incisions de Kœnig, résèque temporairement les malléoles ; il les fend obliquement en haut à l'aide du maillet. Cependant ces procédés sont très pénibles, demandent beaucoup de temps et ne permettent pas toujours l'extirpation complète de la capsule sans sacrifier des portions de l'os ou du cartilage, Burns a remédié à cet inconvénient en ajoutant dans sa méthode, aux deux incisions longitudinales antérieures de Kœnig, une ou deux incisions longitudinales postérieures des parties molles entre le tendon d'Achille et les malléoles : L'extirpation des fongosités postérieures de l'article est facilitée par ce procédé de la manière la plus favorable, il rend en outre plus accessible dans beaucoup de cas l'articulation péronéo-tibiale, il facilite l'extirpation des fongosités des gaines tendineuses.

Girard (1) a étudié spécialement l'arthrectomie tibio-tarsienne. Il signale tout d'abord ce fait que souvent dans les O. A. T. du cou-de-pied il peut n'exister qu'un foyer osseux insignifiant. Il rappelle ensuite que Kœnig faisait deux incisions longitudinales antérieures, devant les malléoles et quelquefois une incision longitudinale posté-rieure. Mais suivant Girard ce procédé ne permet pas d'avoir l'articulation à découvert dans tous ses points.

Dans d'autres procédés, dit-il, on fait les incisions seulement en dehors mais alors on coupe tous les ligaments latéraux externes et les tendons péroniers, et il en résulte ultérieurement de la laxité articulaire.

Girard propose alors et emploie le procédé suivant : il fait une incision horizontale du côté externe de l'articulation à la hauteur de la surface articulaire allant du bord externe du tendon d'Achille aux tendons extenseurs, toutes les parties molles sont sectionnés même les tendons des péroniers. On fait ensuite la section de la malléole à sa base ; l'articulation est ainsi ouverte et elle est complètement exposée surtout si on fait en outre une incision verticale dans les parties molles situées au devant de la malléole externe. L'extirpation de la synoviale terminée, les tendon péroniers et la malléole externe sont suturés.

(1) Arthrectomie tibio-tarsienne. *Correspond. blatt für schweizer Aerzte*, octo-bre 1887.

Au tarse et au métatarse l'incision des parties molles ne présentent rien de particulier. Kappeler (1), cependant, préconise des incisions le long des bords internes et externes du pied. Canner (2) propose aussi des incisions latérales allant en arrière jusqu'au tendons d'Achille, quand les lésions sont étendues.

En résumé, l'étendue des lésions, la direction des fistules ont donc une grande importance pour les premiers temps de l'opération ; c'est sur elles qu'il faut se guider pour inciser dans la direction des trajets fistuleux ou pour suivre la voie classique des résections totales ou quelques procédés spéciaux que nous rapporterons dans leur ensemble à la fin de ce chapitre.

Dans le *deuxième temps de l'opération*, il faut *gratter les foyers T. osseux et articulaires et les parties molles périarticulaires.*.

En présence d'un petit foyer bien circonscrit, il faut, avec la curette tranchante, en faire un évidement et un raclage complet, il ne faut pas grattailler ou faire un grattage minuscule(3). Avec la curette il faut gratter jusqu'à ce que l'on sente la résistance normale du tissu osseux sain, en ayant soin de tremper souvent sa curette dans le ZnCl pour ne pas terminer en inoculant le tissu osseux sain ; fait d'ailleurs que l'on évite par le 3e temps de l'opération, c'est-à-dire par un nettoyage complet au ZnCl de tout le foyer opératoire.

Quand la lésion est plus étendue, ce deuxième temps devient plus complexe, il faudra souvent, avec la gouge, frayer un passage à la curette gênée par un trajet fistuleux trop étroit, et aboutir ainsi sur un foyer intra-osseux.

Le périoste doit être repoussé avec la rugine s'il paraît sain, mais pour peu qu'il soit malade, il faut l'enlever à la curette ; le laisser serait une cause de récidive et celle-ci est survenue souvent, car on a été toujours tenté de laisser le périoste pour favoriser la régénération osseuse. Notre excellent maître, le professeur Duplay, dans un cas de résection partielle de la clavicule pour T., regretta de l'avoir ménagé et expliqua ainsi la récidive de l'affection (4)..

(1 et 2) Cités d'après la thèse de Guitton, Montpellier, 1889.

(3) Ce grattage à la curette est préférable à l'ignipuncture intra-osseuse et intra-médullaire de A. Richer, Vincent, Julliard et de Kocher ; celui-ci la préconisait dès le début de la maladie comme traitement prophylactique des O. A. T. quand la lésion était seulement osseuse (*Correspand. blatt. f. schweizer Aerzte,* 15 juin 1855, p. 333).

(4) Duplay. *Soc. chir.,* 1876.

Les extrémités osseuses étant bien nettoyées par la curette, il faut examiner les cartilages et, si les lésions sont trop avancées, il vaut mieux les enlever en totalité. S e n d l e r (1) conseille de presser sur le cartilage articulaire, car les points malades osseux sous-jacents se laissent souvent ainsi déprimer. Au genou, par exemple, dans ce cas on enlèvera les ménisques avec la pince et les ciseaux courbes; on enlèvera ici aussi la rotule si elle est trop malade (2).

C'est alors la synoviale qui doit être l'objet de soins méticuleux. Il faut en faire un nettoyage *complet*, il faut en poursuivre tous les culs-de-sac, abattre d'abord aux ciseaux toutes les fongosités puis avec la curette, vigoureusement mais prudemment maniée, gratter ce qui reste de la synoviale jusqu'où il est matériellement possible d'aller. Il faut poursuivre les culs-de-sac anormaux de la synoviale, c'est-à-dire les points où elle a été perforée, soit par les fongosités, soit par le pus et poursuivre des fongosités jusque dans les espaces intermusculaires périarticulaires comme cela se voit quelquefois au genou où le tuberculome envahit alors le triceps et le creux poplité.

Ce nettoyage de fongosités est long, laborieux, pénible, mais c'est de lui que dépend tout le succès de l'opération, *fait trop hâtivement* il rend *l'opération absolument inutile*, car la récidive sera rapide et c'est l'amputation qui terminera la scène. Comme dans la résection typique, ce nettoyage des fongosités est ce qui demande le plus de temps, il faut en prendre son parti et y mettre le temps voulu.

Ce sera alors le moment de s'occuper des trajets fistuleux; il faudra les gratter à la curette; s'ils sont trop contournés il faudra les inciser superficiellement, les mettre à nu pour qu'ils se cicatrisent de la profondeur à la surface. A ce moment les foyers périarticulaires intermusculaires et les hygromas T. seront également nettoyés, et dans les points dangereux à cause du voisinage des vaisseaux on se servira de la curette à bords peu tranchants du professeur L a n n e l o n g u e.

On finira en excisant les bords cutanés de la fistule, car ils sont

----

(1) SENDLER. *Deuisch. Zeitschrift f. Chir.*, tome XXX, p. 109.

(2) GEGHRE a décrit une forme atrophique sanguine où l'os est réduit à une coque mince remplie d'une boue splénique, infiltration lie de vin de Bonnet.. Ici on irait trop loin avec la curette comme dans les cas d'infiltaation graisseuse il suffit de dépasser le pus et la matière caséeuse, car après l'ablation des foyers T. la dégénérescence splénique et graisseuse disparaissent.

souvent infectés par la bacille T. S'il existe une ulcération cutanée
elle sera fortement grattée.

Mais pour être complet prenons un cas type, le genou, par exemple
et voyons le manuel opératoire suivi par M. Richelot, d'après la
description qu'en a donnée un de ses élèves, M. Cordillot (1), dans
sa thèse, et qu'il a exposée lui-même à la Société de chirurgie (1890).

« L'article ouvert, on fléchit de plus en plus le genou pour atteindre
sa partie postérieure ; la section des ligaments croisés permet
bientôt de placer la jambe dans une direction parallèle à la cuisse ;
très souvent, les dégâts sont tels que la division de ces liens est
inutile ; ils cèdent généralement par le simple fait de la flexion
forcée.

« Pour arriver à bien voir toute l'articulation, il s'agit de diviser les
ligaments latéraux. Ils sont rarement aussi compromis que les ligaments croisés, mais il faut les sectionner pour se donner du jour. Ce
que l'on recherche dans l'arthrectomie, c'est l'extirpation complète de
toutes les fongosités, il faut donc s'entourer de toutes les précautions
qui permettent de l'obtenir. Dans ce but, il faut poursuivre la destruction des tissus malades dans les moindres recoins de l'article, sinon
la suppuration, puis la récidive, risquent de com promettre l'opération.

« Israël et Mackenzie gardent, chaque fois qu'ils le peuvent,
non seulement les ligaments latéraux mais aussi les ligaments
croisés, ils ne peuvent donc fouiller complètement l'articulation. Les
ligaments latéraux et croisés sectionnés d'avant en arrière, on peut
affirmer alors qu'il n'y a pas un seul point de la synoviale, pas uu
repli, pas une vacuole contenant des fongosités qui puisse échapper
aux regards.

« On a une « jambe de polichinelle » qui ne tient que par un lambeau postérieur, qu'on tourne et qu'on fléchit comme on veut. C'est le
moment d'examiner les os, d'y enfoncer le bistouri, d'apprécier leur
solidité, et de prendre un parti pour continuer dans tel ou tel sens :
arthrectomie ou résection.

« Avant de chercher avec soin les traînées fongueuses, il faut d'a-
bord détruire tous les tissus articulaires, on dissèque attentivement le cul-de-sac supérieur et tous les points de réflexions de la
synoviale. On enlève intégralement les ligaments croisés et latéraux,

_______________

(1) Cordillot. *Loc. cit.*

la graisse et les feuillets aponévrotiques autour de la rotule. Le bistouri et la curette entraînent du même coup la plus grande masse des tissus morbides. Les ménisques sont, bien entendu, sacrifiés. L'énucléation des ligaments croisés est assez laborieuse. Le ligament postérieur est fouillé, abrasé, mais traité avec prudence. Une fois toutes les parties molles enlevées et les extrémités osseuses dépouillées des fongosités, on doit examiner attentivement ces dernières, afin de voir s'il n'existerait pas quelque point douteux, soit dans le cartilage, soit dans l'os lui-même ; dans ces cas on enlèvera toutes les parties suspectes avec la gouge, mais en respectant les os sains.

« Il faut songer à toutes les parties molles, au creux poplité, à la bourse séreuse du jumeau interne, et à celle du muscle poplité, (Bœkel) à la face profonde des téguments pour n'être pas surpris par des récidives extra-articulaires sous la peau ou sur le trajet des drains.

« Au genou, l'arthrectomie est aussi longue, aussi fastidieuse que la résection totale elle-même ; elle dure une heure et demie et demande une patience extrême pour tout mettre à nu, tout voir et tout détruire. Il ne faut pas chercher à briller, mais à être complet : c'est à cette seule condition qu'on peut espérer une guérison définitive. Il est souvent bien difficile, et c'est le temps le plus long et le plus laborieux de l'opération, de bien nettoyer la partie postérieure de l'articulation, parce qu'on est retenu par la crainte de blesser les vaisseaux poplités.

« Zesas, pour faciliter cette partie de l'opération, propose deux méthodes. Lorsque les fongosités sont peu considérables, on fait l'opération comme de coutume ; mais quand on arrive à la partie postérieure, on cherche les vaisseaux, on les écarte sous un crochet, et on peut alors opérer sans crainte. Lorsque les fongosités sont abondantes, Zesas propose d'aller directement à la recherche des vaisseaux poplités, en faisant une incision comme pour leur ligature. Les vaisseaux étant découverts, on les récline et on opère sans courir le risque de les blesser. Cette intervention est inutile, on peut très bien poursuivre les fongosités dans toute la partie postérieure de l'articulation sans recourir à l'incision proposée par Zesas. »

Dans le *troisième temps* de l'arthrectomie, il faut s'occuper d'abord de *l'hémostase, puis faire un nettoyage au ZnCl.*

L'hémostase est facile à faire. Dans le cours de l'incision des parties molles on a déjà mis quelques pinces. Arrivé au 2ᵉ temps de l'opération on peut les enlever en tordant légèrement les artérioles. Mais dans le grattage de la synoviale et des os on ne note le plus souvent qu'une légère hémorrhagie en nappe qui s'arrête rapidement par une compression momentanée. Si dans un point profond et tortueux il était difficile d'aller porter une ligature, plutôt que de laisser une pince à demeure, avec la pointe du thermo-cautère on assure l'hémostase. L'eschare s'éliminera dans les premiers pansements.

C'est ensuite le moment de faire un grand nettoyage de tout le foyer opératoire avec le ZnCl au 1/10, *mais celui-ci ne doit être fait que lorsqu'on a enlevé toutes les fongosités,* il faudra donc regarder une dernière fois pour voir s'il n'en reste pas car, après le badigeonnage au ZnCl les fongosités ne sont plus faciles à reconnaître à cause de la couleur jambonnée que prennent tous les tissus par l'action du caustique.

Ce badigeonnage et ce brossage, se feront avec des tampons trempés dans la solution caustique et montés au bout d'une pince hémostatique. Tous les points du foyer opératoire seront cautérisés à plusieurs reprises de manière à être sûr de n'en oublier aucun, tous les culs-de-sac nouveaux et pathologiques de la synoviale, tous les trajets fistuleux seront ainsi imbibés de ZnCl. Ceux-ci seront fortement ramonnés avec de petits tampons trempés dans la solution au 1/10.

Pendant le temps de l'opération une main maintient souvent le membre un peu élevé et a soin d'éviter toute compression du membre au-dessus et au-dessous de la plaie, cela évite les petites hémorrhagies en nappe que l'on note souvent à ce moment.

Le badigeonnage terminé, on aura soin de laver tout le foyer opératoire avec une solution antiseptique qui agit au point de vue mécanique surtout, car elle permet de retirer ainsi tous les débris des tissus qui proviennent du grattage de la curette. Puis le foyer est bien épongé pour ne pas laisser de solution caustique en excès, car le simple badigeonnage de ZnCl détermine après l'opération des douleurs assez vives.

On passera ensuite au temps suivant qui n'est pas toujours nécessaire.

*4ᵉ temps. — Régularisation des surfaces osseuses saines restantes en vue des mouvements ou de l'ankylose. Régularisation modelante.*

Dans ce 4⁰ temps il faut tout d'abord avec la pince coupante sectionner les aiguilles ou pointes osseuses qui, saines, n'ont pas été entamées par la curette.

Puis en vue des mouvements, beaucoup d'auteurs conseillent de régulariser la surface osseuse. Au genou, par exemple, il faut rendre une légère forme arrondie aux condyles, pour amorcer pour ainsi dire la forme que les mouvements articulaires donneront ultérieurement à cette surface osseuse. Le conseil est excellent, la pratique en est facile avec la gouge et le maillet et variera avec chaque cas en particulier.

Tout récemment, pour une O. A. T. du coude, M. Dénucé (de Bordeaux), a donné à l'extrémité inférieur de l'humérus une disposition trochléiforme ; le résultat de cette *régularisation modelante* a été excellent.

A ce moment des sutures osseuses seront faites sur la rotule ou l'olécrane, s'ils ont été sectionnés, puis le reste de l'opération comprend le drainage, la suture et le pansement. Après avoir suturé un ligament s'il y a lieu (ligament rotulien), il ne faudra pas abuser des sutures superficielles et les multiplier ; les produits qui doivent être éliminés étant quelquefois assez abondants, il vaut mieux dans ces cas laisser des petits foyers à découvert, on les surveille mieux et ils cicatriseront plus lentement mais plus sûrement de la profondeur à la surface. Il ne faut donc pas rechercher à outrance la réunion par première intention. Ollier insiste beaucoup sur ce fait que le foyer est en effet trop infecté et qu'il faut permettre aux produits raclés d'être rejetés au dehors et aux granulations T. restantes de se scléroser ou de s'éliminer. Dans les cas plus simples, dans les cas de petites lésions, cette méthode lente de guérison ne sera pas employée évidemment. Ici la réunion par première intention reste une règle absolue.

Le drainage sera fait et maintenu assez longtemps. Notre excellent maître, M. Lannelongue, le remplace souvent par le tamponnement avec la gaze iodoformée.

Le pansement iodoformé sera légèrement compressif, la ouate hydrophile sera abondante, car les premiers jours il s'écoule une assez grande quantité de liquide du foyer opératoire. On mettra souvent beaucoup de ouate, et celle-ci sera comprimée par un grand nombre de tours de bandes en tarlatane mouillées, de cette façon l'arti-

culation est très immobilisée quand les bandes de tarlatane sont
devenues sèches.

Pour achever cette immobilisation, le membre sera placé dans une
gouttière. J'ai vu souvent, même M. Jalaguier, mettre tout le
membre dans une gouttière plâtrée que l'on échancre pour les besoins
du pansement. Cette immobilisation a une grande influence sur la
rapidité de la cicatrisation et aussi sur l'absence de douleurs spontanées ou provoquées par les pansements. Elle permettra d'éviter au
genou une flexion légère qui, dans le cas d'ankylose, devient gênante
quand elle est trop marquée. Il y a des régions où malheureusement elle n'est pas possible, pour la hanche par exemple, c'est là
où l'on voit son utilité pour les articulations où elle est praticable.
Aussi pour la hanche, quand elle sera possible, doit-on appliquer
l'extension continue (Lannelongue, Jalaguier).

Il y a longtemps que Chassaignac recommandait l'immobilisation
et la regardait comme la panacée du traitement des maladies articulaires. Elle fut aussi tellement recommandée par Bonnet dans le traitement de la T. articulaire que quelques auteurs l'appellent méthode
de Bonnet. Elle doit être employée comme traitement complémentaire de l'arthrectomie. Elle permet dès les premiers jours de mettre
le membre dans une bonne position, soit que l'on ait en vue des
mouvements ultérieurs dans le cas de lésions peu étendues, soit
que l'on ait en vue l'ankylose dans le cas de lésions trop multiples.

*Les soins consécutifs* consistent en un pansement fait en général
assez tôt, à cause de la sécrétion abondante de la plaie, aussi quelquefois il faut le changer de bonne heure parce qu'il est traversé ;
plus tard les pansements seront plus rares ; quand l'immobilisation
par un appareil plâtré n'aura pas pu être faite le premier jour à cause
du pansement trop volumineux, on la fera dans la première quinzaine
qui suit l'opération.

Il faudra à chaque pansemsnt surveiller la bonne position du membre, qu'on ait en vue les mouvements ou l'ankylose. Il faudra aussi
éviter de laisser s'ankyloser les articulations voisines ; c'est un fait à
ne pas oublier.

Enfin les mouvements seront commencés aussitôt que possible, c'est-
à-dire dès que la plaie sera guérie depuis peu de temps. Nous verrons
plus loin combien ils ont de tendance à reparaître, si ce n'est en totalité,

du moins en grande partie, et c'est là un des grands avantages du curettage articulaire et des résections atypiques sur la résection totale. Mais cette mobilisation doit être pratiquée de bonne heure car de peur d'une récidive, aléatoire, affirmons-le, si l'opération a été bien faite, on se prive de la possibilité d'obtenir le retour du mouvement.

Pour être parfait, le traitement devra, aussitôt que possible, être complété par une électrisation fréquente des muscles périarticulaires, car ceux-ci impotents sont souvent cause des entorses ultérieures dans les ankyloses (Campenon) (1).

Dans ces conditions le bon fonctionnement du membre reparaîtra vite. Il y a là pour la reprise des premiers mouvements et leur pratique, une question de tact chirurgical ; ce qu'il faut éviter, c'est de voir le malade prendre dès le début des *habitudes d'invalide* qu'il est difficile ensuite de faire disparaître.

Dans les premiers temps, dans les trajets fistuleux on pourra injecter de nouveau soit une solution faible de ZnCl, soit une solution du napthol camphré dont notre ami Reboul (2), élève de M. Périer, a montré les bons résultats dans les lésions T.

Mais si les fistules persistent, ce n'est pas à la tuberculose de leurs parois qu'il faut toujours attribuer ce retard dans la guérison et se contenter de regratter ou de cautériser celle-ci. Le plus souvent il reste un foyer osseux T. qui doit être de nouveau détruit.

Pendant tout ce temps l'état général doit être amélioré par un traitement approprié. Les lésions viscérales telles que les lésions pulmonaires à leur début doivent aussi être traitées. Ce sera garantir le succès du traitement local, car l'évolution et la guérison de la tuberculose locale même traitée est comme toutes les plaies sous la dépendance de l'état général du malade.

Au début dans la reprise des mouvements, ceux-ci manquent souvent d'assurance, aussi faut-il consolider l'articulation par un appareil silicaté, sans quoi, au genou par exemple, il se produit un genu valgum ou un genu varum suivant le point faible de l'article.

Tel est l'ensemble des soins consécutifs à donner, nous ne saurions

(1) Campenon. *De l'entorse des ankyloses*, th. doct., 1878.
(2) Reboul. Du Traitement des T. chirurgicales par le napthol camphré. Th. Paris, 1890.

trop insister sur leur grande importance, car *c'est d'eux que dépend en grande partie le succès orthopédique de l'intervention.*

Voilà pour les cas heureux, mais il n'en est pas toujours ainsi; en effet il arrive assez souvent qu'après l'opération, l'affection paraît diminuer pendant quelque temps puis elle reste stationnaire ou s'aggrave de nouveau. C'est alors qu'il faut se hâter de recommencer un nouveau curettage articulaire fait avec autant de soin que le premier. En général il est moins important que le précédent. L'opération et les soins consécutifs seront donc les mêmes absolument et, si malgré cette deuxième intervention, la guérison se fait encore attendre, il faudra faire une troisième opération dans les mêmes conditions.

Il est évident que ces curettages répétés ne seront pratiqués que si après chacun d'eux on voit la lésion diminuer d'étendue si bien que les opérations qui ont suivi la première ne sont que des opérations en quelque sorte complémentaires. Il me paraît même banal de dire ici que si, après les deux premières interventions, la maladie ne s'améliore pas nettement, il faudra faire sans aucun doute la résection totale ou l'amputation. Je n'ai pas évidemment à discuter ici les indications de ces deux sortes d'opérations.

Sans trop vouloir m'écarter de mon sujet, je ne puis m'empêcher de dire ici un mot sur le manuel opératoire, dans le cas d'hydarthrose T., de synovite aiguë T. miliaire, ulcéro-caséeuse et fibreuse. Il faut ici, en effet, intervenir de bonne heure comme pour la péritonite T. Comme Kœnig, quand le diagnostic est certain, il faut ouvrir la cavité articulaire, donner issue au liquide épanché, et badigeonner à l'iodoforme les surfaces ulcérées. Assurément, l'arrêt de l'affection sera loin d'être constant, mais dans certains cas, on favorisera la marche de la maladie vers l'évolution fibreuse, c'est-à-dire vers la guérison. Le malade aura tout à gagner et rien à perdre. On fera donc ici tantôt une simple arthrotomie avec essuyage iodoformé; tantôt dans le cas d'ulcération caséeuse, on fera un grattage, un curettage articulaire en petit.

Tout récemment encore ayant disséqué plusieurs pièces d'abcès froids articulaires, j'ai été convaincu de la nécessité dans ces cas de gratter la paroi, c'est-à-dire la synoviale, une simple arthrectomie serait complètement insuffisante car les produits tuberculeux adhèrent fortement à la membrane synoviale.

*Je résumerai ici dans leur ensemble tous les procédés d'incision qui ont été recommandés pour l'arthrectomie et l'exploration des principales articulations et que nous avons vérifiés ou modifiés sur le cadavre.*

*A l'épaule* voici le procédé recommandé par Tilling (1) : à l'incision verticale d'Ollier descendant du bord externe de l'apophyse coracoïde on joint une incision horizontale allant jusqu'à l'acromion et on rabat ainsi un lambeau comprenant la peau et le deltoïde sectionné. Puis on fait sauter les deux trochanters et en respectant le tendon du biceps on fend longitudinalement la capsule. Au besoin pour se donner du jour on ajoute une incision le long de la glénoïde ou mieux de la tête humérale. (V. pl. VII, fig. 1.)

A ce procédé que nous avons essayé sur le cadavre nous préférons celui qui ferait une incision antéro-externe ne descendant pas au-dessous de 5 centimètres de l'acromion chez l'adulte pour ne pas léser le nerf circonflexe. De la partie supérieure de cette 1re incision part une 2e incision antérieure horizontale de 4 centim. de longueur. On rabat ainsi un petit lambeau de deltoïde, la capsule est ensuite incisée transversalement et régulièrement, et toute la cavité articulaire apparaît en entier et peut être facilement explorée après avoir repoussé en dedans le tendon de la longue portion du biceps. Puis les points malades étant enlevés nous conseillons *une suture régulière de la capsule et du muscle sectionné.* (V. pl. VII, fig. 1.)

Cette incision a le danger des incisions reculées qui énervent une large bande de deltoïde. Aussi Ollier désinsère le muscle de contour acromial et descend ensuite dans l'intervalle de deux faisceaux deltoïdiens par une incision en ⌐ ne descendant pas assez bas pour atteindre le nerf circonflexe. Mais par cette incision il nous a semblé que l'exploration de la cavité articulaire était moins complète.

*Au coude,* Kœnig (2) après avoir fait remarquer qu'il existe une forme très typique d'O.A.T. avec point de départ dans l'olécrâne soit à sa face externe, soit à sa face interne, soit à sa base, propose pour faire l'arthrectomie une incision longitudinale suivant le bord interne de l'olécrâne et du cubitus, puis on détache avec un large ciseau la partie plate de l'olécrâne qui donne attache au tendon du triceps. Il fait sauter les deux épicondyles avec leurs insertions musculaires. (V. pl. VII, fig. 2.)

(1) TILLING. *De l'arthrectomie.* Analysé par A. BROCA, in *Rev. chir.*, 1888, p. 427.
(2) KŒNIG. *Centralblatt f. Chirurgie,* 1882, p. 18, et *Traité,* p. 162.

Kölliker (1) cherche à ménager les attaches musculaires à l'épicondyle et à l'épitrochlée et à sacrifier aussi peu d'os que possible. Dans son *1ᵉʳ procédé* il fait une incision longitudinale postérieure divisant le triceps et mettant l'olécrâne à nu de telle façon qu'une coque osseuse reste adhérente à droite et à gauche au tendon tricipital. Puis on mène perpendiculairement sur cette incision une section passant sur l'articulation radio-humérale. On scie l'olécrâne à la hauteur de l'apophyse coronoïde. On conserve la tête radiale ou bien on n'enlève qu'une simple lamelle. De cette façon la cavité articulaire est complètement accessible. A la fin de l'arthrectomie on suture le triceps. (V. pl. VII, fig. 3.)

Dans son *2ᵉ procédé,* Kölliker fait une incision longitudinale qui descend le long du bord interne du triceps et de l'olécrâne. Sur l'extrémité inférieure de celle-ci on conduit à angle droit une section qui passe sur la base de l'olécrâne atteint l'articulation radio-humérale. On divise l'olécrâne avec la gouge, on relève le lambeau et on nettoie facilement tout l'article. Finalement l'obcrâne est suturé.

Par ces deux procédés, Kölliker évite à coup sûr les mouvements anormaux de latéralité après l'arthrectomie.

Mosetig Moorhof (2), après avoir rappelé que déjà Bruns en 1858, avait recommandé dans certaines résections de scier l'oclérâne à sa base et de le suturer ensuite, propose et emploie une incision qui va du condyle huméral externe au bord interne de l'olécrâne, puis une 2ᵉ incision formant un angle droit avec la première et allant de son extrémité jusqu'au sommet de l'olécrâne en suivant le bord interne de cette épiphyse. Il écarte le nerf cubital et scie l'olécrâne à sa base puis il coupe les ligaments latéraux et enlève aux os de l'avant-bras toutes les parties malades. A l'humérus il s'efforce de conserver l'épitrochlée et l'épicondyle à cause des insertions musculaires et se contente autant que possible d'exciser la trochlée humérale avec la fosse sustrochléenne. Après l'ablation de la capsule articulaire il réunit l'olécrâne au cubitus par une suture perdue au fil d'argent. (V. pl. VII, fig. 4.)

Tilling pour le coude trace une incision courbe à concavité inférieure qui, partant au-dessus de l'interligne humero-radial, remonte en dedans de l'épicondyle jusqu'à 3 ou 4 doigts au-dessus de la pointe

(1) KOLLIKER. *Deutsche Zeitsch. f. Chirurgie*, t. XXXI, p. 317.
(2) MOSETIG MOORHOF. *Wiener Medizin Presse*, 1883, n° 26.

de l'olécrâne. Là, on coupe transversalement et à fond le corps charnu du triceps puis coupant la peau seulement, on redescend en dedans entre l'épitrochlée et le nerf cubital. Ce nerf,une fois isolé avec soin, on abat les deux éminences latérales de l'humérus et on enlève ainsi par en bas le tendon du triceps et les ligaments latéraux. Comme dans tous ses procédés d'arthrectomie, Tilling ne sectionne guère transversalement que les os et les corps charnus musculaires, parties disposées à une solide réunion par première intention. (V. pl. VII, fig. 5.)

Quelques auteurs, Porter (1), Hodge, Maunder, dans les divers procédés de résection totale ou d'arthrectomie du coude conseillent, si possible, de conserver les fibres internes du triceps qui se continuent avec l'aponévrose recouvrant l'anconé et avec le faisceau fibreux postérieur recouvrant l'avant-bras. C'est ce faisceau qu'il faut conserver pour obtenir plus tard l'extension facile de l'avant-bras.

Tels sont les différents procédés indiqués pour l'arthrectomie du coude et l'exploration de la cavité articulaire. Nous les avons tous essayés sur le cadavre. Nous avons constaté que la section de l'olécrâne à sa base donne énormément de jour et permet d'explorer la partie postérieure et les parties latérales de la cavité articulaire. Si à cette résection temporaire on fait en outre la résection provisoire de l'épitrochlée et de l'épicondyle proposée par Tilling on a le maximum de surface visible de la cavité articulaire. Peut-être néanmoins un petit foyer T. situé tout à fait à la partie antérieure échappera-t-il au chirurgien. Mais en luxant momentanément en arrière l'humérus cette faute pourra être évitée. C'est donc ce procédé que nous adopterons en sectionnant toutefois l'olécrâne non pas perpendiculairement à sa base mais obliquement de bas en haut et d'arrière en avant; comme nous avons pu le constater, on est moins gêné dans l'exploration de la cavité articulaire.

*Au poignet*, Kœnig (2) emploie pour l'arthrectomie l'incision dorso-radiale de Langenbeck; il passe entre les tendons du long extenseur du pouce, de ceux de l'index et enlève tous les os du carpe, s'il y a lieu, avec une cuiller tranchante, une pince et de forts ciseaux. On gratte ensuite le carpe et les os de l'avant-bras. Il faut avoir

(1) Porter : *The Dublin Journal of Med.*, 1876, p. 281.
(2) Kœnig d'après Fahrenbach. *Deutsche Zeitsch, f. Chir.*, n° 15, 1882.

soin de mettre la main en extension forcée pendant un certain temps après l'opération et la mobiliser de bonne heure.

D'après nos recherches cadavériques ce procédé de Kœnig nous a paru excellent, cependant nous pensons que dans certains cas une incision dorsale interne sera peut-être nécessaire. (V. pl. VII, fig. 8.)

A la hanche Schede (1) admet que chez les très jeunes enfants et chez les sujets débilités la *décapitation* simple est préférable autant que possible à cause des délabrements moindres qu'elle entraîne, et voici son procédé pour la pratiquer. Il fait une incision longitudinale à la face antérieure du membre commençant un peu au-dessous et à un travers de doigt en dedans de l'épine iliaque antéro-supérieure. Elle se dirige verticalement en bas. Après incision de la peau il découvre le bord interne du couturier et du droit antérieur et dans le tissu cellulaire lâche qui constitue l'interstice musculaire il pénètre profondément jusqu'au bord externe du psoas iliaque. Alors il met le membre dans la flexion, l'abduction et la rotation en dehors, ce qui permet d'écarter facilement le droit antérieur et le couturier en dehors, le psoas en dedans au moyen de crochets mousses. Il a ainsi la capsule sous les yeux sans avoir coupé les muscles et sans hémorrhagie notable. Mais Schede pense que ce procédé n'est applicable qu'aux cas où la capsule est ouverte en avant sans abcès à la face postérieure du membre, sans lésion de la cavité cotyloïde ni du grand trochanter. De plus, chez l'enfant cette voie antérieure rend l'antisepsie plus praticable que dans les procédés par la voie postérieure. (V. pl. VII.)

Kocher (2) a préconisé le procédé à lambeau suivant. Il fait une incision angulaire dont la partie postérieure est parallèle aux fibres du grand fessier plus ou moins près du bord supérieur de ce muscle suivant son développement. Cette incision commence au niveau du second tiers du muscle et se dirige comme ses fibres jusqu'au sommet du grand trochanter. A partir de là elle passe sur le fessier, se dirigeant obliquement en arrière et en bas le long du bord postérieur du vaste externe entre ce muscle et le carré fémoral d'une part et le muscle adducteur de l'autre. On écarte alors avec des crochets mousses les lèvres de la plaie et l'on poursuit l'incision dans la profondeur en suivant la même direction. A la partie supérieure elle tombe dans l'in-

<hr>

(1) SCHEDE. *Berlin klinisch. Wochensch.*, 1877, n° 39.
(2) KOCHER d'après DUMONT. *Correspond. blatt f. schweiz. Aerzte*, 15 avril 1887.

terstice musculaire entre le pyramidal et le petit fessier. De cette façon sans léser aucun organe important, on découvre la partie postérieure de la capsule dans toute la longueur du rebord cotyloïdien jusqu'au trochanter. A partir de ce dernier, l'incision arrive jusqu'à l'os et l'on doit lier la branche terminale de l'artère circonflexe. Puis on détache le périoste du fémur, des deux côtés en avant avec les insertions du carré fémoral et une partie de celles du muscle adducteur. Le tendon du grand fessier ainsi que toutes les fibres de ce muscle restent au-dessous de l'incision. Les insertions tendineuses des deux autres fessiers au grand trochanter sont détachées en haut et en avant en même temps que le périoste des faces externes et antérieures du grand trochanter recouvert par le vaste externe, tandis que les insertions de tous les autres muscles sur les faces internes et postérieure du grand trochanter sont détachées en bas avec le périoste trochantérien correspondant. (V. Pl. VII.)

Ce procédé à lambeau met donc à découvert toute la face postérieure de la jointure. Il produit très peu de dégâts, il conserve en haut les muscles animés par le fessier supérieur et leurs branches nerveuses, en bas ceux animés par le fessier inférieur avec toutes ses branches. En outre il laisse intact les muscles fessiers moyen et inférieur ainsi que le tenseur du fascia lata, les extenseurs et tous les rotateurs en dehors. On sectionne seulement les branches terminales des circonflexes, de la fessière et de l'ischiatique.

Tilling pour l'arthrectomie de la hanche fait une incision cutanée parallèle à celle du procédé de Langenbeck, mais un peu antérieure et longue d'environ 12 centimètres. Elle passe en avant du grand trochanter et non en son milieu et se dirige en haut et en arrière vers l'épine iliaque postérieure. On fait sauter tout le grand trochanter avec les insertions musculaires, on fend en long la capsule, on luxe le fémur, on fait sauter le petit trochanter et on a alors toute la synoviale sous les yeux. Le grand trochanter est à la fin de l'opération fixé par une cheville, pour le petit trochanter cela n'est pas possible. Dans la section de la capsule il faut forcément sectionner le ligament iléofémoral. (V. Pl. VII.)

D'après nos expériences cadavériques nous avons trouvé le procédé de Schede excellent, et ceux de Kocher et de Tilling mettent bien à nu ce que l'on veut explorer, mais chez l'adulte ils sont pénibles.

M.                                                    15

*Au genou* voici tout d'abord le procédé de Volkmann (1) que nous avons déjà décrit plus haut. Il ouvre d'abord l'articulation par une *incision transversale* qui permet de juger de l'étendue des lésions, puis il fait la section de la rotule transversalement et fait le nettoyage de l'article en enlevant en totalité la capsule et les ligaments, finalement suture de la rotule ; trois drains, un supérieur, les deux autres dans chaque extrémité de l'incision transversale. Suture des extrémités osseuses, si elles ne se maintiennent que difficilement en rapport. Le membre est placé dans l'extension, car Volkmann recherche l'ankylose. (V. Pl. V II.)

M. Richelot a adopté cette incision transversale de la rotule.

Wright fait la section transversale de la rotule. Après cette section il fait une incision longitudinale de chaque côté des deux moitiés de la rotule et remontant en haut jusqu'à la limite supérieure du cul-de-sac tricipital, en bas jusqu'au tubercule antérieur du tibia. Les ligaments latéraux sont franchement divisés. On enlève ensuite la partie antérieure et latérale de la capsule. Les ligaments croisés et l'extrémité supérieure du tibia sont bien nettoyés, puis imprimant des mouvements de flexion et de rotation à l'articulation déjà relâchée, on enlève la synoviale derrière les condyles dans l'échancrure intercondylienne et au voisinage des ligaments croisés. C'est là la partie la plus délicate de l'opération, mais elle est souvent possible sans diviser les ligaments croisés pourvu que les parties latérales de la capsule aient été entièrement enlevées. Si les ligaments croisés sont trop malades il faut les enlever. Sutures de la rotule. Drain poplité. (V. Pl. VII). Albert recommande ce procédé (*loc. cit.*, p. 255).

Israël cherche à conserver intact ce ligament rotulien. Il fait une incision curviligne à convexité inférieure descendant jusqu'au niveau de la tubérosité antérieure du tibia. Puis il fait l'ostéotomie temporaire de cette tubérosité qu'il relève en haut avec le tendon rotulien et la rotule. Il sectionne les ligaments croisés, enlève les cartilages semi-lunaires et extirpe la synoviale. A la fin de l'opération il fixe le fragment osseux par un clou. (V. Pl. VII).

Lauenstein (2) fait également l'ostéotomie de la tubérosité antérieure du tibia, puis il fait aussi sauter le fragment du tibia qui porte

(1) VOLKMANN. *Centralblatt f. Chirurgie*, 1885, n° 9.
(2) LAUENSTEIN. *Centralblatt f. Chirurgie*, 1889, p. 103.

l'insertion des ligaments croisés avec un ciseau assez long. L'arthrectomie terminée, les fragments osseux sont remis en place.

Mackensie, Bœkel, Delorme, Jalaguier et Durante font une incision courbe, dont la convexité dirigée en bas passe sur le ligament rotulien ; les ligaments croisés et latéraux sont enlevés, s'il y a lieu.

Au genou Kœnig (1) fait une incision interne qui commence en dedans de l'insertion du ligament rotulien au tibia et se dirige de là vers l'interstice articulaire en formant un arc de cercle à concavité tournée du côté de la rotule ; l'incision franchit cet interstice à peu près dans la région du ligament latéral interne et se recourbe ensuite de nouveau en haut et en avant le long du bord interne du cul-de-sac supérieur de la synoviale le plus souvent dilaté par son contenu. Le bistouri divise ici le vaste interne et pénètre d'emblée dans l'articulation. Au besoin on peut déjà par cette incision extirper le cul-de-sac synovial. Mieux vaut toutefois pratiquer une incision semblable du côté externe ; celle-ci se dirige en arc de cercle du côté externe du ligament rotulien vers le ligament latéral externe puis fanchit l'interligne articulaire perpendiculairement pour se recourber ensuite également en haut et en avant autour du cul-de-sac synovial. (V. Pl. VII.)

A l'aide de ces deux incisions, on peut non seulement extirper toute la partie antérieure de la capsule synoviale en opérant principalement par l'incision interne, mais encore se rendre accessible toute l'étendue des surfaces articulaires de la manière suivante : pour mettre d'abord à découvert toute la face antérieure on introduit dans l'incision interne la pointe d'un fort crochet avec laquelle on saisit le bord correspondant de la rotule que l'on renverse en dehors avec l'appareil extenseur. On facilite ce renversement en détachant encore un peu le ligament rotulien de la face interne du tibia. Si l'on imprime alors au genou des mouvements de flexion et d'extension, on parvient à voir la face antérieure de l'articulation, la surface des condyles et les ménisques. On divise ensuite le ligament latéral interne et l'on porte le tibia dans l'abduction tout en sectionnant certaines parties bridées des ligaments croisés. On peut alors produire du côté interne un écartement suffisant des surfaces articulaires pour mettre à découvert la région postérieure de la synoviale, ce qui permet d'enlever avec les

_______

(1) KŒNIG. *Tuberculose des os et des articulations*, traduction française. 1885.

pinces et les ciseaux et la cuiller tranchante toutes les parties malades de l'articulation.

Allingham (1) fend la rotule par un trait vertical et déjette en
panneaux latéraux chacun des fragments (V. Pl. VII). Ollier (2)
conseille pour l'arthrectomie du genou de recourir à l'incision longitudinale unique médiane divisant la rotule longitudinalement ou à une
double incision longitudinale pararotulienne, ou à l'incision transversale sous-rotulienne.

Dans les cas où on recherche la mobilité après l'opération, Kocher
cherche à respecter le tendon du triceps, la rotule et le ligament rotulien car toutes les sections de cet appareil ligamenteux antérieur sont
nuisibles au fonctionnement de l'article malgré la suture. Il fait une
incision transversale en forme d'arc en suivant la ligne articulaire
commençant en arrière et sur le côté, coupant la peau et le fascia.
Il sépare ensuite par des incisions verticales, les expansions aponévrotiques du vaste interne et du vaste externe qui le relient au tendon
du triceps. On obtient de cette façon deux lambeaux en forme d'angle droit qu'il relève en haut en mettant ainsi à nu la surface externe
de la synoviale ; on incise cette membrane en suivant les bords du
tendon rotulien, de la rotule et du tendon du triceps en remontant jusqu'à la limite du cul-de-sac repoussé et il la sépare du périoste jusqu'au
rebord des surfaces cartilagineuses. Ensuite il incise l'insertion de la
capsule selon les bords du tibia et excise ainsi la partie antérieure et
interne, antérieure et externe de la synoviale en même temps que les
ménisques et le ligament adipeux ; les ligaments latéraux et les ligaments croisés sont sectionnés. Alors il est facile en repoussant la rotule
d'un côté et de l'autre de luxer l'articulation soit en dedans, soit en
dehors et d'enlever avec la pince et les ciseaux les parties latérales et
postérieures de la capsule. (V. Pl. VII.)

En dernier lieu on renverse la rotule que l'on évide où que l'on
enlève s'il y a lieu. On nettoie ensuite la face postérieure du tendon
du triceps et on enlève le cul-de-sac tricipital et les bourses séreuses
du poplité et les demi-membraneux. Les ligaments latéraux et
croisés sont coupés, les ménisques enlevés ; seul le triceps est laissé

(1) ALLINGHAM. *British med. Journal*, 15 janvier 1887.
(2) OLLIER. *Traité des résections*, t. 2, p. 228 et 292.

intact jusqu'à son insection tibiale. Les deux lambeaux sont ensuite suturés par un double plan de suture profond et superficiel.

Tilling fait une incision cutanée en U passant devant chaque tubérosité fémorale, descendant un peu au-dessous de la tubérosité antérieure du tibia. Puis, d'un coup de ciseau oblique celle-ci est détachée, de même que les insertions des ligaments latéraux aux tubérosités du fémur. Enfin, si cela est nécessaire, il fait aussi une ostéotomie temporaire de l'insertion tibiale des ligaments latéraux. La cavité articulaire peut alors être complètement explorée.

Nous avons expérimenté tous ces procédés. L'incision transversale de la rotule de Volkmann, Wright, Richelot, suivie de la section de tous ligaments articulaires, donne de bons résultats, mais dans les cas simples, elle sera cause d'ankylose et elle ne peut être employée dans les cas où après l'arthrectomie on peut espérer le retour des mouvements de l'articulation. Je dirai la même chose pour les procédés d'Israël, Mackensie, Bœkel, Delorme. Celui de Kœnig (incisions para-rotuliennes longitudinales) est excellent si les lésions sont seulement latérales ou antérieures, mais il ne met pas à nu complètement la partie postérieure de la synoviale même en sectionnant partiellement les ligaments croisés. Le procédé à lambeaux de Kocher prête à la même objection. Cependant si les symptômes cliniques permettent de localiser la lésion aux parties latérales ou antérieure de l'articulation l'emploi de ces deux procédés serait excellent, car ils donnent beaucoup en lésant peu.

Il reste donc le procédé de Tilling qui met bien à nu toute la cavité articulaire, mais auquel on peut reprocher de déterminer trop de délabrements ; aussi l'immobilisation devra-t-elle être plus longue qu'après le procédé de Kœnig et Kocher et partant le retour des mouvements après l'arthrectomie sera plus aléatoire. Quand l'ankylose est presque fatale à cause de l'étendue des lésions, il faudra donc employer le procédé de Tilling. Au contraire, si on est en droit d'espérer le retour des mouvements, il faudra avoir recours au procédé de Kœnig ou à celui de Kocher.

*Au cou-de-pied* nous avons décrit plus haut (p. 208) le procédé de Kœnig : deux incisions prémalléolaires longitudinales et parallèles. Avec l'élévatoire on détache et on soulève le lambeau antérieur qui se trouve entre ces deux incisions et on a sous les yeux le tibia et le col de l'astragale, c'est-à-dire les points les plus souvent lésés dans le cas d'O.A.T. tibio-tarsienne. Mais pour explorer la partie postérieure de l'article, Kœnig est obligé de réséquer souvent l'astragale et Riedel en employant les incisions de Kœnig résèque temporairement les malléoles en les fendant obliquement en haut à l'aide du maillet. Bruns ajoute aux deux incisions longitudinales antérieures de Kœnig une ou deux incisions longitudinales postérieures des parties molles entre le tendon d'Achille et les malléoles ; l'articulation péronéo-tibiale est facilement explorée, de même les gaines tendineuses si elles sont envahies. (Voy. Pl. VII.)

Nous avons vu également plus haut que Girard fait une incision horizontale du côté externe de l'articulation à la hauteur de la surface articulaire, allant du bord externe du tendon d'Achille aux tendons extenseurs, toutes les parties molles sont sectionnées même les tendons des péroniers. On fait ensuite la section de la malléole à sa base ; l'articulation est ainsi ouverte et elle est complètement exposée surtout si on fait en outre une incision verticale dans les parties molles situées au-devant de la malléole externe. L'extirpation de la synoviale terminée les tendons péroniers et la malléole externe sont suturés. (V. Pl. VII.)

Zesas (1) a un peu modifié ce procédé. Le pied reposant sur la malléole interne il fait une incision verticale longue de 7 centim. sur l'articulation tibio-péronière et qui se termine au niveau de la pointe de la malléole. Sur l'extrémité inférieure de cette incision on en fait tomber une autre qui, à peu près horizontale, commence au niveau du bord externe du tendon d'Achille et se termine sur l'insertion du péronier antérieur. On dissèque les tendons péroniers et on les sectionne après avoir fixé leurs deux extrémités. Le lambeau étant ensuite relevé il est facile d'*extirper l'astragale* et toute la cavité articulaire est visible, et par ce procédé on peut enlever les fongosités de l'articulation péronéo-tibiale inférieure. (V. Pl. VII.)

Ollier (2) a beaucoup recommandé cette astragalotomie comme traitement des O.A.T. tibio-tarsiennes. Phocas (3) également la recommande en évitant de couper les tendons des péroniers latéraux de sorte que la résection de l'astragale ne porte pas atteinte au fonc-

<hr>

(1) Zesas. *Cent. f. Chir.*, 1887.
(2) Ollier. *Lyon médical*, 29 décembre 1889.
(3) Phocas. Arthrectomie. *Rev. des maladies de l'enfance*, août 1892.

tionnement régulier du pied qui se place néanmoins un peu en varus. Le pied est diminué de longueur et la voûte plantaire est moins incurvée (Annandale (1), Vogt) (2).

Gritti (3) a recommandé l'astragalotomie précoce chez les jeunes enfants avant la formation des abcès. Mais, comme le fait remarquer Ollier, chez l'enfant la guérison peut être obtenue avec moins de frais (*Traité des résections*, t. III, p. 537).

Hueter (4) recommande l'incision large antérieure, partant de la partie postérieure de la malléole interne contournant en bas cette malléole, passant ensuite transversalement sur le cou-de-pied arrivant à la pointe de la malléole externe et dépassant celle-ci un peu en arrière. On coupe la peau, les nerfs superficiels puis l'aponévrose, on cherche l'artère tibiale antérieure qu'on sectionne entre deux ligatures, de mêms que les veines qui l'accompagnent ; un fil a été préalablement passé dans les tendons des muscles de la région antérieure de la jambe et sert à les écarter. On coupe les tendons au-dessous des fils. L'articulation ainsi débarrassée de toutes ses parties molles antérieures et largement ouverte en avant, puis réséquée très facilement aussi loin que vont les lésions. On remet en contact les surfaces osseuses, puis on suture les tendons et les nerfs.

Lane (5) a proposé et employé un procédé encore plus délabrant. Il fait une incision horizontale allant depuis le bord antérieur de la malléole interne, passant au-devant de l'articulation tibio-tarsienne, contournant la malléole externe en passant au-dessous d'elle et allant rejoindre en passant à la partie postérieure de l'articulation le commencement de l'incision, tous les tissus sont sectionnés jusqu'à l'os (!) les seules parties respectées sont le ligament latéral interne, les tendons du jambier antérieur, le long fléchisseur des orteils, les vaisseaux tibiaux postérieurs. En portant le pied dans l'adduction, l'articulation est tout entière mise à nu. Après la communication de Lane, Clutton dit se contenter de faire une incision prémalléolaire de chaque côté pour gratter les parties malades et Page dit faire une incision antérieure allant d'une malléole à l'autre.

(1) ANNANDALE. *Edinburg med. Journal*, 1877.
(2) VOGT. *Centralb. f. Chir.*, 1883, n° 19.
(3) GRITTI. Dell' astragalotomia per la cura precoce della synovite fungosa dell' articulazione tibio-tarsico. *Archivio di ortopedia*, 1887.
(4) HUETER. *Archiv. f. klin. Ch.*, 1881, p. 812.
(5) LANE. Society clinical de Londres. *Bulletin méd.*, 8 nov. 1892.

Tilling enfin, fidèle à ses principes en arthrectomie fait deux incisions curvilignes à convexité supérieure circonscrivant les malléoles qui sont sectionnées très obliquement de haut en bas à leur base et rabattues avec les ligaments correspondants. Les organes passant dans les gouttières rétro-malléolaires sont d'abord reclinées avec soin. (V. Pl. VII.)

Après nos recherches cadavériques, nous avons été embarrassés dans le choix de ces différents procédés. Assurément quand les lésions sont seulement astragaliennes (mais qui le sait?) le procédé de Kœnig est excellent. Mais si les lésions sont étendues, le procédé de Girard donne une large vue sur l'articulation et ne nécessite pas l'ablation de l'astragale comme dans les méthodes proposées par Zesas et Ollier. Celui de Tilling également permet d'explorer tout l'article en avant et en arrière, il est excellent et des plus recommandables. Quant aux procédés de Hueter et Lane ils me paraissent exiger des délabrements trop considérables.

Pour terminer cet exposé des différentes méthodes d'arthrectomie je rappellerai le procédé de tarsectomie proposé par Link (1). Il fait sur le dos du pied une incision transversale correspondant à l'articulation de Chopart, puis une 2e incision parallèle à la 1re et correspondant à la base des métatarsiens. On réunit les extrémités de ces deux incisions par deux autres longitudinales faites l'une en dedans, l'autre en dehors. On pénètre ensuite par l'incision transversale postérieure dans l'articulation de Chopart et en réséquant la tête de l'astragale. On libère ensuite les os du tarse jusqu'au niveau des métatarsiens que l'on scie obliquement de haut en bas et d'arrière en avant. Le lambeau cutané se trouve ainsi enlevé avec les os et on n'a plus qu'à suturer en les rapprochant des surfaces osseuses. Le pied est raccourci, mais utile.

(1) LINK. *Centralblatt. f. Ch.*, 1887, n° 36.

# CHAPITRE IV

## Résultats immédiats et éloignés. Résultats généraux.
## Résultats particuliers pour chaque articulation.

### SOMMAIRE

De la guérison définitive. Des récidives. Leurs causes. Leur importance relative.
Elles peuvent être réparées facilement.
De l'état de la station, de la marche et des mouvements après le curettage articulaire. Du raccourcissement souvent nul.
Résultats pour le coude : mouvements conservés; pour le poignet, idem ; pour la
hanche, résultats moins nets : pour la hanche tantôt on a une ankylose, mais en
présence de lésions peu étendues, on peut chercher à conserver les mouvements
(Cousins). C'est au genou que les résultats sont les meilleurs à tous les points de
vue. Au cou-de-pied, bons résultats de Kœnig, Riedel, Larsen, Bruns. Pour le tarse
et le carpe, bons résultats mais l'arthrectomie doit être encore plus ici qu'ailleurs
précoce et répétée.

Au premier abord, faire une simple arthrectomie ne paraît pas offrir
de grands avantages au point de vue technique et une belle résection
typique paraît plus simple et plus agréable à faire pour le chirurgien.
Cela est vrai, mais sur le cadavre, seulement. Sur le vivant la question change, car il ne s'agit pas seulement ici d'opérer pour enlever
un foyer T. il faut aussi entrevoir l'utilité possible du membre ou
des extrémités raccourcies; les inférieures surtout perdent de leur
valeur en proportion exacte du raccourcissement. Avec la scie dans les
résections typiques on va aisément toujours trop haut enlever des
tissus sains.

Avec le couteau, la gouge et la curette, il est impossible d'aller au
delà des lésions, et si le nettoyage du cartilage diaépiphysaire est
nécessaire on le fera avec cette méthode, avec le minimum de lésions
possibles et notons de plus que dans le cas de lésions peu étendues
la réunion par 1<sup>re</sup> intention est aussi fréquente après l'arthrectomie

qu'après les résections totales sauf quelquefois au niveau des fistules et des ouvertures par lesquelles passent les drains.

En matière de T. locale on a posé le précepte que l'on n'a rien fait tant que l'on n'a pas enlevé toute surface suspecte (1). C'est ce qui a d'emblée porté les chirurgiens à faire des résections typiques que l'on peut alors appeler radicales; non seulement on enlevait tout mais aussi on enlevait trop.

D'autre part on a pu reprocher à l'arthrectomie de laisser quelquefois un foyer osseux caché au milieu d'un tissu sain et que la scie dans une résection totale aurait découvert. C'est un reproche non mérité. D'abord parce que le fait doit être rare, ensuite parce qu'il n'est plus à démontrer maintenant que le foyer osseux T. peut guérir spontanément. Nous croyons même, en admettant qu'on laisse un foyer d'ostéite T., par exemple, que le malade retirera plus de bénéfices d'une arthrectomie répétée qu'aura subi sa jointure, que si on enlève le foyer en une seule fois mais avec raccourcissement de son membre de 6 à 10 centimètres ou plus encore.

Bien des chirurgiens ont soutenu l'opinion suivante en faveur de l'arthrectomie : « Les résections n'agissent pas comme les opérations du cancer, celles-ci doivent détruire les tissus pathologiques et *aller au delà*; tandis que celles-là ont pour but de les modifier et de substituer à un processus inflammatoire chronique, un processus inflammatoire traumatique aigu, procédé que la médecine et la chirurgie appliquent fréquemment ailleurs. Cette manière de faire m'a parfaitement bien réussi plus d'une fois, bien que j'aie laissé des lésions de carie chez des enfants. Pourquoi alors sacrifier aussi radicalement que le veulent les partisans de la résection typique, ce qui peut se réparer ? » (Volkmann.) Ollier également dit qu'il ne faut enlever que ce qui ne peut pas redevenir sain.

A l'anatomie pathologique, nous avons décrit des formes d'O.A.T., où la synoviale est très fongueuse, où l'os et les cartilages offrent de petits foyers très circonscrits superficiels et peu profonds. Est-ce que ces cas assurément ne doivent pas être traités par un curettage articulaire ou une résection partielle et jamais par une résection totale ?

Ollier a reproché aux opérations économiques d'être plus graves dans les grandes articulations que les résections typiques et moins

_______

(1) Trélat. *Soc. de chir.*, 1886, 10 février.

efficaces parce qu'elles exposent davantage à la T. générale. Il est
probable que le savant chirurgien lyonnais a eu la mauvaise chance de
tomber sur des cas de généralisation post-opératoire malheureux et
inévitables, car d'après la lecture de nos observations, cette complication ne nous a pas parue plus fréquente dans le cas de résection partielle que dans le cas de résection totale.

Les résultats immédiats se font quelquefois attendre, de plus les
résultats éloignés montrent la fréquence des récidives, disent les adversaires de l'arthrectomie. Aussi ont-ils toujours reproché à celle-ci
de laisser des foyers qui peu de temps après l'opération donnent lieu
à des fistules. M. L. Championnière à la Société de chirurgie (1) dit
avoir trouvé dans le cours d'une résection totale un gros noyau T.
que l'arthrectomie aurait certainement laissé. Mais, notons que des
récidives ont aussi été notées pour les résections totales (Manteuffel);
de plus, qu'est-ce qu'a donc d'extraordinaire la nécessité d'une
deuxième intervention ? D'autant plus que cette deuxième opération
sera souvent bénigne et limitée.

Voyons dans quelle proportion ces récidives sont signalées.

Wright, sur 21 opérés a obtenu 14 guérisons, 5 insuccès, pour
lesquels on a dû réséquer ou amputer, un cas de mort de scarlatine ;
un cas est encore trop récent pour savoir si l'opération réussira.
M. le professeur Delorme, sur 4 cas, a obtenu 2 guérisons, et l'un
de ses malades lui écrivait qu'il était « déchargeur au port du Havre ».
M. le professeur Tillaux a obtenu un succès remarquable, chez un
homme de 53 ans (thèse de Haran, 1890). Sendler, sur 18 arthrectomies a eu une récidive nécessitant l'amputation de la cuisse, une
récidive dans un ancien foyer du tibia ayant nécessité un évidement
ultérieur ; une récidive passagère dans un cas où l'on aurait pu pratiquer l'amputation d'emblée, et 15 guérisons complètes. Bœckel,
sur 6 cas d'arthrectomie a eu 4 guérisons définitives, et 2 guérisons temporaires ; sur 6 cas d'ostéo-arthrectomie, 6 guérisons. Sur
23 opérés, Muller a 19 survivants qui « sont dans un état très satisfaisant au point de vue local ; la marche est très peu gênée ». Angerer (de Munich) dans 66 arthrectomies du genou chez des enfants
au-dessous de quatorze ans a obtenu dans 48 cas une réunion par
première intention ; dans 18 cas la récidive est survenue immédiate-

(1) Lucas-Championnière. *Société de chirurgie*, 26 novembre 1890.

ment : 3 de ces malades furent amputés, 3 succombèrent ; les autres c'est-à-dire 12 seulement furent définitivement guéris par la résection. Il ajoute « que souvent il a dû se contenter de faire l'arthrectomie du genou chez des enfants dont l'articulation était déjà complètement détruite, les parents ne lui permettant pas d'amputer ».

M. P e t i t o t (1) discute également cette question de la récidive et l'étudie avec soin. « Comment faire, dit-il, pour reconnaître les limites du mal au cours du curettage d'une épiphyse. La curette tranchante évide l'os et enlève facilement toute la portion d'os friable qui se brise en faisant entendre une sorte de crépitation particulière. A un moment donné l'instrument se heurte à une zone osseuse plus résistante qu'il ne peut entamer. Cette résistance est-elle une preuve de l'intégrité de l'os? »

« K i e n e r et P o u l e t ont reconnu que dans le tubercule envahissant à développement centrifuge, l'ostéite condensante prédomine ; ce n'est qu'au centre de la zone infiltrée que l'ostéite raréfiante apparaît. L'ostéite raréfiante, disent-ils, devient seulement apparente vers la partie centrale où l'on voit les cavités médullaires devenir plus larges et s'ouvrir les unes dans les autres pour former une ou plusieurs cavités anfractueuses du volume d'un pois. La moelle ordinairement fibreuse renferme peu de follicules à la périphérie ; ceux-ci ne deviennent *nombreux que vers le centre* où la moelle passe lentement à la caséification en prenant cette consistance fibro-caséeuse que A. N é l a-t o n comparait à du mastic.

« Ces auteurs ont constaté d'autre part que l'ostéite condensante et l'ostéite raréfiante peuvent dès le début se présenter mêlées de telle sorte que de deux trabécules voisines, l'une peut être atteinte d'ostéite condensante, et l'autre d'ostéite raréfiante et même une seule trabécule peut présenter sur des points différents les signes de résorption et ceux de l'apposition.

« Ces considérations expliquent la difficulté de l'opération de l'évidement. La curette tranchante enlève facilement tout le tissu osseux raréfié, mais elle ne peut franchir la zone environnante où le tissu condensé présente une résistance trop grande pour qu'elle puisse l'entamer et cependant les capillaires de cette zone peuvent contenir des tubercules, et même cette sorte de coque dure peut présenter

(1) PETITOT. *Loc. cit.*

des lacunes dans lesquelles la néoplasie se loge et échappe ainsi à l'instrument de l'opérateur.

« De plus, comme les capillaires sont les premiers envahis et que la lésion osseuse ne survient qu'après, il faudrait donc détruire le tissu osseux jusqu'à la zone manifestement saine, c'est-à-dire jusqu'à ce qu'on ait rencontré le territoire dont les cavités médullaires présentent leur réseau régulier normal et même au delà puisque les capillaires peuvent être pris sur une certaine étendue sans qu'ils aient encore produit aucune modification dans le tissu osseux.

« *Mais l'évidement combiné au lavage avec ZnCl* peut enlever toutes les portions malades et à lui seul suffire quand la condensation n'existe pas ou qu'elle est peu avancée. Les chances de succès dépendent certainement de la tendance à la résorption ou à l'apposition du tissu.

« Dans la majorité des cas, les succès obtenus sont certainement dus à l'action des agents irritants qui pénètrent après l'évidement très près de la zone encore saine s'ils ne l'atteignent pas complètement : ils modifient le tissu osseux, provoquent la réaction favorable, qui lui fait défaut ; c'est par l'absence de cette réaction, nous disent K i e n e r et P o u l e t, que le tubercule dans cette variété de tuberculose s'étend indéfiniment. »

En résumé, cette crainte de laisser un foyer latent malade est donc exagérée puisque, ou il est détruit par le ZnCl qui pénètre partout, ou il guérit seul, ou il est enlevé par une 2ᵉ opération complémentaire.

De plus, si un foyer T. est laissé en place et se ramollit ultérieurement, il ne rencontre pas dans son voisinage une cavité articulaire aussi étendue et il a plus de tendance à se diriger directement au dehors et par suite son ablation est facile.

D'autre part, nous avons vu précédemment que quel que soit l'opération qu'on pratique sur les T., qu'on résèque l'articulation malade en enlevant tous les tissus morbides ou qu'on sacrifie le membre par une amputation, on ne peut se flatter de faire une opération radicale. Les ganglions profonds et inaccessibles sont toujours plus ou moins envahis dans ces lésions anciennes. Un tuberculeux sera toujours exposé, malgré les soustractions des foyers apparents, à de nouvelles poussées locales soit sur d'autres os, soit sur les organes internes. L'opération, quelque radicale qu'elle paraisse, ne peut enlever le principe du mal. Quand une O. A. T. se déclare l'organisme du sujet est déjà complètement infecté (V e r n e u i l, O l l i e r).

De plus, si à l'hôpital on observe souvent des récidives, c'est parce que beaucoup de malades rentrent trop vite chez eux et appartiennent à une classe de la société dont l'aisance n'est pas l'apanage. Ils ne peuvent pas toujours par l'alimentation, un régime et une hygiène régulière modifier leur état général. Or, personne ne nie l'influence de celui-ci sur l'état local dans le cas d'O. A. T.

Enfin après un premier grattage il est permis de supposer que les fongosités synoviales restantes auront de la tendance à guérir spontanément, le fait est possible et même certain, puisqu'il est fréquent de voir « les lésions synoviales évoluer pour leur propre compte et le foyer osseux guérir » (Lannelongue). Sous l'influence du traitement local et du traitement général, ces foyers T. restants, toujours peu importants, peuvent donc guérir spontanément.

Au niveau du pied et au carpe, ce qui fait la fréquence de la récidive, c'est que toutes les séreuses articulaires communiquent entre elles, et en traitant par le grattage une T. évidente, on ne va pas à côté gratter une T. latente. Ce n'est pas une raison néanmoins, pour extirper totalement le tarse par exemple, pour être sûr d'obtenir une guérison radicale; d'ailleurs personne n'a soutenu cette théorie, aussi cette récidive fréquente ne doit pas diminuer la valeur de l'arthrectomie, elle doit simplement forcer le chirurgien à faire une deuxième opération dès que celle-ci deviendra nécessaire; de bonne heure dans tous les cas. Il en est de même pour le carpe évidemment.

Au point de vue orthopédique et fonctionnel, il est intéressant de comparer l'arthrectomie à la résection totale. C'est là où triomphent les résections partielles, elles évitent en effet ce raccourcissement que l'on a toujours reproché aux résections totales et qui n'est pas du tout « un bienfait des dieux » (Richelot). Quand le cartilage dia-épiphysaire est lésé, il est possible de n'en gratter que la partie malade, comme je l'ai vu faire plusieurs fois à l'hôpital Trousseau pour une O. A. T. du genou.

Nous savons que les résultats éloignés de la résection du genou et de la hanche chez les enfants sont, en général, peu satisfaisants. Le raccourcissement du membre inférieur est souvent considérable, et il peut arriver, de plus, que le membre se dévie peu à peu dans le sens de la flexion, au niveau de l'articulation réséquée. L'arthrectomie met-elle à l'abri de ces deux reproches adressés à la résection?

Bœckel dit que l'arthrectomie n'empêche pas le raccourcissement. Ce n'est pas l'opinion de la plupart des chirurgiens : Bruns, Kœnig, Volkmann, Socin, Muller, Angerer. Dans un travail comprenant 70 cas d'arthrectomie chez les enfants, Mandry n'a constaté aucun cas de raccourcissement ; dans quelques cas, il a trouvé même un allongement de 1 centimètre à 1 c. 1/2, probablement parce que le cartilage d'accroissement avait été irrité.

Après l'arthrectomie, quand on a en vue la reproduction des mouvements les os reprennent en partie leur forme normale ou tout au moins suffisante pour la fonction articulaire. C'est en pathologie comme en anatomie une application du principe que la fonction fait l'organe. Après les résections partielles et totales les muscles et les tendons présentent une adaptation fonctionnelle bien étudiée par Chaintre (1).

Au point de vue fonctionnel Soutter, élève de M. Julliard, insiste sur ce fait que l'atrophie musculaire est moins marqué après les nettoyages articulaires qu'après les résections totales. Nous n'avons pas observé le fait à l'hôpital Trousseau, où nous n'avons pas vu faire une seule résection totale, pendant l'espace de 18 mois mais ce fait nous paraît bien probable ; pour le coude par exemple, le retour des mouvements est plus précoce, d'où une immobilité moins grande du membre qui pour cette raison s'atrophie moins.

Pour le membre supérieur après l'arthrectomie, on est en droit d'espérer le retour partiel des mouvements ; pour le membre inférieur également. Cependant dans ce deuxième cas il faut songer aussi à la solidité du membre pour la station et la marche, c'est pourquoi dans certains cas l'ankylose sera plus utile. Aussi si après une arthrectomie du membre inférieur les mouvements de l'articulation sont trop lâches, on pourra par une *arthrodèse complémentaire* consolider l'article. On aura encore sur le cas de résection totale l'avantage d'avoir évité le raccourcissement.

Si au bout de 2 ans 1/2 il n'y a pas eu de récidive on peut, comme pour les résections totales, considérer le malade comme guéri.

Voyons maintenant les résultats de l'arthectomie pour chaque articulation en particulier.

Au niveau du coude, il nous semble que, au lieu d'abattre sans pitié les extrémités articulaires, il vaut mieux évider l'olécrane,

(1) CHAINTRE. Th. Lyon, 1889.

curetter l'extrémité inférieure de l'humérus et la petite tête radiale. Les extrémités osseuses se reformeront bien plus vite, même s'il persiste une fistule, par un curettage répété celle-ci finira par disparaître (Fautry) (1).

Dans plusieurs observations que nous avons rapportées, les mouvements sont reparus malgré l'étendue du délabrement pathologique et opératoire. Le cas de la petite C... opérée par M. Jalaguier et dont les dessins, d'après photographie, sont reproduits à la fin de ce travail (Pl. IV et V), est des plus probants. Je publie aussi plus loin l'observation également convaincante de M. Denucé (Bordeaux).

Récemment Kosima (2) a publié tous les faits d'O. A. T. du coude, qui ont été traités à la clinique de Göttingue depuis 15 ans. — 25 malades ont été traités par les procédés conservateurs (résection partielle, grattage, etc.) ; en voici les résultats : 8 cas sont inconnus, 8 guérisons complètes, 1 guérison incomplète, 8 morts. La mortalité générale est donc ici beaucoup plus élevée (61 0/0 au lieu de 38 0/0) qu'à la suite de la résection et de l'amputation. De plus, les guérisons complètes sont beaucoup plus rares (31 0/0 au lieu de 54 0/0). Ces résultats de Kosima ne sont pas faits pour ébranler notre conviction, car nous pensons que si les guérisons complètes ne sont pas plus fréquentes, cela tient à ce que l'arthrectomie n'a pas été répétée.

Par contre, Middeldorf pense que, au coude, les résections totales ont donné plus de résultats médiocres que les résections partielles.

Quoi qu'en disent les partisans des résections totales, nous doutons que des coudes dont les extrémités osseuses ont été enlevées totalement et qui deviennent plus ou moins ballants, finissent par donner des succès fonctionnels comparables à ceux que donne et donnera l'arthrectomie quand celle-ci est jugée suffisante. Les quelques opérés de résection complète du coude que nous avons vus sont loin d'ébranler notre conviction à cet égard.

En ce qui concerne le poignet, les faits rapportés par Nepveu nous paraissent plaider en faveur de l'arthrectomie.

Sur 2 cas, Kœnig note : le retour très étendu des mouvements 2 fois ; des mouvements étendus 11 fois ; des mouvements limités,

---

(1) Fautry. *De la résection du coude chez l'enfant*, Lille, 1891.
(2) Kosima. *Deutsche Zeitschrift f. Chirurgie*, 1892.
(3) Middeldorf. *Archiv. f. klinische Chirurgie*, tome 33.

3 fois, mouvement de préhension seul 3 fois. La récidive est rare et l'amputation exceptionnelle. D'autre part les mouvements reparaissent en partie, et de plus, il se forme des mouvements complémentaires très utiles dans l'articulation médio-carpienne (obs. 17).

Ollier, dans un travail qu'il a publié en 1881 (*Revue de Chirurgie*, 1881, p. 177), a beaucoup insisté sur les inconvénients de la résection de la *hanche* chez les enfants et sur les avantages de l'expectation toutes les fois qu'elle est possible. La suppression des agents de l'accroissement du fémur en longueur est un premier point à considérer, bien que, en réalité, d'après les calculs mêmes de M. Ollier jusqu'à l'âge de 4 ans l'accroissement du fémur par son extrémité supérieure n'est que la moitié de celle produite par l'extrémité inférieure et qu'à partir de quatre ans elle n'est plus que le tiers.

De plus, ainsi que le fit remarquer très justement J. Bœckel dans sa communication au premier Congrès de chirurgie, cette cause de raccourcissement est commune à la conservation et à la résection, puisque dans le premier cas la guérison ne survient le plus souvent qu'après élimination des parties nécrosées de la tête et du col fémoral. C'est là assurément un point important pour apprécier la valeur comparée de l'expectation et de la résection totale. Dans le cas de résection précoce on fait un sacrifice très limité et dans un mémoire remarquable, M. Picqué (1) s'en montre très partisan et considère les résultats thérapeutiques et orthopédiques comme excellents. Il insiste surtout sur ce fait que l'on supprime un foyer infectieux en l'empêchant de se généraliser comme cela se voit souvent dans la T. articulaire.

Bœckel s'en montre également très partisan, d'après 33 cas de résection qu'il a pratiqués chez des enfants.

Maissi l'arthrectomie est faite de bonne heure, ce n'est plus une résection précoce que l'on pourra faire, mais bien une arthrectomie précoce et souvent une simple décapitation à la curette qui nettoiera un foyer fémoral sans toucher au cartilage dia-épiphysaire, comme nous l'avons vu faire plusieurs fois à l'hôpital Trousseau, par M. Jalaguier.

Enfin ici, dans l'arthrectomie de la hanche, il faudra toujours songer à gratter aussi la cavité cotyloïde souvent malade.

Ces considérations ont trait surtout à des enfants, car chez l'homme

(1) Picqué. *Revue d'Orthopédie*, 1891, n° 4.

M. 16

adulte obligé de travailler, une ankylose solide est ce qu'il y a de mieux (Ollier) (1).

Au *genou*. Il est préférable de conserver la rotule, même lorsqu'elle est malade, il faut l'évider comme les autres os. Les résultats sont les mêmes quand on l'enlève ou quand on la laisse. Pénières, dans une thèse passée avant la période prélistérienne de la chirurgie, déclarait que la conservation de cet os augmentait du double les chances d'amputation consécutive (2). Cependant dans l'arthrectomie, sa conservation est d'une grande utilité, parce qu'elle donne avec la suture du ligament rotulien plus de solidité à l'ankylose ; de plus, pendant la durée du traitement elle concourt efficacement à la contention du membre en bonne attitude et diminue cette flexion si fréquente celle-ci est nécessaire et utile quand elle est légère, car elle favorise la marche, mais souvent elle dépasse la limite utile si on n'y prend pas garde. Au niveau du genou, en effet, tous les auteurs ont signalé la tendance à la flexion malgré l'application d'attelles postérieures. Quand cette flexion est légère elle favorise la marche, si elle est trop marquée elle la gêne beaucoup. Mais, je le répète, cet excès de flexion est facile à éviter.

A propos de l'historique, j'ai déjà signalé le travail de M. Cousins (3) sur l'arthrectomie complète du genou. Il dit que la méthode qui consiste à enlever la tubérosité du tibia au lieu de sectionner le ligament rotulien lui a donné de bons résultats. *Il faut conserver autant que possible à l'articulation sa mobilité*. Après l'arthrectomie il a vu le membre redevenir absolument sain et présenter des mouvements jusqu'à 45°. Le malade, dont il rapporte l'observation, pouvait se tenir debout et marcher plusieurs heures sans aucune fatigue. Un tel résultat ne peut être espéré que si les circonstances s'y prêtent et si l'opération a été faite de bonne heure. Plusieurs de mes collègues, dit-il, se sont plaint, de ce que les arthrectomies qu'ils avaient pratiquées donnaient comme résultat une déviation et une

---

(1) Ollier. *Acad. de Médecine*, 14 mai 1889.

(2) Kummer a rapporté plusieurs observations d'O. A. T. du genou à début rotulien. Dans ces cas, pour sauver plus surement le reste de l'articulation, il enlève totalement la rotule. Cela n'altère ni la marche, ni les mouvements du genou. *Revue méd., Suisse romande*, novembre 1889.

(3) Cousins. Derniers progrès dans le traitement des T. articulaires. *British medical Journal*, 5 août 1891.

flexion du membre ; c'est pense-t-il, parce que l'opération a été faite à une période trop avancée de la maladie.

Tout récemment O l l i e r (1) est revenu sur la valeur des opérations économiques pour le genou. « On s'est demandé, dit-il, si avec l'antisepsie on ne pourrait pas faire mieux que la résection et se contenter des opérations économiques, en se bornant à l'abrasion, au grattage, à l'arthrectomie. On comprend, en effet, que ces opérations économiques aient séduit les chirurgiens et elles seraient certainement excellentes si on pouvait, avec elles, arriver aux mêmes résultats que par la résection.

« J'espère vous démontrer que ces opérations offrent moins de sécurité et donnent beaucoup moins de guérisons que la résection typique. Il suffit de réfléchir aux conditions dans lesquelles se trouve le tubercule, car je parle seulement ici des affections tuberculeuses. Le tubercule, en effet, se présente sous plusieurs formes au point de vue du siège. Il y a des tuberculoses limitées à la synoviale, et c'est précisément un des grands arguments dont V o l k m a n n s'est servi pour préconiser l'arthrectomie ; à mon avis, il avait raison de parler de cette opération pour les cas où la tuberculose est limitée à la synoviale, mais il avait tort en croyant ces cas fréquents. Cette forme existe parfaitement, mais, le plus souvent, la tuberculose se développe sous les cartilages, sous le périoste, dans le tissu osseux, et l'on conçoit qu'on ne puisse pas, dans la majorité des cas, se contenter de l'arthrectomie, lorsque l'on songe à cette multiplicité des lésions et aux difficultés que l'on a pour aborder tous les points malades. En se bornant à faire une arthrectomie, on peut parfaitement laisser non seulement des parties oubliées, mais aussi des parties malades qu'il était impossible de soupçonner. Dans la résection typique, au contraire, on est certain d'enlever les régions qui, comme les parties épiphysaires du fémur et du tibia, constituent le point de départ le plus fréquent des lésions osseuses.

« *Il faut reconnaître toutefois que les opérations économiques sont celles qui sont indiquées surtout dans la première enfance, en raison du danger qui menace l'accroissement du membre si on touche aux épiphyses. C'est donc chez l'adulte et chez l'adolescent que je recommande essentiellement la résection typique.*

(1) *Association française pour l'avancement des sciences*, 20 sept. 1892.

« Il est une objection que l'on peut faire à cette dernière opération, je veux parler du raccourcissement absolument inévitable, et cela d'autant plus qu'on ne cherche même pas à l'éviter, puisqu'il faut souder les deux surfaces de section. Mais ce raccourcissement n'a pas l'importance qu'on pourrait lui attribuer, et, comme le résultat final doit aboutir à l'ankylose, je dirai même que, surtout lorsqu'il ne dépasse pas 4 à 5 centimètres, le raccourcissement est utile. Un ankylosé, dont les jambes sont égales, fauche en marchant, tandis que, si sa jambe ankylosée présente un raccourcissement de 3 à 4 centimètres, il boite à peine, et l'on peut aller jusqu'à 4 et 5 centimètres, sans gêner trop le malade. J'ai même observé un raccourcissement de 13 centimètres chez uue jeune fille qui, avec un talon de 5 à 6 centimètres, ne boitait pas d'une manière sensible, sur un sol uni.

« Parmi les avantages que présente la résection typique, sans avoir besoin d'insister sur les résultats curatifs, je tiens à faire remarquer que cette opération permet, généralement, mieux que les opérations conservatrices, d'éviter la fièvre et les accidents infectieux consécutifs. Dans la résection on a, en effet, des surfaces de section nettes et larges, au niveau desquelles il est facile de faire une antisepsie rigoureuse, tandis que, avec les abrasions, les grattages aussi complets que possible, on ne peut jamais être certain d'arriver à un résultat semblable. »

Au 19e congrès de la Société allemande de chirurgie (1890), Angerer, de Munich, rapporte 82 cas d'arthrectomie du genou dont 63 cas au-dessous de 14 ans. La réunion immédiate a été obtenue 78 fois. De ces malades, 10 ont récidivé dans le 1er mois dont 9, il est vrai, ont guéri après curage et pansement à l'iodoforme. 70 dont 43 enfants sont guéris depuis plus de huit mois. *Le danger de la récidive par méconnaissance d'un foyer osseux est donc moins grand qu'on ne l'a dit.* Dans 18 cas, la récidive est survenue immédiatement ; 3 de cesmalades furent amputés ; 3 succombèrent ; les autres furent définitivement guéris par la résection totale (1).

L'état local dans ses observations était souvent grave avec diffusion

(1) LINGENFELDT a publié de nouveau la statistique de ANGERER (*Centralblatt f. Chir.*, 1892, n° 25). 28 cas au-dessous de 7 ans donnant 13 guérisons complètes, 6 incomplètes, 2 amputations ; 25 cas au-dessous de 14 ans : 15 guérisons complètes, 7 incomplètes, 3 amputations ; 17 cas au-dessous de 14 ans : 15 guérisons complètes, 1 incomplète. Dans 48 cas on obtint la réunion par première intention.

fongueuse ou caséeuse autour de la jointure, certains des sujets avaient d'autres manifestations et étaient héréditairement T. *Les résultats dans ces cas d'arthrectomie, sont néanmoins bons et peuvent parfaitement soutenir la comparaison avec ceux de la résection typique précoce.* Or, c'est avec cette méthode (l'arthrectomie) que sont réduits au minimum les troubles de développement des membres, inévitables, car ils sont en partie liés au lésions épiphysaires initiales; et avec un pansement bien surveillé on évite la flexion secondaire de la jointure. Les positions défectueuses viennent de ce que les malades abandonnent trop tôt leurs appareils orthopédiques après l'opération. On doit absolument veiller à ce qu'ils ne marchent pas sans un appareil de soutien.

D'autre part dans bien des cas la jointure est restée mobile, mais jamais ballante. *Pour parvenir à ce but, on doit faire un massage et de la mobilisation précoce. L'opération doit être précoce car alors le cartilage épiphysaire est généralement sain.*

Au même Congrès, S e n d l e r, de Magdebourg, a présenté deux malades adultes auxquels il a pratiqué l'arthrectomie du genou pour T., l'une, il y a 4 ans ; l'autre, il y a 18 mois. Le résultat fonctionnel fut très bon.

Au genou, quand les lésions n'étaient pas trop étendues, et par suite quand l'intervention a été limitée, il *est donc très juste de tenter la conservation des mouvements.* Quand le foyer a été enlevé il n'y a pas de raison pour laisser se produire une ankylose, sauf quand la statique l'exige. Chez l'enfant il ne faut jamais désespérer du retour des mouvements ; je connais en effet un cas où le genou avait été immobilisé 4 ans dans un appareil plâtré et l'enfant a guéri avec mouvements grâce à une arthrectomie définitive peu étendue.

Reste donc la question des difformités consécutives, telles que valgus, flexions angulaires plus ou moins prononcées et cela, en dépit des appareils les plus parfaits, observées aussi d'ailleurs dans certains cas de résections totales. L'arthrectomie n'est pas à l'abri de ce reproche, chez les enfants ; aussi tous les chirurgiens recommandent-ils le port d'un appareil souvent surveillé et modifié pour éviter ces complications.

En résumé, au point de vue *fonctionnel du membre*, les avis sont donc encore partagés sur la question de savoir si on doit rechercher les mouvements ou l'ankylose après l'arthrectomie : A n g e r e r,

Sendler, Wright, Kœnig dans les cas de tuberculose articulaire grave du genou, recherchent l'ankylose, mais lorsque les lésions sont limitées à la synoviale ou que les lésions osseuses sont légères, ils pensent qu'ils faut rechercher la mobilité. Volkmann cherche toujours à obtenir l'ankylose. Mugnai (de Rome) pose en principe que « dans la résection aussi bien que dans l'arthrectomie, on doit avoir pour but la formation d'une ankylose; il est dangereux, dans l'arthrectomie, de chercher à obtenir une articulation mobile. » Mais les observations récentes contredisent cette opinion ; il faut souvent rechercher les mouvements et c'est tout au plus si, au genou, il a fallu faire une ostéotomie du fémur pour genu valgum consécutif à une arthrectomie (cas de Bœckel).

Dans tous les cas, si les lésions doivent faire rechercher l'ankylose par le chirurgien, la résection totale devient inutile car elle a contre elle le raccourcissement plus grand du membre.

Au *cou-de-pied* plusieurs auteurs (Poulsen (1), J. Reverdin (2) et Vogt (3) ont conseillé l'extirpation exploratrice de l'astragale dans le cas d'O. A. T. tibio-tarsienne. Si celui-ci est sain, on le remet en place. Lange (4), d'autre part, recommande surtout de garder autant que possible les malléoles pour éviter la mobilité latérale.

Quant aux résultats obtenus au cou-de-pied par l'arthrectomie suivant la méthode de König, il sont d'après lui-même les suivants. Il s'agit de 32 cas d'arthrectomie, parmi lesquels 11 présentaient une guérison complète avec fonctionnement normal du pied ; chez 5 il persistait des fistules superficielles mais un résultat fonctionnel assez bon, à l'exception d'un seul malade ; 7 fois il a fallu faire l'amputation ; 1 malade est mort dans le cours de sa convalescence par suite de diphtérie et les autres cas n'étaient pas encore suffisamment observés à l'époque de la publication de Kœnig. Riedel (5) a pratiqué 11 fois l'arthrectomie sur 9 enfants (jusqu'à 12 ans) et sur

(1) Poulsen. *Centralblatt f. Chir.*, 1889, p. 587.

(2) Jacques Reverdin. *Rev. méd. Suisse romande*, déc. 1889.

(3) Vogt. *Centralblatt f. Chir.*, 1884.

(4) Lange. *Med. News*, 15 mars 1888, p. 309. Ollier, d'ailleurs, a recommandé l'extirpation de l'astragale comme 1er temps de la résection tibio-tarsienne, et pour lui la résection peut rester limitée à cet acte initial si on ne trouve pas d'autres os malades, ce qui se voit assez souvent. Le pied conserve sa forme à peu près normale et son fonctionnement également.

(5) Riedel in Erasmus. Die arthrectomie der Fussgelenkes. *Deutsche med. Wochen*, 1885, p. 349.

2 adultes ; 8 cas, y compris les deux adultes, sont guéris sans fistules, 1 enfant est mort 6 semaines après l'opération d'une méningite tuberculeuse et les deux autres cas étaient encore trop récents. Les résultats fonctionnels étaient excellents, la marche facile sans aucune altération. Larsen cite enfin parmi 48 arthrectomies tibio-tarsiennes opérées par lui, 13 cas d'après la méthode de König. 7 de ces cas guérirent sans récidive ; 4 durent être amputés ; 1 qui était encore atteint de tuberculose est mort sans avoir été guéri et un malade n'a pas donné de ses nouvelles.

Nous rapportons plus loin les 22 observations bien intéressantes de Bruns qui se montre maintenant très partisan de cette opération, étant donnés les résultats qu'il a obtenus, et il nous montre ce fait intéressant que très souvent il se produit dans l'articulation de Chopart des mouvements complémentaires très utiles.

A propos de l'observation communiquée par M. Phocas à la Société de chirurgie en 1891, notre excellent maître, M. Berger, émet les réflexions suivantes : « Il y a quelques années l'intervention chirurgicale dans les *ostéo-arthrites T. du tarse* paraissait résolue dans le sens de l'abstention, de l'expectation, des moyens locaux non opératoires : compression, immobilisation, pointes de feu et ignipuncture, traitement médical, etc. J'ai moi-même dans une discussion qui s'est élevée ici sur ce sujet, exprimé mon éloignement pour les opérations réglées, notamment pour les résections pratiquées dans les cas de ce genre. Depuis lors mes opinions se sont beaucoup modifiés, j'ai pu voir en effet un certain nombre de sujets que j'avais crus guéris par la compression, l'immobilisation, l'ignipuncture se représenter avec de nouvelles fistules. conduisant sur des lésions étendues du tarse, j'ai été plus d'une fois forcé de recourir à l'amputation des membres qu'*une opération plus limitée mais précoce eût peut-être permis de conserver*.

« Ce n'est pas que le traitement par l'expectation et la conservation doive être abandonné. Il doit être employé dans presque tous les cas au début de l'affection ; il doit être essayé tout d'abord mais pendant un temps limité, alors même que les lésions osseuses ou articulaires assez profondes font douter qu'il puisse être efficace. Il reste la règle pour le traitement des individus qui peuvent joindre à l'emploi des moyens chirurgicaux, une bonne hygiène, le traitement par les eaux, les stations thermales ou maritimes, en un mot pour les malades appartenant aux classes riches et qui peuvent donner à l'affection dont ils sont atteint tous les soins qu'elle réclame. On peut en obtenir d'excellents résultats même chez les malades pauvres notamment chez des enfants que l'on peut placer, dans les conditions requises pour la guérison, mais il faut reconnaître que le plus souvent le traitement ne peut être suffisamment prolongé, que les malades sont incomplètement guéris lorsqu'ils se remettent à se servir de leur membre ; de là les rechutes auxquelles concourent la nécessité du travail corporel, l'insuffisance de l'alimentation et de l'hygiène du malade et le défaut de suite dans les soins qu'il reçoit.

« Il faut reconnaître d'ailleurs que les résections, les opérations ostéoplastiques donnent des résultats infiniment meilleurs que ceux auxquels on s'était accoutumé, depuis qu'on sait prévenir la suppuration du foyer opératoire et surtout depuis que l'on donne une attention suffisante à l'extirpation des fongosités qui ont envahi les parties molles et les tissus péri-articulaires. Si à la suite de tarsectomie plus ou moins étendue, d'évidement osseux ou d'autres opérations analogues, on observe encore souvent les récidives locales de l'affection tuberculeuse, cela tient en effet le plus souvent à ce que l'on a ménagé quelques foyers de tuberculose locale, quelques nids de fongosités situés dans les gaines des tendons et dans les parties molles de la face plantaire du pied.

« Pour ces raisons, toutes les fois que chez un sujet qui a achevé sa croissance ou chez qui celle-ci est presque terminée, on constate des lésions tuberculeuses profondes des articulations du tarse, ayant déterminé des fistules conduisant jusqu'au squelette, ou même lorsqu'il n'y a encore ni suppuration, ni fistules, mais qu'un traitement soigneusement institué par la compression, l'immobilisation, l'ignipuncture et les moyens analogues n'a pas amené au bout de très peu de mois une amélioration tout à fait manifeste, je pense que dans ces cas chez l'adulte, il y a lieu d'avoir recours sans plus différer soit à la résection tibio-tarsienne, soit à la résection ostéo-plastique de Wladimiroff-Mikülicz pour épargner au sujet une amputation.

« La règle de conduite est plus difficile à établir chez les enfants. Chez eux les résections méthodiquement pratiquées laissent bien souvent un membre raccourci et destiné à rester en arrière dans son développement ultérieur par le fait de la destruction des cartilages épiphysaires. Je crois donc qu'il ne faut pas chercher dans ces conditions à pratiquer une résection tibio-tarsienne ni surtout une opération de Mikülicz. M. Phocas qui songeait à pratiquer cette dernière, chez un malade, jeune garçon de 7 ans 1/2 a été, je le crois, fort heureusement détourné par l'étendue des lésions osseuses.

« La conduite à tenir est celle qu'il a adoptée dans ce cas : c'est de faire une résection atypique en pratiquant l'énucléation de tous les os du tarse qui sont malades et s'il existe des lésions du côté de la jambe, en se bornant à évider très complètement les points malades de manière à ménager le plus possible le cartilage de conjugaison de l'extrémité inférieure du tibia. Bien entendu l'extirpation complète des fongosités des parties molles s'impose et elle doit se faire non point par un curettage toujours insuffisant mais par la dissection conduite dans les tissus sains circonscrivant et entourant toutes les parties atteintes de fongosités.

« Si, à la suite de son opération, M. Phocas a eu à lutter contre une hémorrhagie difficile à arrêter, c'est qu'il a enlevé trop tôt la bande d'Esmark. J'ai coutume dans toutes les opérations de ce genre soit de bourrer ce foyer opératoire avec de la gaze au salol ou à l'iodoforme ou quand je le puis d'en recouvrir les parois par une suture profonde perdue avec du catgut, et de n'enlever le lien élastique qui assure l'hémostase provisoire qu'après avoir appliqué le pansement et établi tout autour du membre une forte compression ouatée. Dans ces conditions, je ne me souviens pas d'avoir jamais observé d'hémorrhagie ni même de suintement sanguin ayant traversé le pansement. »

On voit combien les réflexions de notre maître abondent dans le sens de l'arthrectomie, surtout chez l'enfant.

Au tarse Ollier, dans la thèse de son élève Chobault (1), recommande une ablation systématique de tous les os contenus dans la loge fibro-périostique de l'avant-tarse. Les tarsectomies antérieures partielles sont en général de mauvaises opérations, parce qu'elles exposent aux récidives et aux déviations ultérieures du pied.

Si l'on est obligé d'y avoir recours, il faudra enlever toute la tranche osseuse, afin de permettre une exacte coaptation du métatarse avec le tarse postérieur. En principe, M. Chobault n'admet qu'une tarsec-

(1) *De la tarsectomie antérieure.* Thèse, Lyon, 1888, et POLOSSON, Tarsectomie antérieure et externe, *Congrès de Ch.*, Paris, 1893.

tomie antérieure partielle, c'est celle qui consiste en l'ablation des
3 cunéiformes, et de la moitié antérieure du cuboïde. A presque toutes
les autres tarsectomies antérieures partielles, il faudra préférer la tarsectomie antérieure totale. En procédant ainsi, on aura une guérison
certaine avec un pied de forme parfaite. Cette tarsectomie antérieure
doit être appliquée aux lésions limitées, surtout chez l'enfant et l'adolescent. Les résultats orthopédiques et fonctionnels sont excellents.

Je me contenterai de remarquer que dans beaucoup d'observations
publiées par M. Chobault et dont les titres sont reproduits plus loin,
il a fallu faire des abrasions : ce sont donc là bien des résections
atypiques que nous avons fait rentrer dans le cadre de l'arthrectomie.

M. Audry (1), pour la T. du pied, se montre peu partisan des opérations économiques. Les récidives sont fréquentes, dit-il, l'ankylose
se fait souvent en mauvaise position, et le résultat fonctionnel est peu
satisfaisant. Il admet cependant ces opérations pour le genou et pour
le pied seulement, surtout chez l'enfant. Il recommande surtout l'ablation de l'astragale et l'évidement du calcanéum et des métatarsiens,
quand la lésion est au début et que l'état général du sujet est bon.
Dans ces conditions, les résultats immédiats et éloignés sont souvent
bons. Dans quelques cas, il faudra enlever seulement l'astragale, et
évider des foyers profonds du tibia et des malléoles, celles-ci, autant
que possible, devant être respectées. Dans d'autres cas, suivant le
siège de la lésion, il faudra ne toucher qu'aux extrémités inférieures
du tibia et du péroné. Enfin, toujours pour la même raison, on fera la
tarsectomie postérieure qu'il préfère à l'opération de Wladimiroff-
Mikulickz à moins de destruction des téguments talonniers, cette
dernière opération étant plutôt une amputation qu'une résection.
Enfin, quant les lésions seront trop étendues, il faudra faire des tarsectomies complexes ou totales. « *Chez l'enfant néanmoins, il faut
faire des essais énergiques de conservation* ». En somme, ce sont
les conclusions de son maître Ollier.

Je rapporte plus loin l'observation de tarsectomie totale publiée
par M. Poncet (2) et dont le résultat a été excellent. D'autre part,

<hr>

(1) AUDRY. Thèse, Lyon, 1890.

(2) PONCET. *Rev. d'orthopédie*, 1892, n° 4. Tarsectomie totale pour T. Avec Gross,
Poncet pense que toutes les fois que l'état des téguments de la région le permet, la
résection tarsienne totale qui donne un pied plantigrade doit être préféré à l'opération de Wladimiroff-Mickuliz qui le rend digitigrade.

Guitton (1) dans sa thèse a rapporté plusieurs observations de résections partielles et très étendues du pied ; celui-ci était conservé, difforme mais très utile. Gaillemain dans sa thèse (Nancy 1887) a rapporté plusieurs observations de résections partielles des os de la 2e rangée du tarse et de l'articulation de Lisfranc avec succès.

Il est difficile de donner une statistique complète des cas d'arthrectomie. Beaucoup en effet ne sont pas publiées, malgré la guérison ou parce qu'elles ont échoué. D'autre part, et c'est là un fait sur lequel nous avons assez insisté, tous les cas d'O. A. T. ne se ressemblent pas.

En 1886 notre maître, M. Jalaguier, publiait la statistique suivante. Sur 65 arthrectomies il note :

a) 38 guérisons sans fistules, savoir :

14 avec ankylose.

23 avec quelques mouvements.

1 avec résultat inconnu.

b) 9 guérisons avec fistules persistantes :

c) 3 g. après résection consécutive.

d) 4 g. après amputation consécutive.

e) 6 morts.

f) 5 récidives ou résultats inconnus.

Les morts signalées sont dues à la T. généralisée ou localisée aux méninges ou au poumon, ou à la récidive locale elle-même.

La statistique de M. Jalaguier montre, en outre, au point de vue de l'âge des sujets et en tenant compte des cas d'arthrotomie simple sans grattage pour O. A. T. que sur 30 opérations sur des sujets au-dessous de 10 ans on a obtenu 19 guérisons sans fistules, 4 guérisons avec fistules, 1 après résection, 1 après amputation, 2 résultats inconnus ou récidives et 3 morts.

25 opérations sur des sujets de 10 à 25 ans ont donné : 11 guérisons sans fistules, 4 avec fistules, 3 après résection, 3 après amputation, 2 résections inconnues ou récidives, 2 morts.

9 opérations sur des sujets de 25 à 40 ans ont donné : 5 guérisons sans fistules, 1 guérison après amputation, 3 morts.

6 opérations sur des sujets de 40 à 60 ans ont donné : 3 guérisons sans fistules, 1 guérison après amputation, 3 morts.

(1) Guitton. *Tuberculose du pied, chirurgie conservatrice.* Th. Montpellier, 1887.

5 opérations sur des sujets ayant dépassé 60 ans, ont donné : 3 guérisons sans fistules, 2 guérisons après amputation.

Une opération pratiquée sur un sujet d'âge indéterminé a donné
une guérison sans fistules.

Comparées au point de vue des résultats suivants l'articulation opérée, sur 65 arthrectomies qui ont été pratiquées 40 fois sur le *genou*
ont donné : 18 guérisons sans fistules, 4 avec fistules, 2 après résec-
ion, 4 après amputation, 4 récidives ou résultats inconnus, 8 morts.
Parmi les 18 guérisons sans fistules, nous trouvons, 12 ankyloses
et 5 guérisons avec mouvements.

Pour le cou-de-pied, sur 13 cas, M. Jalaguier note : 10 guérisons
sans fistules, 2 avec fistules, 1 après amputation. *Les 10 guérisons
sans fistules ont donné lieu à 10 guérisons avec mouvements.*

Pour le coude, 14 observations donnent : 8 guérisons sans fistules,
3 avec fistules, 1 après résection, 1 après amputation, 1 résultat inconnu, et parmi les guérisons sans fistules nous trouvons : 2 ankyloses et *6 guérisons avec mouvements.*

A la hanche, 5 interventions ont donné : 4 guérisons sans fistules
et 1 guérison après résection, et sur ces 4 guérisons il y en a 1 avec
ankylose et 3 résultats inconnus.

Pour l'épaule, 1 guérison sans fistule avec mouvements.

Pour l'articulation médio-tarsienne, 1 guérison après amputation.

Pour l'articulation métacarpo-phalangienne du gros orteil, 1 guérison sans fistule.

Enfin pour l'articulation tarso-métatarsienne, 1 résultat inconnu.

*Parmi les observations que j'ai recueillies à la fin de ce travail,
je ne tiendrai compte que de celles non encore publiées en 1886
et je trouve 224 observations,* dont voici les résultats :

1 *arthrectomie sterno-claviculaire,* 1 guérison.

1 *arthrectomie de l'articulation sterno-sternale,* 1 guérison.

14 *arthrectomies du coude* donnant 13 guérisons, 1 avec ankylose,
9 *avec mouvements.* Dans un seul cas, léger raccourcissement.
Enfin un état stationnaire.

8 *arthrectomies du poignet,* 8 guérisons, 7 *avec mouvements,*
1 avec ankylose.

2 *arthrectomie de la hanche,* 2 guérisons avec mouvements.

115 *arthrectomies du genou,* 102 guérisons, plus une mort d'af-

fection aiguë T., 7 récidives suivies de résection, 7 récidives suivies d'amputation, 3 mort de T. pulmonaire, 1 mort de variole, 1 de rougeole, 1 mort de troubles circulatoires et épuisement, 1 mort de scarlatine.

Parmi ces 95 guérisons, je note : 53 guérisons avec ankylose, *36 avec mouvements*, 5 avec fistules, 12 où la guérison a été obtenue avec ankylose probable.

Pour le *cou-de-pied*, je trouve : 49 arthrectomies, 35 guérisons, 1 amélioration, 3 états stationnaires, 1 amputation et 5 guérisons probables seulement, car l'opération était trop récente pour pouvoir être jugée définitivement, et 4 guérisons avec fistules persistantes.

Pour *le tarse*, je trouve : 24 arthrectomies, 24 guérisons.

Pour ne pas abuser de la statistique, je ferai remarquer que ces 224 opérations ont été pratiquées : Les 4/5 chez des malades âgés de moins de 15 ans et que les résultats sont extrêmement meilleurs chez ces enfants ; mais chez l'adulte nous avons trouvé un grand nombre de guérisons, mais ici l'ankylose est plus fréquente *mais non constante; cela tient peut-être à ce qu'on la recherche trop souvent de parti pris.*

Ces résultats nous montrent aussi que depuis 1886, l'arthrectomie a été faite beaucoup plus souvent qu'autrefois et avec de bien meilleurs résultats. Cela tient d'abord à ce que les malades plus confiants viennent consulter plus tôt et sont opérés dans de meilleures conditions. Cela tient ensuite à ce que l'on fait mieux l'opération. On nettoie plus complètement le foyer opératoire et on le débarrasse en grande partie ou en totalité de ses fongosités. C'est pourquoi les récidives sont plus rares maintenant et quand elles existent on en a facilement raison parce qu'elles sont limitées. Enfin, il nous paraît banal de dire qu'ici comme dans bien des opérations, l'antisepsie a été pour beaucoup dans les progrès de l'arthrectomie; l'absence de suppuration doit souvent prévenir la récidive.

# CHAPITRE V

## Comparaison entre l'arthrectomie (curettages articulaires et résections atypiques) et les résections totales.

### SOMMAIRE

Chez l'enfant le curettage articulaire et la résection atypique doivent être d'abord
  tentés à cause du raccourcissement presque constant après les résections totales. De
  même chez l'adulte, chez lequel il faut avoir souvent en vue par l'arthrectomie la
  conservation des mouvements.

*Avantages de l'arthrectomie.* — Absence de raccourcissement. Retour des mouvements.

*Avantages de la résection totale.* — Pas de récidives, guérison opératoire peut-être
  plus rapide en général.

*Inconvénients de l'arthrectomie.* — Quelque fois guérison plus longue à obtenir. Suppurations aggravant parfois l'état du sujet et diminuant d'autant les chances de
  succès dela résection totale et de l'amputation consécutivement nécessaires.

*Inconvénients de la résection totale.* — Raccourcissement; ankylose. La perte des
  mouvements est une véritable infirmité pour certains malades nécessiteux.

Conclusions.

Assurément, ce chapitre ne peut être long, car il se déduit du précédent que forcément il répète en plusieurs points, la question des
résultats de l'arthrectomie et celle de la comparaison avec les
résections totales étant bien connexes ; aussi ce ne sont que des conclusions générales que j'expose ici.

Il résulte des résultats sus-indiqués, que sans aucun doute et
actuellement pour tous les chirurgiens, chez l'enfant, le curettage et
la résection atypique doivent être tentés tout d'abord à cause du
raccourcissement presque constant après les résections totales. Chez
l'adulte, la possibilité d'obtenir des mouvements, doit faire pratiquer
aussi l'arthrectomie, et laisser une surface osseuse saine en plus, ce
sera dans quelques cas de lésions peu étendues, favoriser l'adaptation

fonctionnelle des surfaces osseuses et faciliter le retour des mouvements. Le processus réparateur sera quelquefois long il est vrai (1).

En présence de ces avantages, quels sont ceux de la résection totale? Il n'y a pas de récidives, et de plus, la guérison opératoire est plus rapide en général. Cela est exact, mais ce ne sont pas là des raisons suffisantes pour ne pas essayer l'arthrectomie quand celle-ci sera jugée possible.

Symétriquement, les inconvénients de l'arthrectomie sont donc, 1° une guérison opératoire plus longue, le foyer opératoire ne pouvant être toujours désinfecté complètement ; 2° une suppuration qui aggrave parfois l'état général du sujet en diminuant les chances de succès de la résection totale consécutivement nécessaire, 3° une consolidation tardive quelquefois un peu difforme. Mais ces inconvénients sont, à notre avis, bien moindres que certains raccourcissements consécutifs aux résections totales, et que la perte à tout jamais pour un malade qui a besoin de gagner sa vie, des mouvements de son articulation, quand celle-ci aura guéri, et la néeessité pour lui de porter de ces hausse-pieds gigantesques aussi difformes qu'un pilon (Saint-Germain).

Ce n'est pas vouloir faire faire un retour en arrière que de recommander une opération conservatrice. Il faut conclure de l'étude de celle-ci que certains cas d'O. A. T. sont redevables de l'arthrectomie, d'autres exigent la résection totale. Ceux qui sont susceptibles d'être traités par l'arthrectomie sont ceux qui ne présentent qu'un petit foyer osseux — fait fréquent chez les enfants ; ce sont ceux qui présentent un foyer osseux assez étendu qui, une fois enlevé, ne change rien à la statique du membre et pourra même dans certains cas permettre le retour des mouvements ; ce sont ceux enfin où le cartilage dia-épiphysaire détruit, seulement en partie, pourra être conservé tel que.

*Les deux opérations ne doivent pas, au fond, être opposées l'une à l'autre mais étudiées comparativement, car l'une, l'arthrectomie, devrait toujours précéder l'autre, la résection ; celle-ci étant le complément de celle-là.*

On ne peut s'empêcher de réfléchir quand on voit les raccourcisse-

(1) OLLIER. Des processus réparateurs après l'abrasion, etc. *Traité des résections,* t. I, p. 952.

ments déterminés par la résection totale. Je fais, en effet, représenter plus loin une petite fille, Lea B..., réséquée de la hanche en 1888 par M. Cazin qui fit une résection *au-dessous du grand trochanter* et en grattant un peu la cavité cotyloïde. En 1892, elle avait déjà 4 centimètres de raccourcissement (planche VI). — Quel sera le raccourcissement dans une dizaine d'années? L'emploi d'une méthode plus conservatrice ne doit-elle pas être essayée, et plusieurs fois, dans ces cas?

Assurément, quand les lésions sont trop étendues, et que le cartilage épiphysaire a été complètement détruit ou qu'une deuxième arthrectomie laisse en place des foyers malades, il faut ne pas être absolu, il faut alors régulariser complètement l'articulation, c'est-à-dire faire une résection totale.

On dira, il est vrai, que celle-ci se fera alors dans de mauvaises conditions. Cela est vrai quelquefois, mais pour une résection totale à laquelle il faudra retoucher et qui, au pis aller, se terminera par une amputation, combien de fois n'obtiendra-t-on pas dans une articulation la réapparition des mouvements ou une ankylose en bonne position et *sans raccourcissement*, et cela surtout chez l'enfant.

On voit donc qu'il n'y a pas un parti-pris chez ceux qui proposent l'arthectomie. Ceux qui la préconisent veulent seulement indiquer : 1° que cette opération doit être tentée plus souvent qu'on ne le fait ; 2° que les chances de bons résultats fonctionnels qu'elle donne doivent la faire prendre en considération étant donnés les inconvénients que présentent les résections totales surtout chez l'enfant, le raccourcissement, par exemple. Enfin, j'ajouterai : 3° qu'elle doit être précoce, c'est-à-dire faite dès qu'une fistule apparaît, car là-bas dans la profondeur les lésions s'aggravent d'instant en instant ; 4° elle doit être répétée de bonne heure dès qu'il y a un arrêt dans la marche vers la guérison et cela pour la même raison qu'il ne faut pas laisser les bacilles évoluer au milieu du tissu spongieux où les microbes pyogènes surajoutés infectent le reste de l'épiphyse, quand celle-ci ne présentait au début qu'une lésion limitée.

Si je ne craignais d'être paradoxal, je soutiendrais volontiers que les cas d'arthrectomie bien faite qui plus tard doivent être traités par la résection qui elle-même doit être suivie d'amputation sont quelquefois des formes malignes de T. La récidive aurait été observée même si d'emblée on avait pratiqué la résection totale.

C'est pourquoi je pense que la thérapeutique des affections T. subira de plus en plus de véritables transformations grâce aux recherches actuelles plus complètes sur l'évolution des différentes formes d'une même T. chirurgicale. On découvrira la T. beaucoup plus tôt et on arrivera tout naturellement à l'idée de supprimer immédiatement ce foyer primitif. Que d'opérations étendues, que de récidives, que de généralisations on évitera ainsi !

Plus on interviendra de bonne heure dans les O. A. T. plus on fera d'arthrectomie et moins on fera de résections totales ou d'amputations.

Terminons en citant de nouveau les conclusions des principaux chirurgiens. Nous avons déjà assez insisté sur les opinions du professeur Lannelongue et sur sa pratique opératoire et celle de M. Jalaguier à l'hôpital Trousseau.

Comparant la résection et l'arthrectomie, Bœkel écrit : « après quelques années, lorsque les principes sur lesquels repose le traitement des tuberculoses articulaires seront mieux compris et lorsque la *nécessité d'une intervention précoce sera reconnue*, de telles opérations deviendront de la dernière rareté en chirurgie, elles seront entièrement remplacées, je pense, par l'extirpation des foyers localisés dans les os sans sacrifier leur longueur, ni entraver leur accroissement. Elles modifieront le cours consécutif du processus tuberculeux au point de vue de la généralisation. »

Von Barth a posé ainsi les conclusions de l'arthrectomie et de la résection : « *Quand la maladie débute par la synoviale, quand les épiphyses sont peu altérées, nous préférons l'arthrectomie.* Cette opération est bonne lorsque la constitution des parties permet l'extirpation facile de la synoviale, mais quand le cartilage de conjugaison est atteint, lorsque dans les extrémités on trouve des noyaux tuberculeux trop nombreux, il vaut mieux faire la résection, surtout au point de vue fonctionnel ».

A propos de deux malades ayant subi l'arthrectomie pour tumeurs blanches et présentés à l'*Académie royale de médecine d'Irlande* (août 1889) Heuston conclut : « que cette opération doit être pratiquée : dans les affections strumeuses à une période de début et *bien plus tôt qu'une résection*, lorsque le repos et le traitement local ne semblent pas arrêter les progrès lents et insidieux du mal dans l'arti-

culation, *surtout lorsque la maladie semble être seulement localisée à la synoviale :* mais si les cartilages et les os sont attaqués dans
une trop grande étendue, cette opération ne peut pas remplacer la
résection. Dans les cas où elle a été pratiquée, les résultats sont très
encourageants : 63 0/0 de guérisons ». M. Heuston pense que l'arthrectomie sera une opération très en faveur lorsqu'elle aura été
pratiquée à la période de début de la maladie ; il ne veut pas remplacer la résection par l'arthrectomie ; il s'agit de savoir choisir les cas
où celle-ci doit être appliquée.

Kœnig conclut ainsi : « Le traitement opératoire de la tuberculose
articulaire doit se borner à enlever les parties malades de l'os et de
l'articulation. La résection n'a sa raison d'être que si elle est le seul
moyen de débarrasser une articulation de ses foyers tuberculeux.
L'excision typique des articulations peut être évitée dans ces cas. La
règle qui doit nous guider dans toutes ces opérations est d'épargner
autant que possible toutes les parties de l'articulation dont l'extirpation n'est pas absolument commandée par la nécessité d'enlever tous
les tissus malades ». Il n'est pas d'avis de pratiquer la résection précoce ; elle ne doit être pratiquée que dans les cas graves, quand il y
a des lésions osseuses profondes, des séquestres cunéiformes et de
grands amas de fongosités caséeuses ayant détruit l'os dans une
grande étendue. « Dans l'arthrectomie, après l'incision : grattage et
excision des os et des tissus tuberculeux, si en explorant l'article
nous trouvons que la maladie est trop avancée pour permettre l'opération que nous avons projetée, nous pratiquons immédiatement la
résection totale ».

Clutton pense finalement que : « La résection sans arthrectomie
est une mauvaise opération, car, à une période avancée elle est insuffisante et à une période précoce, une opération moins grave suffit.
Selon lui, l'arthrectomie doit être pratiquée de bonne heure ».

Page Hubert préfère l'arthrectomie à la résection, *et recherche
l'ankylose* ; la résection doit être réservée pour le cas où le genou est
ankylosé dans la flexion ou bien pour ceux où, au moment de faire
l'arthrectomie, on s'aperçoit que les lésions osseuses sont trop étendues.

Petersen (1) ayant rapporté un cas de résection du genou chez un

(1) PETERSEN. *Centralblatt f. Chirurgie,* 1886, n° 24.

enfant avec 16 centimètres de raccourcissement dit que si on arrive à éviter la flexion après l'arthrectomie ce sera là l'opération de l'avenir.

Au Congrès international de Copenhague, M. le professeur Ollier posa nettement en principe que chez les enfants on ne devait faire que des opérations partielles. « La plupart des lésions suppuratives des os et des articulations guérissent chez l'enfant par les moyens les plus simples : l'arthrectomie, l'abrasion, l'évidement des extrémités osseuses, aidés des moyens hygiéniques. A cet âge, ces opérations peuvent même guérir la maladie tuberculeuse sans ankylose. Il faut être sobre de résections chez l'enfant; la résection coxo-fémorale, par exemple, donne les meilleurs résultats de 4 à 10 ans, mais pour les résections du genou et de l'épaule, il vaut mieux épuiser toutes les autres ressources de la chirurgie conservatrice avant de se décider pour la résection. » « On insistera donc sur les opérations économiques dans le jeune âge, pour les articulations où l'on veut obtenir l'ankylose au membre inférieur en particulier. La fréquence de la guérison spontanée des ostéo-arthrites suppurées de l'enfance nous fait comprendre pourquoi toute opération qui a pour but de hâter l'élimination des produits tuberculeux a de grandes chances de succès. »

« Les arrêts d'accroissement après une résection totale seront d'autant plus grands que la résection aura été faite sur un sujet plus jeune ; il seront si fâcheux pour certaines articulations (genou, poignet, épaule) qu'ils constitueront le meilleur argument en faveur des opérations économiques, arthrectomie, abrasion ou évidement des parties altérées, à la condition toutefois que ces opérations pourront tarir prochainement la suppuration et rendre au membre son activité fonctionnelle. Sans cela, la conservation du cartilage conjugal ne préviendrait pas l'arrêt d'accroissement de la totalité du membre qu'occasionneraient les troubles trophiques entretenus par la persistance de la lésion articulaire » (*Traité des résections*).

M. Ollier qu'il ne faut pas du tout poser en ennemi des opérations économiques revient encore sur ce sujet dans des travaux plus récents : « Chez les enfants, l'arthrotomie avec raclage des fongosités doit être préférée à la résection. A cet âge, il faut être très économe, car les séquestres une fois enlevés, les lésions osseuses guérissent souvent par le simple traitement général. » (Congrès pour l'avancement des sciences, 1892.)

Gers ter conclut « que chez l'enfant où l'affection articulaire est surtout locale, circonscrite à certaines parties de l'articulation, il faut
enlever seulement les parties actuellement malades ». « L'observation
de cette règle est très désirable à cause de l'arrêt de développement
qui se produit toujours à chaque fois que le cartilage épiphysaire est
sacrifié dans la résection totale de certaines articulations, celle du
genou, par exemple. »

Bœckel pour le genou « conseille de faire chez les enfants la résection typique de préférence à la synovectomie, avec les restrictions
voulues (résection intra-épiphysaire) et de pratiquer l'ostéo-arthrectomie, c'est-à-dire la résection partielle, dans les cas où les lésions,
tout en étant limitées à l'un des condyles, remontent trop haut pour
permettre encore la résection typique. »

Kœnig, de Rossi, Ceccherelli, von Bartha, Hoffa, Sendler, Angerer, engagent à ne pratiquer chez les enfants que des
opérations partielles : l'arthrectomie.

A la dernière discussion de la Société de chirurgie, les chirurgiens qui prirent la parole, MM. Verneuil, Berger, Quénu,
Routier, Championnière, tout en repoussant l'arthrectomie chez
les adultes s'en déclarent partisans chez les enfants « afin d'éviter la
production d'un raccourcissement qui se prononcera toujours avec
l'âge ». MM. Delorme et Richelot cependant rapportent des cas
d'arthrectomie faits avec succès et bons résultats chez l'adulte.

En résumé, les résultats de l'arthrectomie, c'est-à-dire du curettage et de la résection atypique sont donc excellents, les statistiques
qu'on en donne doivent encourager les chirurgiens dans cette voie, il
ne faut pas se laisser effrayer par les cas malheureux, il vaut mieux
chercher à préciser les indications et les contre-indications en se
basant sur la forme et sur le degré d'évolution de la lésion que l'on
doit traiter. C'est pourquoi une statistique qui confond dans un même
groupe toutes les formes est mauvaise; n'a-t-on pas dit depuis longtemps que « la statistique c'est le mensonge en chiffres » (Talleyrand)
quand elle est mal faite, ce qui est fréquent.

Il serait bon, pour bien s'entendre, de pouvoir reconnaître afin de les
éliminer certaines formes de T. extensives contre lesquelles tout traitement est inefficace dans l'état actuel de la science. Je ne dis pas que
ces cas soient nombreux, mais ils doivent exister.

# CONCLUSIONS GÉNÉRALES

L'étude du rôle du système lymphatique dans l'infection T. nous a montré le rôle important qu'il joue comme porte d'entrée comme voie de propagation, comme lieu de destruction du bacille T. La voie sanguine ne joue qu'un rôle plus restreint, évident néanmoins dans les cas de généralisation, probable dans quelques cas de T. congénitale.

Au point de vue historique nous avons distingué dans l'étude des O. A. T. quatre périodes : 1) période progressive jusqu'à Bonnet ; 2) période de recul (Virchow) ; 3) période de réaction avec retour aux idées anciennes (Volkmann, Lannelongue, Kœnig, etc. ; 4) période expérimentale et microbienne (Villemin, Hueter, Max Schuller, Lannelongue, Pawlowsky, etc.).

Il existe des formes anatomo-pathologiques qu'il faut différencier car elles guident le traitement — nous ne pouvons les énumérer ici.

Il y a des formes microbiennes d'O. A. T. : 1° forme à infection pure par le bacille T. ; 2° forme à infection mixte. Dans cette deuxième forme la suppuration aggrave énormément le pronostic.

Au point de vue clinique j'ai distingué quelques formes anormales d'après un symptôme prédominant (F. adéno-osseuse, névralgique, etc., etc.). Elles sont importantes pour le diagnostic, car les pseudo-O. A. T. au point de vue clinique sont nombreuses.

Ces O. A. T. doivent toutes à leur début être traitées par la méthode sclérogène soit pure, soit combinée à l'arthrectomie précoce et répétée (méthode du professeur Lannelongue). Les résultats éloignés de la méthode sclérogène, d'après les observations rapportées, sont des plus encourageants. Dans les formes non suppurées c'est une méthode rapide de traitement qui donne presque toujours de bons résultats. Dans les formes suppurées la méthode sclérogène prépare le terrain opératoire pour l'arthrectomie et combinée à celle-ci elle amène une guérison rapide.

Nous avons donné le nom d'arthrectomie à l'opération qui, employée pour le traitement des O. A. T., comprend depuis le simple curettage articulaire et périarticulaire jusqu'aux résections atypiques ; entre ces deux procédés opératoires extrêmes il existe des procédés intermédiaires. D'autre part, dans certains cas, assurément elle se rapproche de très près de la résection totale. Nous avons étudié ensuite son historique en France et à l'étranger.

Les indications sont tirées de l'âge du sujet, de la forme anatomo-pathologique, de la forme microbienne de la lésion. *Faite de bonne heure*, elle est toujours indiquée, ses contre-indications tiennent à l'étendue trop grande des lésions. Nous avons décrit dans son manuel opératoire, les 4 temps que présente l'opération ; les soins consécutifs présentent une importance capitale. Elle doit être répétée dès que la lésion ne marche plus vers la guérison.

Ses résultats sont excellents dans leur ensemble, les récidives peuvent facilement être réparées, le raccourcissement est nul ; la station, la marche et les mouvements sont conservés ou tout au moins bien moins altérés que dans la résection totale.

Elle soutient la comparaison avec la résection totale, ou mieux les deux affections ont chacune leurs cas particuliers elles peuvent et devraient se compléter l'une par l'autre.

# PIÈCES JUSTIFICATIVES

## Méthode sclérogène pure ou combinée à l'arthrectomie.

### OBSERVATIONS COMPLÈTES OU RÉSUMÉES

Obs. 1. — *Scapulalgie vaccinale suppurée et ouverte; une série d'injections. Guérison parfaite* (Perlis, *loc. cit.*). — F..., André, âgé de 6 mois. *Antécédents héréditaires*, nuls. *Antécédents personnels ;* venu à terme, très bonne santé avant la vaccination. Vacciné en juin 1891; les vésicules prirent bientôt un aspect anormal, et se mirent à suppurer. Le 7 août, en enlevant la dernière croûte d'une vésicule, la mère vit que le bras et l'épaule étaient gros. Le 9 août, un abcès fût incisé et il s'établit une fistule qui donna beaucoup. Pendant ce temps, l'épaule augmentait de volume, les mouvements s'embarrassaient et devenaient douloureux, l'état général s'altérait.

19 octobre 1891. — L'enfant est amené à la consultation des Enfants-Malades. L'épaule est arrondie, la peau tendue et parcourue de petites veines, la pression est extrêmement douloureuse. Les mouvements sont gênés. Il existe à la face antérieure et vers le tiers supérieur du bras une fistule. Circonférence de l'épaule droite malade, 18 cent., de l'épaule gauche, 15 cent. 1/2. On injecte 50 gouttes de solution de chlorure de zinc en 6 piqûres autour de l'articulation.

2 novembre. L'enfant n'a guère souffert; très peu de pus par la fistule. La douleur à la pression a beaucoup diminué. Circonférence de l'épaule malade, 16 cent. au lieu de 18 cent.

Le 23. Circonférence de l'épaule, 15 cent. 1/2, pareille des deux côtés; la fistule est cicatrisée. Les mouvements commencent à revenir.

Le 30. L'enfant se sert de son bras. On obtient facilement l'adduction à l'angle droit. L'état général a totalement changé.

6 avril. L'enfant se sert parfaitement et même de préférence de son bras droit. Les mouvements sont normaux en apparence, en réalité, l'omoplate suit l'humérus au delà de l'angle droit, mais sa mobilité masque l'ankylose légère.

10 octobre. L'enfant se porte parfaitement; il se sert toujours de son bras. Guérison parfaite.

(Il est évident que nous ne considérons pas cette arthrite suppurée comme une O. A. T.)

Obs. 2. — *O. A. T. du coude non suppurée. Guérison* (Planche II). — Eugénie Ch..., 13 ans 1/2. L'affection a débuté il y a trois ans après un traumatisme. 1er grattage en 1888. Actuellement (1890) l'olécrâne est encadré par deux bourrelets de fongosités, mouvements limités et douloureux, etc.

En mai 1891, traitement par la méthode sclérogène. Quatre séances d'injections. Guérison rapide, disparition des fongosités  En juin les mouvements sont commencés. Depuis ils ont augmenté progressivement d'étendue. En mars 1893 la guérison s'est maintenue et les mouvements sont normaux. (Voir à la fin de ce travail les dessins faits d'après photographies. Pl. II.)

Obs. 3. — *O.A.T. du coude droit suppurée et non ouverte. Récidive tardive.* — René B..., âgé de 4 ans 1/2, salle Giraldès, n° 10. Sa mère a eu une O.A.T. du coude guérie par ankylose. Le début de la maladie date de 4 mois seulement, le traitement consista en pointes de feu sur la région.

*État actuel.* — Fongosités entre l'olécrâne et l'épicondyle, autour de la tête radiale, autour de l'épitrochlée. A ce niveau abcès communiquant avec l'articulation. Ganglion axillaire. Atrophie musculaire. Mouvements limités et douloureux. Mobilité latérale.

20 juillet 1891. Injection de ZnCl à la périphérie des fongosités. Ponction de l'abcès au trocart et lavage à l'eau stérilisée.

Réaction. Dureté des fongosités.

Le 28. L'abcès s'est reproduit en partie. Apparition d'un 2e abcès derrière le précédent. Tous deux sont lavés. Compression, gouttière plâtrée.

10 août. Il s'est formé un trajet fistuleux au niveau de l'abcès. Incision. Grattage de foyer osseux.

Le 30. La plaie est presque guérie.

12 septembre. Trois points restent fistuleux pendant longtemps et nécessitent un deuxième grattage. En novembre, la suppuration disparaît, l'enfant est massé, électrisé et les mouvements sont revenus en grande partie d'une façon étonnante.

1er mars 1893. Récidive. Deux trajets fistuleux sont reparus depuis quelques jours, mais ils seront facilement traités par un petit curetage articulaire.

Obs. 4. — *O.A.T. suppurée et ouverte du coude. Guérison* (Personnelle). — Enfant âgée de 12 ans. Entre salle Giraldés le 15 mars 1892. La lésion date de 5 mois et a évolué progressivement vers la suppuration.

A l'entrée de la malade on note un gonflement énorme de la région du coude au niveau de l'épicondyle et empiétant sur la face postérieure du coude.

Il est dû à un abcès volumineux encadré de fongosités qui se prolongent en arrière. Les mouvements articulaires sont douloureux, mais assez bien conservés. Rien à la partie interne de l'articulation. Pas de craquements articulaires dans les mouvements. Rien dans les viscères.

18 mars. Incision de l'abcès qui est vidé. Grattage d'un petit point osseux huméral, injection de ZnCl. tout autour des fongosités. A partir de ce moment celles-ci disparaissent en totalité.

La plaie guérit rapidement en 15 jours et les mouvements réapparaissent très vite. L'enfant sortit complètement guérie en juillet. Nous avons eu des nouvelles de la malade depuis sa sortie de l'hôpital, la guérison s'est maintenue.

Obs. 5. — *Tuberculose suppurée du coude. Quatre séries d'injec-*

*tions. Troubles passagers dans la sphère du nerf cubital. Guérison avec ankylose partielle* (PERLIS). — L... Paul, 3 ans. A 15 mois, l'enfant a eu une première fois mal au coude gauche pendant quelque temps, mais le mal a disparu complètement,

En mars 1891, un abcès froid survient au niveau du cubitus, à 4 cent. du sommet de l'olécrâne; il est considéré comme indépendant de l'articulation ; ouverture, grattage, pansement avec de la glycérine créosotée, l'abcès se trouve en bonne voie de cicatrisation, lorsque le coude gauche se met à augmenter rapidement de volume en juillet 1891; en quelques semaines on se trouve en présence d'une tumeur blanche de mauvaise allure. Le coude est déformé, la peau rouge, le pli du coude complètement effacé et tout mouvement impossible.

2 séries d'injections sont faites au mois d'août et un mois plus tard, la peau est normale, le coude a bien diminué, mais les progrès paraissent arrêtés. Le cubitus est tuméfié dans son 1/3 supérieur.

17 septembre. Grand nombre de piqûres, réaction beaucoup plus intense que les premières fois, suivie au bout de 6 jours d'un changement considérable, le coude peut être fléchi à 135° et l'enfant a de la tendance à se servir de sa main.

9 novembre. 10 injections de II gouttes sur le cubitus. Dans l'espace d'un mois, la circonférence du coude perd 3 cent. la fistule se cicatrise et l'on peut fléchir le coude à angle aigu sous chloroforme. A partir de ce moment, depuis un an, la guérison s'est maintenue, mais les mouvements imprimés, le massage, l'électrisation des muscles atrophiés ne sont pas arrivés à rendre au membre toute sa mobilité; actuellement l'enfant qui arrivait, il y a quelques mois, à embrasser à grand'peine le dos puis la paume de sa main, réussit à saisir le lobule de son oreille gauche; il est vrai qu'il sait admirablement se servir du poignet et de l'épaule pour suppléer aux mouvements du coude. Il se sert volontiers du bras gauche et on lui apprend à manger de la main gauche. Le coude est très peu déformé, le cubitus un peu plus gros que celui du côté sain; la peau est absolument normale. Il y a une élévation de température du coude, faible, mais appréciable à la main. Notons un accident curieux survenu il y a un an : en janvier 1892, le petit doigt et l'annulaire se sont fléchis graduellement; l'extension en était rendue impossible par la douleur. Rien d'anormal ne fut constaté au niveau de la portion épitrochléenne du nerf cubital ; la sensibilité ne paraît pas avoir été intéressée, car le petit malade criait à la plus légère piqûre, comme c'était d'ailleurs son habitude à un simple examen. La contracture des fléchisseurs disparut au bout de deux mois et fut remplacée par une parésie de ces muscles qui ne dura également que deux ou trois mois, il n'y en a plus de trace actuellement.

OBS. 6. — *Tuberculose non suppurée du coude à marche rapide. Une série d'injections. Amélioration* (PERLIS). — L..., Eugénie, 5 ans 1/2. Tuberculose grave dans la famille. L'enfant fait un premier séjour à l'hôpital, de mars à mai 1891, pour une ostéite tuberculeuse du gril métacarpien ; le mal est à évolution rapide, quatre métacarpiens sont envahis. Grattage, cicatrisation.

Le 12 juin 1891, l'enfant revient avec une arthrite du coude du même côté (droit), arthrite qui a la même marche que celle que l'on avait constatée à la main. Le coude est fort douloureux, volumineux mais non suppuré comme l'était le gril métacarpien. Une angine diphtéritique vient à ce moment compliquer la situation et rend tout traitement actif de l'arthrite impossible. A la fin d'août, l'enfant est guéri de la diphtérie, le coude pendant ce temps a beaucoup empiré.

Fin août. Une série d'injections de chlorure de zinc. En septembre la diminution de la tumeur est sensible, l'enfant commence à se servir de sa main ; en octobre le coude indolent est ankylosé dans l'extension ; il est facilement mis à angle droit sous chloroforme ; l'enfant a été suivie pendant un mois encore ; le coude n'a pas changé pendant ce temps ; il est encore indolent, tuméfié et un peu chaud.

Obs. 7. — *Tuberculose suppurée du coude. Une série d'injections. Amélioration* (Perlis). — V..., Marie, 8 ans. Arthrite tuberculeuse du coude droit depuis près d'un an, traitée sans succès par les pointes de feu.

Août 1891. Le coude est tuméfié, très chaud, partout douloureux à la pression. Un abcès gros comme une amande se trouve en arrière de l'épicondyle. Le ganglion épitrochléen est volumineux et dur, les ganglions axillaires droits sont plus gros que les ganglions gauches. Les mouvements sont limités pour la flexion à 90°, pour l'extension à 140 ; la supination est très limitée.

Fin août 1891. Une série d'injections autour de l'articulation. Quinze jours après on constate la disparition presque complète de la sensibilité à la pression, l'abcès paraît résorbé et le volume du coude a visiblement diminué.

Décembre 1891. Pas de nouveau progrès ; l'enfant est perdue de vue.

Obs. 8. — *Tuberculose non suppurée du coude ; 2 séries d'injections de chlorure de zinc ; amélioration très passagère. Injection de Luton. Guérison depuis deux mois* (Perlis). — G..., Camille, 6 ans. A l'âge de 3 ans l'enfant a eu une ostéite tuberculeuse du deuxième métatarsien, rapidement guérie à la suite d'un grattage. L'enfant est amenée à la consultation un mois environ après le début d'une arthrite du coude droit. L'articulation est tuméfiée et chaude, le cubitus très épaissi dans l'étendue de 3 cent. Les mouvements de flexion et d'extension sont limités.

14 mai 1892. 1ʳᵉ série d'injections : 10 piqûres de IV gouttes. Tuméfaction consécutive notable ; la circonférence du coude au niveau du bec de l'olécrâne est de 18 cent. contre 15 du côté sain ; l'enfant a beaucoup souffert ; au bout d'un mois le volume du coude a bien diminué, le bras est maintenu fléchi, mais les choses restent ainsi sans nouveau progrès pendant quinze jours.

Fin juin. 2ᵉ série d'injections : 10 piqûres de II gouttes seulement à cause de l'intensité de la réaction consécutive à la première injection. État stationnaire pendant deux mois, puis aggravation rapide.

Le coude est tuméfié, les mouvements impossibles, immobilisation dans l'extension, de plus l'état général, jusqu'alors bon, change visiblement ; à la fin de septembre l'enfant ne se nourrit plus, maigrit, souffre du coude au moindre contact et finit par s'aliter.

5 octobre 1892. Une injection de Luton dans la fesse (0,75 centigr. d'une solution d'acéto-phosphate de cuivre à 1 0/0 dans de la glycérine). A la suite de cette injection l'enfant est bien souffrante pendant trois jours, sans sommeil, agitée, se plaignant de la fesse, mais ne s'occupant plus de son coude. Au bout de huit jours un mieux sensible se manifeste ; vingt jours après l'injection, l'enfant est complètement changée, il reprend de la nourriture, le coude gagne quelques mouvements petit à petit.

Fin novembre. L'enfant fléchit spontanément à angle droit et se sert volontiers de son membre.

Décembre 1892. Le mieux s'accentue encore, l'extension est complète, la flexion spontanée à angle droit, la flexion imprimée à angle aigu. Le coude est toujours un peu plus gros et plus chaud que celui du côté sain.

Obs. 9. — *Tuberculose du coude; une série d'injections; pas d'amélioration* (Perlis). — M$^{me}$ L..., 32 ans, atteinte d'une arthrite du coude gauche consécutive à une entorse ; plusieurs poussées aiguës. Depuis six mois, augmentation notable du volume du coude, douleurs insupportables, tuméfaction des parties voisines. Petit abcès froid, gros comme une amande, derrière l'épicondyle. Le coude est fléchi à angle obtus, immobile.

2 mars. 6 injections de IV gouttes. Douleurs très vives, tuméfaction énorme du coude et de l'avant-bras, œdème de la main, mais cette réaction calmée, il n'y a aucun résultat, sauf une diminution de la sensibilité qui ne dure pas. Deux mois après, on applique un appareil de Suchard. Dès le lendemain, les douleurs diminuent; au bout d'un mois, la malade ne souffre plus. Quand on enlève l'appareil après six semaines, le coude est presque indolent, ankylosé à angle droit.

Obs. 10. (Résumée.) — *O.A.T. du coude non suppurée. Guérison.* (Malade de M. Prengrueber.) Note due à l'obligeance de M. Thévenard, interne du service. — Jeune femme, 25 ans environ. Arthrite tuberculeuse du coude, affection du coude datant de plusieurs mois. Fongosités abondantes en arrière et en dedans. Douleurs, impotence fonctionnelle absolue. Cinq séances d'injection de chlorure de zinc au 1/50 de 4 piqûres à chaque fois de 2 gouttes chacune. 1$^{re}$ piqûre, 25 février 1892. Réaction violente, rougeur et chaleur de la région, douleurs aiguës qui durent 2 jours environ. 39° tempér. Les autres séances ont été faites de 3 semaines en 3 semaines. La réaction diminuait à chaque séance d'injection.

Revue le 14 juillet. Coude complètement guéri, plus de fongosités, les mouvements ont reparu en grande partie.

Obs. 11. — *O.A.T. suppurée du coude. Guérison* (David). — Le Moal (François), 21 ans, matelot, entre à l'hôpital le 25 janvier 1892 pour arthrite du coude droit. Aucun antécédent héréditaire. Deux entrées antérieures à l'hôpital pour pleuro-pneumonie et bronchite. On constate au niveau de l'olécrâne droit, une petite tumeur mal limitée, empâtée, rouge, avec fausse fluctuation. Premier traitement par les émollients et la cautérisation ponctuée. Dans les premiers jours d'avril, on incise la tumeur et on reconnaît une carie de l'olécrâne. Traitement par le grattage, le drainage et pansement à la vaseline iodoformée.

Jusqu'au 21 juillet la région est incisée et grattée à différentes reprises, sans amélioration.

Le 21 juillet, le malade est chloroformisé. L'olécrâne et la cavité coronoïde sont évidés à la curette tranchante. Pansement antiseptique. Le bras est immobilisé dans la flexion à angle droit.

Les jours suivants, la plaie se cicatrise lentement. Le stylet dénote toujours de la dénudation osseuse. Les tissus sont excessivement mous : la suppuration est très abondante.

Le 21 août, on commence à entourer la face postérieure de l'articulation par des injections de chlorure de zinc. On débute ce jour-là par II gouttes. Pansement avec vaseline iodoformée et ouate.

Les 23, 25, 27, 29 et 31, injections de VI gouttes.

Le 2 septembre, les tissus sont beaucoup plus fermes. La cicatrice marche à grands pas. On n'a plus au stylet de contact osseux. Septième injection de V gouttes.

Le 4 et le 6. Injection de VIII gouttes. Peu de jours après la cicatrisation est complète, les mouvements du bras, encore restreints, ne sont pas douloureux.

Le 28. Le malade a fait la veille, malgré défense, des mouvements violents avec son bras. On constate ce matin l'ouverture d'un petit trajet fistuleux au-dessous de la pointe de l'olécrâne. Il en sort une gouttelette de liquide huileux. Incision du trajet au bistouri.

Le 29 et le 1er octobre on fait une injection de X gouttes.

Les 4, 6, 8, injections de XII gouttes, en triangle autour de l'incision.

Aujourd'hui 12 octobre, la cicatrisation est presque complète. Les tissus environnants sont presque indurés. Ceux où ont été faites les premières injections reprennent peu à peu leur consistance normale. Au moment où a été commencée la deuxième série d'injections, le bras, après chacune d'elles, a été entouré de ouate et immobilisé dans une écharpe de Mayor. Les injections ont été douloureuses, et les douleurs ont duré parfois plus de douze heures.

Actuellement les mouvements sont indolores. La flexion se fait dans une assez grande étendue, puisque le malade porte sans aucune difficultés la main droite sur l'épaule opposée et derrière sa tête. L'extension est plus restreinte, mais elle tend chaque jour à se développer davantage.

Obs. 12. — *O. A. T. suppurée du poignet. Guérison.* Quénu. *Société de chir.*, 1892, p. 378. — Malade âgée de 68 ans. Dislocation des articulations du carpe par destruction des ligaments, fongosités, trajets fistuleux, suppuration abondante à la face dorsale.

L'affection datait de 18 mois. Avant de faire l'amputation M. Quénu essaie les injections de M. Lannelongue.

On fit 5 séances d'injection à un mois d'intervalle. En octobre, le gonflement et la suppuration disparaissent. Cicatrisation complète en décembre. Actuellement plus de douleurs. Gêne fonctionnelle. Les lésions T. sont guéries, mais le membre est impotent.

OBS. 13. — *Arthrite tuberculeuse du poignet droit traitée par des injections de chlorure de zinc chez un sujet atteint de coxo-tuberculose double et d'arthrite tuberculeuse du coude gauche. Guérison.* Observation due à l'extrême obligeance de M. MÉNARD, chirurgien de l'hôpital maritime de Berck-sur-Mer. — D. V..., garçon, 8 ans, venu à Berck en mai 1892.

Cet enfant est atteint d'une coxo-tuberculose double, d'une arthrite tuberculeuse du coude gauche et d'une tuberculose du poignet droit.

Ces arthrites sont apparues dans l'ordre suivant : Après une scarlatine survenue en janvier 1891, les premiers symptômes de la coxalgie gauche se sont montrés en juin 1891 ; ceux de la coxalgie droite en octobre de la même année.

L'arthrite du coude gauche n'a été reconnue qu'au moment de l'arrivée à Berck ; l'arthrite du poignet durait déjà depuis le mois d'octobre 1891.

Nous ne voulons insister ici que sur l'arthrite du poignet. Il suffit pour le reste de dire que les deux coxalgies, toutes deux compliquées d'une ascension notable du grand trochanter et d'abcès en juillet 1892, sont aujourd'hui en voie de guérison. Les abcès sont résorbés à la suite de ponctions répétées. L'arthrite du coude paraît aujourd'hui guérie à la suite d'une immobilisation prolongée. L'état général misérable au commencement du séjour à Berck est devenu excellent depuis.

Lorsque j'ai vu le malade pour la première fois, le poignet droit était le siège d'une tuméfaction accentuée surtout sur la peau dorsale. Cette tuméfaction, dont le volume rappelait celui de la moitié d'un œuf de poule, recouvrait le carpe et envahissait au-dessus l'avant-bras et au-dessous le métacarpe. Sa consistance mollasse sans fluctuation proprement dite, étant celle des fongosités.

Ayant à me préoccuper d'abord des coxalgies et ne jugeant pas à propos de faire subir à un pareil malade plusieurs opérations rapprochées, je me suis contenté d'abord d'immobiliser le poignet sur une gouttière en gutta percha jusqu'au mois d'août.

Le 9 août 1892, je pratique dans le poignet une série d'injections pour lesquelles j'ai employé 2 grammes de solution de chlorure de zinc au dixième. Le poignet était en quelque sorte infiltré du côté de sa face dorsale et sur ses parties latérales par la solution de chlorure de zinc. L'opération est faite sous le chloroforme. La douleur consécutive est extrêmement vive et dure deux jours. Ensuite elle se calme progressivement. Un épanchement sanguin considérable sous la peau se produit spontanément après l'opération et recouvre le poignet la plus grande partie du dos du métacarpe et le tiers inférieur de l'avant-bras en arrière. Aucune réaction fébrile ne se produit.

Au bout de quinze jours l'épanchement sanguin est ponctionné avec un trocart et vidé complètement. La cavité de l'hématome est lavée avec une solution phéniquée. Enfin j'injecte quelques grammes de naphtol camphré qui sont abandonnés dans la cavité. La plaie de la ponction est fermée avec le collodion.

Quatre jours plus tard la collection s'ouvre par l'orifice de la ponction, je la vide de nouveau et je fais un nouveau lavage phéniqué. La suppuration consécutive est nulle, mais la petite plaie met 15 à 20 jours à se fermer.

Dès cette époque l'amélioration du poignet était très sensible la douleur était devenue à peu près nulle, les fongosités semblent avoir disparu complètement. Cependant dans le courant de novembre quatre petits abcès se collectent lentement sans aucune douleur, un directement sur le dos du poignet, un sur l'avant-bras, deux sur le dos du carpe.

Le 28 décembre 1892, ces abcès sont traités par l'incision et le curettage en une seule séance, le malade étant endormi ; seul l'abcès situé au niveau du poignet est en rapport avec un os malade, la curette extrait à son niveau de petits grumeaux osseux plutôt qu'un véritable séquestre. Les trois autres abcès exclusivement sous-cutanés sont réunis par première intention sauf la place d'un très petit drain. Au bout de huit jours leur cicatrisation est complète l'abcès en rapport avec le poignet laissé ouvert et bourré de gaze iodoformée s'est cicatrisé en moins d'un mois sans laisser aucune fistule.

Actuellement on ne trouve aucune trace de fongosités dans le poignet, on ne découvre aucun point douloureux. Les mouvements de flexion et d'extension sont possibles quoique faibles, les muscles de l'avant-bras étaient profondément atrophiés ; les mouvements de flexion et d'extension des doigts sont partiellement possibles, les deux dernières phalanges de chaque doigt se fléchissent et s'étendent ; la première phalange seule ne peut se fléchir.

Le poignet sera maintenu immobilisé pendant quelques mois, avant de permettre à l'enfant d'en reprendre l'usage.

Mais dès maintenant la guérison n'est plus qu'une question de temps. Les fongosités ont disparu depuis plus de trois mois, les petits abcès qui se sont produits contiennent un pus épais, crémeux, mais pas de fongosités.

Nous avons observé des abcès semblables sur d'autres malades soumis à la méthode des injections de chlorure de zinc. Ils nous ont paru être en rapport plutôt avec les injections elles-mêmes, la plupart du moins, qu'avec l'affection tuberculeuse.


Obs. 14. — *Ostéo-arthrite tuberculeuse du poignet droit non suppurée. — Guérison par sclérose* (Coudray). — M^{lle} Lepl..., 12 ans. Rougeole en août 1891 et pendant le cours de cette affection, douleur légère dans le poignet droit. Il y aurait eu en même temps des douleurs dans les deux poignets au moment de la rougeole, puis gonflement très marqué du poignet droit. Immobilisation très relative avec une attelle en bois, quatre vésicatoires. État actuel, 26 décembre 1891 : notable gonflement du poignet qui a perdu sa forme ; il est devenu arrondi, le gonflement siège surtout un peu au-dessous du poignet sur la face dorsale. Il existe sur cette face dorsale une masse fongueuse aplatie qui s'étend depuis le niveau transversal de deux centimètres au-dessus de l'interligne, à l'extrémité postérieure des métacarpiens. Masse très molle située entre les tendons existant aussi en dehors au niveau de l'interligne, mais en avant les fongosités ne sont pas apparentes. Os : le radius, à son extrémité inférieure, est manifestement augmenté de volume et douloureux ; le cubitus paraît sain ; les os du carpe ne sont pas douloureux. Attitude : main en flexion légère. Mouvements : flexion possible, extension nulle, la main peut à peine être redressée. Amaigrissement de l'avant-bras.

26 décembre. 10 piqûres de 2 gouttes de la solution au 10ᵉ, 4 sur le radius, 1 sur l'articulation radio-cubitale du côté du cubitus. Les piqûres sont surtout faites sur la face dorsale, 2 sur la face palmaire.

Le 27. Gonflement occupant toute la région dorsale du poignet descendant sur le carpe et jusqu'à la partie moyenne du métacarpe d'aspect œdémateux ; mais dureté profonde, peu de douleur.

Le 29. Gonflement encore très marqué ; rougeur à la face antérieure du radius ; sensibilité un peu partout, surtout au niveau du radius.

2 janvier. Le gonflement a notablement diminué, la rougeur a disparu, l'œdème presque nul ; la douleur devenue minime. Compression avec l'amadou et les bandelettes.

Le 15. Gonflement presque nul, il reste seulement une petite tuméfaction sur l'interligne dorsale, la douleur a complètement disparu sur le radius. Compression. Le poignet a une tendance à la flexion. Petit appareil plâtré.

1ᵉʳ février. Plus de douleur, le gonflement fongueux dorsal a disparu, mobilité de l'extrémité inférieure du cubitus.

Depuis lors la petite malade dont l'état local est resté parfait a été soumise à l'électricité et au massage. Les mouvements ont gagné en étendue. Mouvements provoqués, faits avec prudence et progressivement.

En janvier 1893, guérison confirmée. Mouvements assez étendus.


Obs. 15. — *Tuberculose du poignet gauche non suppurée. — Guérison* (Coudray). — D... Garçon, 19 mois. Vu le 2 février 1891. Début apparent il y a 2 mois. Gonflement du poignet sans douleur ; s'est servi de la main jusqu'à ce moment. État local : main en flexion marquée, gonflement accusé du poignet surtout dans la région carpienne, tuméfaction limitée au niveau de la 2ᵉ rangée du carpe plus près du bord externe que du bord interne, fausse fluctuation due sans doute à des fongosités très molles plutôt qu'à un abcès. Les os de l'avant-bras ne paraissent pas intéressés. En résumé les lésions semblent être les suivantes : du côté du carpe, ostéite avec fongosités surtout carpiennes et fongosités des gaines des extenseurs.

6 février. Chloroforme. Injections au chlorure de zinc, 7 piqûres de la solution au 1/10, 12 à 14 gouttes en tout, 2 sur l'extrémité inférieure du radius, une au niveau de l'articulation radio-cubitale inférieure, 1 sur le cubitus, 3 sur la face dorsale du carpe.

Le 8. Gonflement assez considérable du dos de la main et de l'avant-bras, sorte d'œdème dur ne laissant pas l'empreinte des doigts ; l'articulation est maintenue par un appareil plâtré.

Le 12. Le gonflement a persisté : l'appareil malgré l'absence de pression a déterminé des phlyctènes.

14. La tuméfaction dure, œdémateuse persiste dans la région dorsale du métacarpe. Tuméfaction fluctuante de la face dorsale du carpe et du poignet sans rougeur de la peau. On pense qu'il s'agit d'un épanchement sanguin. Compression ouatée.

Le 18. Fluctuation moins étendue; gonflement diminué, compression avec amadou et diachylon.

22 mars. La compression a été renouvelée tous les 4 ou 5 jours néanmoins la fluctuation persiste encore au niveau des gaines dorsales au-dessus du poignet.

Le 31. Incision du foyer et grattage. On trouve un liquide hématique avec caillots ainsi qu'un bloc caséeux. Drainage.

1er mai. Cicatrisation à peu près complète, cependant il persiste toujours une petite fistule.

1er juillet. Cette fistule ne s'étant pas fermée par les moyens ordinaires (teinture d'iode et nitrate d'argent), on enlève à la curette tranchante les tissus qui limitent un petit foyer de 1 cent. 1/2 de profondeur. au fond duquel on ne trouve pas d'os malade. Tout le reste de l'articulation est dur et résistant. La guérison complète semble devoir s'effectuer en quelques semaines.

En novembre 1892 la guérison était parfaite car les mouvement étaient presque normaux.

Obs. 16. — *O. A. T. suppurée de poignet droit. Mort de T. pulmonaire avant que le traitement par la méthode de sclérogène ait pu agir sur la T. articulaire.* — Jeanne Dubois, rue Binou, âgée de 14 ans. Malade du service de M. Legroux. Entrée chez M. Legroux pour une bronchite avec laryngite qui durait depuis environ un an. Crachats abondants. Ostéo-arthrite tuberculeuse du poignet droit. Le début de cette affection remonterait à environ 3 mois d'après ce que dit la malade. Depuis l'entrée à l'hôpital M. Legroux a appliqué à 4 reprises des pointes de feu sur la face dorsale du poignet. Le poignet n'a pas été comprimé ni complètement immobilisé.

Toute la région du poignet est le siège d'un gonflement beaucoup plus marqué en arrière qu'en avant et qui s'étend en arrière depuis le niveau de la tête du cubitus en haut, jusqu'à l'extrémité supérieure du métacarpe en bas et même sur les métacarpiens.

En avant la partie supérieure de la paume de la main est le siège d'un empâtement profond, et le gonflement remonte jusqu'à 4 centimètres au-dessus du pli du poignet. Sur la face dorsale on sent une masse volumineuse, mollasse, mais non fluctuante, formée de fongosités sans collection purulente apparente. En avant à la partie supérieure des 2 gaines des fléchisseurs on sent aussi des masses mollasses formées par des fongosités. Amaigrissement considérable des masses musculaires du bras et de l'avant-bras. Mouvements des doigts conservés mais sans aucune force. Ni la flexion, ni l'extension ne sont complètes. Les mouvements de la main sur l'avant-bras sont abolis. Mouvements anormaux de latéralité très étendus. Toute la région de l'avant-bras semble tuméfiée du côté du poignet surtout du côté du radius. Les ganglions épitrochléens et axillaires sont à peine sensibles.

10 décembre. Injection de chlorure de zinc au 10e ; 5 à la partie dorsale ; 2 en haut ; 3 en bas ; 3 à la face antérieure dont 2 en dehors et 1 en dedans.

Le 18. Réaction intense, gonflement, rougeur, dilatation du réseau veineux sous-cutané.

Le 22. Les fongosités de la face dorsale de la main se sont abcédées ; fluctuation des plus nettes, ponction par aspiration, compression.

11 novembre. Malgré la compression continue exercée sur le poignet depuis la ponction, la cavité de l'abcès est remplie de nouveau, mais, cette fois-ci non plus d'un liquide purulent, mais d'une sérosité sanguinolente. On retrouve des caillots dans la cavité ; depuis état satisfaisant.

L'état pulmonaire s'aggrave et emporte le malade.

L'articulation du poignet présentait à l'autopsie tous les caractères d'une O.A.T. nous dirons cependant qu'il y avait peu de liquide interstitiel et que tous les tissus injectés étaient secs, adhérents entre eux grâce à du tissu cellulaire résistant.

OBS. 17. — *O. A. T. suppurée du poignet. Guérison* (LANNELONGUE). — Le nommé F... Joseph, âgé de 11 ans. Entré le 26 juin 1891. Salle Giraldès, lit n° 41 bis. Ostéo-arthrite tuberculeuse du poignet droit suppurée et non ouverte. Père et mère bien portants. Deux sœurs mortes de la rougeole. Le petit malade a eu aussi la rougeole à 9 ans. Peu de jours après la guérison de cette affection on remarque un gonflement du poignet droit, gonflement limité alors à une portion seulement de la face dorsale. Ce gonflement n'a fait que s'étendre depuis, mais il n'aurait été accompagné de douleur qu'il y a un mois environ. C'est à ce moment que souffrant beaucoup il a dû cesser tout travail.

*État actuel.—En arrière* ce gonflement convexe dans tous les sens du poignet est très accusé. Il efface les plis normaux de la peau et ne permet pas de reconnaître même quand la main est en pronation, la saillie de l'extrémité inférieure du radius. La limite supérieure correspondant au 1/4 inférieur des os de l'avantbras est marquée par un bourrelet qui fait sur les parties voisines une saillie de un demi-centimètre au moins. Sa limite inférieure située à l'union du 1/3 supérieur du métacarpe avec son 1/3 moyen est formé par un bourrelet qui surplombe le métacarpe de plus d'un centimètre. Dans toute cette étendue la peau est soulevée par de très abondantes fongosités qui la distendent fortement ; les fongosités remplissent de même les gaines synoviales des tendons extenseurs. Elles sont très molles et en voie de s'abcéder.

*En avant*, la limite supérieure des fongosités est à peu près la même, mais le gonflement qu'elle détermine descend dans toute la paume de la main. L'éminence hypothénar ne dépasse pas le plan de la partie moyenne de cette région. L'éminence thénar ne fait qu'une saillie à peine accusée ; main en forme de battoir. De plus au niveau du poignet près du bord externe se trouve un abcès du volume d'une noix, aplati mais manifestement fluctuant.

M.                                                                    18

Les bords du poignet sont très élargis ou pour mieux dire n'existent pas à proprément parler, le gonflement ayant donné à l'ensemble de la région une forme cylindrique dans laquelle il est difficile de faire la part de ce qui appartient aux faces antérieures, postérieures et latérales. Douleur à la pression surtout accusée au niveau de l'extrémité inférieure du radius et particulièrement dans les points qui correspondent à l'abcès ci-dessus mentionné.

Le malade ne peut faire lui-même aucun mouvement si peu accentué que ce soit de la main sur l'avant-bras. Les mouvements provoqués n'ont pour ainsi dire pas de limite aussi bien dans le sens latéral que dans celui de la flexion ou de l'extension. Mouvements des doigts perdus, pas de flexion. Pas de ganglion épitrochléen. Les ganglions de l'aisselle sont engorgés, nombreux, variables comme volume d'un gros pois à un gros haricot. Les ganglions axillaires du côté opposé sont également pris ; l'un d'eux est particulièrement énorme, comparable à une très grosse amande.

Les régions carotidienne, sus-claviculaire et la partie inférieure de la région parotidienne des deux côtés sont également remplies de ganglions, tous durs et nettement séparables les uns des autres, mais assez nombreux pour ne laisser presque entre eux aucun espace. Ils glissent facilement sous les téguments et sur les tissus sous-jacents. On trouve enfin derrière la parotide, au niveau de l'angle de la mâchoire, une cicatrice provenant d'une ancienne gomme tuberculeuse ulcérée.

2 juillet. Ponction de l'abcès, lavage à l'eau stérilisée. Injections de ZnCl solution au 1/10; 6 en arrière ; 3 sur le bourrelet supérieur ; 3 sur le bourrelet inférieur ; 3 en avant sur le côté interne près de l'interligne radio-carpien.

Le 18. Sur la face dorsale du carpe existe encore une petite masse un peu molle plus grosse qu'une pièce de deux francs, la consistance est plus nette.

10 octobre. Il existe sur la face dorsale en dedans et en haut un point fluctuant gros comme une noisette remarqué depuis 8 jours. Incision, pus. Sur la face antérieure se montre un gonflement de même volume, mais moins nettement fluctuant.

Le 20. Réunion de l'abcès incisé. Incision du petit abcès antérieur dont le volume était égal à celui d'une noisette environ et qui se trouvait manifestement fluctuant.

Le 27. Il reste une fistulette au niveau de l'ouverture du petit abcès.

– 3 novembre. Cicatrisation complète.

Le 18. Il s'est formé un nouveau petit abcès semblable comme volume et comme forme aux précédents, très superficiel.

Le 25. L'abcès s'est ouvert spontanément ; pansement iodoformé.

25 décembre. Du côté de la face dorsale on sent les gaines synoviales transformées qui sont plus grosses et plus dures ; du côté de la face palmaire on ne sent rien que l'adhérence de la peau aux parties profondes dont le volume a seulement diminué.

Les muscles de l'avant-bras sont encore un peu mous, mais ils tendent à prendre leur consistance normale. Il en est de même des muscles de la main qui est en voie de perdre la forme de battoir qu'elle présentait jusqu'ici. La main exécute sur l'avant-bras les mouvements de flexion presque jusqu'à l'angle droit, dans l'articulation radio-carpienne et dans la medio-carpienne. Revu en janvier 1893. La guérison se maintient (V. Pl. III).

Obs. 18. — *O. A. T. du poignet suppurée et ouverte. Guérison.* (Lannelongue). — La nommée Ph..., Léontine, faubourg St-Antoine, 187, âgée de 24 ans. Lésions multiples du poignet et du carpe avec ulcérations de la face dorsale suppurantes, avec abcès de la face palmaire du poignet ouvert et suppurant. La main est en flexion très accusée ; il existe une véritable subluxation du poignet en avant, et un gonflement très saillant à la face dorsale. L'avant-bras, les éminences thénar et hypothénar sont très atrophiées. Le poignet n'a aucun mouvement, on voit des cicatrices multiples résultant des dernières opérations qui ont été pratiquées à l'hôpital St-Louis (grattage des os).

Ici les injections ne peuvent avoir d'autres effets que d'aider le traitement chirurgical ; curettage des trajets fistuleux qui présentent des fongosités multiples et suppurantes.

14 décembre 1891. Injections de ZnCl. Face dorsale 6 ; 3 en haut, 3 en bas ; face palmaire 7 ; 4 en haut, 3 en bas.

20 janvier 1892. Ablation des séquestres par deux incisions, l'une antérieure et l'autre postérieure.

2 mars. Actuellement il y a quelques mouvements dans l'articulation, atrophie toujours très marquée des muscles. Électrisation.

5 juillet. État général aussi bon que possible, l'avant-bras malade est revenu presque au même volume que le membre sain, plus trace de fistules, les mouvements reviennent petit à petit, le malade peut saisir et tenir n'importe quel objet avec la main malade.

Obs. 19. — *O. A. T. des 4e et 5e métacarpiens. Guérison* (Personnelle). — M..., âgée de 12 ans. Père et mère bien portants. L'anémie de l'enfant s'est accentuée l'année dernière au moment de l'apparition des règles. Bronchite au mois de janvier 1891.

*Début.* — La main droite, au mois d'avril 1891, présente vers la partie supérieure du 4e métacarpien une petite tumeur qui s'est développée peu à peu sans cause appréciable.

*État actuel*, 24 février 1892. — On constate au niveau de la partie médiane des 4e et 5e métacarpiens, une grosseur du volume d'un œuf de pigeon surélevée de 2 centimètres, au centre se trouve un abcès. Fongosités sur tout le pourtour de cet abcès. Les articulations du carpe avec le métacarpe sont saines. Le point osseux le plus douloureux siège au niveau du milieu du 4e métacarpien, atrophie des muscles de la face dorsale de l'avant-bras.

24 février 1892. 10 injections de 3 gouttes chacune, sur toute la périphérie, sous le chloroforme. Réaction assez marquée.

27 mars. Un petit épanchement qui était sanguin a été ponctionné et on en retire à peu près deux seringues de Pravaz d'un liquide sanguinolent et brunâtre. Depuis, la guérison est survenue et s'est maintenue.

Obs. 20. — *O. A. T. suppurée du poignet. Guérison* (BILHAUT). —
Enfant âgée de 22 mois. La face dorsale de la main est occupée par une tumeur
fluctuante et fongueuse. Injection de naphtol camphré et d'acide lactique. Grattage du foyer osseux. Etat stationnaire. Injection de ZnCl en deux piqûres
Réaction vive à partir de ce moment. Guérison rapide. Les mouvements articulaires reviennent peu à peu et sont presque normaux 4 mois après l'injection.

Obs. 21. — (Résumée). — *Spina-ventosa ulcéré. Abcès sous-cutané de
l'avant-bras. Amélioration* (Personnelle). — E. L..., âgé de 3 ans. La lésion
date de deux mois. Le doigt est énorme, tuméfié, fongueux. Les fongosités ont
envahi la synoviale du tendon fléchisseur.

Le 21 mars 1892. 1re séance d'injection qui détermine une vive réaction.
Celle-ci se calme les jours suivants. Mais la suppuration ne tarit pas. Grattage
de foyers osseux le 20 avril. A partir de ce moment. Amélioration progressive.

En juin il persiste encore une petite fistule mais la guérison est certaine.
L'enfant n'a pu être suivi.

Obs. 22. — *Spina-ventosa ulcéré. Guérison lente* (Personnelle). —
Léontine T..., âgée de 6 ans 1/2. L'affection date d'un ans. L'index gauche est
énorme. Les mouvements, entre les phalanges, sont nuls et très douloureux.

Le 15 mars 1892, 1re injection qui détermine deux eschares quoique la solution
soit à 1/20. Réaction très vive qui détermine une augmentation momentanée
de la suppuration. A partir de ce moment, le doigt alla en diminuant progressivement.

En juillet, il n'y avait plus qu'une petite fistule.

Obs. 23. — *Spina-ventosa ulcéré et fistuleux. Guérison lente* (Personnelle). — M. C..., âgée de 3 ans. Spina-ventosa de l'annulaire datant de trois
mois et siégeant sur l'annulaire, au niveau de la 1re et de la 2e phalange. Le
31 mars 1892. Séance d'injection qui détermine un gonflement très marqué et
augmente la suppuration. Le 12 avril, formation d'un petit abcès au-devant de
la 1re phalange. Incision, grattage. Amélioration évidente à partir de ce moment.

En juillet, il y avait cependant encore une petite fistule, insignifiante il est
vrai.

Obs. 24. — *Ostéite T. du métacarpe. Deux séries d'injections. Deux
grattages. Guérison* (PERLIS). — L... Georges, 7 ans. Depuis avril 1890,
tuméfaction considérable du dos de la main, abcès du volume d'un œuf de
poule. Traitements divers y compris un grattage de juillet en octobre 1891, sans
succès notable.

12 octobre 1891. — Première série d'injection : 7 piqûres de IV g. Réaction très vive suivie d'une amélioration rapide. Extraction de petits séquestres.

1er octobre 1892. Deuxième série d'injections : 5 piqûres de IV g. L'amélioration continue mais il persiste une fistulette jusqu'en juillet 1892, quand l'extraction d'un dernier séquestre amène la guérison définitive.

16 novembre 1892. L'enfant est revu, la guérison se maintient parfaite. Il

y a, au niveau du 1er et du 2e métacarpien, deux petites cicatrices solides, blanches.

OBS. 25. — *Ostéite suppurée du 4e métacarpien. Une série d'injections. Amélioration très rapide* (PERLIS). — L... Maria, 6 ans. Tout le dos de la main gauche est tuméfié. Au niveau du quatrième métacarpien se trouve une ulcération et une fistule conduisant sur l'os dénudé.

30 septembre 1891. Une série d'injections : 4 piqûres de IV g. sur l'os autour de l'ulcération. Au bout de huit jours la tuméfaction diminue notablement et, au bout de trois semaines, la tuméfaction a presque disparu et l'ulcération est presque complètement cicatrisée. L'enfant n'a pas été revu depuis.

OBS. 26. — *Spina-ventosa. Une série d'injections. Amélioration passagère ; Amputation* (PERLIS). — A... Maurice, 2 ans. Spina-ventosa de l'index gauche traité dès le début (depuis 9 mois) par des pointes de feu. Au moment où l'enfant se présente à l'hôpital, la phalange seule est atteinte. Les articulations voisines sont indemnes.

Le 10 novembre 1891, on fait une séance de 4 injections de II gouttes chacune aux quatre points cardinaux de la phalange. Réaction très modérée. Au bout de huit jours la circonférence diminue d'un demi-centimètre. mais bientôt l'état du doigt empire rapidement et l'amputation est faite le 18 février 1892.

OBS. 27. — *Spina-ventosa. Une série d'injections. Aggravation. Amputation* (PERLIS). — D... Cécile, 10 ans et demi. Spina-ventosa du médius avec arthrite suppurée de l'articulation métacarpo-phalangienne datant de quatre mois.

10 novembre 1891. 6 injections de II g. chacune. Douleurs très vives pendant six heures. Les jours suivants augmentation rapide du volume du doigt et de l'étendue de l'ulcération. Amputation le 23 novembre.

OBS. 27 bis. — *Mal de Pott lombaire, guérison* (COUDRAY). — *Bulletin méd.*, 1891, p. 735 et 824. Garçon de 13 ans. Gibbosité lombaire, faiblesse dans les jambes. Le 1er août 1881, 6 piqûres; disparition rapide des douleurs ; le 3 septembre, 3 piqûres du côté droit du rachis ; le 18 octobre, toute douleur a disparue, corset plâtré, marche.

Octobre 1892, c'est-à-dire un an après, la marche est facile, le garçon travaille toute la journée à un métier pénible.

OBS. 28. (Résumée). — *Mal de Pott cervical fistuleux, traité par la méthode sclérogène et l'arthrectomie. Accident opératoire. Mort.* — Léonie L... âgée de 15 ans. Entrée le 14 juin 1891. Salle Giraldès, n° 31, mal de Pott de la région cervicale, datant de 3 ans. Plusieurs trajets fistuleux donne issue à une assez grande quantité de pus.

Le 15 février 1892. Grattage de la face postérieure du rachis. Pendant l'opération plusieurs fragments osseux cariés volumineux et irréguliers sont enlevés assez difficilement. Hémorrhagie abondante. Au réveil engourdissement général de la malade. Congestion violacée de la face à gauche, dyspnée très grande et mort le même jour.

A l'autopsie on trouve un hématorachis abondant ; la dure-mère rachidienne a été déchirée par un fragment osseux la moelle déviée à ce niveau et entourée de débris caséeux ne paraît pas lésée.

Obs. 29. — *Mal de Pott lombaire avec abcès par congestion. Quatre séries d'injections. Amélioration rapide, persistance d'une fistule iliaque* (Perlis). — M..., Lucienne, 3 ans et demi. Le grand-père, le père et quatre frères et sœurs sont morts de tuberculose pulmonaire ou méningée ; Lucienne, née à huit mois, élevée dans de mauvaises conditions, présente, dès l'âge de 2 ans et demi, une petite gibbosité lombaire avec abcès ouvert spontanément dans l'aine ; elle est traitée par l'immobilisation simple sur une claie d'osier ; la gibbosité au niveau des deux premières vertèbres lombaires augmente un peu, l'empâtement des parties molles s'étend, la pression sur les apophyses est fort douloureuse et la suppuration abondante. L'état général est médiocre ; l'enfant peut marcher, avec une certaine hésitation.

A partir du 5 octobre 1891, 4 séries d'injections de 6, 5, 8 et 4 piqûres sont pratiquées dans l'espace de deux mois et demi, donnant lieu chaque fois à une réaction assez vive. Au bout d'un mois, toute sensibilité à la pression a disparu, ainsi que l'empâtement ; au bout de deux mois, le mal de Pott paraît guéri, l'enfant marche et son état général s'est beaucoup amélioré. La suppuration, notablement accrue après les deux premières injections, diminue ensuite au point de ne nécessiter qu'un pansement tous les huit jours et encore ne contient-il que peu de pus. Actuellement, en décembre 1892, l'enfant marche très bien, mais la fistule n'est pas tarie. Il n'y a pas de trace de sensibilité au niveau de la gibbosité qui est d'ailleurs très petite.

Obs. 30. — *Mal de Pott, au début. Deux séances d'injection* (le 18 février et le 3 mars 1892). *Guérison* (Desguins). — Il s'agit ici d'un enfant de 6 ans, Léopold C..., le même qui, au mois d'octobre précédent, avait été traité avec succès pour une gonarthrocace. On nous l'amène le 15 février 1892. Le mal de Pott est déjà bien caractérisé. L'affection siège au niveau des 3e et 4e vertébres dorsales. La saillie des apophyses épineuses manifestement exagérée, s'accompagne d'un empâtement des tissus voisins avec vascularisation veineuse. La région est très sensible à l'exploration et les moindres mouvements du tronc provoquent de vives souffrances. L'enfant, qui en a conscience, garde dans son lit, une immobilité complète.

Le 18, nous pratiquons, de chaque coté de la colonne vertébrale 2 injections de 4 gouttes, en passant, au moyen d'une longue aiguille entre les côtes, de manière à atteindre le corps des vertèbres. Cette injection est faite sous l'anesthésie chloroformique. La douleur des piqûres, assez intense le premier jour, sembla dissipée le lendemain. Même les douleurs antérieures étaient diminuées. Dès le surlendemain la douleur avait totalement disparu et l'enfant libre de ses mouvements, commence à jouer au lit. La réaction fébrile avait été nulle.

Suivant notre recommandation on nous le ramena huit jours plus tard et nous pûmes constater que le gonflement et la vascularisation avaient disparu. La douleur n'avait pas reparu. Restait seulement la saillie anormale des apophyses.

Nous fîmes pour toute garantie, le 3 mars, une séance d'injection semblable à la première, suivie comme celle-ci d'une douleur assez intense le premier jour, mais exempte également de toute réaction fébrile.

Le 7 mars, l'enfant devant nous quitter définitivement, nous lui mîmes, toujours par prudence, un léger corset plâtré, que nous enlevâmes trois semaines plus tard.

Nous crûmes, à partir de ce moment pouvoir considérer notre petit malade comme guéri, En effet, la saillie des apophyses épineuses témoigne seule de l'existence passée de la lésion. La pression des vertèbres et leur percussion ne détermine aucune douleur.

La guérison s'est maintenue jusqu'à ce jour.

OBS. 31. — *Mal de Pott suppuré. Guérison* (DAVID). — Le Roy (Joseph), âgé de 22 ans, entre dans le service, le 2 mars 1892. Il se plaint de vives douleurs dans la fesse droite. Le long de la colonne vertébrale on trouve une tumeur fluctuante qui s'étend de la crête iliaque au coccyx. La percussion des dernières vertèbres lombaires et des vertèbres sacrées est douloureuse. La marche et les mouvements de flexion du corps sont extrêmement pénibles. Pas d'antécédents héréditaires, rien du côté des poumons.

La tumeur d'abord ponctionnée et injectée d'éther iodoformé, est quelques jours après incisée. Il sort une abondante quantité de pus grumeleux, couleur chocolat. On met un drain et on fait un pansement antiseptique, en même temps qu'on institue un traitement tonique et anti-tuberculeux.

A la fin du mois de mai, le malade se plaint de douleurs violentes dans l'aine droite. La région est le siège d'un empâtement marqué. On a, au toucher, une sensation nette de fluctuation, en dedans et un peu au-dessous de l'épine iliaque antérieure et supérieure. L'incision donne issue à une grande quantité de pus. Un béniqué pénètre de quinze centimètres dans la fosse iliaque, vers la région lombaire. Lavages et pansements bichlorurés.

Les jours suivants, aucune amélioration ne se produit. La plaie inguinale et la plaie lombaire suppurent abondamment. La température est élevée surtout le le soir.

Le 11 juin, on constate par la plaie lombaire, un décollement de la peau de deux centimètres environ de largeur, et remontant sur une longueur de dix centimètres parallèlement à la colonne vertébrale. On fait une contre-incision à l'extrémité de ce trajet et la plaie est drainée dans toute son étendue.

Aucun changement favorable ne se manifeste dans l'état général ou dans l'état local du malade durant les semaines qui suivent. L'amaigrissement et la faiblesse sont extrêmes, l'appétit est à peu près nul. Les plaies lombaire et inguinale, laissent écouler une très grande quantité de pus. Le stylet ne donne pas de sensation osseuse, mais la pression des apophyses épineuses des dernières vertèbres lombaires est douloureuse.

On décide alors de traiter le malade par la méthode sclérogène.

14 août. Première injection de II gouttes de chlorure de zinc. L'aiguille est enfoncée au niveau de la cinquième vertèbre lombaire entre l'orifice supérieur du trajet et la colonne vertébrale.

Le 16. Deuxième injection de II gouttes un peu au-dessous de la précédente.

Le 19. Troisième injection de IV gouttes entre l'orifice inférieur du trajet et la colonne vertébrale.

Le 21. Quatrième injection de V gouttes en dehors de l'orifice supérieur.

Le 23. Cinquième injection de VI gouttes en dehors de l'orifice inférieur. Le drain est sectionné, la partie inférieure est seule laissée en place.

Le 25. La suppuration est un peu moins abondante ; sixième injection de 6 gouttes en dedans de l'orifice supérieur.

Le 27. La suppuration a diminué, l'orifice inférieur donne seul issue à une petite quantité de pus. La sonde ne remonte plus qu'à 4 ou 5 centimètres dans le trajet. Le reste est formé par du tissu dur, sclérosé. La plaie de l'ouverture supérieure bourgeonne et a bon aspect. On fait une septième injection de 6 gouttes en dedans et vers le milieu du trajet.

Le 29. Huitième injection de VII gouttes en dehors de la plaie inférieure.

Le 31. Neuvième injection de VIII gouttes en dehors et vers le milieu du trajet.

2 septembre. Dixième injection de VIII gouttes en dedans de la plaie inférieure.

Le 4. La suppuration a complètement cessé par l'orifice supérieur dont la plaie est cicatrisée.

Le 10. Le trajet qui réunissait les deux plaies lombaires est entièrement comblé. L'orifice inférieur bourgeonne et a bon aspect, les bords ne sont pas décollés. La suppuration de la plaie inguinale est moins abondante. Bien que chez lui les injections fussent parfois très douloureuses et qu'il en souffrit douze, vingt-quatre et même trente-six heures, le malade dit se sentir beaucoup plus fort et n'avoir plus aucune douleur à la région lombaire. Il se tourne du reste seul maintenant dans son lit pour qu'on le panse et se lève dans la salle. Le teint se colore, l'appétit revient.

Le 20. Aucune douleur à la région lombaire, même à la pression. A la place du trajet on sent comme un cordon dur. La plaie inférieure èst à peu près complètement cicatrisée. La plaie inguinale ne donne plus issue qu'à une très faible quantité de pus très clair. Le malade sort et marche dans les cours à l'aide de béquilles. État général très satisfaisant.

Obs. 32 (Résumée). — *Sacro-coxo-tuberculose avec abcès symptomatique. Guérison* (Lannelongue). — Marius F..., âgé de 8 ans. Affection datant d'un an environ. L'abcès paraît s'être développé récemment, il dépend manifestement de l'articulation. Il est ponctionné, lavé à l'eau stérilisée, le 27 juillet 1891. Injection de ZnCl sur tout le pourtour. Induration très nette des parties précédemment fongueuses. L'abcès cependant se reforme et augmente même de volume. Il est incisé, le foyer osseux est gratté en septembre. En novembre guérison complète. L'enfant, en attendant son départ pour Berck, meurt de diphtérie. A l'autopsie : toute l'articulation est entourée de tissu fibreux très remarquable, il existait cependant encore un petit foyer T. en haut, mais il était complètement entouré de tissu sclérosé.

OBS. 33. — *Coxo-tuberculose non suppurée. Guérison* (LANNELONGUE). — Ch. W. âgé de 9 ans 1/2. Affection datant de 2 ans.

Actuellement l'enfant présente tous les signes d'une coxo-tuberculose sans-abcès. Le 12 septembre 1891, 7 injections de ZnCl sont faites en arrière du col au-dessus du grand trochanter que l'on contourne. Une est faite en dedans à travers les adducteurs, l'aiguille étant dirigée vers la cavité articulaire.

Réaction douloureuse assez vive. L'enfant est soumis à l'extension continue.

Le 25 septembre. L'articulation est bien moins douloureuse.

En novembre. L'état est tel que l'enfant commence à marcher facilement. Il part pour Berk le 15 janvier.

Revu en février 1893. La guérison s'est maintenue, mais l'ankylose de la hanche est très marquée. L'enfant marche néanmoins assez facilement et sans béquille.

OBS. 34. (Résumé.) — *Coxo-tuberculose suppurée. Guérison* (LANNE-LONGUE). — Marguerite C..., âgée de 9 ans. Entre le 31 juillet 1891. Affection datant d'un an environ. Actuellement on trouve un abcès volumineux au-devant du grand trochanter.

Cet abcès est lavé, et autour de lui on fait des injections de ZnCl jusque sur la tête fémorale en contournant exactement le bord postérieur et le bord supé-rieur du grand trochanter.

Le liquide de l'abcès se reproduit. Il est incisé et à la curette tranchante, on enlève la moitié supérieure du col fémoral et de la tête complètement sacrifiée. Grattage de l'acétabulum.

A partir de ce moment amélioration évidente et progressive. 2e grattage d'une fistule en septembre. 3e grattage de cette même fistule en novembre. 4e grat-tage en mai, mais bien moins important que les précédents.

A partir de ce moment, guérison complète. L'enfant marche en juin et il va à Berk, le 16 juillet.

OBS. 35. — *Coxo-tuberculose non suppurée. Guérison* (COUDRAY. (Congrès de Marseille, *Bulletin méd.*, 1891, p. 884). — Coxo-tuberculose droite sans abcès chez une petite fille de trois ans. Le 18 août 1891, je fais 7 piqûres de 2 gouttes au 1/10e, 3 sur la face postérieure et le bord inférieur du col en rasant le grand trochanter, 1 en avant du bord antérieur du grand trochanter, 3 sur l'os iliaque. Huit jours après, le 25, on constate un gonflement manifeste de la région postérieure de l'articulation. Le bord supérieur et postérieur du grand trochanter sont effacés, à peine distincts. Dans la profondeur les doigts perçoivent une saillie dure, résistante, convexe.

Le 15 septembre, cette doublure dure de l'articulation persiste. A signaler le fait noté plusieurs fois par M. Lannelongue et par moi, pour nombre d'autres cas au point de vue de la sensibilité, c'est que cette enfant, qui avant les piqûres souffrait fréquemment à l'occasion des petits mouvements qu'elle pouvait faire, ne souffrait plus. Le 31 décembre plaque d'hyperostose sur l'os iliaque au-dessus du grand trochanter — la marche est permise. En août 1892 la guérison semble définitive.

OBS. 36. — *Coxo-tuberculose ouverte suppurée ; 3 séries d'injections. Guérison en apparence complète pendant six mois. Récidive ; 2 séries d'injections ; amélioration* (PERLIS). — C..., Camille, 12 ans, atteint de syphilis héréditaire qui s'est manifestée par des éruptions sur toute la surface du corps, des rhagades labiales, une rhinite rebelle à toute sorte de traitement et guérie enfin par « une potion ». L'enfant est d'ailleurs fort bien portant depuis l'âge de 7 ans. En décembre 1890, on découvre par hasard l'existence d'un volumineux abcès crural externe à la hanche droite ; l'enfant ne s'était pas plaint jusqu'alors ; une coxalgie est diagnostiquée, l'enfant est maintenu au repos, l'abcès incisé en février 1891 ; il est en effet d'origine articulaire.

A ce moment l'enfant ne sait plus marcher qu'en boitant et l'empâtement des parties molles péri articulaires augmente.

Depuis février jusqu'en octobre 1891, la coxalgie s'accentue lentement ; en octobre 1891 on se trouve en présence d'une coxo-tuberculose à la deuxième période, avec allongement apparent, rotation en dehors, flexion légère et abduction ; la flexion va à peine jusqu'à un angle de 135°, l'extension proprement dite est impossible de même que l'adduction. Toute la région est douloureuse à la pression.

La fistule a 12 cent. de long, et pénètre dans l'articulation.

5 octobre 1891. 1re série d'injection de IV g. Douleurs toute la journée ; quinze jours après le changement est réellement étonnant. Camille peut marcher sans boiter, peut même sauter sur le pied droit. L'attitude est complètement corrigée ; la fistule ne donne presque plus de pus. Cependant il y a encore de la douleur à la pression et les mouvements ne se font pas sans quelque sensibilité.

Le 26. 2e série d'injections, 5 piqûres de II g. Douleurs pendant 2 heures ; en novembre la fistule est cicatrisée solidement.

14 décembre. 3e série d'injections, 8 piqûres de VI g., à cause des points douloureux périarticulaires  A la fin du mois l'enfant paraît guéri.

Pendant six mois il va à l'école, se porte à merveille, marche bien.

Nous le voyons en avril 1892. Le processus tuberculeux paraît bien éteint ; il faut un examen attentif pour trouver une différence entre les deux articulations. La longueur des membres est pareille, dans le décubitus, les malléoles, les genoux, les cuisses se touchent très exactement, les épines iliaques étant au même niveau.

Ses mouvements sont très étendus : l'extension est complète, le membre est porté en arrière aussi loin et avec la même facilité que le membre inférieur sain ; la flexion dépasse un peu l'angle droit, l'abduction se fait à 45°. Il y a une faible atrophie du mollet et des muscles de la cuisse, à peine 1 cent. La cicatrice crurale est toute petite, blanche, à peine enfoncée et paraît tout à fait solide.

A cette époque, l'enfant présente, autour de la bouche, des plaques lichénoïdes et des ulcérations linéaires qui cèdent rapidement à l'emploi de l'iodure de potassium.

Le traitement spécifique (sirop de Gibert) a été continué pendant un temps fort long et sans aucun succès pendant l'évolution de l'arthrite.

En juin 1892, Camille recommence à traîner quelquefois la jambe, se tient souvent hanché ; en juillet il ne marche plus et nous le retrouvons avec tous les signes de la coxalgie à la deuxième période, cette fois infinement plus douloureuse qu'en 1891.

13 juillet. 4e série d'injections, 14 piqûres, 0,75 centig. de solution, sur toutes les faces de l'articulation y compris la face interne.

L'amélioration ne se fait pas attendre, l'attitude se corrige et la douleur diminue beaucoup, mais l'impotence est absolue, ce qui n'existait pas à la première attaque. En même temps l'enfant présente quelques symptômes cérébraux ; bizarreries d'humeur, inintelligence, céphalalgie ; l'état général, qui a toujours été excellent, baisse. L'iodure de potassium fait disparaître ces phénomènes en quelques jours, mais il n'a aucune action sur la marche de l'arthrite. L'amélioration ne dure pas et en octobre 1892, l'enfant ne peut toujours pas faire le moindre mouvement, la douleur à la pression est revenue et il y a de l'adduction du membre. L'extension continue n'a pas été interrompue depuis le mois de juillet.

12 octobre. 5e série d'injections : 14 piqûres, 0,50 centigr. de solution.

La réaction est moins intense que les fois précédentes. Au bout de dix jours l'attitude est corrigée, l'indolence est absolue à la pression. A ce moment, la fistule, fermée depuis un an, s'est rouverte et une quantité considérable de pus et de matières caséeuses s'en écoule pendant quelques jours. Grattage, glycérine créosotée.

Décembre 1892. L'enfant va très bien au point de vue de l'état général, la hanche est indolente, l'attitude bonne, mais l'impotence est toujours absolue ; les mouvements imprimés sont possibles dans une très faible mesure. La récidive est donc plus grave que la première attaque.

Obs. 37. — *Coxo-tuberculose peu suppurée. Une série d'injections. Amélioration passagère. Cessation immédiate de la douleur* (Perlis). — B..., André, 10 ans 1/2. alité depuis quatre mois, atteint d'une coxo-tuberculose excessivement douloureuse. La cuisse droite est fléchie sur le bassin à angle presque droit, l'abduction et la rotation en dehors sont notables. Aussitôt après l'admission de l'enfant à l'hôpital on l'immobilise dans une gouttière de Bonnet avec extension continue, et au bout de dix jours, les douleurs spontanées diminuent notablement, l'attitude étant parfaitement corrigée. Mais il est toujours impossible d'imprimer le moindre mouvement à la jointure sans provoquer de grands cris, la pression même légère est insupportable.

2 octobre 1891. Une série d'injections : 6 piqûres de IV g. La réaction est modérée. Le surlendemain on constate nettement des indurations au niveau des piqûres et la sensibilité diminue.

Le 9. Sept jours après l'injection, la douleur spontanée a disparu complètement, les mouvements sont possibles dans tous les sens mais dans une faible étendue sans provoquer la douleur ; la pression forte est douloureuse. A partir de ce moment l'enfant n'a plus souffert, mais au bout de quelques semaines la tête fémorale commence à se luxer en arrière malgré l'extension, puis un vaste abcès par congestion se développe et après de longs mois de traitement l'enfant est actuellement à Berck-sur-Mer avec un raccourcissement considérable et nullement guéri.

OBS. 38. — *Coxo-tuberculose bilatérale. Une série d'injections pour chaque articulation. Amélioration. Mort de péritonite tuberculeuse* (PERLIS). — J..., René, 6 ans 1/2, entaché de tuberculose héréditaire, boitant de la hanche gauche depuis l'âge de un an, alité depuis l'âge de 4 ans 1/2, immobilisé sur une claie d'osier à 5 ans 1/2 ; un vaste abcès froid est incisé et reste fistuleux ; l'enfant se trouve mieux pendant quelques mois ; vers la fin de 1891, il se plaint du genou droit que l'on couvre de teinture d'iode, d'onguents, etc.

Nous voyons l'enfant en mars 1892 dans un état pitoyable, les deux cuisses fléchies sur le bassin, les moindres mouvements rendus impossibles par la douleur ; l'enfant ne peut être retourné ni nettoyé, il crie jour et nuit ; en soulevant légèrement un orteil on fait basculer l'enfant tout d'une pièce. L'état général est cependant relativement bon et il n'y a aucun signe de tuberculose viscérale. Le genou droit est sain, l'enfant a deux coxalgies à la deuxième période.

Le petit malade est redressé sous chloroforme, remis dans une gouttière avec extension continue aux deux jambes. Les trajets fistuleux sont pansés avec des crayons d'iodoforme.

Deux mois de ce traitement améliorent l'état général et local d'une manière assez peu appréciable. Aussitôt que l'extension est interrompue un instant, l'enfant pousse des cris déchirants, il n'est toujours pas maniable et les pansements sont une torture pour l'enfant et les panseurs.

11 mai 1892. Injections à la hanche gauche : 14 piqûres de IV g., le long de la fistule crurale sur les côtés d'une sonde cannelée et sur toutes les faces de l'articulation. L'enfant crie pendant 10 heures, mais à partir de ce jour il ne se plaint plus. Deux bourrelets durs bordent la fistule qui donne peu de pus ; la pression au niveau de l'articulation est presque indolente.

29 juin 1892. Injections à la hanche droite. Quelques jours plus tard la douleur a également disparu de ce côté et on constate même quelque mobilité articulaire. Le petit dort et mange bien, ne pleure plus, se laisse bien panser ; il reste d'ailleurs absolument impotent, ne peut ni se soulever ni se retourner et ses membres sont complètement décharnés.

Fin juillet. Mort en quelques jours de péritonite tuberculeuse.

OBS. 39. — *Coxo-tuberculose suppurée. 2 séries d'injections. Amélioration. Pas de guérison* (PERLIS). — R..., Louis, 5 ans. Coxalgie gauche à la deuxième période, abcès crural externe ouvert. Tuméfaction et suppuration abondante.

2 octobre 1891. Injections de IV g. Réaction très vive; douleur et tuméfaction de toute la région. La suppuration augmente et une seconde collection purulente fait saillie dans la région fessière; elle est incisée et les deux abcès pansés à la glycérine créosotée donnent beaucoup moins de pus au bout de quelques jours.

18 novembre 1891. 10 injections de IV g. Réaction très vive, suivie d'une diminution notable de la tuméfaction et de la suppuration. Aucun progrès nouveau ne se fait à partir de la fin du mois de novembre; l'impotence du membre est absolue, la douleur vive dans les mouvements. Les trajets fistuleux ne se ferment pas. L'enfant, suivi pendant plusieurs mois encore, a été ensuite perdu de vue.

Obs. 40. — *Tumeur blanche de la hanche, non suppurée. Trois séances d'injection. Résultat douteux* (Desguins). — Le nommé M...,
Léon, de 23 ans, de faible complexion et portant, sur sa figure, en quelque sorte le cachet de la tuberculose, entre en traitement en février dernier pour une coxalgie, datant déjà de bien des mois, mais très peu caractérisée cependant au point de vue des signes physiques. Il n'y a ni déboitement, ni abcès circonvoisin, mais les muscles sont rétractés, la marche est pénible, et les douleurs, surtout la nuit, sont assez vives pour obliger à l'emploi régulier d'analgésiques et de somnifères.

Le 10 février 1892, trois injections de quatre gouttes de solution au 1/10ᵉ autour du rebord cotyloïde en arrière.

Le 15, dépôt de six gouttes en avant de la cavité cotyloïde.

Le 18, dépôt de 24 gouttes en six places autour des attaches fémorales de la synoviale.

Ces trois séries d'injections furent très douloureuses. Elles furent suivies d'un peu de gonflement, qui persista, du côté du pli de l'aine. Les douleurs à la date du 25, c'est-à-dire 15 jours après la première injection, n'étaient pas encore sensiblement atténuées.

Sans attendre davantage, nous immobilisâmes alors la jointure, en même temps que nous appliquions l'extension continue.

A partir de ce moment, les douleurs diminuèrent assez vite et disparuren même assez complètement pour nous permettre d'enlever, dès le 15 avril, tout appareil.

Le mois suivant, le malade quittait l'hôpital, n'ayant plus d'autres douleurs que celles provoquées par les marches un peu prolongées. L'état local du malade est resté stationnaire depuis lors. L'articulation *paraît* être ankylosée. Quant à la santé, prise dans l'ensemble, elle n'est pas améliorée et l'on commence à reconnaître des signes non douteux de tuberculisation pulmonaire.

Obs. 41. — *Tumeur blanche de la hanche, suppurée, ouverte (récidive de résection). Deux séances d'injections. Résultats nuls* (Desguins).
— La petite St..., Bertha, 11 ans, a été réséquée de la hanche il y a plusieurs années. L'enfant a retiré le plus grand bénéfice de cette intervention, au point

de vue de la douleur, de la marche, comme aussi et surtout de la santé générale, qui de déplorable qu'elle était primitivement est devenue excellente. Toutefois il persiste quatre fistules, donnant journellement une quantité de pus suffisante pour traverser un pansement ordinaire.

Le 18 août 1891, trois injections de 2 gouttes de ZnCl au 1/10ᵉ.

Le 29, une injection de 4 gouttes. Les douleurs très vives déterminées par ces injections, d'une part, et l'incertitude de l'indication précise, d'autre part, nous incitent à ne pas insister davantage. Les injections paraissent n'avoir eu aucune influence.

Obs. 42. — *Trajet fistuleux déterminé par une tuberculose du grand trochanter. Guérison.* (David.) — Malade âgé de 22 ans. Entre pour une fièvre typhoïde à l'hôpital. A la suite de celle-ci se déclare un phlegmon de la région thoracique qui guérit par les moyens ordinaires, et un autre de la région sacrée qui résiste aux traitements par les incisions, les drainages et les lavages antiseptiques.

Du 10 mars au 3 septembre, persiste un trajet fistuleux au niveau du grand trochanter. Un stylet va jusque sur l'os carié.

Le 3 septembre, on institue le traitement par les injections de chlorure de zinc. Dix injections variant de III à IV gouttes sont faites autour du trajet fistuleux qui se ferme rapidement et permet au malade de partir en un excellent état général et local, en convalescence, à la fin du mois d'octobre.

Obs. 43. — *Coxo-tuberculose non suppurée. Guérison.* (David.) — L..., Edmond, âgé de 34 ans, ouvrier aux bâtiments en fer de l'Arsenal, entre à l'hôpital le 7 novembre 1891, pour coxalgie à gauche. De vives douleurs se font sentir à la hanche, au grand trochanter et au talon. Le membre est en demi-flexion. Les mouvements du membre sont transmis au bassin, qui se meut avec lui. Ensellure de la région lombaire.

Du 16 novembre au 18 décembre : quinze injections de chlorure de zinc, variant de IV à XIV gouttes, sont pratiquées autour de l'articulation coxo-fémorale. Dès les premières injections, qui n'ont pas été très douloureuses, le malade accuse un mieux sensible. L'appareil à extension continue qui avait été maintenu au début des injections est supprimé le 1ᵉʳ décembre. Les douleurs de la hanche, du grand trochanter et du talon disparaissent. Dans les premiers jours du mois de janvier, cet homme commence à se lever dans la salle. Enfin, le 9 février 1892, il sort sur sa demande pour reprendre son service. Depuis cette époque, nous avons rencontré plusieurs fois L... en ville, marchant sans fatigue.

Obs. 44. — *Coxo-tuberculose non suppurée et O.A.T. du genou. Guérison.* (Lannelongue). — Raymond F..., âgé de 7 ans. La coxo-tuberculose date de mai 1889. Traitement par la gouttière de Bonnet. Guérison. En janvier 1891, apparition de l'O. A. T. du genou. Actuellement, août 1891, la synoviale du genou est envahie par les fongosités surtout au niveau de son cul-de-sac supérieur, et de chaque côté du ligament rotulien. Le 26 août, 6 injections de ZnCl.

Réaction peu vive, peu de douleurs. La hanche étant devenue douloureuse est également traitée par la méthode sclérogène. 6 injections qui contournent le bord postérieur et le bord supérieur du grand trochanter, peu de réaction.

Le malade est mis à l'extension continue.

En septembre, la hanche n'est plus douloureuse. Le genou paraît également guéri. Les fongosités sont disparues, les mouvements sont normaux, mais ils s'accompagnent de craquements.

L'enfant allait bien quand en juin 1892 apparaît un petit foyer dépendant du grand trochanter. Celui-ci est incisé, il est seulement sous-cutané et on ne peut apparemment trouver son point de départ osseux.

La hanche est complètement guérie, quoique les mouvements ne soient pas complètement normaux. L'articulation du genou est redevenue normale.

OBS. 45. — *O. A. T. du genou non suppurée. Guérison* (Personnelle). Charlotte B..., âgée de 4 ans 1/2. — Affection datant d'un an. 1^re séance d'injections en juillet 1891. Amélioration évidente; variole en août. L'enfant vient à l'hôpital Trousseau. En septembre nouvelle séance d'injections (8 piqûres) autour de l'articulation. Réaction peu intense, formation d'un fibrome synovial qui, les jours, suivants, diminue de dureté. Les mouvements reparaissent peu à peu. En octobre ils sont presque normaux, et l'enfant part à Berck en novembre complètement guéri.

OBS. 46. — *O. A. T. du genou non suppurée et non ouverte. Guérison.* (LANNELONGUE). — Emile Ba..., 10 ans. Affection datant de six mois. Synoviale très fongueuse. Creux poplité très bombé. Douleur au niveau des condyles. Traitement 1^er juin 1891. Le genou est ponctionné, il en sort du pus grumeleux, lavage de l'article. Cinq injections de ZnCl. Arthrotomie, curettage articulaire. Guérison rapide.

Eu décembre l'enfant est revu, la synoviale est restée épaisse et élastique dans les points où elle forme de gros reliefs, elle a une consistance fibroïde. La marche est parfaite, sauf une légère hésitation dans le 1^er temps, ce qui détermine une claudication légère. Le 15 janvier 1892, l'enfant part à Berck; il est guéri.

OBS. 47. — *O. A. T. du genou, non suppurée. Guérison* (LANNELONGUE). — P... âgé de 8 ans. L'affection datait de six mois environ mais avait marché très lentement et avait déterminé de très vives douleurs.

1^re séance d'injections en mai 1891. Réaction assez marquée.

Induration des fongosités qui disparaissent les jours suivants, mais les mouvements restent douloureux quelque temps.

En juillet l'enfant commence à marcher.

En octobre on trouve autour du ligament rotulien de petites masses molles adipeuses. A ce moment la rotule est encore entourée par du tissu dur et élastique analogue à du caoutchouc. Plus de douleur.

Mouvements presque normaux grâce à l'électrisation des muscles et aux massages.

En décembre, guérison sans claudication.

Obs. 48 (Personnelle). — *O. A. T. du genou non suppurée, du genou gauche. Guérison.* — Marie B..., âgée de 8 ans. Entrée le 10 février 1892. L'affection date du mois d'août dernier. Actuellement les lésions siègent surtout au-dessus de la rotule qui est encadrée par des fongosités peu abondantes. Léger épanchement articulaire. Le rotule est élargie. Fongosités de chaque côté du ligament rotulien. Mouvements incomplets non douloureux, légers mouvements de latéralité. Atrophie musculaire. Claudication.

Le 17 février. Neuf injections de 3 gouttes sont pratiquées. Réaction assez vive. Immobilisation, compression.

Le 1er mai les mouvements sont commencés, la marche est facile. L'enfant sort guérie le 25 mai et depuis, sa guérison s'est maintenue.

Obs. 49.— *O. A. T. non suppurée du genou. Guérison avec ankylose.* (Lannelongue). — Augustine T..., 6 ans 1/2. Gono-tuberculose droite datant de six mois. Fongosités volumineuses maïs non encore abcédées dans toute l'articulation. Genou immobilisé dans la flexion à angle droit. Adénites inguinale et poplitée. Pas de douleurs à la pression sur le femur, le tibia ni la rotule.

*Traitement:* 1º Redressement du membre ; 2º 3 injections du 29 avril au 5 juin.

*Résultats.* — Une semaine après la première injection, il s'est formé, dans le cul-de-sac sous-tricipital, un épanchement sanguin pris pour un abcès et incisé comme tel. La plaie s'est réunie par première intention. Ultérieurement formation d'une eschare cutanée au-dessous et en dedans de la rotule à la suite d'une injection.

2 juillet. La synoviale épaissie forme un relief dur reconnaissable au doigt. L'enfant commence à plier lui-même le genou. Aucune sensibilité. La plaie cutanée résultant de l'eschare est en voie de réparation. Les ganglions ont à peine la moitié du volume qu'ils présentaient au début.

En octobre, la guérison s'est maintenue. Mais en novembre il se forme un nouveau foyer au niveau du condyle interne du genou. Celui-ci est gratté.

En janvier 1893, l'enfant marche avec des béquilles. Le genou est ankylosé.

Obs. 50.— *Ostéo-arthrite tuberculeuse et suppurée du genou. Guérison* (Personnelle).—Émile G..., 6 ans. Affection datant d'un an. Traité en mai 1892 à l hôpital Trousseau. 1re séance d'injections. Réaction assez marquée, induration des tissus. En juillet, apparition d'un petit foyer sous-cutané n'occupant que le tissu cellulaire sous-cutané. Il est incisé et gratté. Les mouvements sont revenus en grande partie depuis quelque temps. L'enfant marche et sort guéri complètement en août.

Obs. 51.— *O.A.T. suppurée du genou droit. Guérison* (Lannelongue).

— Albert Ch..., âgé de 13 ans. Début il y a 5 ans. Malgré la lésion, il fait un métier assez fatigant. Actuellement le gonflement de l'articulation est énorme et sur une grande hauteur. Les fongosités sont évidentes et encadrent la rotule. elles comblent toutes les dépressions et donnent au genou un volume considérable. Le creux poplité est aussi empâté. Pas de liquide articulaire. Mouvements très limités, tendance à la flexion.

Le 25 novembre. 1re séance d'injection à la périphérie des fongosités. Réaction intense.

Le 27. Le genou est redressé, immobilisé. Les fongosités ont acquis une dureté des plus remarquables. Apparition d'un épanchement sanguin.

En janvier 1892. Grattage du petit foyer dépendant de la tête du péroné, injection de ZnCl autour de ce foyer.

En mars. La guérison est parfaite. Le malade marche très bien, on note quelques troubles vaso-moteurs. La synoviale forme un véritable ostéome sous-périosté.

En janvier 1893, à la suite d'une entorse, nouvel épanchement sanguin qui nécessite la rentrée du malade à l'hôpital. Compression. Abcès. Grattage.

Obs. 52. — *O. A. T. suppurée du genou gauche. Amélioration* (Personnelle). — Pierre B..., âgé de 10 ans. Il y a sept ans, ostéo-tuberculose de l'extrémité supérieure du tibia, il a 5 ans même lésion de la tête du péroné. Il y a un an O. A. T. du genou. Arthrectomie. Actuellement, foyer de fongosités au niveau de la face externe du tibia et dans le cul-de-sac sous-tricipital. Mouvements normaux, pas d'épanchement articulaire. Genu valgum très marqué. Atrophie du triceps. Mouvements de latéralité du genou.

Le 24 février 1892, 10 injections encadrant les fongosités et surtout de chaque côté pour éviter les mouvements de latéralité et consolider en ces points l'articulation.

Réaction peu marquée. Les jours suivants formation d'un tissu induré très étendu. Immobilisation et compression. Disparition complète des fongosités. Cependant en janvier 1893, apparition d'une petite fistule, qui actuellement a de la tendance à s'oblitérer.

Obs. 53.—*Mal de Pott. O. A. T. suppurée du genou. Insuccès. Mort de T. pulmonaire.* — Ernestine J..., âgée de 8 ans. Affection datant de 10 mois. A son entrée salle Giraldès, fongosités énormes au-dessus de la rotule. Empâtement aussi dans le creux poplité. Douleurs spontanées très vives de même à la moindre pression. En janvier 1892, 1re séance d'injections : 8 piqûres. Réaction très vive. Gonflement énorme du genou. Les jours suivants celui-ci diminue de volume et l'amélioration dure quelque temps, mais en décembre 1892, de nombreuses fistules se sont développées et conduisent sur le fémur. Incision et grattage. En février deuxième grattage pour un foyer tibial. Les fistules persistent longtemps, épuisent le malade au point de rendre l'amputation impossible étant donné l'état de faiblesse de l'enfant. Lésions pulmonaires prédominantes. Mort en février 1893.

M.                                                                    19

OBS. 54. — *O. A. T. du genou suppurée. État stationnaire.* — Anna Petit, âgée de 5 ans. Début de l'affection datant de de plusieurs mois. Fongosités sur tout le pourtour du genou. Élargissement de la rotule, du fémur et du tibia. Tendance à la flexion.

Le 21 mars 1892. 13 injections de 2 à 3 gouttes chacunes.

Réaction assez vive. Appareil plâtré et compression.

Le 15 avril. L'amélioration du genou est évidente, les tissus périarticulaires sont indurés comme dans toutes les observations précédentes.

En juin. Un abcès se développe ; il dépend du tibia et paraît communiquer avec l'articulation. Incision et grattage.

En juillet. Induration des tissus péri-synoviaux.

En novembre. Réapparition d'une fistule. Grattage en décembre 1892. Actuellement l'enfant est presque guéri.


OBS. 55. — *Ostéo-arthrite tuberculeuse suppurée du genou gauche. État stationnaire.* — B..., Louise, 12 ans, entre le 6 juin 1891 à l'hôpital Trousseau, salle Giraldès, n° 34. Mère très bien portante.

A l'âge de 3 ans, on remarque 6 semaines environ après une chute, qu'elle boite et se plaint de son genou.

Traitement par le repos, mais l'enfant continue à boiter.

Depuis, le genou devient douloureux de temps à autre et nécessite le séjour au lit pendant des semaines. Depuis trois mois aggravation évidente. Actuellement le genou présente tous les signes d'une O. A. T. en complète évolution, les fongosités sont énormes. Le creux poplité est également envahi par des produits pathologiques.

Le 15 juillet. 8 injections de ZnCl. Amélioration les jours suivants.

26 septembre. 2ᵉ séance d'injection.

En octobre. L'état est stationnaire.

En décembre. Les parents enmènent le malade, qui n'a pas pu être revu.


OBS. 56. — *O. A. T. du genou non suppurée* (REYNIER. *Soc. chir.*, 1891, p. 804). — Affection datant de six mois, pas d'épanchement liquide articulaire, fongosités manifestes. Douze séances d'injection, soit 42 injections de ZnCl, d'une goutte chacune, tous les 5-15 jours. Actuellement les mouvements sont reproduits. Le résultat fonctionnel est excellent, mais les fongosités ne sont pas complètement disparues.


OBS. 57. — *O. A. T. du genou droit. Amélioration considérable.* (CHARVOT. *Soc. chir.*, 1891. p. 803). Malade âgé de 20 ans, se présente avec une O. A. T. du genou.

Les lésions du genou droit deviennent prédominantes. Insuccès des injections iodoformées,

Le 26 octobre. Injection de ZnCl. Réaction légère.

Le 6 novembre. 2ᵉ injection. Pas de réaction locale mais douleur très vive.

Amélioration rapide et considérable. Les fongosités disparaissent. Les mouvements redeviennent possibles. Le malade commence à marcher.

Obs. 58 — *Coxotuberculose et O. A. T. du genou suppurée. Guérison* (Coudray). — Observation relative à un cas très grave chez un enfant de 10 ans, à peu près guéri par le chlorure de zinc (observation inédite de M. Lannelongue) d'une vieille et abominable tumeur blanche du genou, et atteint en même temps du côté opposé d'une coxo-tuberculose à évolution rapide, avec empâtement ganglionnaire énorme et abcès dans la fesse, le tout avec un état général très mauvais depuis fort longtemps. Le 30 août, évacuation et drainage de la poche qui commençait à altérer la peau, puis 13 piqûres de la solution au 10e (28 à 30 gonttes) dans les points que j'ai indiqués plus haut, puis à la limite de l'abcès et en particulier sur l'os iliaque altéré dans une grande étendue. Les jours suivants, il y a un peu d'élévation de la température. Le 3 septembre, quatre jours après l'injection, les tissus sont déjà rétractés et durs. Au bout de dix jours, le drain ne donne plus issue qu'à un peu de liquide séro-sanguinolent ; les ganglions ont diminué de volume, l'induration des tissus est encore plus prononcée et l'état général est notablement amélioré.

Obs. 59. — *O. A. T. du genou non suppurée. Guérison* (Dubois). — Homme de cinquante ans, fongosités synoviales et ostéite des condyles du tibia ; fongosités dans les synoviales tendineuses des péroniers latéraux des deux côtés.

Injection de cocaïne, puis 20 piqûres de chlorure de zinc de 2 gouttes chacune. Douleurs considérables combattues par la morphine et le chloral.

Après trois semaines, le gonflement a disparu, mais, au niveau des condyles du tibia, les points atteints d'ostéite restent douloureux.

On fait 10 nouvelles piqûres et un mois après le malade était parfaitement guéri avec conservation de tous les mouvements.

Obs. 60. — *O. A. T. du genou et du cou-de-pied non suppurées. Guérison* (Dubois). — Femme malade depuis six mois. Ostéo-arthrite très douloureuse du genou et de la malléole interne gauches. Après chloroformisation, 20 piqûres de chlorure de zinc. Douleurs considérables qui nécessitent des doses élevées de morphine et de chloral. Traitement général. Après trois semaines, amélioration, mais il persiste encore de la douleur, surtout dans les points d'ostéite du tibia. Après avoir essayé deux fois les pointes de feu qui ne réussirent pas, on fait une deuxième fois dix piqûres de chlorure de zinc, et un mois après la guérison est parfaite.

Obs. 61. — *O. A. T. suppurée du genou. Guérison* (Dubois). — Enfant de sept ans, malade depuis plus d'un an. Ostéo-arthrite du genou droit avec abcès fongueux périarticulaire en avant. De plus, abcès froid du volume du poing dans le dos et gonflement des ganglions cervicaux. Avant d'opérer, traitement général antituberculeux.

Après trois semaines, nous faisons, après chloroformisation, vingt piqûres de

chlorure de zinc ; de plus, on gratte l'abcès fongueux et on le panse à l'iodoforme après avoir introduit un crayon iodoformé dans un trajet fistuleux profond
de 5 à 6 centimètres.

Après trois semaines, le trajet fistuleux et l'abcès sont guéris, mais il reste
encore un peu de gonflement et de douleur au tibia. On fait de nouveau dix
piqûres dans le périoste tibial.

Un mois après, guérison complète avec conservation des mouvements. Ajoutons que l'abcès froid dorsal et les ganglions du cou ont disparu sous l'influence
du traitement général.

Obs. 62. — *Tuberculose du genou ouverte et suppurée. Une série
d'injections suivie d'une hyperostose de tout le fémur et d'une amélioration rapide. 2ᵉ série d'injections. Guérison depuis un an*
(Perlis). — L... Henri, 15 mois ; on s'est aperçu depuis deux mois que le
genou droit était plus gros que l'autre, mais depuis huit jours seulement un
volumineux abcès a été incisé au niveau du cul-de-sac tricipital.

10 octobre 1891. Injections de chlorure de zinc autour de l'articulation ; douleurs vives jusqu'au soir, durant sept heures. Deux jours après, l'enfant ne
souffre plus du tout, mais on constate un épaississement notable de tout le
fémur sans gonflement des parties molles.

La circonférence du genou était de 22 cent. avant l'injection ; le 12 octobre,
au niveau de la rotule, 23 cent. ; au niveau du cul-de-sac tricipital, 22 cent., et
au niveau du pli de l'aine, 19 cent. 1/2, contre 16, 15 et 17 1/2 du côté sain.

Le volume de l'os va en diminuant, et au bout d'un mois, la mensuration
donne au niveau de la rotule, 20 cent. ; au niveau du cul-de-sac, 13 cent. 1/2 et
au pli de l'aine 18 cent. 1/2. Deux mois après l'injection le genou n'a plus que
12 cent. de circonférence, 3 cent. de moins qu'avant le traitement : le fémur
reste hypertrophié, mais il va en diminuant et n'a plus que 18 cent. 1/2 de
circonférence. La flexion amène le talon à 7 cent, de l'ischion, mais elle est
douloureuse au delà.

28 décembre 1891. Deuxième série d'injections suivie d'un rétablissement
complet en quelques semaines. La fistule est cicatrisée solidement.

Décembre 1892. L'enfant n'a pas été malade depuis un an et n'a pas cessé de
marcher. Ses genoux et ses cuisses sont actuellement tout à fait pareils, la flexion
est complète. Une petite cicatrice blanche et enfoncée marque le siège de l'ancienne fistule.

Obs. 63. — *Tuberculose non suppurée du genou. 4 séries d'injections. Récidive. Guérison* (Perlis). — A... Jeanne, 5 ans, d'une
famille robuste, non entachée de tuberculose. En août 1891, les parents s'aper-
çoivent de l'augmentation du genou droit, mais l'enfant ne se plaignant pas, on
la laisse marcher. En octobre 1891, l'enfant boite, souffre et finalement s'alite ;
elle est conduite à la consultation de l'hôpital à la fin d'octobre. Le genou est
immobilisé dans la flexion, rouge, arrondi, fort douloureux à la pression au

niveau de l'interligne et des condyles internes. La circonférence est de 25 cent. contre 23 cent.

2 novembre. 1re série d'injections : 12 piqûres de VI g., douleurs vives durant 10 heures, le volume augmente jusqu'à 26 cent. de circonférence. Il s'est formé de plus une petite collection fluctuante et douloureuse, du volume d'une noisette, à la face antéro-interne du genou, au dessous de l'interligne. Elle disparaît dans l'espace de vingt jours en laissant une petite induration, c'est probablement un petit hématome. Le volume du genou a pendant ce temps diminué, la circonférence est de 24 cent. 1/2 le deuxième jour, de 24 cent. le vingtième jour. Le genou est alors redressé sous chloroforme et on obtient une extension complète.

Fin décembre 1891, L'enfant marche, mais tire la jambe, la tient raide.

Janvier 1892. 2 séries d'injections, suivies d'une guérison apparente.

2 mars 1892. L'enfant continue à marcher sans boiter à proprement parler, mais en fauchant un peu, car elle ne fléchit pas le genou ; au repos la flexion spontanée va facilement jusqu'à l'angle droit, mais en marchant l'enfant ne le fait pas. Le volume du genou diffère à peine de l'autre : il a 23 cent. 1/2 de circonférence rotulienne, mais il est déformé par une certaine hypertrophie du condyle interne.

Jusqu'en juin 1892, l'enfant va de mieux en mieux, fléchit le genou en marchant, ne fauche pas, joue et saute quand elle n'est pas surveillée, mais le soir elle ne saute plus qu'à cloche-pied.

Mai 1892. Commencement de récidive, les culs-de-sac synoviaux jusqu'alors plats deviennent fongueux, le genou est très chaud, il y a une tendance prononcée à la formation d'un genu valgum ; cependant l'enfant ne se plaint pas.

1er juin. 4e série d'injections : 11 piqûres de IV g., douleurs extrêmement violentes pendant sept heures. Quinze jours après, le genou a repris bonne apparence, l'enfant marche fort bien, la flexion va à 75° ; en juillet à 70°.

Actuellement, en décembre 1892, Jeanne est une fort belle enfant, forte, grande et fraîche, son genou n'est pas normal ; la flexion ne dépasse pas 45° et la température locale est de 36°,2 contre 35°,1 du côté sain : le condyle interne du fémur est volumineux, mais indolent, et il n'y a pas de genu valgum.

OBS. 64. — *Tuberculose du genou. Arthrotomie inefficace. Raies et pointes de feu. Amélioration considérable activée par deux injections de chlorure de zinc. Guérison* (PERLIS). — Ch..., Auguste, 13 ans 1/2. Spina-ventosa de l'annulaire droit, amputé à l'âge de 11 ans. Arthrite du genou gauche depuis la fin de 1889. En décembre 1890, arthrotomie, lavage de l'article, guérison par première intention, mais le seul résultat de l'opération est l'ankylose, l'arthrite continue son évolution, le genou est très douloureux et son volume augmente graduellement. L'enfant ne peut pas même soulever son membre. En juin 1891. Raies et pointes de feu ; dix jours après l'enfant qui est resté alité depuis un an se lève ; la marche est indolente, mais le membre est ankylosé dans l'extension et la malade marche en fauchant. Le genou est d'ailleurs gros et fongueux, il y a un choc rotulien et la pression sur l'interligne est très sensible. Deux séries d'injections de chlorure de zinc, faites dans l'espace d'un mois, rendent la jointure indolente, les fongosités s'affaissent. Quelques mouvements reviennent et la flexion se fait à la fin de septembre 1891, suffisamment pour que la démarche devienne facile ; l'enfant ne fauche plus en posant le pied gauche par terre. Cet état ne s'est pas démenti jusqu'en février 1892. Mais pendant que le genou guérissait, l'enfant fut atteinte de tuberculose laryngée à évolution si rapide que la trachéotomie devint urgente. L'enfant sort de l'hôpital en mai 1892, sans canule, le larynx en assez bon état. L'enfant est revue le 14 décembre 1892, son genou est en parfait état, sa circonférence est de 31 cent. 1/2 contre 32 du côté sain. La température est identique aux deux genoux : 35°. L'état général est bon, la petite fille travaille à son métier, malgré une rechute de sa laryngite.

Obs. 65. — *Tuberculose non suppurée du genou. Trois séries d'injections. Guérison* (Perlis). — P..., Ernest, 13 ans 1/2. Depuis l'âge de 4 ans, l'enfant souffre souvent de son genou droit, boite pendant plusieurs mois, marche mieux pendant quelque temps et se remet à boiter. Depuis plusieurs mois l'articulation est très tuméfiée, la douleur à la pression est vive, la marche devient fort pénible. Les mouvements très limités.

22 août. 1er septembre. 14 septembre. Trois séries d'injections, suivies chaque fois d'une réaction modérée : pas de tuméfaction notable, douleurs durant 2 à 3 heures.

25 septembre 1891. L'enfant se trouve guéri, marche sans boiter, ne souffre point ; l'extension est complète, la flexion va jusqu'à un angle très aigu. Cependant l'articulation reste plus chaude que celle du côté gauche et la circonférence est de 34 cent. contre 30. A ce moment il survient une arthrite subaiguë du coude droit qui guérit en quelques jours par l'administration de salicylate de soude.

Obs. 66 — *Ostéo-arthrite non suppurée du genou ; 4 séries d'injections. Guérison* (Perlis). — R... Jules, âgé de 9 ans. Tumeur blanche du genou, début en mars 1891.

Août 1891. Quatre séries d'injections. La douleur disparaît et la marche devient possible.

1er octobre. L'enfant marche tous les jours une ou deux heures sans souffrir ; cependant le condyle interne est un peu sensible à la pression très forte et la T. locale est du côté malade 33°,4, tandis que du côté sain elle n'est que 31°,8.

21 octobre. L'enfant ne se plaint pas, marche très bien toute la journée. Les points sensibles ont disparu.

Le 28. L'état local et général sont parfaits.

Obs. 67. — *Ostéo-arthrite non suppurée du genou ; Une série d'injections. Guérison dans une attitude défavorable* (Perlis). — B..., Anna, 7 ans, tumeur blanche du genou droit ; début il y a un an, la pression est douloureuse ; la jambe est fléchie à angle droit sur la cuisse ; l'extension est impossible; flexion peu accentuée également. Circonférence du genou droit, 24 cent. ; du genou gauche, 20.

23 novembre 1891. 60 gouttes de solution en 14 piqûres y compris la face postérieure du tibia ; immobilisation et légère extension forcée, douleurs vives jusqu'à midi.

Le 30. Circonférence 24 ; l'extension est augmentée.

14 décembre. Extension incomplète sous chloroforme.

2 mars 1892. Flexion à angle obtus ; extension impossible ; raccourcissement 4 cent. L'enfant marche sans se plaindre en corrigeant celui-là par une scoliose lombaire; circonférence 22 cent. Etat général très bon.


OBS. 68. — *Tuberculose suppurée du genou. Résection suivie de suppuration. Consolidation au bout de cinq mois. Persistance de fistules aux extrémités de l'incision. Hypertrophie énorme du fémur jusqu'à son tiers supérieur. Deux séries d'injections. Guérison* (PERLIS.) — N..., Hippolyte, 4 ans. Aussitôt après la résection le volume du fémur se mit à augmenter graduellement et au moment où la consolidation fut achevée, il était devenu énorme dans ses 2/3 inférieurs; l'os avait au moins triplé de volume; la cuisse avait 28 cent. de circonférence maximum, mais ce chiffre comparé aux 22 cent. du point symétrique de la cuisse saine ne donne pas encore une idée de l'hypertrophie fémorale, car la peau du côté malade était luisante et tendue sur l'os, les parties molles n'existant plus guère. Une quantité considérable de pus s'écoulait par deux fistules. L'enfant ne souffrait d'ailleurs pas, mais ne pouvait poser le pied par terre.

9 octobre 1892. 1re série d'injections : 12 piqûres de VI gttes au dessus et au dessous de la ligne cicatricielle, et à la limite de l'hypérostose : 3 jours après la diminution de volume était visible.

Le 21. Deuxième série d'injections : 10 piqûres de V gttes; la circonférence du fémur qui était de 26 cent. descend à 25 cent. en dix jours; les fistules sont grattées et l'enfant commence bientôt à marcher.

Décembre 1891. Exeat ; les fistules cicatrisées, l'enfant marche facilement avec un raccourcissement de 2 cent.


OBS. 69. — *Tuberculose non suppurée du genou. 2 séries d'injections. Guérison. Récidive au bout d'un an* (PERLIS). — Namp..., Georges, 6 ans 1/2, souffre du genou droit depuis un an tout en continuant à marcher. Le genou est chaud, les veines superficielles très dilatées, la synoviale distendue par un épanchement considérable. Le périmètre du côté malade est de 28 cent. contre 24 du côté sain. L'extension est complète; le maximum de flexion laisse le talon à 6 cent. de l'ischion. Le condyle interne est très hypertrophié.

26 octobre 1891. 12 injections de IV gttes. Douleurs vives pendant 3 heures. L'épanchement se résorbe rapidement. Au bout d'un mois, l'enfant marche facilement et la flexion est complète mais la température locale reste élevée.

11 janvier 1892. 7 injections de IV g. Réaction modérée. Fin janvier : péri-

métre 24 cent. des deux côtés, flexion complète, mais la température locale n'est toujours pas normale.

16 novembre 1892. — L'enfant s'est très bien porté toute l'année ; il est considéré comme parfaitement guéri, va à l'école, ne se plaint jamais, ne boite jamais. Nous constatons, en effet, qu'il a une mine superbe, que son articulation est absolument mobile, la flexion allant jusqu'au contact du talon et de l'ischion. Cependant, depuis quinze jours, le volume du genou a un peu augmenté et la synoviale est en effet distendue par un épanchement considérable ; le périmètre présente 2 cent. 1/2 de différence : 24 1/2 au niveau de la rotule et 26 cent. au niveau du cul-de-sac tricipital du côté sain pour 28 cent. et 28 c. 1/2 du côté malade.

On se propose de recommencer le traitement par les injections de chlorure de zinc, la révulsion de la compression n'ayant eu aucune action sur cette hydarthrose.

7 décembre. 22 injections.

Résultat définitif?

Obs. 70. — *Tuberculose du genou avec abcès non injectés. Quatre séries d'injections. Amélioration considérable* (Perlis). — B..., Alfred, 2 ans 1/2, sans antécédents tuberculeux, boite depuis qu'il sait marcher et le volume de son genou va en augmentant.

22 septembre 1891. 10 injections de IV gttes, réaction vive, tuméfaction considérable du genou, de la jambe et de la cuisse ; mais dès le lendemain, la douleur a disparu, les fongosités sont comme figées, la rotule presque immobile. Quinze jours après l'injection, la flexion de la jambe sur la cuisse est normale, l'extension est incomplète ; la différence de diamètre est de 1 cent 1/2.

28 octobre. 10 injections de IV gttes. Mêmes suites que la première fois, puis douze jours après l'injection, il se développe un petit abcès froid au-dessous de l'interligne. Incision, grattage jusqu'à l'os dénudé, cicatrisation sans suppuration après l'issue de fongosités venant des parties voisines de l'interligne. L'état général de l'enfant, qui était fort mauvais, est complètement changé, mais l'état du genou ne varie guère.

Décembre 1891. Une petite fistule s'ouvre au niveau du premier abcès.

6 avril 1892. 10 injections IV g. autour de la petite fistule. Douleurs pendant douze heures, ensuite indolence absolue ; l'enfant, alité depuis huit mois, essaye de se lever quand on le quitte, le genou diminue de volume. L'état général est parfait. L'enfant grandit beaucoup et le membre malade est pareil à l'autre au point de vue de la longueur des segments.

Juin 1892. Un vaste abcès froid se développe dans la partie externe du cul-de-sac tricipital. Incision, grattage minutieux, extraction de fragments de la synoviale fongueuse, badigeonnage au naphtol camphré, suture et guérison par première intenjion en quelques jours.

Août 1892. Un autre abcès analogue se forme dans la partie interne du même cul-de-sac. Même traitement et même résultat. La peau est comme collée à l'os sur l'épiphyse fémorale.

Actuellement, en décembre 1892, le processus tuberculeux paraît à peu près éteint, les cicatrices très petites et blanches sont peu enfoncées et peu adhérentes et la peau a repris sa mobilité sur l'os (synoviale régénérée). Le genou est indolent à la pression, sauf au niveau de l'interligne, quand la pression est énergique ; on ne sent de fongosités nulle part. La jambe est fléchie sur la cuisse à 150° et on peut lui imprimer quelques petits mouvements. Le redressement complet est impossible sous chloroforme, à cause de la subluxation du tibia. L'enfant marche avec une chaussure à semelle épaisse, quand le genou est bien maintenu à l'aide de quelques attelles. La température est nettement plus élevée que du côté sain et nous n'osons, en somme, pas considérer cet enfant comme guéri définitivement. L'état général est parfait.

Obs. 71. — *Tuberculose suppurée du genou. Une série d'injections. Amélioration considérable* (PERLIS). — L..., Jeanne, 7 ans 1/2. En septembre 1890, une arthrite subaiguë survient au genou droit et l'enfant ne peut bientôt plus marcher ; elle subit pendant dix mois toutes sortes de traitements, y compris une arthrectomie. En juillet 1891, l'enfant est toujours complètement impotente, alitée ; le genou est informe, fongueux, ankylosé dans une flexion légère, extrèmement douloureux à la pression ; il y a plusieurs fistules au niveau de la cicatrice opératoire.

28 juillet 1891. 6 injections de II gttes. En quelques semaines, l'enfant change complètement, ne souffre plus, les mouvements reviennent ; au bout de six semaines, les fistules sont cicatrisées et l'enfant marche sans la moindre douleur.

Octobre 1891. L'enfant, soignée dans le service, est reprise par ses parents ; son état général est très bon, elle marche parfaitement, c'est-à-dire qu'elle ne se fatigue pas ; mais les mouvements ne sont pas très étendus, l'extension est complète, la flexion n'atteint pas 90° et deux petites fistules ont reparu au niveau de la cicatrice opératoire.

Obs. 72. — *Spina-ventosa guéri spontanément. Ostéite tuberculeuse du 1er métatarsien. Deux séries d'injections. Guérison. Tuberculose non suppurée du genou. Cinq séries d'injections dans l'espace d'un an. Chaque fois, amélioration passagère* (PERLIS). — G..., Armand, 2 ans 1/2. Depuis plusieurs mois, il souffre un peu du pied gauche ; depuis peu de jours, le bord interne du pied est tuméfié, rouge et douloureux à la pression.

30 septembre 1891. Nous constatons que l'enfant a un spina-ventosa de l'index droit, limité à la phalange, bien typique ; la mère de l'enfant nous dit que le doigt est en train de diminuer de volume, aussi le laissons-nous sans traitement et il guérit en effet complètement au bout de quelques mois.

Le bord interne du pied gauche est très douloureux, rouge, le périmètre du pied est de 16 cent. 1/2. L'enfant marche en boitant.

Première série d'injections ; cinq piqûres de IV gttes, réaction vive, la douleur disparaît en quelques jours ; vingt jours après, il se développe un grand abcès dans le premier espace interosseux ; il est incisé et pansé à la glycérine créosotée ; la suppuration est insignifiante, mais la cicatrisation tarde à se faire. Périmètre du pied, 15 cent. 1/2.

10 novembre 1891. Deuxième série d'injections. Huit piqûres de IV gttes. Tuméfaction considérale, suivie d'une amélioration rapide : la fistule est cicatrisée au bout de dix jours, le périmètre est de 14 cent. 1/2. A peine le pied est-il guéri que l'enfant se plaint du genou.

Décembre 1891. Après la tuberculose bénigne du doigt et la tuberculose de gravité moyenne du métatarsien, l'enfant présente une arthrite du genou d'allures beaucoup plus graves.

Deux séries d'iujections sont faites dès le début de l'arthrite dans le courant de décembre 1891, suivie chaque fois d'une réaction vive, d'une amélioration insignifiante et ensuite d'une aggravation sérieuse.

Mars 1892. Le genou est rouge, douloureux, chaud. Il a 23 cent. de périmètre contre 21 du côté sain. Les mouvemenfs sont impossibles, l'enfant ne peut mettre le pied par terre.

Le 2. Troisième série d'injections : 8 piqûres de VI gttes. Redressement incomplet. La réaction est vive, de gros bourrelets indurés dessinent la ligne d'injection, surtout au tibia où le bourrelet a 2 cent. de largeur ; bientôt le volume du genou diminue, le périmètre est de 12 cent 1/2, l'enfant essaye de marcher quand il n'est pas surveillé, mais un mois après l'injection, il n'y a plus aucun progrès nouveau.

18 mai. Quatrième série d'injections, suivie des mêmes phénomènes.

13 juillet. Cinquième série d'injections : 12 piqûres $= 0,50$ centigr. de solution. Réaction vive, douleurs pendant sept heures ; pendant deux mois, le genou paraît tendre vers la guérison, l'amplitude des mouvements augmente dans une faible mesure : flexion, 135° ; extension, 112°, puis l'articulation s'endolorit à nouveau. Il n'y a d'ailleurs jamais eu de douleurs spontanées depuis les premières injections.

7 décembre 1892. Sixième série d'injections : 18 injections $= 0,50$ centigr. de solution. Le redressement complet est impossible, le tibia ayant tendance à se luxer en arrière. Le doigt et le pied restent parfaitement guéris. L'état général de l'enfant est très bon.

OBS. 73. — *Tuberculose non suppurée du genou. Une série d'injections. Amélioration rapide* (PERLIS). — F... Adèle, 19 ans. Depuis l'âge de 4 ans, c'est la troisième poussée d'arthrite tuberculeuse du côté du genou droit ; la première a duré un an, la seconde six mois, la troisième date du mois de mars 1891. L'enfant ne marche plus qu'avec deux béquilles, le genou fléchi.

1er août. 10 injections de IV gttes. et extension.

Trois semaines après, l'enfant quitte le service, marchant sans appui, le genou presque ankylosé dans l'extension.

OBS. 74. — *Tuberculose non suppurée du genou. Une série d'injections. Amélioration* (PERLIS). — D... Mathilde, 7 ans, malade depuis 2 ans. Le genou droit est tuméfié, mais indolent, et l'enfant marche assez bien ; à la suite d'un traumatisme, la tuméfaction a augmenté depuis trois mois et demi.

10 novembre 1891. L'enfant marche bien ; le genou droit est volumineux, arrondi, fongueux et chaud. Le mouvement de flexion est fort limité. Circonférence, 23 cent. contre 21 cent. du côté sain.

1re série d'injections : 8 piqûres de V gouttes. Douleurs très fortes pendant 7 heures, augmentation notable du volume de l'articulation. Vingt jours après l'injection, le volume du genou a diminué, la coloration de la peau est normale, la flexion est facile à 90°.

12 décembre 1891. L'enfant marche parfaitement, la flexion va à 45°, le volume du genou reste plus considérable que celui du genou sain ; l'enfant est perdu de vue à ce moment.

Obs. 75. — *Tuberculose non suppurée des deux genoux. Une série d'injections pour le genou gauche. Amélioration.* (PERLIS). — Sind..., Julie, 8 ans. A l'âge de 4 ans, arthrite aiguë traumatique du genou droit, ensuite tumeur blanche non suppurée. L'enfant marche en boitant depuis. Le genou gauche s'est tuméfié depuis janvier 1891 ; à mesure qu'il empire le genou droit va mieux.

Juin 1891. Le genou gauche luisant, fongueux, avec une forte tendance à la flexion ; le genou droit légèrement fléchi, moins douloureux. Vésicatoire à droite, pointes de feu à gauche.

Juillet. Le genou droit est indolent et mobile ; les mouvements sont cependant moins étendus que normalement. Le genou gauche n'est pas amélioré, la flexion s'accentue.

Août. Injections de chlorure de zinc autour du genou gauche, amélioration rapide et considérable.

Obs. 76. — *Ostéo-arthrite non suppurée tuberculeuse du genou, 4 séries d'injections, Amélioration. Mort de méningite* (PERLIS). — N..., Armand, âgé de 3 ans, tumeur blanche du genou droit. Le genou est complètement déformé. La synoviale est pleine de fongosités, la peau est distendue, amincie ; la jambe est fléchie à angle obtus.

7 octobre 1891. 8 injections (32 gttes).

Le 14. Circonférence du côté malade, 25 ; du côté gauche, 18. Un gros abcès communiquant avec le cul-de-sac tricipital est ouvert à la face interne et pansé à la glycérine créosotée.

Le 17. Il ne s'écoule plus de pus.

Le 21. Circonférence du genou malade, 23 1/2 ; l'abcès est cicatrisé.

10 novembre. Indolence à la pression. Circonférence, 22 1/2.

Le 17. 6 injections (24 gttes) à la face interne.

24 février 1892. Genou droit, 21 1/2 ; genou gauche, 19. Redressement sous chloroforme et injection de 50 g. de solution.

2 mars. L'enfant a souffert 24 heures ; genou droit, 22.

Le 9. Genou droit, 21 ; ne souffre plus, l'extension est toujours incomplète.

13 avril. Genou droit, 20 1/2. L'enfant fléchit spontanément jusqu'à l'angle obtus de 135°, et étend presque complètement la jambe ; il ne souffre pas à la pression.

18 mai. Le creux poplité est bombé, faussement fluctuant. La pression n'est pas douloureuse. .

Le 25. 10 injections (25 gttes) dans le creux poplité au-dessus et au-dessous de l'interligne, à la surface de l'os, des deux côtés de l'artère dont on sent le battement.

1er juin. L'enfant a peu souffert. Indurations, surtout à la partie inférieure du creux poplité.

Le 29. Le genou est indolent. Flexion à 100°, extension à 140°.

10 novembre. Mort par méningite.


Obs. 77. — *Tuberculose non suppurée du genou. 3 injections d'huile créosotée dans les fongosités; grande amélioration, rechute au bout de deux mois. 1re série d'injections de chlorure de zinc : amélioration et rechute après une rougeole. 2e et 3e séries d'injections. Amélioration considérable durant cinq mois, nouvelle rechute. 4e et 5e séries. Pas de guérison* (Perlis). — V..., Maurice, 3 ans 1/2 ; l'enfant ne peut pas essayer de se tenir debout et les bourrelets fongueux s'accentuent de plus en plus. Ensuite, dans l'espace de deux mois, on fait 3 séries d'injections d'huile créosotée à 20 0/0, 40 à 50 gr. chaque fois dans l'épaisseur des fongosités. L'amélioration est très notable en quinze jours; un mois après la 1re série d'injections, le genou reprend un aspect à peu près normal tout en restant chaud, et l'enfant marche de mieux en mieux; mais, au bout de deux mois, le volume de l'articulation augmente et la température locale s'élève; on a recours au chlorure de zinc.

21 octobre 1891. 1re série d'injections : 8 piqûres de VI gttes ; réaction violente, indurations très nettes en quelques jours et, ensuite, pendant deux mois, tendance manifeste à la guérison, à la restitution des mouvements. La rougeole, contractée le 10 décembre 1891, amène une rechute; la jambe se fléchit sur la cuisse, pour la première fois, depuis le début.

Janvier 1892. 3 séries d'injections; le genou paraît presque guéri pendant trois mois ; le petit joue et marche, se porte à merveille. L'état local est très satisfaisant, la circonférence du genou a diminué de 2 cent., elle est pareille des deux côtés, 22 cent., la flexion spontanée atteint 90°, l'extension est parfaite; cependant, il y a de la douleur à la pression forte et la température est de 36° du côté gauche contre 34°,5 du côté sain ; aussi continuons-nous à surveiller l'enfant, et, en effet, les symptômes inquiétants reviennent, douleur plus forte, gêne dans la flexion.

11 mai. 4e série d'injections : 10 piqûres de VI gttes ; nouvelle amélioration pendant deux mois, après quoi la douleur à la pression augmente derechef un peu ; la flexion n'atteint que 128°, l'extension incomplète atteint 135° ; il y a une atrophie notable de la cuisse, malgré le massage et l'électrisation.

16 novembre 1892. Depuis quinze jours, l'enfant ne veut pas marcher, le volume du genou, jusqu'alors égal à celui du côté droit, a augmenté un peu, la flexion est fort douloureuse et limitée.

5e série d'injections, suivie d'une nouvelle amélioration.

Décembre 1892, En somme, depuis près d'un an et demi, les injections de chlorure de zinc arrivent à arrêter chaque nouvelle tendance à la récidive, sans aboutir à la guérison. L'état général de l'enfant est tout à fait étonnant, tellement le petit est frais, grand et vigoureux.

OBS. 78. — *Tuberculose suppurée du genou, grave. Deux séries d'injections. Amélioration qui facilite l'amputation* (PERLIS). — D..., Marguerite, 4 ans. Depuis plusieurs années tumeur blanche du genou gauche ; l'enfant entre à l'hôpital le 27 juillet 1891, le genou à ce moment est très gros, plein de fongosités, avec de nombreuses fistules remontant sur la cuisse qui est tuméfiée ; une vaste ulcération se trouve dans le creux poplité, une autre au niveau de l'interligne antérieur. Etat général mauvais. Deux séries d'injections en août et en septembre améliorent beaucoup l'état du genou ; les fistules en partie guéries, l'ulcération antérieure également, les parties molles sont redevenues mobiles sur le fémur. L'état général est bien meilleur. Le redressement est impossible, la résection contre-indiquée par l'étendue des parties malades.

L'amputation au 1/3 supérieur est faite le 8 décembre 1891. L'examen des pièces montre les épiphyses et une partie de la diaphyse fémorale complètement désorganisés.

OBS. 79. — *Tumeur blanche non suppurée du genou. Une série d'injections. Insuccès* (PERLIS). — G... Denise, âgée de 3 ans et demi. Tumeur blanche du genou. Début il y a un mois.

23 novembre. Genou très chaud, douloureux à la pression. Circonférence : côté sain, 20 1/2 ; côté malade, 22 1/2 ; 16 injections de 48 gttes.

Le 30. L'enfant ne souffre pas depuis le jour d'injection. Douleur à la pression insignifiante, légère flexion.

14 décembre. Guérison de la rougeole ; le genou est devenu très douloureux, tuméfié surtout au niveau du condyle interne. La flexion s'est également accrue ; extension incomplète.

Le 21. Genou très sensible à la pression, rouge. L'enfant est perdue de vue. Nov. 1891. L'enfant est alitée. Traitée par des pointes de feu.

OBS. 80. — *Tuberculose non suppurée du genou. Une série d'injections. Pas d'amélioration* (PERLIS). — G..., Marcel, 6 ans. L'arthrite débute à l'âge de 3 ans, guérit au bout de 3 mois de traitement par les pointes de feu et le petit peut marcher pendant un an. Alité à nouveau depuis avril 1891, il est apporté à l'hôpital en septembre 1891 ; le genou est douloureux, volumineux, fongueux, non suppuré. Immobile dans la flexion à angle obtus.

Le 20 septembre. 10 injections de IV gttes. Le genou devient indolent au bout de quelques jours, mais il ne survient pas d'autre changement, et un mois plus tard il y a une différence de température de 2°,6 entre les deux genoux : 35° du côté malade, contre 32°,4.

L'état du genou a peu changé durant l'année 1892 (l'enfant était soigné chez ses parents), mais depuis peu il a beaucoup empiré et, en novembre 1892, l'enfant est ramené dans un service de chirurgie afin d'y subir une résection.

Obs. 81. — *Tuberculose du genou, suppurée non ouverte. 1re série d'injections. Amélioration passagère. Ouverture de l'abcès froid. 2e série d'injections. Insuccès. Mort* (PERLIS). — M. Georges, 10 mois. Le genou est tuméfié depuis quatre mois ; il est très volumineux, la peau luisante est parcourue de grosses veines et immobile dans la flexion. État général mauvais.

20 février 1891. — 1re série d'injections : 7 piqûres de IV g. ; réaction vive ; le cul-de-sac tricipital qui était déjà distendu par une certaine quantité de liquide augmente encore ; il est incisé, il s'en écoule une grande quantité de pus grumeleux mêlé de débris et de fongosités synoviales. A la suite de cette évacuation, le membre est mis dans l'extension. L'enfant souffre moins pendant quelque temps, son état général se relève, puis le genou augmente encore de volume, il s'établit une suppuration peu abondante au début, de plus en plus abondante ensuite au niveau du cul-de-sac tricipital, deux autres séries d'injections ne modifient l'état des choses que très passagèrement ; cependant la marche de l'arthrite d'aiguë qu'elle était, devient chronique et l'enfant vit jusqu'en 1891, époque a laquelle il meurt cachectique, albuminurique, avec de l'anasarque généralisée.

Obs. 82. — *Tuberculose de genou. Une série d'injections. Pas d'amélioration* (PERLIS). — P..., Fernand, 9 ans, début de l'arthrite à la suite d'une fièvre typhoïde ; marche lente d'abord, subaiguë depuis trois semaines Cinq mois après le début, l'enfant est alité, le genou très volumineux, hypertrophie considérable des épiphyses. La pression est fort douloureuse ; impotence absolue ; état général médiocre.

5 novembre. 10 injections de V gouttes. Douleurs pendant longtemps. Résultat nul.

Obs. 83. — *Tumeur blanche du genou, non suppurée. 3 séances d'injections. Guérison* (DESGUINS). — Enfant C..., Léopold, âgé de 6 ans ; son affection paraît remonter à quelques semaines. L'article dans son ensemble est modérément gonflé. Les dépressions normales sont effacées. Il n'y a ni rougeur des téguments, ni imminence de suppuration. Les mouvements sont extrêmement réduits à cause de l'excessive douleur qu'ils occasionnent.

La mensuration du genou, au milieu du niveau de la rotule, donne 23 cent. de circonférence pour le côté sain. et 23 cent. 1/2 pour le côté malade.

Le 15 octobre, nous pratiquons 4 injections de chlorure de zinc au 1/10e de 4 goutttes chacune, 2 du côté du fémur, 2 du côté du tibia. La douleur produite par les injections est vive et persiste tout en s'atténuant progressivement pendant une demi-journée.

Le lendemain : réaction générale nulle. On constate au niveau des piqûres un peu de gonflement et une induration marquée. Ceux-ci diminuent rapidement. Après quelques jours ils ont disparu. En même temps aussi disparaît la douleur que l'enfant accusait à son entrée. Les mouvements de flexion peuvent s'effectuer dans une grande étendue sans provoquer de révolte musculaire. Le

26 octobre nous pratiquons deux nouvelles injections au niveau des bords latéraux de la rotule. Enfin le 6 novembre nous en faisons encore deux autres au niveau des tubérosités du fémur. Une de ces dernières donna lieu à une eschare de la peau grande comme un centime et qui mit quelques semaines à se détacher. Lorsque vers la fin de novembre l'enfant quitta l'hôpital, il restait encore à ce niveau une petite plaie toute superficielle. A part cela, il était guéri. La claudication, qui était nécessairement très marquée, dans le principe, avait fait place à une marche normale.

Dans le courant de décembre, une chute faite sur le genou à peine guéri. Son genou présentait au moment de sa rentrée tous les signes d'une violente contusion avec douleur et épanchement. Or, huit jours de repos avec simple application de compresses résolutives suffirent à faire tout rentrer dans l'ordre. Le 15 février dernier, atteint cette fois d'un mal de Pott. La tumeur blanche du genou était pourtant restée bien guérie. Elle est encore bien guérie à l'heure qu'il est, c'est-à-dire après 8 mois.


Obs. 84. — *Tumeur blanche du genou, non suppurée. Six séances d'injections. Guérison* (Desguins). — Enfant De R..., Joséphine, âgée de 11 ans, portant au médius gauche un spina-ventosa déjà très avancé et au genou droit une tumeur blanche, pas très ancienne, mais déjà très caractérisée par les symptômes habituels.

Le 11 juillet, nous pratiquons l'ablation du doigt malade, et profitant du sommeil chloroformique, nous faisons au genou une première séance d'injection (une dizaine de gouttes environ). Au lendemain de chaque séance nous avons constaté un peu d'induration et de gonflement. Une seule fois la température s'est élevée à 38°,2.

Dès les premiers jours du traitement la douleur s'est amendée et elle disparu complètement dans la suite. Quelques poussées congestives observées en dehors de l'influence directe des injections furent combattues par des applications d'onguent mercuriel et un bandage ouaté légèrement compressif. Lorsqu'en novembre la fillette nous a quitté, elle n'éprouvait plus de douleur d'aucun genre. La mobilité du genou était normale. La marche se faisait aisément et sans fatigue. L'état général, assez précaire au début, s'était amélioré au point de rendre l'enfant méconnaissable.


Obs. 85. — *Tumeur blanche du genou, non suppurée. Deux séances d'injections. Abcès consécutif. Guérison* (Desguins). — L'enfant de V..., Marie, âgée de 6 ans, porte au genou gauche une tumeur blanche en pleine évolution. L'article a pris l'aspect fusiforme caractéristique et offre tous les symptômes habituels de l'arthrite tuberculeuse non encore suppurée. Le début des accidents remonte à 2 mois tout au plus.

Le 1er février 1892, première séance d'injection : une douzaine de gouttes en 3 piqûres. Le lendemain : apparition au niveau de chacune des piqûres d'un foyer d'induration très marqué; gonflement du genou dans son ensemble; pas de réaction générale. Ces foyers se dissipent au bout de quelques jours et le gonflement de l'articulation diminue peu à peu, en même temps que disparaissent les phénomènes douloureux dont l'enfant se plaignait antérieurement.

11 février. Le genou malade est encore un peu plus volumineux que le genou sain ; l'enfant n'éprouve plus de douleur ; la flexion et l'extension de la jambe sur la cuisse se font beaucoup plus aisément. Nouvelle injection d'une douzaine de gouttes de chlorure en 3 piqûres, suivie des mêmes phénomènes locaux que la 1re fois.

A un examen fait le 15 février, nous percevons au niveau du point où a porté l'injection destinée au plateau du tibia, une petite collection liquide indolore.

Le surlendemain, nous voyons s'échapper de la poche ainsi traitée, une masse molle, grisâtre, couleur mastic, due au mélange du naphtol avec les sécrétions.

L'enfant put quitter l'hôpital le 15 mars, soit un mois 1/2 après la 1re injection de chlorure de zinc. L'état général s'était beaucoup amélioré. Le genou avait repris ses fonctions et un aspect assez normal pour qu'une personne non prévenue ne pût remarquer de différence entre les deux membres.

Obs. 86. — *Tumeur blanche du genou, non suppurée. Une seule séance d'injection. Guérison* (Desguins). — La nommée Van M..., 38 ans. Fait remonter à 8 semaines le début de la gonarthrocarce dont elle est affligée. Le genou est rempli de fongosités et les douleurs sont assez intenses pour ôter tout sommeil.

Le 4 juin 1892, nous pratiquons sous le chloroforme, une injection de 1 gr. 1/2 de solution de chlorure de zinc au 1/10e en une quinzaine de piqûres. Le genou est immobilisé dans un bandage ouaté compressif, pendant environ 3 semaines. Il n'y eut à la suite de l'injection aucune réaction fébrile, le maximum de la température ayant été de 37°,6 (8 juin). Une des piqûres donna lieu à une eschare. Les douleurs cessèrent moins vite que dans les cas précédents et ne furent calmées qu'au bout de 4 semaines environ. Après six semaines la malade pouvait être considérée comme guérie. Elle marchait sans aucune douleur. Tout tefois le genou est resté un peu raide, comme semi-ankylosé. Il a cependant repris sa configuration normale.

Obs. 87. — *Tumeur blanche du genou, ancienne ayant suppuré. Dix-sept séances d'injection. Amélioration* (Desguins). — Le nommé T..., Jean, 45 ans, commis, a été traité pendant plusieurs années pour arthrite tuberculeuse du genou gauche. Genou ankylosé (ou paraissant tel) dans la rectitude, uniformément gros, ne montrant pas de dépressions physiologiques.

L'article est peu douloureux à la pression, sauf vers les plateaux du tibia, mais il est le siège de douleurs nocturnes très prononcées. Des vestiges d'anciennes fistules se trouvent çà et là, au côté externe du membre. L'articulation tibiotarsienne est ankylosée par suite de son immobilité dans les appareils. La poitrine ne paraît pas atteinte. Du 12 septembre au 28 avril nous n'avons pas fait moins de 7 séances d'injections et avons déposé tant autour de la synoviale que dans les fongosités environ *trois cents gouttes* de chlorure de zinc. Dans les premiers temps l'amélioration fut notable et même rapide, en ce sens que les douleurs s'atténuèrent manifestement et qu'après quelques semaines déjà nous avions obtenu une diminution de trois centimètres et demi sur la circonférence de l'article, mesuré au niveau de la rotule. Mais les douleurs ne cessèrent jamais complètement et maintenant le membre gonfle dès que le malade a été quelques heures en mouvement. Il est à noter que l'ankylose du genou, loin de s'accentuer a fait place à une mobilité de quelques degrés. Une seule des nombreuses piqûres faites chez cet homme fut suivie d'un sphacèle très limité de la peau.

OBS. 88. — *Tumeur blanche du genou, suppurée, ouverte. Cinq séances d'injections. Résultat nul. Décès par méningite tuberculeuse* (DESGUINS). — La nommée L..., Jeanne, âgée de 18 ans, entre à l'hôpital, pour des douleurs du genou droit. Il n'y a pas en ce moment de déformation notable de l'article, et le 6 mai nous sommes obligés de lui ouvrir au-dessus du condyle fémoral interne une large collection purulente ayant disséqué une partie du pourtour de l'os. Malgré le drainage et des soins antiseptiques convenables, la suppuration continue.

Nos premières injections furent faites le 11 et le 18 juillet, avec la solution au 1/20ᶜ et ne comportèrent respectivement que 3 à 4 piqûres de 2 à 3 gouttes chacune; peu de réaction consécutive. Dès le 27 nous employâmes la solution au 1/10ᶜ sans oser toutefois injecter plus de 2 gouttes par piqûre. Enfin nous fîmes encore deux séances le 18 et le 29 août, en augmentant jusqu'à 16 le nombre des gouttes injectées.

Il faut bien l'avouer, les résultats thérapeutiques ne furent pas appréciables. Il y eut bien un peu de réaction locale, des indurations au niveau des piqûres, etc., mais comme la douleur due à l'affection même ne diminuait pas et que celles que déterminaient les piqûres étaient très vives, la jeune fille finit par refuser toute nouvelle intervention.

Il fallut, à bout de ressources, se borner à des moyens palliatifs, et notre malade, prise successivement de tuberculose intestinale et de méningite, finit par succomber le 14 novembre.

OBS. 89. — *Tumeur blanche du genou suppurée, non ouverte. Quatre séances d'injections. Guérison* (DESGUINS). — L..., 10 ans, souffre depuis 1 an 1/2 d'une tumeur blanche du genou. En dépit de tous les traitements, la lésion n'a fait que s'aggraver. Le genou mesure 3 cent. 1/2 de plus que le genou sain. Douleurs spontanées, surtout la nuit. Il y a tous les signes d'une suppuration de l'article.

Pas de fistule. L'ayant placé sous le chloroforme le 8 janvier 1892, en vue des injections, nous constatons que la flexion est limitée à quelques degrés. Nous pratiquons ce jour-là une injection de 25 gouttes environ de chlorure de zinc. Cette première injection fut suivie d'une douleur très vive pendant quel-

ques heures. Mais nous eûmes la satisfaction de constater bien vite une amélioration considérable.

*Dès le* 11, en effet, 3 jours plus tard, les douleurs nocturnes sont disparues. On
peut toucher et remuer tout le membre.

Le 15 et le 30 janvier, nouvelles injections, même dose, sous le chloroforme.

Le 13 février, nous retirons au moyen de l'aspirateur Potain, environ 200 gr.
de pus filant, non grumeleux, d'une collection paraissant communiquer avec
l'articulation. Nous injectons une trentaine de grammes d'huile iodoformée à
10 0/0. Pansement antiseptique renouvelé le 16, le 20 et le 24. A chaque pansement nous faisons sortir par l'orifice de ponction une bonne quantité de pus
brunâtre.

Le 27. Le pus s'est à peine à reformé. Nous faisons une 4e et dernière séance
d'injections sous le chloroforme : 50 gouttes environ, en dix piqûres.

Le 1er mars, au lever de l'enveloppement antiseptique, nous constatons qu'il
n'y a plus de pus et que l'ancien orifice de ponction est bien cicatrisé. Nous met-
tons le malade dans une gouttière immobilisable et nous revoyons le malade seulement un mois plus tard.

Avril. Le membre n'est plus douloureux. La différence entre les deux genoux
n'est plus que d'un centimètre. L'enfant part pour la campagne. Son état de
santé s'est régulièrement amélioré. Pendant trois mois encore nous maintenons
un léger bandage autour du genou.

Enfin récemment, nous avons constaté : articulation indolore, plus de fongosités perceptibles, périmètre : un centimètre de plus que celui du genou sain.
Flexion incomplète, environ 25°. Marche et jeux prolongés sans fatigue. C'est-
à-dire, en un mot, la guérison *clinique*, et cela sans ankylose à proprement parler. A noter un point intéressant, c'est que le fémur malade a subi un allongement
d'au moins deux centimètres, preuve d'une suractivité assez grande dans le
fonctionnement du cartilage juxta-épiphysaire.

Obs. 90. — *O. A. T. non suppurée. Amélioration* (DAVID). — Gauthier, François, âgé de 21 ans, se fait une forte contusion au genou gauche. On
remarque à ce moment une large ecchymose, occupant la partie interne de la
jambe gauche, au-dessus et au-dessous du genou. Gonflement et rougeur de
l'articulation avec épanchement de liquide.

Le 3 août, le malade sort très amélioré pour entrer en convalescence.

Mais le 6 août, cet homme est renvoyé à l'hôpital. Le genou gauche est de
nouveau rouge et très gonflé, la peau est tendue. Les mouvements d'extension
et de flexion sont très restreints et douloureux. La fatigue survient rapidement
dans la marche ou la simple station debout. En faisant mouvoir la jambe sur la
cuisse, on perçoit distinctement à la main de nombreux craquements. Les ganglions inguinaux de ce côté sont engorgés.

Cet homme est d'abord traité par les cautérisations transcurrentes sans
aucune amélioration. L'articulation est encore empâtée et contient toujours du
liquide.

Le 11 septembre, première injection de IV gouttes de chlorure de zinc, II en haut près du bord interne du tendon du triceps et II en bas près du bord interne du tendon rotulien.

Le 13, deuxième injection de VI gouttes dont III près du bord externe du tendon du triceps en haut, et III en bas près du bord externe du tendon rotulien.

Le 15, le 17, le 19, injections de VIII gouttes, en alternant comme pour les précédentes.

Le 21 et le 23, injections de X gouttes.

Le 25, à la visite, le malade accuse une amélioration sensible. Il a marché la veille assez longtemps sans fatigue.

Le 27, les dépressions articulaires normales commencent à se dessiner. L'empâtement diminue. Les injections ne sont pas très douloureuses. Les jours suivants, l'amélioration fait de rapides progrès. On continue, par intervalles de vingt-quatre heures, des injections de XII gouttes. Elles ne sont suspendues que le 3 octobre. Ce jour-là, on constate que les mouvements articulaires sont à peu près normaux et nullement douloureux. A peine sent-on quelques rares craquements. Le liquide est presque totalement disparu. Autour de la rotule, à trois travers de doigt de distance en haut et sur les côtés, à un seul en bas, existe un bourrelet, large d'un centimètre environ, induré et s'élevant très légèrement au-dessus des tissus voisins.

Le 14 octobre. Il est très probable qu'à l'heure actuelle cet homme serait complètement guéri, s'il n'avait pas commis d'imprudences. Car malgré la défense formelle et réitérée qui lui avait été faite et par trop satisfait du résultat des injections, le malade s'est livré, dans les cours, à des marches prolongées, marches qui ont amené dans l'articulation un nouvel épanchement pour lequel il est encore en traitement.

OBS. 91. — *O. A. T. du genou non suppurée. Guérison* (DAVID). — M. X..., fait en 1873 une chute sur le genou gauche.

En 1876, douleurs artitulaires et sensation de corps étranger. Ce corps étranger est manifestement diagnostiqué en 1878.

En janvier 1889, cet officier est atteint d'hydarthrose à répétition.

En février 1891, le corps étranger est enlevé avec succès par le professeur Tillaux. Pas d'amélioration à la suite de cette opération. L'arthrite et l'atrophie persistent, augmentent même.

Au mois de novembre 1891, on institue le traitement par les injections de chlorure de zinc. Une série de 30 injections est commencée, chacune d'elles étant en général séparée de la précédente par un intervalle de deux jours. Vers la quinzième injection, le malade accuse une amélioration sensible. La marche est plus facile. Les mouvements de l'articulation sont beaucoup moins douloureux. Vers la vingtième injection, l'apparition d'un *érythème zincique* oblige à suspendre le traitement, qui est repris aussitôt que l'érythème, combattu par des compresses boriquées, a disparu. Au mois de mars 1892, une nouvelle série de 10 injections est pratiquée. Un second érythème se produit et oblige à  spacer davantage les injections. Ce malade nous a donné trois eschares au cours du traitement zincique.

Actuellement, M. X... est presque complètement guéri. Les mouvements de flexion et d'extension se font sans la moindre douleur. L'extension est complète, la flexion se fait à plus de l'angle droit. L'hydarthrose ne se reproduit qu'à de très rares intervalles, encore le liquide est-il peu abondant. L'empâtement est à peine sensible. Tous deux disparaissent rapidement par le massage. Les tissus périarticulaires ont repris leur couleur et leur consistance normales. Quelques craquements très fins se sentent encore dans l'articulation. L'atrophie persiste un peu ; elle est combattue par les douches et les courants continus.

Obs. 92. — *O. A. T. du genou suppurée. État stationnaire. Mort de T. pulmonaire.* (David). — Le Guillou-Yves, âgé de 51 ans, entre une première fois à l'hôpital, le 13 septembre 1889, pour fracture de la neuvième côte gauche. Le 2 décembre suivant, cethomme fait une nouvelle entrée à l'hôpital pour pleurésie ancienne. On constate à ce moment une tuberculose manifeste. En outre, le genou droit, qui, cependant, n'est pas douloureux, et dont les mouvements sont normaux, est d'un volume sensiblement supérieur à celui du côté opposé.

Atrophie notable de tout le membre inférieur. Mais le malade sort non guéri le 11 janvier 1890.

Le 24 avril de la même année, Le Guillou entre de nouveau à l'hôpital pour pleurésie ancienne. On remarque un très grand amaigrissement de tout le corps La tuberculose a fait de sensibles progrès. Sorti très amélioré le 10 mai suivant cet homme revient à l'hôpital le 24 novembre 1890 pour péritonite chronique. Sorti dans un état relativement satisfaisant le 22 février 1891. Le Guillou fait le 8 octobre de la même année une cinquième entrée à l'hôpital pour carie costale et hydrarthrose du genou droit.

Celui-ci présente un gonflement considérable. La peau est rouge, tendue, mais intacte. L'articulation est le siège de douleurs constantes, augmentées par les mouvements qui, du reste, sont très restreints. La marche ainsi que la station debout est impossible. La main placée sur l'articulation, perçoit au moindre mouvement, des craquements très nets. Empâtement de toute la région, surtout au niveau des culs-de-sac synoviaux.

Le 28 et le 30 octobre, ainsi que le 1er et le 3 novembre, injection de V gouttes de ZnCl à la partie inférieure de l'articulation. Pansement ouaté. On continue à circonscrire l'articulation, le 5 et le 7, par des injections de VI gouttes, le 9 et le 11, par des injections de X gouttes. Le malade constate que ses douleurs ont beaucoup diminué. Les mouvements, encore peu étendus, sont moins pénibles. Les craquements sont moins sensibles à la main. Du 17 novembre au 8 décembre on fait cinq injections de X gouttes chacune.

Le 11 et le 13, on n'injecte que VIII gouttes. Le malade dit ne plus ressentir de douleurs. Les mouvements se font facilement dans une assez grande étendue. Les craquements sont à peine perceptibles. Le gonflement et l'empâtement sont en majeure partie disparus. La peau, sous laquelle on sent des tissus indurés, est de coloration normale, quoique un peu moins souple que celle du genou gauche. Les injections, qui ont été douloureuses, sont alors suspendues. Mais les lésions thoraciques continuent à évoluer, le malade meurt le 4 mars. L'autopsie montre des tubercules disséminés dans les méninges, dans les deux poumons et dans le péritoine. A l'ouverture du genou droit on constate la présence d'une certaine quantité de pus logé dans deux poches situées à la partie interne et externe de l'articulation. Les cartilages sont dépolis sur presque toute leur surface. Le tissu osseux est légèrement ramolli. La synoviale, où se voient encore de petites mais peu nombreuses fongosités, est jaune, épaisse et dure.

OBS. 93. — *O. A. T. suppurée du genou. Guérison* (DAVID). — D.., Yves, âgé de 22 ans, soldat, entre à l'hôpital le 17 janvier 1891, pour lymphangite de la jambe droite. On constate a ce moment quelques excoriations à la partie postérieure du talon droit. Rougeur diffuse de la partie postérieure de la jambe correspondante.

Le 5 février, le genou droit présente une notable augmentation de volume. Sa circonférence dépasse, au milieu de la rotule, celle du côté opposé de 2 centimètres. L'articulation contient une petite quantité de liquide; pas de craquements articulaires. Agravation des lésions malgré un traitement énergique. La suppuration, apparaît le 23 mai.

Le 2 et le 3 juin, température élevée. Ouverture au bistouri d'un second abcès à la partie antérieure du genou. Ecoulement de sanie purulente.

On constate le 5 juin la présence d'une fusée purulente au tiers inférieur et externe de la cuisse. Une incision faite à ce niveau donne issue à une abondante quantité de pus sanguinolent.

Le 10 août, la suppuration est un peu tarie, mais le genou est volumineux et empâté. Les mouvements spontanés sont abolis, les mouvements communiqués sont très douloureux. Le malade est très amaigri, l'appétit presque nul. On décide de tenter les injections péri-articulaires de chlorure de zinc.

Le 10, le 12, le 14, le 18 : Injections de VII gouttes, à la partie supérieure du tibia, du côté externe et au côté interne.

Le 20. Dix-neuvième injection à la face interne du genou.

Le 22. Vingtième injection à la face interne du genou. Quand le malade quitte l'hôpital, les mouvements articulaires se font sans difficulté, depuis l'extension complète jusqu'à la flexion à angle droit. La peau a repris son aspect normal. Tous les trajets fistuleux sont fermés. Le volume du genou droit est à peine supérieur à celui du côté opposé. On sent encore quelques légers craquements intra-articulaires. La marche est facile.

OBS. 94. — *O. A. T. du genou non suppurée guérison* (Personnelle). — Malade âgée de 14 ans présentant une T. articulaire de forme dérivative, c'est-à-dire survenant dans le cours d'une T. pulmonaire au début et ayant attiré à elle tout le processus pathologique de l'économie car après son apparition les symptômes pulmonaires s'amendent et disparaissent.

Il y a trois mois que les symptômes articulaires sont apparus. Actuellement les fongosités sont très abondantes dans le genou droit. Le genou est très douloureux, demi-fléchi.

Injection de ZnCl autour des foyers fongueux, en mars 1892, disparition des fongosités sauf sur un point tout près du plateau tibial.

En août, à ce niveau apparaît un petit foyer osseux qui est traité par le grattage. Le membre est maintenu immobilisé.

En mars 1893. La guérison est parfaite, les mouvements sont commencés, mais ils resteront limités.


Obs. 95. — *O. A. T. de la partie antérieure du cou-de-pied (tarse), non ouverte et non suppurée. Guérison* (LANNELONGUE in thèse Poux). — Marie-Hélène R..., âgée de 5 ans, entrée le 12 janvier, salle Giraldès, n° 36.

*État actuel :* On trouve sur la face dorsale du pied gauche, un empâtement généralisé, qui commence vers le milieu du tarse, et finit en avant à la racine des orteils, s'étendant transversalement du 1er au 5e métatarsien. La peau présente sa coloration normale. A la palpation, fongosités abondantes, mais nulle part, traces d'abcès. A la pression, la douleur siège sur la rangée antérieure du tarse, et à la partie postérieure du métatarse, on constate un point plus douloureux à la partie externe du scaphoïde. Les mouvements du pied sont normaux. Les mouvements de flexion et d'extension ne sont pas douloureux. La marche est douloureuse, l'enfant paraît beaucoup souffrir, et son pied se met en valgus.

27 février 1892. On fait quatre injections de chlorure de zinc à 1/10 de 3 à 4 gouttes chacune. Une en dehors du tendon de l'extenseur du gros orteil, une au niveau du 2e métatarsien. Les deux autres au niveau des 4e et 5e métatarsiens, en pénétrant sous la masse des tendons par le bord externe du pied. En même temps, on immobilise le pied dans une gouttière plâtrée et on applique un pansement antiseptique.

Le 20. La douleur qui a suivi les injections a été modérée. La réaction inflammatoire commence à diminuer. On commence la compression avec l'amadou.

Le 25. Modifications très sensibles des parties atteintes, qui sont dures et résistantes.

31 mars. On retire l'appareil plâtré.

7 avril. Disparition complète des fongosités de la face dorsale du pied. Il ne reste plus qu'une hyperostose. Plus de douleurs à la pression.

15 juin. L'hyperostose signalée au dernier examen a considérablement diminué de volume à un tel point qu'il est difficile, pour une personne non prévenue, de distinguer le pied malade du pied sain, aucune douleur à la pression. La petite fille marche toute la journée sans douleur et sans fatigue. En somme excellent résultat.

1er juillet. Guérison parfaite, l'enfant quitte l'hôpital. Elle a été revue depuis plusieurs fois, la guérison s'est maintenue.

OBS. 96. — *O. A. T. du cou-de-pied gauche non ouverte et non sup-
purée. Guérison complète* (D<sup>r</sup> COUDRAY). — M<sup>me</sup> M..., âgée de 35 ans.
Entorse du cou-de-pied gauche vers le mois de septembre 1888. A la suite de
cette entorse gonflement et douleur, dès que la malade fatigue un peu, ou fait
une marche prolongée. Le gonflement a augmenté depuis l'été de 1891.

*État actuel.* 29 février 1892. Gonflement de la région malléolaire externe
gauche, ayant pour centre la malléole elle-même. Le gonflement remonte à 2
ou 3 centimètres sur le péroné, et descend du côté du bord externe du pied à
3 centimètres au-dessous du sommet de la malléole. En avant, ce gonflement
s'avance jusqu'au voisinage de l'interligne médio-tarsien, en arrière jusqu'au
tendon d'Achille. Douleur sur la face externe de la malléole à 1 centimètre au-
dessus de la pointe. Douleur à la pression au niveau de l'articulation tibio-péronière. Les mouvements de l'articulation tibio-tarsienne sont presque complètement libres, et ne provoquent aucune douleur. Il en est de même pour les
mouvements de la médio-tarsienne.

En résumé, l'affection consiste en des fongosités molles, sans être fluctuantes,
siégeant autour de la malléole externe, vraisemblablement dans la gaine des
péroniers latéraux, peut-être entre cette gaine et le tendon d'Achille. En avant
elles commencent à envahir la partie externe de l'articulation tibio-tarsienne
Altération probable de la malléole externe et de l'articulation tibio-péronière.

8 piqûres de chlorure de zinc au 1/10, 16 gouttes environ autour des fongosités. 1/4 d'heure avant la séance de piqûres on fait deux injections de chlorhy
drate de morphine (2 centigr. environ) 1/4 d'heure après une autre injection
de 1 centigr. 1/2.

1<sup>er</sup> mars. La malade a très peu souffert après les injections de chlorure de
zinc.

Le 3. La réaction inflammatoire a été modérée. On commence la compression
au moyen de l'amadou et du diachylon.

Le 7. En enlevant le bandage on constate en arrière de la malléole externe
une vive douleur avec rougeur très accentuée des téguments.

Le 10. La douleur a beaucoup diminué. On trouve un gonflement dur et
dense dans les différents points injectés, sauf au-dessous et en arrière de la
malléole externe, où il y a évidemment une infiltration sanguine dans la gaine
des péroniers et dans le tissu cellulaire sous-cutané. La douleur est médiocre
en cette région qui est rouge, mais d'une rougeur plutôt d'infiltration sanguine
que d'inflammation franche. On pratique une vigoureuse compression, et on
immobilise le pied dans une gouttière en fil de fer.

Le 17. L'état de la région malléolaire est très satisfaisant; il n'y a pour ainsi
dire plus trace de l'épanchement sanguin que l'on avait constaté il y a huit
jours. Le gonflement n'est plus guère apparent qu'au-dessous de la malléole,
mais il est constitué maintenant par un tissu dur et ligneux. La pression n'est
douloureuse qu'au niveau de la malléole et encore très légèrement; les mouvements du pied se font facilement. On fait encore de la compression avec
l'amadou.

4 mai. Le gonflement a entièrement disparu ; il n'y a plus trace de fongosités ; on commence le massage et l'électricité.

Le 19. La malade marche. Revue en février 1893, les mouvements sont plus étendus et la marche plus facile.

Obs. 97. — *O. A. T. du cou-de-pied gauche non ouverte et non suppurée. Guérison* (Lannelongue). — Charles R... âgé de 13 ans. Père et mère bien portants. Une sœur morte de la rougeole à 3 ans 1/2. Étant très jeune le petit malade a eu des adénites suppurées. Le début de l'affection actuelle remonte à 18 mois et semble avoir eu pour cause occasionnelle une entorse au cou-de-pied. Le malade cependant n'a pas cessé de marcher malgré le gonflement qui apparaissait de temps en temps, durait 7, 8 jours, puis disparaissait.

*État actuel.* 8 octobre 1891. Cou-de-pied gauche ; toute la région du cou-de-pied est le siège d'un gonflement surtout apparent entre les bords postérieurs des deux malléoles et le tendon d'Achille. Il remonte en ces points à une hauteur de trois travers de doigt environ ; mais sans effacer complètement les gouttières rétro-malléolaires. En avant, il est moins accusé. La saillie des tendons extenseurs, quoique moins nette que du côté sain, est relativement conservée. Le gonflement présente une consistance assez faible. Le pied est fixé à angle droit. Les mouvements spontanés de flexion et d'extension sont extrêmement limités, presque nuls et très douloureux. Pas de mouvements anormaux : douleurs à la pression, à la partie antéro-interne de la malléole péronière ; un peu moindre à la partie postérieure de la malléole tibiale.

Très légère atrophie des muscles de la cuisse et de la jambe. Pas de ganglions poplités. Les ganglions de l'aine sont peut-être un peu plus volumineux que ceux du côté opposé.

Traitement. On fait 8 piqûres de deux gouttes chacune d'une solution au 1/10 de chlorure de zinc.

10 octobre. L'enfant a souffert jusqu'au soir de l'injection, il ne souffre plus du tout aujourd'hui.

Le 13. Réaction assez vive. Gonflement inflammatoire, rougeur. Réseau veineux très apparent. Légère teinte ecchymotique sur presque toute la région.

Le 17. Le gonflement a presque entièrement disparu. On sent derrière la malléole péronière, de la crépitation synoviale.

Le 29. Le malade quitte l'hôpital. Le gonflement a complètement disparu, ainsi que la rougeur. Il persiste un peu de douleur à la pression au niveau des malléoles.

Actuellement, 15 juin 1892, l'enfant va bien, il marche toute la journée sans souffrir de son pied le moins du monde. Tous les mouvements sont conservés.

L'enfant a été revu, le 1er mars 1893, la guérison s'est maintenue définitive.

Obs. 98. — *O. A. T. du cou-de-pied gauche non ouverte et non suppurée. Guérison.* — Casimir G..., âgé de 7 ans, entré le 23 avril 1892, salle Giraldès, nº 45.

*Antécédents personnels.* Étant fort jeune, abcès de l'aisselle ayant suppuré deux mois. Le petit malade a toujours été d'une faible santé. A 2 ans, hernie inguinale, à 4 ans 1/2 varicelle, à 6 ans suppuration tuberculeuse au niveau de l'avant-bras droit. Le début de la maladie remonte au mois de septembre 1891. L'enfant à la suite d'une légère entorse prise en courant se plaint du pied pendant quelque temps, on remarque à ce moment un léger gonflement du côté gauche apparaissant sous l'influence de la moindre fatigue. Tout rentre dans l'ordre pendant quelques mois, mais au commencement d'avril, le pied enfle des deux côtés au niveau des malléoles et la marche n'est plus possible qu'avec une claudication très prononcée.

*État actuel,* 25 avril 1892. On constate que la région du cou-de-pied est déformée et volumineuse. A la palpation, on sent un énorme paquet de fongosités mollasses, en avant de chaque malléole. Ces fongosités se rejoignent sur la partie antérieure du cou-de-pied et forment sous les tendons un véritable coussinet de un centimètre à un centimètre et demi d'épaisseur. En arrière des malléoles, il en est de même, et le creux normal qui existe entre le bord postérieur de celles-ci et le tendon d'Achille, est complètement rempli de fongosités et forme une légère saillie. La pression sur le sommet des malléoles, surtout sur le sommet de la malléole externe, éveille une vive douleur. La marche est possible mais douloureuse, le malade boite fortement. Les mouvements de flexion et d'extension du pied sont limités et douloureux. Nulle part on ne constate l'existence de pus. Le pied droit est sain ; on note sur la peau, vers la partie moyenne du tibia droit, une cicatrice de 5 à 6 centimètres de longueur sur un centimètre de largeur environ, c'est là, au dire du malade, la trace d'une ancienne blessure.

*Traitement* : Dix injections de 3 gouttes environ chacune, de chlorure de zinc au 1/10 ; 3 injections encadrant chacune des malléoles ; 2 injections sur la région antérieure du cou-de-pied, une au-dessus, et une au-dessous des fongosités ; 2 injections en arrière, une de chaque côté du tendon d'Achille.

26 avril. Réaction inflammatoire assez vive, œdème considérable de la région dorsale du pied, mais la douleur qui a suivi les injections a cessé complètement. On fait de la compression avec l'amadou.

6 juin. On enlève l'appareil plâtré, mais on continue encore à faire de la compression avec l'amadou.

Le 15. La région du cou-de-pied, surtout en arrière, est encore volumineuse, mais ce gonflement est dur et dense, bien différent de ce qu'il était au début. Les fongosités de la région antérieure du cou-de-pied sont entièrement disparues. La pression sur les extrémités osseuses n'éveille de la douleur en aucun point. Tous les mouvements du pied sont possibles et se font sans douleur. Le petit malade va marcher incessamment.

10 juillet. Grattage d'un petit point malade de la malléole externe.

Octobre. L'enfant guéri depuis longtemps commence à marcher.

En mars 1893, l'enfant est guéri et va à Berk.

Obs. 99. — *O. A. T. du cou-de-pied non ouverte et non suppurée. Amélioration momentanée. Traitement incomplet.* — Marie B..., 4 ans, entrée le 7 avril 1892, salle Giraldès. Bonne santé dans les premières années. L'affection actuelle remonte à environ trois semaines avant son entrée à l'hôpital. L'enfant qui marchait bien auparavant a commencé, vers cette époque, à se plaindre de son pied, et à tenir celui-ci en marchant ; quelques jours après est apparu le gonflement.

*État actuel.* 21 avril 1892. La région du cou-de-pied est peu déformée, on constate surtout de la tuméfaction sur la partie dorsale du pied, au niveau de la tête des métatarsiens. La marche est possible, mais la petite malade boite un peu, et accuse de la douleur. L'articulation tibio-tarsienne paraît relativement saine. La pression est médiocrement douloureuse au niveau du tibia et du péroné ; très douloureuse au contraire au niveau de la tête des métatarsiens, et surtout du 5e métatarsien.

*Traitement :* Injections de chlorure de zinc 1/10, 30 gouttes environ réparties en dix piqûres sur la limite des fongosités. On porte du chlorure de zinc sur les 2e, 4e et 3e métatarsiens, en introduisant l'aiguille par le bord externe du pied, sous les tendons extenseurs. Immobilisation du pied dans une gouttière plâtrée. Pansement antiseptique.

Le 24. Compression avec l'amadou.

20 mai. L'état du pied est on ne peut plus satisfaisant, les fongosités sont complètement transformées en tissus durs et fibreux, la pression est encore un peu sensible, mais les mouvements se font bien et sans douleurs. Les parents emmènent la petite malade, malgré l'avis du médecin. Revue le 25 février 1893. Fistules multiples, etc.


Obs. 100. — *O. A. T. du cou-de-pied, non ouverte et non suppurée. Guérison.* — Fernand D..., âgé de 9 ans, entré le 7 novembre 1891, salle Giraldès, n° 42, service de M. Lannelongue.

A. P. Le début de la maladie actuelle paraît remonter au mois d'août 1891, à cette époque l'enfant a fait une chute, et depuis il se plaint de souffrir de son pied.

*État actuel,* le 7 novembre 1891. Le malade est atteint de tuberculoses multiples. 1° Articulation tibio-tarsienne du côté gauche. — On trouve des fongosités sur tout le pourtour de la jointure. Elles forment en avant de la malléole interne une plaque donnant un relief accusé, saillant au niveau de la face antérieure du cou-de-pied. Ce relief présente une saillie plus accusée que celle de la malléole. Les fongosités sont molles et sans pus.

Il existe également un gros bourrelet en avant de la malléole externe, semblant correspondre à l'articulation périnéo-tibiale. Saillie molle dans plus d'un pouce d'étendue en hauteur et élastique. Fongosités conservées de chaque côté du tendon d'Achille.

On sent encore sous les tendons extenseurs un épaississement des tissus dû à la présence de fongosités profondes.

Le tibia est sensible, à la pression en avant, sur le bord antérieur de la malléole interne. Sensibilité en arrière au niveau de l'astragale.

L'articulation a encore quelques mouvements, mais ceux-ci sont très diminués d'étendue et de longueur. Atrophie du mollet, de la cuisse. Nombreux ganglions inguino-cruraux volumineux. 2º Pied droit. — Il existe un petit abcès avec ulcération de la peau partant de la première phalange et entourée de fongosités. L'articulation métatarso-phalangienne paraît normale. Cet abcès occupe la face dorsale de la phalange et le tendon de l'extenseur paraît envahi : il a le volume d'une demi-noix. 3º Coude droit. — Arthrite tuberculeuse, qui ne paraît pas encore abcédée. La tête du radius est très sensible à la pression. L'articulation du coude paraît intacte. 4º Main droite. — On trouve un abcès symptomatique du volume d'une grosse noix, provenant du 3e métacarpien. Les gaines des extenseurs sont prises. Abcès manifestement fluctuant.

Le 18. On pratique douze injections autour du cou-de-pied gauche.

Le 20. Réaction intense.

Le 27. A la partie interne du cou-de-pied s'est formée une eschare.

8 décembre. L'état du cou-de-pied s'améliore très rapidement de jour en jour, actuellement les fongosités très dures dans tous les points diminuent sensiblement de volume.

Le 15. Les fongosités ont acquis une consistance extrêmement dure. Les téguments sont revenus à leur aspect normal, et le gonflement de la région a diminué.

Le 21. Il s'est formé sur le côté interne du cou-de-pied en arrière et près de l'eschare un phlegmon aigu qui est incisé.

20 janvier 1892. Il ne reste plus trace de fongosités profondes. L'abcès aigu continue à suppurer, les mouvements de flexion et d'extension sont partiellement conservés.

Le 27. La suppuration diminue.

8 avril. Guérison. Les mouvements de l'articulation s'exercent bien.

15 juin. La guérison s'est maintenue. Le malade ne marche pas pas encore mais fait des mouvements dans son lit, et sans douleur. Bientôt il se lève et marche facilement.

Revu en octobre 1892. La guérison s'est maintenue.


Obs. 101. — *O. A. T. du cou-de-pied droit non ouverte, mais suppurée. Guérison.* — M. P..., quatorze ans et demi, entrée le 10 mars 1881. Salle Giraldès, nº 43, service de M. Lannelongue.

*Début.* Boite depuis huit mois et souffre beaucoup.

*État actuel.* En avant pas de saillies des tendons extenseurs. Toute la région est convexe, soulevée par des fongosités profondes. Latéralement, pas de relief des malléoles, les gouttières anté, rétro et sous-malléolaires étant remplies également et converties en surfaces convexes par des fongosités qui forment de véritables boudins allongés, surtout marqués en arrière, où ils règnent en dedans, sur une hauteur de quatre travers de doigt ; en dehors sur une hauteur de cinq.

En arrière, ces fongosités se prolongent jusqu'au tendon d'Achille et s'engagent sous lui, pour se continuer d'un côté à l'autre. Toutes ces fongosités sont très molles, mais ne tendent pas à s'abcéder actuellement. Pas de liquide intra-articulaire. *Ligaments.* Latéral externe; manifestement soulevé et fongueux, sensible à ses attaches. Latéral interne ; son faisceau postérieur est envahi aussi par les fongosités. Les portions antérieure et moyenne sont saines. *Os.* Le péroné n'est pas volumineux, mais il est sensible à la pression, au niveau du ligament péronéo-tibial antérieur et du ligament latéral externe. Tibia très sensible dans toute la région diaphyso-épiphysaire. C'est lui qui a été sans doute le premier malade. *Muscles* de la jambe et de la cuisse très atrophiés, surtout en avant. *Ganglions* du pli de l'aine nombreux et plus volumineux du côté du sain, pas d'adénite poplitée. *Mouvements* très douloureux et très limités. Le pied est à angle droit sur la jambe. *Autres manifestations tuberculeuses.* Gommes tuberculeuses non ulcérées au poignet gauche, du volume d'une noisette ; à la paume de la main, à la joue. Les ganglions cervicaux sont engorgés. *Traitement* : 5 injections du 12 mars au 27 mai ; 3 injections (solution au 1/10), 12 mars, 6 mai, 27 mai ; 1 injection (solution au 1/20) 22 avril ; 1 injection (solution au 1/40) 15 avril. *Résultats.* La transformation des fongosités a été retardée ici par un peu d'arthrite vraisemblablement provoquée par les injections et la formation en avant de la malléole externe, d'un abcès communiquant avec l'articulation que M. Lannelongue a dû ouvrir et nettoyer le 29 avril.

*Résultat définitif.* Transformation de toutes les fongosités en un tissu dur presque ligneux. Au centre d'un bourrelet postéro-externe, il y a eu un petit épanchement sanguin qui a disparu. La sensibilité osseuse paraît médiocre ou nulle à la pression. La flexion et l'extension se font bien. Le premier de ces mouvements est seulement un peu plus limité et provoque, quand on l'exagère, une certaine sensibilité.

15 juin 1892. La guérison est complète, le pied va très bien, tous les mouvements sont conservés et ne provoquent pas de douleurs. Il persiste cependant un peu de maladresse pour la marche mais sans la moindre sensibilité. L'état général est excellent.

En décembre 1892, apparition d'une fistule de la malléole externe. Celle-ci est grattée. Actuellement l'enfant est en voie de guérison définitive.


Obs. 102. — *O. A. T. du cou-de-pied, non ouverte mais suppurée. Deux grattages complémentaires.* — B..., Auguste, âgé de 3 ans 1/2. Il s'est mis à boiter vers l'âge d'un an.

Au moment de l'entrée à l'hôpital, les deux malléoles sont encadrées par des bourrelets de fongosités ; les gouttières du tendon d'Achille sont comblées, et les tendons antérieurs, soulevés. Il existe de la douleur à la pression sur l'épiphyse du tibia. On trouve un abcès en dedans, sur le quart inférieur de la jambe, il a le volume d'une grosse amande et paraît dépendre d'une lésion distincte de la diaphyse du tibia.

Le 19 juin. M. Lannelongue pratiqua une série de six piqûres en différents points autour de cou-de-pied. Elles sont suivies d'un gonflement dur, sans chaleur de la peau.

Le 23. Trois nouvelles piqûres autour de l'abcès indépendant.

On constate en même temps un résultat excellent de l'intervention.

Le 25. En palpant les fongosités, on reconnaît une induration très notable de toutes les masses fongueuses. La peau est un peu tendue sans rougeur.

Le 30. On incise l'abcès interne. Il s'en écoule un liquide plutôt séreux que purulent. En grattant son enveloppe, on arrive jusqu'à la diaphyse du tibia qui est altérée et on en détache de petits fragments.

En résumé, on constate en peu de jours une transformation très nette des fongosités.

1er septembre. Incision au niveau du trajet fistuleux, qui siège au niveau de la malléole interne droite, à deux centimètres de la pointe et en arrière. Grattage de la partie postérieure du tibia.

25 octobre. Incision et grattage de deux gros abcès, l'un externe, l'autre interne. Drainage, pansement.

15 décembre. L'état de l'articulation tibio-tarsienne est bon ; mais immédiatement au-dessous, on voit un trajet de suppuration intéressant la partie inférieure du tibia.

8 avril 1892. Petit point fistuleux en dedans.

14 juin. L'enfant peut remuer son pied sans douleur. Il persiste encore un tout petit point fistuleux en dedans, au niveau et en arrière du collet de la malléole. Cette fistule est du reste en très bonne voie et presque cicatrisée.

Toute la région du cou-de-pied est dure, et de véritables petits fibromes occupent la place des anciennes fongosités.

La pression encore un peu douloureuse sur la malléole interne, ne l'est plus du tout sur la malléole externe. L'enfant est pour ainsi dire guéri ; on fait du massage et de l'électrisation, en même temps qu'on lui permet d'exécuter des mouvements dans son lit.

Apparition d'une fistule en août. Grattage en novembre 1892 ; actuellement l'enfant est en voie de guérison définitive.

Obs. 103. — *O. A. T. du cou-de-pied, non ouverte mais suppurée. Amélioration.* — B..., Charlotte, âgée de 4 ans 1/2, entre à l'hôpital Trousseau, le 19 juin 1891. Cette enfant a eu à deux ans une broncho-pneumonie. Depuis cette époque, et même depuis une époque un peu antérieure, elle a commencé à boiter.

L'articulation tibio-tarsienne est entourée par une zone de tissu fongueux qui forme des bourrelets volumineux, surtout en avant et en arrière de chaque malléole. Un abcès gros comme une noix s'est formé derrière la malléole interne. Le tibia est douloureux au niveau de son extrémité inférieure. On trouve une série de gros ganglions dans le triangle de Scarpa du membre correspondant. Il n'existe rien de pareil du côté opposé.

23 juin. On ponctionne l'abcès, et on procède à son lavage aussi complet que

possible avec de l'eau stérilisée. Puis, on pratique une série d'injections de chlorure de zinc au dixième autour des fongosités articulaires, et sur la base de l'abcès.

Le 29. Les fongosités ont une consistance ferme et uniforme partout. L'abcès est guéri, seulement, au point où il a été fait une injection sur la paroi de l'abcès, il s'est produit une petite eschare superficielle, qui est en voie de réparation.

28 juillet. La petite malade passe au service d'isolement de la varioloïde. Son état local est très bon ; les fongosités de l'articulation ont été entièrement transformées. Les mouvements recommencent à se produire. L'eschare est presque entièrement cicatrisée. Après une absence de plus d'un mois, l'enfant revient d'Aubervilliers, présentant de nombreuses cicatrices de variole. *Articulation.* Etat local en mauvais état, plusieurs points suppurent ; l'eschare est agrandie et on constate des fongosités en avant.

22 septembre. On pratique 8 injections au pourtour de l'articulation.

Le 24. Réaction peu intense.

Le 28. Le gonflement a beaucoup diminué, l'articulation a un meilleur aspect. Les fongosités sont remplacées par un tissu dur. Les douleurs également bien moindres. Sur la partie externe de l'articulation, on ne trouve plus qu'un point suppurant ; à la partie interne, surface bourgeonnante de la grandeur d'une pièce de 2 francs. Pansement iodoformé.

7 octobre. L'articulation est en bon état, mais la cicatrisation des plaies ne se fait pas.

15 juin 1892. Quelques jours après son arrivée à Berk les petites plaies qui restaient se sont cicatrisées successivement. Mais il y a un mois environ, un nouveau foyer de fongosités s'est reproduit au-devant de la malléole interne, nécessitant de nouvelles injections de chlorure de zinc, et aussi une intervention nouvelle. Ce foyer paraît tout à fait localisé. Le reste de la région, transformé et fibreux, est en très bon état.

Part guérie à Berck, en septembre. La guérison s'est maintenue.


OBS. 104. — *O. A. T. du cou-de-pied, non ouverte mais suppurée. Amélioration.* — Hélène D..., âgée de trois ans, salle Giraldès (consultations).

Depuis trois mois l'enfant boitait un peu.

*État actuel*, le 10 octobre 1891. Maintenant la malade marche sur son talon, la marche ne peut être longtemps soutenue sans que l'articulation gonfle beaucoup et devienne douloureuse. Fongosisés formant une masse bien nette en arrière de la malléole interne. Fongosités également formant un anneau autour de la malléole externe. Léger épaississement au niveau des tendons fléchisseurs.

1er octobre. Injections de chlorure de zinc au 1/10.

Le 6. Sensation de dureté. Réaction atténuée.

Le 10. Le gonflement, et la légère rougeur du cou-de-pied, ont très notablement diminué, la rougeur a même disparu. Le gonflement augmente de consislance, surtout en arrière des malléoles. Le cou-de-pied est mobile, et la flexion pouvant se faire jusqu'à l'angle droit et au delà, il ne paraît pas nécessaire de mettre un appareil inamovible.

Le 20. La région antérieure du cou-de-pied est moins volumineuse, mais en arrière, de chaque côté du tendon d'Achille et en arrière de lui, se trouve un relief mollasse volumineux. On fait de la compression à ce niveau.

3 novembre. Incision de l'abcès sur le côté externe. Grattage.

15 juin 1892. Pendant l'hiver de 1891-92, la petite malade qui était chez elle, a été négligée ; on ne lui a pas fait observer le repos absolu prescrit comme première condition de traitement. Aussi un nouvel abcès s'est formé et ouvert du côté de la malléole externe, vers le mois d'avril 1892.

*État actuel.* On remarque au niveau du collet de la malléole interne une toute petite plaie presque cicatrisée, située au milieu d'une région absolument transformée en tissu fibreux. A la partie externe du cou-de-pied, au milieu de tissus durs et denses, existent les ouvertures de deux petites fistules qui suppurent. Un stylet introduit par celles-ci permet de s'assurer que les os sous-jacents sont dénudés et malades.

En résumé : Transformation et guérison du foyer interne, au niveau duquel la pression ne détermine plus aucune douleur. Transformation fibreuse de la région externe, mais existence d'un foyer osseux profond rendant une nouvelle intervention indispensable. Mais l'enfant n'a pas été revu depuis.

Obs. 105. — *O. A. T. du cou-de-pied, suppurée et ouverte. Guérison.* (M. Lannelongue). — Marie L..., âgée de dix ans, est atteinte d'une ostéo-arthrite du cou-de-pied, avec des masses fongueuses considérables et avec deux fausses ulcérations fistuleuses.

La région du cou-de-pied est le siège d'un gonflement fongueux énorme occupant toute sa circonférence, mais plus marqué en avant et en arrière de chaque malléole. Deux ulcérations qui siègent au dehors du tendon d'Achille, donnent issue à des produits caséeux sous l'influence de la pression du doigt. Le pied est comme disloqué, il est douloureux partout. D'un avis unanime, c'est un cas désespéré à qui ne conviendrait que l'amputation. La maigreur du membre est extrême, et tranche avec le gonflement fongueux du cou-de-pied.

M. Lannelongue pratique deux séries d'injections le 15 et le 29 mai (solution à 1/10).

5 juin. Des collections fluctuantes s'étant montrées en dedans et en dehors du tendon d'Achille, deux incisions me permettent non seulement d'évacuer le contenu de ces abcès tuberculeux, mais en même temps d'extirper une grande quantité de fongosités. Un fragment de l'astragale nécrosé et libre est enlevé en même temps.

A la suite de cette intervention, il se produit une amélioration rapide des lésions locales ; à la place des masses fongueuses, molles, demi-fluctuantes, on ne trouve plus que ces tissus denses résistant à la pression, à la manière du tissu fibreux. Cependant, il reste encore au-devant de la malléole externe une région moins modifiée où l'on trouve toujours un empâtement mollasse.

Le 30. M. Lannelongue pratique à ce niveau une série de quatre injections de trois gouttes chacune (solution au 1/10). Deux jours plus tard, le 2 juillet, nouvelle incision, suivie de l'extirpation à la curette d'une grande quantité de produits caséeux et de fongosités. En somme, amélioration très grande.

28 juillet. Incision sur le côté externe, en arrière de la malléole, où persiste une fistule donnant issue à un peu de pus. Ablation à la curette tranchante d'esquilles osseuses de petites dimensions. Les tissus périphériques ont une densité beaucoup plus considérable ; il en est de même de l'os.

10 août. Suppuration abondante au niveau de la malléole interne.

Le 18. La suppuration que l'on avait observée est en grande partie disparue. La région a très bon aspect. Il ne persiste qu'un point un peu ramolli, en arrière de la malléole interne.

3 septembre. 6 injections de chlorure de zinc au 1/10. Pas de douleurs dans la soirée.

Le 7. Incision latérale réunissant les orifices fistuleux, sur le trajet des cicatrices anciennes. On enlève de nombreuses fongosités sur les trajets qui communiquent de dehors en dedans et en arrière. Puis grattage de l'astragale, dont on sent la tête dénudée en dedans et en dehors. L'os tout entier paraissant malade est totalement enlevé. On résèque l'extrémité inférieure de la malléole externe.

Le 28. La suppuration diminuant de plus en plus, on commence à faire de la compression avec l'agaric sur les points encore mollasses des parties latérales. On continue à introduire des crayons d'iodoforme dans les trajets fistuleux.

9 novembre. A la partie antéro-interne de l'extrémité inférieure de la diaphyse tibiale s'est formé un abcès de 5 cent. environ de long. sur 3 cent. de large, peu saillant, mais manifestement fluctuant. Incision : pus grumeleux, grattage. Réunion.

5 décembre. Immédiatement au-dessus de l'abcès précédent, actuellement presque tout à fait cicatrisé, s'est formée une nouvelle plaque de fongosités ramollies, ayant deux doigts et demi de haut, sur deux de large, où l'on sent une fluctuation un peu obscure, et où la pression détermine de la douleur.

13 janvier 1892. La transformation est presque complète. Localement la suppuration diminue beaucoup. Les tissus sont denses. L'état général s'améliore notablement ; la température reste constamment au-dessous de 38°.

8 avril. Les fistules sont fermées. La douleur a entièrement disparu, les mouvements sont possibles. Électrisation et massage.

15 juin. L'état satisfaisant constaté le 8 avril a persisté, les fistules de la région du cou-de-pied sont complètement cicatrisées. Les mouvements sont limités, mais possibles et s'exécutent sans douleurs. Pas de sensibilité exagérée à la pression.

1er juillet. Aggravation subite. Formation de fistules en dedans et en dehors, qui persistent longtemps et nécessitent encore un grattage en *décembre*. Actuellement mars 1893, la malade est enfin en voie de guérison définitive.

OBS. 106. — *O.A.T. de l'articulation tibio-tarsienne, suppurée et ou verte. Guérison* (Poux). — Charles A..., âgé de 4 ans. Entré le 27 janvier 1892, salle Giraldès, n° 37.

*Antécédents personnels.* — Le début de l'affection remonte à dix-huit mois. Un abcès fut ouvert à Tenon à la consultation, où pendant quatre mois on lui fit trois fois par semaine des pansements antiseptiques. Apparence de guérison pendant un an. L'enfant est alors amené à l'hôpital Trousseau.

*État actuel.* Le pied est en flexion sur la jambe. A la palpation, on trouve un gonflement considérable de l'articulation tibio-tarsienne en avant et sur les côtés ; à la face externe, en avant de la malléole, épaississement très marqué de la synoviale, indiquant l'existence de fongosités. En arrière de la malléole, le gonflement également très considérable, fait disparaître la dépression qui existe normalement entre la malléole et le tendon d'Achille. A la partie interne, on constate les restes d'un trajet fistuleux rétro-malléolaire, sur le pourtour duquel se trouvent des fongosités.

8 février 1892. Redressement du pied, maintenu à angle droit dans un appareil plâtré.

Le 10. Série d'injections de 3 ou 4 gouttes chaque d'une solution de chlorure de zinc au 1/10.

Le 18. On constate du gonflement au niveau des deux malléoles, avec couleur rouge violacé des téguments qui les recouvrent. A la palpation, on trouve des tissus plus denses et plus durs. On maintient l'appareil plâtré, et on fait de la compression avec l'amadou.

9 mars 1892. On constate de nouveau l'existence du trajet fistuleux rétro-malléolaire. En le suivant en arrière à la face postérieure du tibia, on découvre l'existence d'un petit foyer osseux dans l'épiphyse du tibia.

Grattage avec la curette : Le trajet fistuleux lui-même est nettoyé et gratté avec la curette.

Le 13. Appareil plâtré.

15 juin 1892. Transformation fibreuse complète. Cicatrisation du trajet fistuleux et de son ouverture ; tuméfaction dure à ce niveau. Pas de douleur à la pression ; quelques mouvements indolents. État général très bon, on fait tous les jours de l'électrisation et du massage. L'enfant quitte alors l'hôpital et n'a pas été revue depuis.

Obs. 107. — *O. A. T. du cou-de-pied suppurée et ouverte. Amélioration.* (Lannelongue, in thèse de Poux). — Virginie H..., 3 ans 1/2, entrée le 2 mai 1892, salle Giraldès.

Le début de la maladie actuelle remonte au moins de mai 1891. A ce moment, la petite malade se plaignait simplement un peu, surtout lorsqu'elle marchait sur le pavé. On s'aperçut alors que son pied enflait légèrement et on la porta à Saint-Louis, où on recommanda à la mère de faire un peu de compression. Les symptômes ne faisaient que s'aggraver, on conduisit l'enfant à Tenon. A cet hôpital on fit des piqûres probablement de chlorure de zinc.

*État actuel* le 5 mai 1892. Mouvements du pied très douloureux rendant la marche difficile. A l'inspection, on constate que la région externe du cou-de-pied

est très tuméfiée; la pression sur la malléole externe éveille une vive douleur. A
la palpation, on sent une masse considérable de fongosités distendant l'articulation, et s'étendant en avant et en arrière de la malléole externe qu'elles encadrent. Ces fongosités vont du bord externe du tendon d'Achille jusqu'à la partie
antérieure et médiane du cou-de-pied. A ce niveau existent les ouvertures de
trois petites fistules formant un triangle à base inférieure et très étendue, à
sommet placé sur la pointe de la malléole. L'état général est satisfaisant. On
trouve quelques petits ganglions dans le pli de l'aine. On fait ce même jour
8 piqûres de chlorure de zinc au 1/10 de 2 à 3 gouttes chacune ; l'enfant a été
chloroformée. On applique aussitôt un appareil plâtré largement évasé, et un pansement antiseptique.

Le 6. La douleur a été modérée, l'enfant a souffert jusqu'au soir. Aujour-
d'hui : on note les signes d'une inflammation assez vive, rougeur et gonflement
généralisés de la région qui est douloureuse à la pression. Un peu de sérosité
louche s'écoule par les ouvertures fistuleuses.

Le 8 mai. Les phénomènes inflammatoires étant en voie de résolution on fait
de la compression ouatée par-dessus le pansement.

12 juin. Des trois fistules qui existaient primitivement sur la partie externe
du cou-de-pied, la fistule médiane répondant à la pointe de la malléole, reste
seule béante et donne issue à une petite quantité de pus épais et jaunâtre. La
pression éveille un peu de douleur à ce niveau. La région tout autour, est dure
et fibreuse et absolument transformée. L'amélioration n'est pas douteuse, mais
les mois suivants deux fistules persistèrent et nécessitèrent un nouveau grattage en décembre. Actuellement la malade va bien et elle est en voie de guérison définitive.

Obs. 109. — *Ostéo-arthrite du cou-de-pied suppurée et ouverte. Mal
de Pott. Guérison* (Coudray). — B... Hélène, âgée de 5 ans 1/2. Le début de
la maladie remonte à environ 3 ou 4 mois.

Actuellement, fongosités mollasses siégeant particulièrement en avant de la
malléole externe et également en arrière de cette malléole le long du bord
externe du tendon d'Achille. Ces fongosités pénètrent probablement sous la face
antérieure de ce tendon, la gaine des péroniers ne semble pas fongueuse. Sur la
partie antérieure de l'articulation des fongosités existent au-dessous des tendons
extenseurs. De même il en existe un gros paquet au devant de la malléole interne; en arrière de cette malléole, et surtout au-dessus d'elle il existe une
tuméfaction fongueuse qui s'étend en arrière jusqu'aux tendons d'Achille. *Exploration des os.* Pas de points douloureux sur le péroné ni sur le tibia. Douleur
nettement réveillée sur le col de l'astragale. Le pied reste en attitude à peu près
normale, mais il a de la tendance au valgus équin. Cependant on peut le redresser. Les mouvements de l'articulation sont assez libres.

*Ignipuncture.* Compression au moyen de ouate imbibée de sublimé.

19 mars 1891. Depuis deux jours, vives douleurs ; on constate de la rougeur
autour des ouvertures dues aux pointes de feu, et du pus s'écoule par celles-ci
en assez grande abondance.

Le 24. Les orifices des piqûres du côté interne sont le siège d'une suppuration abondante ; sphacéle minime de la peau en 3 ou 4 points différents.

16 mai. Redressement du pied à angle droit. Application d'un appareil silicaté. Les plaies sont en bonne voie. Les fongosités ont notablement diminué ; quelques-unes persistent encore cependant ; en arrière de la malléole interne et en arrière de la malléole externe, le long du tendon d'Achille.

9 juin. Application d'un appareil plâtré ; après nouveau redressement du pied.

25 juillet. Il existe une plaque de fongosités au bord externe du tendon d'Achille, et une autre également sur le bord interne. État général très mauvais depuis longtemps. On pratique des injections au chlorure de zinc au 1/10. Quatre gouttes sur le bord externe du tendon d'Achille, et dans la gaine des péroniers latéraux. Trois piqûres de deux gouttes chacune à la partie interne, toujours le long du tendon d'Achille. (L'enfant n'est pas chloroformé ; les douleurs consécutives sont peu intenses.)

Le 28. Gonflement phlegmoneux à la partie externe du tendon d'Achille, à la partie interne gonflement mou, fluctuant. (Probablement, épanchement sanguin ou abcès au sein des fongosités.) Compression ouatée spécialement dirigée sur ce point.

Le 30. L'épanchement a diminué notablement ; dureté tout autour ; les fongosités de la partie externe du tendon d'Achille sont dures et denses. Compression.

5 août. La collection située à la région externe du tendon d'Achille a ulcéré la peau en un point en haut. Incision, grattage. Les tissus qui limitent le foyer sont durs, complètement transformés.

1er septembre. La plaie est presque cicatrisée. Quelques bourgeons charnus, qu'on cautérise à la teinture d'iode.

Le 17. Il existe à la surface externe de l'articulation en avant de la malléole externe une ulcération, qui mesure 1 cent. 1/2 dans le sens vertical et au-dessous de cette ulcération, une plus petite qui communique par un trajet qui semble superficiel et par lequel il sort un pus grumeleux ; on ne sent pas d'abcès au-dessous de ces ulcérations. En dehors du tendon d'Achille, au-dessous de la cicatrice fongueuse il semble qu'il y ait encore des fongosités ; sur le bord interne du tendon d'Achille, encore un peu de tissu mou. *Cinq nouvelles piqûres.*

Le 24. L'ulcération tuberculeuse qui siège en avant et au-dessous du péroné, conduit par un trajet fistuleux à l'articulation du cou-de-pied. Longue incision antéro-externe qui découvre l'astragale ; extirpation par fragments de cet os à l'aide de curettes tranchantes : grattage des surfaces du tibia et du péroné. Incision sur le bord interne du tendon d'Achille au niveau duquel existe un foyer purulent avec décollement. Incision sur le bord externe même du tendon prolongée jusque dans le foyer articulaire. Pansement, drainage.

5 novembre. Le trajet situé à la partie externe du tendon d'Achille est resté encore un peu fongueux. Grattage du trajet jusque dans le foyer osseux.

25 décembre. Appareil plâtré. Redressement du pied par véritable fracture du cal fibreux interposé entre les os de la jambe et le tarse postérieur.

16 avril 1892. Guérison. Œdème dur, persistant.

23 février 1893. Le pied est en bonne position ; il y a quelques mouvéments
de flexion et d'extension. L'enfant marche toute la journée sans chaussure spéciale depuis 8 à 10 mois ; pas de raccourcissement ; état parfait. La fillette a
subi ainsi avec bénéfices le traitement sclérogène pour un mal de Pott conco-
mittant.

Obs. 110. — *O. A. T. du cou-de-pied suppurée et ouverte : améliora-*
*tion* (Lannelongue, in thèse de Poux). — Edouard G..., 4 ans, entre le 27 avril
1892, salle Giraldès. Le début de l'affection actuelle remonte au mois de janvier
1892. L'enfant qui marchait bien jusque là a commencé à se plaindre de son pied
et le soir, ou après une fatigue quelconque, la région du cou-de-pied enflait.

*État à l'entrée.* A l'inspection du cou-de-pied gauche, on constate une tuméfaction et une déformation considérables. A la palpation, on s'assure de la présence de fongosités mollasses nombreuses, formant une véritable collerette
autour de l'articulation tibio-tarsienne. Celles-ci sont surtout prononcées en
avant de la malléole tibiale. Sur la partie antérieure, elles sont molles et comme
fluctuantes. La pression, au niveau des extrémités osseuses, éveille une vive douleur, qui fait pleurer le petit malade. On note en divers endroits, les ouvertures
de plusieurs trajets fistuleux : une toute petite, en voie de cicatrisation, se
trouve un peu en avant du sommet de la malléole interne. Une seconde de la
grosseur d'une pièce de 0.20 cent. sur la région antérieure du cou-de-pied, enfin
un troisième une peu plus petite, sous la partie antérieure du collet de la malléole
externe. Plusieurs ganglions du volume d'une toute petite noisette existent dans
le pli de l'aine du côté gauche. L'état général est satisfaisant, l'appétit conservé
Pas de fièvre. Rien aux poumons.

5 mai 1892. On pratique 8 piqûres de chlorure de zinc au 1/10, de 2 à 3 gouttes chacune : sous le chloroforme. 4 encadrant la malléole interne, 2 en avant de
la malléole externe, 2 en arrière, une de chaque côté du tendon d'Achille. On
applique aussitôt une gouttière plâtrée.

Le 6. Réaction inflammatoire intense dans toute la région du cou-de-pied,
surtout à la partie interne dont les téguments sont rouges et tendus.

Le 9. On renouvelle le pansement, et on fait de la compression ouatée.

Le 19. Le pied est toujours immobilisé, ce qui rend difficile la constatation de
l'état actuel. Toutefois un examen superficiel permet de constater que l'inflammation a beaucoup diminué, la région est moins douloureuse et les fongosités
ont déjà pris une consistance dure et dense bien différente de celle qui existait
avant les injections.

15 juin. Il y a trois semaines on a enlevé, au moyen de la curette tranchante,
une bonne partie de l'astragale et du calcanéum, et aussi du cuboïde. On a nettoyé en même temps le trajet fistuleux. Actuellement la plaie résultant de l'intervention opératoire à la partie externe est presque complètement cicatrisée ; la
plaie plus large de la partie interne est formée de bourgeons charnus de bonne
nature et est en très bonne voie.

A partir de ce moment, la guérison est survenue et s'est maintenue jusqu'à
maintenant.

OBS. 111. — *O. A. T. du cou-de-pied ouverte et suppurée. Guérison* (LANNELONGUE, in thèse POUX). — C..., Mélanie âgée de quatre ans et demi, entre à l'hôpital pour une ostéo-arthrite tuberculeuse du cou-de-pied avec une fistule ouverte depuis un an.

Cette enfant, est malade depuis l'âge de dix-huit mois, ou plutôt à l'âge de dix-huit mois elle boitait déjà depuis une époque indéterminée. Au moment de l'entrée à l'hôpital, le cou-de-pied est déformé par un gonflement qui entoure toute sa circonférence, comble les dépressions rétro-malléolaires, et donne à la face antérieure de la région une forme régulièrement arrondie. On trouve en même temps une ulcération fistuleuse en arrière de la malléole externe.

Les mouvements d'extension et de flexion du pied sont très douloureux et très réduits ; les ganglions de l'aine forment une chaîne très facile à sentir, tandis que ceux du côté opposé sont normaux. La pression sur le tibia et le péroné est fort douloureuse, surtout sur le premier de ces os.

Deux injections sous-cutanées pratiquées le 8 avril 1891, sont suivies de ramollissement des masses fongueuses, occupant le côté interne de l'articulation. Un abcès se forme, et est ouvert le 24 avril, et le grattage de cet abcès fait extraire un séquestre du volume d'un haricot, appartenant au tibia. Deux nouvelles séries d'injections sont pratiquées le 5 et le 27 mai : les tissus périarticulaires ont perdu leur consistance mollasse et demi-fluctuante ; ils sont devenus durs et denses comme du tissu fibreux. Les bourgeons qui entourent la plaie, ont un très bon aspect, et la cicatrisation se fait assez rapidement. Cependant, une fistule qui persiste, faisant soupçonner une altération osseuse, m'engage à intervenir de nouveau, ce que je fais le 29 mai : J'extrais un gros séquestre et je pratique un évidement de l'épiphyse du tibia qui est très ramollie.

19 juin. Un petit séquestre est éliminé par le trajet du drain. A cette date, le reste de l'articulation est dans un état des plus satisfaisants ; l'empâtement fongueux a disparu, et est remplacé par du tissu dur et consistant, seul le trajet fistuleux persiste du côté interne. Ce trajet conduit sur la face postérieure du tibia.

2 juillet. La région articulaire est à peine tuméfiée, sauf en dedans au niveau de la fistule qui persiste. Une nouvelle exploration de cette fistule a fait extraire un petit séquestre tibial. En résumé, l'état des fongosités synoviales, est entièrement transformé et l'articulation possède ses mouvements.

15 août. A la partie interne du cou-de-pied persiste une toute petite fistule donnant issue à un peu de pus. A la partie externe, au niveau de la malléole, masse de fongosités en voie de s'abcéder.

Le 25. Incision des fongosités externes et grattages. Une sonde cannelée introduite par la fistule interne, traverse de part en part la partie inférieure de la diaphyse du tibia. Grattage à la curette tranchante.

7 septembre. Ouverture d'un petit abcès formé au-dessus du cou-de-pied. La sonde butte sur un os dénudé, à la face antérieure de l'extrémité inférieure du tibia. Grattage et l'on communique avec le trajet précédent.

Le 12. Pansement. Pas de suppuration.

Le 23. Les drains se sont retirés dedans les plaies. Bourgeonnement en ces points ; pas de suppuration.

22 octobre. L'état du pied est toujours excellent. Il ne persiste plus qu'une petite fistule sur le côté interne, donnant issue à une minime quantité de pus.

21 décembre. Tout s'est fermé quelques jours après. En ce moment les fongosités proprement dites sont dures et denses partout, entre le tendon d'Achille, et la malléole externe, également entre le tendon et la malléole interne, et au-dessous de ces éminences. Les cicatrices adhérentes aux os paraissent toutes saines, et rien ne fait prévoir qu'elles veuillent se rouvrir. Le tibia qui a été tunnellisé paraît gros. L'articulation tibio-tarsienne a des mouvements de flexion et d'extension assez étendus. Il persiste un peu d'atrophie musculaire, qui nécessite l'électrisation.

15 juin. Une toute petite fistule superficielle donnant issue à un suintement s'est réouverte depuis quelques jours. A part cela l'état du pied est très satisfaisant, et le foyer peut être considéré comme absolument guéri.

Revu en octobre 1892. La guérison s'est maintenue.

Obs. 112. — *O. A. T. du cou-de-pied suppurée, ouverte. Guérison* (Lannelongue, in thèse de Poux). — Auguste M... âgé de 6 ans. Le début de la maladie actuelle, remonte au mois de janvier dernier, au dire de la mère. L'enfant se plaignait de souffrir du pied droit ; peu à peu, le pied a grossi et il s'est formé un abcès.

*État actuel,* le 10 mars 1892. Le pied est indolent. Au palper on trouve de l'ostéite avec des fongosités paraissant siéger à l'extrémité postérieure du 4e métatarsien et sur le cuboïde, sur une longueur de 3 cent. 1/2. La région malade est surélevée d'un centimètre environ. De plus, on constate une eschare grande comme une pièce de 10 cent. Enfin on trouve des ganglions cruraux. 11 piqûres de 2 à 3 gouttes.

Le 28. Compression avec l'amadou. L'eschare a notablement diminué, et présente une coloration rouge foncé. Les tissus environnants ont une coloration jambonnée, et ont subi une sorte de condensation. La surélévation de la région malade n'est plus que de 1/2 centimètre.

8 avril. Amélioration sensible. Cicatrisation rapide. Cautérisation des bourgeons charnus au nitrate d'argent.

Le 16. Les tissus sont durs et denses. Cautérisations de bourgeons charnus.

15 juin. Le petit malade est bien aujourd'hui. La guérison est complète. La marche possible avec tous les mouvements du pied.

En octobre 1892. La guérison s'est maintenue définitive.

Obs. 113. — *O. A. T. des deux cous-de-pied, ouvertes et suppurées. Tuberculoses multiples. Albuminurie. Injection de chlorure de zinc. Grattages. Amélioration notable* (Communiquée par M. le docteur Ménard, de Berck). — C..., âgé de 6 ans. Cet enfant, entré à Berck en novembre 1891, est atteint d'une quinzaine de foyers de tuberculoses externes : trois spina-ventosa, une ostéo-arthrite du coude gauche, des ostéites de l'humérus droit, du frontal en différents points, du cubitus gauche, du gros orteil gauche, plusieurs abcès du tissu cellulaire sous-cutané, enfin une ostéo-arthrite de chaque cou-de-pied. Les urines contiennent une grande quantité d'albumine. Plusieurs foyers cutanés ou osseux sont guéris, ou en voie de guérison après deux séances opératoires. Le frontal, l'humérus droit sont guéris, le cubitus gauche également Deux doigts ont dû être amputés.

28 mars. Le cou-de-pied droit est entouré de huit fistules toutes largement ouvertes et suppurant abondamment. L'examen du cou-de-pied gauche, au moyen du stylet, permet de constater des dénudations larges sur plusieurs points de l'astragale et du calcanéum. *Traitement.* On pratique des injections de chlorure de zinc profondes dans les deux cous-de-pied, et dans le coude gauche.

6 avril. Les lésions osseuses du cou-de-pied sont mises à nu, l'astragale est enlevé complètement, et aussi la plus grande partie da calcanéum. L'énorme cavité laissée par cette intervention est remplie de gaze iodoformée.

Le 12 juin. *Le cou-de-pied droit,* qui n'a été l'objet d'aucune opération complémentaire, est en très bonne voie. Des nombreuses fistules qui suppuraient abondamment, il n'en reste que trois dont la suppuration est presque tarie. Le volume de la région a beaucoup diminué, on y trouve à peine la trace des masses fongueuses qui auparavant la déformaient. En un mot l'amélioration est manifeste.

*Cou-de-pied gauche.* Après quelques complications passagères, entre autres, un abcès formé dans la région du tendon d'Achille, la plaie s'est progressivement rétrécie. Il ne reste actuellement qu'un trajet fistuleux exigeant un pansement tous les huit jours.

Obs. 114. — *O. A. T. du cou-de-pied suppurée et ouverte. Guérison* (Coudray). — M. L..., âgé de 36 ans, vu le 5 septembre 1891.

Début, il y a plus de trois ans, par des douleurs du côté de la malléole externe droite. Comme les douleurs étaient assez vives, on crut d'abord à un rhumatisme ; un chirurgien consulté vers le mois de février 1889, parla de grattage de l'os et même d'amputation possible. Il y avait à cette époque une tumeur blanche du cou-de-pied nettement caractérisée. Le malade resta couché pendant deux mois ; on fit de nombreuses pointes de feu superficielles et le pied fut immobilisé dans un appareil. Au bout de ce temps, le gonflement diminua un peu, et le malade put marcher à peu près sans douleurs.

*État le 5 septembre* 1891. Ankylose à peu près complète, avec léger équinisme ; légers mouvements cependant dans le sens de l'extension. Au côté interne, sensibilité du tibia, au-dessus de la malléole ; vague tuméfaction sur le bord interne du tendon d'Achille. Paquet de fongosités manifestes en avant de la malléole interne dans le creux situé en avant et un peu au-dessous. A la partie externe, énorme volume de la malléole péronière ; douleur sur le bord antérieur et peut-être aussi sur la partie voisine du tibia, au niveau de l'articulation péronéo-tibiale. Fongosités en ce point. En arrière de la malléole externe, la gaine des péroniers semble saine. Au voisinage de la malléole externe en arrière, on trouve l'ouverture d'un petit abcès qui se serait développé en ce point vers la fin de juin, par cette ouverture s'échappe un peu de pus couleur chocolat. Un

stylet introduit ne permet pas de percevoir de dénudation osseuse ; il pénètr
de haut en bas, très obliquement en avant derrière la malléole et profondément
vers l'articulation. Injections de chlorure de zinc au 1/10 de 2 gouttes chacune;
12 piqûres.

Le 6. Le malade a souffert sérieusement, seulement pendant deux heures
après les injections ; il n'accuse plus de douleur vive aujourd'hui.

Le 8. Gonflement notable avec œdème résistant, qui s'étend sur le dos du
pied, et un peu sur la jambe ; coloration légèrement rosée de la peau de ces
différentes parties. Compression ouatée.

Le 12. Depuis deux jours, douleurs assez vives dans le pied et dans la jambe,
sans fièvre toutefois. Au milieu d'un gonflement général du cou-de-pied ; on
reconnaît plusieurs foyers fluctuants ; 1º en avant des deux malléoles, de plus
la peau est rouge et paraît amincie en avant de la malléole externe ; 2º de chaque côté du tendon d'Achille, la fluctuation se communique d'un côté à l'autre.
Le médicament a donc mis en évidence ces divers foyers, en des points ou l'on
ne pouvait reconnaître que des fongosités dont rien n'indiquait la qualité
réelle.

Le 13. *Intervention*. Bande d'Esmarch : 1º incision antéro-externe sur le
foyer prémalléolaire, écoulement d'un liquide épais, couleur chocolat rougeâtre ; la partie antérieure de l'astragale est dénudée, mais dure, éburnée ; sur
la malléole externe, quelques points de carie sur son bord antérieur et sur la face
interne. Évidement, grattage des produits tuberculeux dégénérés. On ne
pénètre pas dans l'articulation qui est soudée ; 2º incision antéro-interne, même
liquide ; malléole interne, quelques points de carie sont évidés ; grattage d'un
trajet passant transversalement en avant des malléoles, d'un foyer à l'autre; 3º
incision en dehors du tendon d'Achille, sur le foyer qui passe en avant de ce tendon pour se continuer avec le foyer du bord interne. Ce foyer a décollé le tendon
en haut à plusieurs centimètres formant fusée : Contre-ouverture à 10 centim.
au-dessus de la malléole interne : drainage des divers foyers ; en avant on
bourre avec la gaze iodoformée. Pansement.

Le 14. Le malade a bien dormi. Légère douleur. Pas trace de fièvre.

Le 15. Pansement. Pas de suppuration.

Le 18. Pansement. Bourgeonnement actif des différentes plaies.

Le 23. On remplace les drains par des crayons d'iodoforme. Pansement compressif.

Le 30. Les différents trajets sont à peu près oblitérés.

10 octobre. Bourgeons charnus de bonne nature.

15 décembre. Guérison complète sauf un petit bourgeon situé à la partie interne
et qui n'est pas tout à fait cicatrisé. Le malade se lève et marche un peu depuis
15 jours.

15 janvier 1892. Le petit bourgeon caséeux signalé le 15 décembre persiste
encore, à cause de la négligence dont il a été l'objet. Cautérisations au nitrate
d'argent.

1er février. Cicatrisation complète. Le malade va très bien.

15 juin. La guérison s'est maintenue ; le malade marche toute la journée ; il

ne se plaint plus de son pied, qu'il y a tout lieu de croire définitivement guéri.

En février 1893, la guérison s'est maintenue malgré une occupation très fatiguante.


Obs. 115. — *Lésions T. de la partie tarsienne du cou-de-pied droit (cuboïde et troisième cunéiforme) suppurée et ouverte. Injections de chlorure de zinc. Curettage du foyer tuberculeux. Guérison.* (Communiquée par M. le D<sup>r</sup> MÉNARD, de Berck.) — C..., fille de 6 ans, O. A. T. du cou-de-pied droit. Cette région est fistuleuse et suppurée. En introduisant un stylet dans le trajet fistuleux, on arrive sur des surfaces osseuses dénudées et ramollies au niveau du cuboïde et du troisième cunéiforme.

2 mai 1892. On injecte un gramme (vingt gouttes) de la solution de chlorure de zinc au 1/10 en huit ou dix piqûres pratiquées au niveau et tout autour de ce foyer tuberculeux.

Le 10. La région malade est découverte, par une incision de quatre centim., et on enlève avec la curette toutes les portions malades ou suspectes, c'est-à-dire le troisième cunéiforme tout entier et la plus grande partie du cuboïde.

Le 25. La plaie opératoire est comblée, il ne reste qu'une petite ulcération superficielle.

10 juin. L'ulcération superficielle persiste encore quoique diminuée, mais la cicatrisation ne peut tarder à devenir complète. On ne parvient à découvrir aucun foyer suspect sur la région du tarse. Le gonflement antérieur à l'opération a entièrement disparu. L'adénite sus-hyoïdienne traitée en même temps que l'affection du pied a guéri en quinze jours sans laisser de fistule. En juillet guérison.

Mars 1893. Pas de récidive ni au pied, ni au cou.


Obs. 116. — *O. A. T. du cou-de-pied suppurée et ouverte. Guérison* (COUDRAY). — C..., Lucie, âgée de 4 ans. Vue le 5 septembre 1891. Début apparent de l'affection actuelle en mars 1891. L'enfant a commencé à boiter et à se plaindre du pied droit. En mai 1891, cautérisation ponctuée, quelques piqûres profondes, et appareil silicaté pendant un mois ; à la suite, immobilisation pendant deux mois. Malgré cela, le mal n'a fait qu'empirer.

*État* le 5 sept. 1891. Pied en position à peu près correcte. A la partie interne, fongosités le long du bord interne du tendon d'Achille ; tibia douloureux sur la malléole, et un peu au-dessus. Gros paquet de fongosités prémalléolaires. Orifice fistuleux et suppuration au niveau de l'astragale et du scaphoïde. Fongosités tout autour de la malléole externe, très abondantes en avant surtout ; fongosités dans la gaine des péroniers. On pratique 11 à 12 piqûres de chlorure de zinc au 1/10, de 2 à 3 gouttes chacune, à l'aide du chloroforme.

Le 6. L'enfant a souffert toute la nuit.

Le 9. Gonflement général de toute la région, masquant la limite des fongosités.

Le 17. Foyers de suppuration évidents, en avant de la malléole externe, sur l'articulation tibio-tarsienne, en dehors du tendon d'Achille. Opération complémentaire. Bande d'Esmarch. Grattage.

Le 19. Suintement abondant. Bon état de la plaie. Pas de fièvre.

Le 20. Démangeaisons très vives tout autour de la plaie.

Le 21. Abondant suintement dû à une éruption vésiculeuse cutanée qui doit être rapportée à l'iodoforme, que l'enfant ne peut absolument pas supporter. Cette éruption occupe le dos du pied, le cou-de-pied et la partie inférieure de la jambe.

9 octobre. Depuis le dernier pansement qui date du 5 de ce mois, le bourgeonnement est devenu très franc, à tel point que la cavité opératoire est déjà à moitié comblée. En même temps, l'état général qui faisait concevoir des inquiétudes longtemps avant l'opération s'est notablement amélioré.

Le 29. Plaies presque complètement cicatrisées. Gonflement dur et dense général. Appareil.

5 décembre 1891. Guérison confirmée, aucune douleur, nouvel appareil pour rectifier un peu la position du pied qui est en léger équinisme.

En juin 1892, l'enfant marche avec un appareil mécanique qui maintient la bonne position. En novembre 1892, suppression de cet appareil. En mars 1893, la guérison est confirmée, le pied est en légère adduction qui est facilement corrigée par un contrefort externe.

OBS. 117. — *O. A. T. de la partie antérieure du cou-de-pied, suppurée et ouverte. Guérison* (LANNELONGUE, in thèse POUX). — Fernande C..., âgée de 2 ans, entrée salle Giraldès, le 22 août 1891. Le début de l'affection actuelle remonterait à il y a six mois environ, au dire de la mère. A cette époque, l'enfant commença à se plaindre de son pied, à la suite d'une chute, et on s'aperçut aussitôt que celui-ci était le siège d'un gonflement, siégeant surtout à la partie dorsale du pied, et jusqu'au niveau du cou-de-pied. *État actuel* le 22 août. Pied gauche : au niveau de la partie externe du métatarse, existent des fongosités, qui se prolongent dans l'articulation tarso-métatarsienne en arrière ; jusqu'à l'articulation métatarso-phalangienne en avant. Latéralement, elles s'étendent sur le 4e et le 5e métatarsien, contournant le bord externe du pied et se continuant sur la face plantaire. Toutes ces fongosités sont molles et en voie de s'abcéder. Légère atrophie des muscles de la jambe ; un ganglion poplité, les ganglions de l'aine sont un peu plus volumineux que ceux du côté sain.

Le 25. 7 injections de deux à trois gouttes chacune, à la périphérie des fongosités (solution au 1/10e).

3 septembre. Enlèvement d'un petit séquestre de la grosseur d'un pois.

Le 11. Pansement, la plaie est en bon état, l'enfant part pour Berck.

15 juin 1892. Une nouvelle intervention à la curette a été faite dans le courant du mois de mai ; actuellement, le pied va très bien et conserve tous ses mouvements. Il reste seulement une petite ulcération superficielle à cicatriser. La guérison est prochaine.

A Berck, une fistule a dû être grattée de nouveau en septembre 1892 par M. Ménard. Actuellement, l'enfant est en voie de guérison.

OBS. 118. — *O. A. T. du cou-de-pied, suppurée et ouverte. Guérison* (COUDRAY). — Georges D..., âgé de 5 ans, vu le 23 avril 1891. *État à l'en-*

*trée.* Convalescent depuis une quinzaine de jours· d'une variole. La mère a remarqué que la tuméfaction du cou-de-pied avait considérablement augmenté de volume pendant la maladie. Gonflement assez considérable du cou-de-pied ; déviation du pied en valgus, équinisme marqué ; atrophie des muscles de la jambe. Développement fongueux considérable des culs-de-sac antérieurs de la synoviale, en avant des malléoles, et ces fongosités sont molles, au point qu'on pourrait songer à des collections fluctuantes. Fongosités également en arrière de la malléole interne, sur le bord du tendon d'Achille, de même en arrière de la malléole externe. Il est difficile d'explorer les os.

30 avril. Léger suintement séreux par les piqûres, presque pas de réaction.

14 mai. Suintement séreux à peu près nul. Les fongosités restent molles dans la plupart des points touchés par l'ignipuncture. Il est vraisemblable que la suppuration se produira ; cependant il n'y a ni rougeur, ni amincissement local de la peau depuis l'opération.

Le 28. Douze nouvelles pointes de feu. Deux points ramollis sur la malléole interne semblent indiquer qu'un abcès est en voie de formation. État général très mauvais.

9 juin. La suppuration ne s'est pas effectuée. Ulcération au niveau des pointes de feu, gonflement, rougeur. Extirpation de l'astragale à la curette, celui-ci présentait plusieurs petits séquestres. Grattage du tibia et du péroné dénudés.

9 juillet. Les deux plaies interne et externe, sont fongueuses ; en arrière de la malléole interne, entre cette malléole d'une part, et l'insertion du tendon d'Achille d'autre part, existe un gros paquet de fongosités tout à fait ramollies qui ont ulcéré la peau dans l'étendue d'une pièce de de 0,50 cent. Sur le bord interne du tendon d'Achille, la suppuration est moindre, mais il est évident que les fongosités pullulent à nouveau, non seulement dans la profondeur, et à la surface des plaies, mais encore au niveau du tendon d'Achille, au niveau de la malléole interne, et au-dessous d'elle jusqu'à la limite de la plante du pied. *Piqûres de chlorure de zinc.*

Le 11. L'enfant s'est plaint par intervalles pendant la nuit qui a suivi les injections. Hier la douleur a été à peu près nulle. Il a mangé comme d'habitude ; seulement la première nuit, un peu d'agitation sans fièvre.

*État local.* Les plaies ont un aspect moins fongueux : les fongosités qui sont de chaque côté du tendon d'Achille sont plus dures. Celles de la partie interne, au niveau desquelles le tégument était altéré, présentent un petit foyer de suppuration qui est évacué par simple pression et lavage. Somme toute, amélioration évidente depuis les injections. Température rectale, 38°,6.

Le 13. Pas de fièvre depuis le 11 juillet. Appétit conservé, sommeil bon, l'enfant joue toute la journée et ne se plaint nullement de son pied. État local le même que le 11 juillet. Il faudra sans doute évacuer et gratter le foyer dégénéré, situé dans la malléole interne.

Le 16. Il existe des fongosités molles et dégénérées non seulement sur le bord interne, mais encore sur le bord externe du tendon d'Achille.

Le 25. Grattage des fongosités qui se trouvaient dans les gaines des péroniers

latéraux, le long du tendon d'Achille, surtout du côté externe. Grattage d'un
foyer existant dans l'articulation. Nouveau grattage des fongosités. Drain
passé à travers l'articulation. Deux piqûres dans les gaines des péroniers latéraux (solution au 1/10e). *Deux autres* de chaque côté du tendon d'Achille.

Le 28. Les plaies ont très bon aspect ; il s'est produit le 27 juillet, surlendemain des piqûres, une hémorrhagie. On reconnaît qu'elle s'est faite par une
ulcération située sous la malléole interne, dans la direction des vaisseaux tibiaux
postérieurs. En ce point, l'ulcération produite par des fongosités dégénérées
existait bien avant l'injection, il est possible cependant qu'un vaisseau ait été
piqué. Quoi qu'il en soit, l'hémorrhagie s'est arrêtée assez facilement par la
compression sans qu'on ait eu à défaire le pansement ; il s'agit probablement
donc d'une hémorrhagie dans les fongosités.

Le 30. Il s'est formé une fusée purulente légère sous la peau de la malléole
externe et le tendon d'Achille ; sauf cet incident, les plaies ont bon aspect et ne
sont plus fongueuses.

4 août. Le bon état des plaies se maintient.

Le 8. Dureté générale des tissus autour des plaies.

3 septembre. Guérison depuis trois semaines, le malade essaie de marcher
malgré qu'on le lui ait défendu.

Le 18. Revu. La guérison persiste, l'enfant marche constamment.

12 juin 1892. Guérison confirmée. 25 fév. 1893. Quelques mouvements de
flexion et d'extension, pied très solide, plus d'atrophie musculaire. Marche absolument normale depuis 18 mois. En somme guerison parfaite.

Obs. 119. — *O.A.T. tibio-tarsienne non suppurée. Guérison* (Lannelongue). — B. C... Épanchement articulaire dans le genou. Au niveau du
cou-de-pied fongosités très abondantes en arrière de la malléole externe du côté
droit. Quelques-unes aussi en arrière de la malléole interne. Mouvements articulaires en grande partie conservés. Pas de déformation des sufaces articulaires.

6 août 1891. 6 injections de ZnCl. Peu de réaction locale. Les jours suivants
l'induration est très manifeste.

17 septembre. Nouvelle séance d'injections. Réaction très vive cette fois. Les
fongosités s'indurent et disparaissent.

15 octobre. Les deux cous-de-pied sont guéris. L'enfant commence à marcher
et sort guéri en janvier 1892.

Obs. 120. (Résumée.) — *O. A. T. suppurée du tarse. Guérison* (Lannelongue). — Victoria Mal..., âgée de 7 ans. Début il y a 14 mois. En juin 1891,
grattage du 1er métatarsien et du 1er cunéiforme ; néanmoins, deux fistules persistent.

En octobre 1891, injections de ZnCl (6 injections de 2 gouttes) encadrant le
foyer malade. En novembre, grattage. Depuis, guérison rapide. L'enfant commence à marcher en janvier. Elle a été revue en août 1892. Guérison maintenue.

Obs. 121. — *O. A. T. suppurée du cou-de-pied droit. Guérison lente*

(Lannelongue). — Bloc, âgé de 2 ans. Soigné depuis deux mois pour une prétendue entorse.

Actuellement, fongosités périmalléolaires des plus évidentes. Les mouvements de flexion et d'extension sont très douloureux.

Le 17 novembre, première séance d'injections : 8 injections de 2 gouttes chaque; réaction intense. Les jours suivants, compression.

En février 1892. L'enfant va très bien, mais le talon présente une augmentation de volume à sa face inférieure simulant un abcès. Incision, il s'agit de masses adipeuses, mais il existe un point dénudé sur le calcanéum. Une fistule persistant, le foyer osseux est gratté en mai. Depuis, la guérison définitive est survenue et s'est maintenue.

Obs. 122. — *O. A. T. non suppurée astragalo-calcanéenne. Guérison lente.* (Personnelle.) — Louis Laf..., âgé de 7 ans. Début en février 1892. Actuellement, les fongosités entourent la malléole externe. Le pied est dévié en varus. Les mouvements sont possibles mais douloureux.

Le 7 avril, première séance d'injections : 30 gouttes. Réaction très vive. Une fistule se produit au-dessous de la malléole externe.

En mai, cette fistule est grattée, elle conduit non pas sur l'articulation tibio-tarsienne, mais sur l'articulation astragalo-calcanéenne. Celle-ci est curettée complètement. L'enfant va mieux depuis cette opération. Mais cette amélioration dure peu. Le 1er septembre, 2e grattage moins important que le premier. Le 16, l'enfant va à Berck, disparition des fistules et immobilisation dans un appareil silicaté actuellement.

Obs. 123. — *O. A. T. non suppurée du pied droit. Guérison.* (Personnelle.) — Céline G..., âgée de 13 ans. Entre le 2 mai 1892.

Le 5 mai, injections de ZnCl 8 piqûres de 3 gouttes chacune. Amélioration évidente. Disparition des fongosités. Apparition d'une fistule en juillet. Elle est grattée en août. 2e grattage en novembre. Guérison définitive en décembre.

Actuellement, l'enfant est guérie et marche très bien. Va aller à Berck.

Obs. 124. — *Foyer tuberculeux du tarse droit, traité par les injections de chlorure de zinc. Épanchement sanguin. Sujet atteint d'ailleurs de coxalgie double. Guérison.* (Due à l'obligeance de M. le Dr MÉNARD, chirurgien de l'hôpital maritime de Berck-sur-Mer.) — Sp..., fille âgée de 8 ans et demi, en traitement à Berck depuis le mois de novembre 1891, pour une coxalgie double.

Au mois de septembre dernier se montre un gonflement fongueux sur le bord interne du tarse droit. Son développement rapide, sa consistance mollasse et l'amincissement de la peau sous laquelle se dessinent des veinosités bleuâtres, annoncent une prochaine ulcération.

4 octobre. En présence de cette menace, j'ai recours à la méthode de Lannelongue, et j'injecte dans la région malade 1 gr. 50 de solution de chlorure de zinc au dixième en douze piqûres.

La douleur consécutive très vive durant trois jours se calme ensuite. Un gonflement considérable se produit avec un épanchement sanguin du volume d'une grosse mandarine, recouvert par une peau amincie.

Cet épanchement est évacué par une ponction avec le trocart, la cavité lavée avec une solution d'acide borique et remplie à moitié par du naphtol camphré.

La ponction est renouvelée quatre fois à huit jours d'intervalle. A la troisième ponction, on retire un liquide jaune citrin d'une transparence parfaite, de même à la dernière ponction. Enfin une fistulette s'est établie, mais cette fistulette ne laisse couler que quelques gouttes d'une sérosité transparente. Les pansements sont faits avec des précautions rigoureuses pour éviter la suppuration.

10 février 1893. Le suintement séreux a continué jusqu'à l'époque actuelle. Mais le gonflement a complètement disparu. Si la fistulette tarde trop longtemps à se fermer, il y aura lieu de recourir à un évidement qui portera, soit sur le scaphoïde, soit sur le col de l'astragale. Mais actuellement l'écoulement, réduit à quelques gouttes de liquide transparent à chaque pansement tous les 5 ou 6 jours, contre-indique toute intervention.

Je n'ai pas à faire ici l'histoire des coxalgies qui sont du reste en bon état, sans luxation, sans abcès et avec une bonne position de chaque membre.

Obs. 125. — *Tuberculose du col de l'astragale droite. Injection de chlorure de zinc. Évidement. Guérison* (MÉNARD). — Gr..., fille de 8 ans, entre à l'hôpital Maritime en janvier 1892.

Elle est atteinte d'un foyer tuberculeux siégeant sur le bord interne du pied droit au niveau de l'interligne médio-tarsien.

M. Felizet a pratiqué il y a six semaines des injections de chlorure de zinc dans la région malade.

Actuellement un abcès très superficiel recouvert par une peau mince et rouge recouvre le bord interne du pied depuis le scaphoïde jusqu'en arrière de la malléole tibiale.

Le 23 février 1892. L'enfant est endormie, j'ouvre l'abcès sous-malléolaire. En cherchant avec la sonde cannelée l'origine osseuse de l'affection, on tombe sur le col de l'astragale qui est dénudé.

La curette entraîne l'astragale avec la plus grande facilité. Je suis conduit à enlever la totalité du col de l'astragale avec la tête avant d'avoir enlevé toute la partie osseuse qui paraît malade. L'articulation du cou-de-pied n'est pas ouverte, mais l'articulation médio-tarsienne est béante dans toute sa partie astragalo-scaphoïdienne.

La plaie est bourrée de gaze iodoformée sans aucune réunion.

En quelques semaines, la cavité opératoire se comble de bourgeons charnus et son orifice se rétrécit. Comme la région médio-tarsienne conserve un certain degré de tuméfaction, on fait une nouvelle série d'injections de chlorure de zinc le 28 avril 1892. Après que le gonflement consécutif à ces injections est disparu, l'amélioration est très marquée. La fistule opératoire se ferme au bout d'un mois environ.

En août, se montre un nouvel abcès sur le milieu du dos du pied en avant de l'interligne de Chopart. Cet abcès est ouvert et traité par le curettage.

Le 18. On retire de petits fragments osseux avec la curette qui traverse le tarse de haut en bas. La plaie est bourrée avec la gaze. Aucune réaction ne se produit sur le reste du tarse après cette opération. La plaie se rétracte progressivement et la fistule se ferme au bout de six semaines.

On pouvait craindre que le pied qui s'était maintenu en équinisme malgré l'application de plusieurs gouttières plâtrées destinées à le soutenir, ne restât fixé dans cette position vicieuse. Il n'en a rien été. Après la guérision de ces fistules, les mouvements du cou de-pied ont repris peu à peu une certaine étendue ; le pied a pu se mettre spontanément à angle droit sur la jambe.

Depuis plus de quatre mois les fistules sont fermées complètement, l'enfant se promène avec des béquilles, mais par précaution elle n'a pas été autorisée à se servir de son pied, qui reste constamment protégé par un appareil plâtré. Ces précautions devront être maintenues encore pendant quelques mois pour éviter la récidive et assurer une guérison définitive.

Le pied est à peine infléchi en dedans. Il l'est beaucoup moins qu'on aurait pu le craindre après l'ablation de la tête et du col de l'astragale. Il n'y a pas de déviation ou varus. Le pied repose sur le sol directement par sa face plantaire. Le bord interne du pied est raccourci d'environ un demi-centimètre. Encore n'est-il pas démontré que ce raccourcissement doive être mis entièrement sur le compte de l'acte opératoire qui a supprimé une partie de l'astragale.

Le gros orteil est en effet moins volumineux et aussi très légèrement raccourci.

L'enfant, dont l'état général a toujours été excellent, n'offre aucune autre manifestation tuberculeuse, extérieure ou viscérale.

OBS. 126. — *Carie des os du pied. Lésion ancienne suppurée non ouverte. Intervention chirurgicale. Guérison probable* (DESGUINS). — E..., Jean, âgé de 14 ans, est atteint depuis des années d'une altération douloureuse des articulations tarso-métatarsiennes droites. La lésion remonterait à une dizaine d'années. Nulle trace de fistule. Toutefois, au moment où le malade entre en traitement (avril 1892) la région est un peu rouge, douloureuse et chaude. Il y a bien certainement un travail de suppuration et imminence de fistule. La fluctuation n'y est pas encore toutefois, mais des fongosités tendues font saillie sous la peau du dos du pied comme aussi de la plante du pied.

26 avril 1892. 10 injections de 4 gouttes chacune de chlorure de zinc. Cette injection est suivie pendant deux jours de douleurs très vives que nous calmons au moyen d'enveloppements antiseptiques. La température ne s'élève pas et pourtant le travail inflammatoire a reçu comme un coup de fouet, car la peau devient à deux places, au-dessus et au-dessous du pied, rouge violacée et ne tarde pas à proéminer sous la poussée d'un liquide évidemment purulent. La peau s'amincissant de plus en plus et l'ouverture spontanée étant imminente, tous plaçons, le 7 mai, le jeune malade sous le chloroforme, avec le dessein

d'ouvrir l'abcès par le dessus et par le dessous et d'enlever soigneusement toutes
les portions d'os nécrosées ou carieuses. Nous sommes conduit à enlever la majeure partie du quatrième métatarsien, la tête des troisième et cinquième métatarsiens, un fragment du troisième cunéiforme et la moitié environ du cuboïde.
Toutes les parties suspectes, dures et molles, étant enlevées, le pied se trouve
tunnellisé. La cavité se rétrécit progressivement, et à l'heure actuelle, il ne reste
plus qu'une petite plaie. Il y a, en somme, tout lieu de croire que la guérison
va être obtenue sans qu'il faille recourir à d'autres opérations.

Obs. 127. — *Tumeur blanche tibio-tarsienne suppurée, non ouverte.
Injection d'une trentaine de gouttes en quatre séances. Résultat incer-
tain* (DESGUINS). — Homme de 49 ans, profondément usé et atteint d'une
tuberculose pulmonaire avancée. L'arthrocace est déjà ancienne ; outre les
masses fongueuses bien développées, on perçoit une fluctuation dans l'article et
une disjonction des surfaces articulaires. N'avait été l'état de délabrement de tout
l'organisme, nous eussions proposé une amputation. Celle-ci n'étant guère possible et le malade souffrant d'autre part beaucoup, nous fûmes heureux d'avoir
à notre disposition les injections de ZnCl. Nos premières injections furent
seulement de 4 gouttes, puis de 6 gouttes, enfin de 9 gouttes à la dernière séance.

Diminution très notable de la douleur, bien que les injections fussent en elles-
mêmes extrêmement pénibles.

Le 30 janvier, 18 jours après cette première injection, il fallut vider par aspiration un abcès froid.

Injection le 10 février d'une dizaine de gouttes, l'abcès se reproduisait, et
le 19 février il fallut le vider à nouveau, ainsi que le 8 mars. Cette dernière
fois, nous injectâmes dans la poche vidée du naphtol camphré, qui amena une
certaine acuité dans l'abcès, lequel se vida spontanément par l'orifice de ponction, un couple de jours plus tard, laissant persister une fistule. Le malade,
plus satisfait sans doute de la marche de sa maladie, nous quitta peu de temps
après. Il est probablement mort à l'heure actuelle.

Obs. 128. — *Ostéo-arthrite suppurée du cou-de-pied. Quatre séries
d'injections. Guérison après deux mois de traitement* (PERLIS). —
B..., Jeanne, 4 ans 1/2. Début de l'arthrite en mai 1891. Traitée pendant
quatre mois sans succès, par des pointes de feu, appareil plâtré, etc. Actuellement (1er octobre 1891), la marche est impossible. Le cou-de-pied est déformé,
arrondi par une collection fluctuante qui fait saillie des deux côtés du cou-de-
pied. Circonférence à la pointe des malléoles, 18 cent. Douleur à la pression.

Le 5. Une première série d'injections : 6 piqûres de IV gttes Réaction vive ;
douleur pendant dix heures. La collection fluctuante augmente rapidement ; elle
est incisée au bout de six jours et donne une grande quantité de pus. La cavité
de l'abcès diminue rapidement

Le 26. Deuxième série d'injections ; 2 piqûres de IV gttes chacune. Dix jours
plus tard, l'abcès est guéri, l'enfant marche sans aucune douleur, en posant le

pied à plat par terre. L'articulation est cependant peu mobile. La circonférence est de 17 cent. 1/2.

Le 16 mars 1892, un abcès se développe à la face externe du cou-de-pied et la fistule qui en résulte ne présente aucune tendance à la cicatrisation.

Mai 1892. Toute la face externe du pied est fongueuse. Le pied est en adduction.

Deux séries d'injections sont faites le 6 mai et le 13 juillet.

Fin août. La guérison est complète. Depuis, l'enfant marche et ne souffre nullement.

30 novembre 1892. L'enfant porte des chaussures pareilles aux deux pieds et va à l'école, cependant le pied qui jouit de mouvements étendus présente un certain degré d'adduction ce qui lui fait faire souvent des faux pas. Cet état pourra facilement être corrigé par une chaussure à tuteur.

OBS. 129. — *Arthrite tibio-tarsienne. Une série d'injections. Guérison* (PERLIS). — G..., Juliette, 22 ans. Début il y a cinq ans ; grattage en octobre 1891.

9 mars 1892. La malade se présente à la consultation de l'hôpital Lariboisière, appuyée sur deux béquilles, incapable de poser le pied droit par terre. Huit injections de II gouttes. Douleurs violentes pendant huit heures. Au bout de huit jours, l'amélioration est très notable. Il n'y a plus de douleur.

6 avril. La malade marche bien, ne souffre plus, mais les mouvements de l'articulation tibio-tarsienne sont peu étendus.

25 mai. La malade marche sans appui ; elle ne souffre plus. Les mouvements de l'articulation sont très étendus.

OBS. 130. — *O. A. T. suppurée du cou-de-pied. Deux séries d'injections Guérison* (PERLIS). — L..., Alexandre, 3 ans 1/2. Malade depuis décembre 1890, traité sans succès par la teinture d'iode et les pointes de feu.

Septembre 1891. Articulation tibio-tarsienne gauche douloureuse très tuméfiée ; abcès volumineux à la face externe du pied.

Le 23. L'abcès est ouvert et pansé à la glycérine créosotée. Des injections de chlorure de zinc sont faites au pourtour de l'abcès.

Le 26. L'abcès est presque sec et il ne reste qu'un petit trou à combler.

14 octobre. Pas de suppuration.

Le 21. L'ulcération est cicatrisée ; il y a cependant un peu de tuméfaction et de douleur à la face externe de l'articulation.

Le 28. 2e série d'injections ; 6 piqûres de V gouttes à la face interne de l'articulation ; l'enfant part à la campagne.

18 novembre 1892. Nous voyons la mère de l'enfant qui nous apprend que le petit Alexandre a succombé à la scarlatine le 12 août 1892. Son pied était depuis longtemps parfaitement guéri, le petit marchait comme tous les enfants.

OBS. 131. — *Tuberculose tibio-tarsienne ouverte et suppurée. Une série d'injections. Guérison* (PERLIS). — S..., Jeanne, 6 ans. Arthrite du cou-de-pied gauche traitée depuis 3 ans par des pointes de feu, un appareil plâtré. *État actuel*. Déformation considérable de l'articulation avec une vaste collection suppurée à la face interne du pied, qui tend à se faire jour au niveau du tendon d'Achille. L'enfant marche en boitant, mais ne souffre pas. Incision et grattage de l'abcès; pansement à la glycérine créosotée. Huit jours après, cet abcès est en bonne voie de cicatrisation, mais il se forme une autre collection entre la peau et le tendon d'Achille. Même traitement.

7 octobre 1891. 4 injections de IV gouttes à la face interne de l'article.

Fin octobre. L'enfant ne boite plus; fin novembre. Guérison.

16 novembre 1892. État local et général parfait; l'articulation jouit de tous les mouvements et il n'y a pas la moindre boiterie.

OBS. 132. — *Tuberculose du 1er métatarsien. Tuberculoses cutanées multiples. Guérison. 3 séries d'injections* (PERLIS). — Ch..., Auguste, 17 mois. Tuméfaction énorme du bord interne du pied droit, collection fluctuante fermée sur le dos du pied.

Fin juillet. 1re série d'injections autour de l'abcès et en divers points du métatarsien. Ouverture de l'abcès. L'enfant contracte la scarlatine quelques jours plus tard et ne revient dans le service que le 10 septembre avec le pied en mauvais état.

12 septembre. 2e série d'injections. La tuméfaction disparaît rapidement, les fistules se ferment au bout de quinze jours, mais il survient au pied des gommes tuberculeuses superficielles qui s'ouvrent et suppurent.

2 octobre. 3e série d'injections autour des fistules, grattage. Pendant plusieurs semaines, le pied tout entier reprend un aspect très inquiétant, se tuméfie, devient luisant, une fistule osseuse se rouvre à la plante du pied, puis tout rentre dans l'ordre; à la fin d'octobre le pied est guéri. Plusieurs abcès froids se développent au cou, au visage, guéris en quelques jours par la glycérine créosotée. La guérison s'est maintenue jusqu'à la fin de novembre, époque à laquelle l'enfant contracte la rougeole. Il n'a pas été revu depuis.

OBS. 133. — *Tuberculose suppurée et ouverte des 1er et 2e métatarsiens. Une série d'injections. Un grattage. Guérison* (PERLIS.) — L..., Fernand, 3 ans 1/2. Depuis mai 1890, tuméfaction des deux premiers orteils et de leurs métacarpiens; au niveau de ces derniers se développe un volumineux abcès, qui est incisé et gratté sans amélioration appréciable.

12 octobre. Une série d'injections : 4 piqûres de IV g. Réaction modérée, grattage, cautérisations avec un crayon de nitrate d'argent. Cicatrisation complète, le 23 novembre 1891. Aucun traitement depuis le 16 novembre 1892. L'enfant s'est toujours très bien porté, son état est absolument florissant il marche et court depuis un an et porte des chaussures pareilles aux deux pieds.

OBS. 134. — *Tuberculose des 1er et 2e métatarsiens. Grattage inefficace; trois séries d'injection; amélioration (*PERLIS*). — Paul B..., 13 ans, entré à l'hôpital le 23 mai 1891, souffrant vivement du pied depuis un mois. Les deux premiers métatarsiens du pied gauche sont tuméfiés au point de déformer complètement le pied, plusieurs fistules conduisent sur l'os. Un grattage énergique, l'application de teinture d'iode, de créosote font diminuer la suppuration, mais le mal continue à augmenter.

En septembre, l'aspect du pied est fort inquiétant, des bourgeons fongueux remplissent les fistules, chaque pansement devient une véritable torture pour le malade et le panseur, tellement le pied est sensible.

Le 23. Première série d'injections : en quelques jours la sensibilité diminue et le volume tend à décroître ; des masses caséeuses s'éliminent pendant quelques semaines et le pied prend meilleur aspect.

28 octobre. Deuxième série d'injections ; 8 piqûres de X gouttes. Réaction douloureuse, mais suivie d'une nouvelle amélioration, la fistule dorsale se comble, la fistule interne diminue beaucoup.

18 novembre. Troisième série d'injections : 6 piqûres de V gouttes.

Décembre. L'état du pied ne change pas beaucoup, les fistules sont petites, mais suppurent encore. L'enfant peut appuyer le pied par terre.


OBS. 135. — *Spina-ventosa du 3ᵉ orteil ; 4ᵉ série d'injections ; amélioration* (PERLIS). — B..., Henri, 28 mois. Depuis 7 mois, tuméfaction de l'orteil avec ulcération à sa base, un séquestre a été éliminé.

Octobre 1891. Le troisième orteil gauche présente l'aspect typique du spinaventosa, la peau tendue et violacée. A la base de l'orteil se trouvent deux ulcérations latérales qui se touchent presque sur la face dorsale et qui coupent les parties molles jusqu'à l'os. L'enfant marche.

Le 1ᵉʳ. 1ʳᵉ série d'injections : 5 piqûres de II gouttes, sur la phalange et le métatarsien. Pas de résultat.

Le 14. 2ᵉ série d'injections : 3 piqûres de II gouttes. L'ulcération se cicatrise rapidement, mais l'orteil ne change pas.

Le 28. 3ᵉ série d'injections : 3 piqûres de IV gouttes. Cette fois l'orteil diminue rapidement de volume à sa base, la peau perd son aspect luisant et commence à se plisser. Diamètre transversal, 13 millim. L'ulcération existe encore très petite et superficielle.

1ᵉʳ décembre, 4ᵉ série d'injections : 3 piqûres de VI gouttes. Peu après l'orteil reprend son volume normal de 2 millim., pareil à celui du pied droit. Il y a toujours une petite ulcération et la teinte de la peau est un peu plus vive.


OBS. 136. — *O. A. T. non suppurée du pied gauche. Guérison* (DAVID). — Le L... Jean, âgé de 27 ans, entre le 7 octobre 1891 à l'hôpital avec la note : arthrite chronique de l'articulation tibio-tarsienne droite. On constate un notable gonflement de l'articulation tibio-tarsienne droite, surtout du côté externe. Le pied a tendance à se mettre en varus. La mensuration donne, au niveau des malléoles, 1 centim. de plus pour le pied droit. Les mouvements sont à peu près conservés mais douloureux, la marche est difficile.

19 janvier. Aucun changement n'étant constaté, on fait une première injection de chlorure de zinc à la partie supérieure et externe de l'article.

Le 21. A la suite de l'injection apparaît une rougeur légère, localisée, de la partie supérieure du pied et inférieure de la jambe.

8 février. Le malade se plaint de douleurs dans l'aine droite. Nombreux ganglions engorgés. La région malléolaire externe présente une couleur rouge vif intense. Pas de fluctuation. Température élevée. Pansement humide.

Le 9. Application d'un appareil plâtré.

Le 20. La diminution de volume de l'articulation est sensible. Mais le redressement du pied demeurant nul, le malade est mis dans une gouttière.

Le 27, aucun résultat. Application de courants interrompus.

15 mars. L'articulation a repris à peu près son volume normal. Les mouvements se font facilement. Le malade accuse encore de la faiblesse des muscles extenseurs et paraît même l'exagérer. Exeat.

Il rentre le 19 du même mois à l'hôpital pour la même affection. L'articulation est considérablement gonflée, douloureuse.

Le 16 août suivant, troisième entrée à l'hôpital pour la même affection. A ce moment on constate une déviation prononcée de la plante du pied droit en dedans. Rétraction du tendon d'Achille. Dans la station debout, le poids du corps se porte exclusivement sur les orteils et la tête des métatarsiens. Les mouvements de l'articulation sont très restreints et fort douloureux. Sensation marquée d'empâtement de deux travers de doigt environ au pourtour de la malléole externe. La peau est tendue mais de coloration normale. Atrophie musculaire du membre inférieur du même côté, mais augmentation de volume de un centimètre et demi, du pied droit sur le pied gauche.

Le 17. Première injection de II gouttes de chlorure de zinc à la partie antérieure et supérieure de l'article.

Le 19. Injection de III gouttes au-dessus de la malléole externe.

Le 21. Troisième injection de IV gouttes au niveau de la malléole externe. La douleur après les injections est de courte durée et peu accentuée.

Le 27. Quatrième injection de VI gouttes à la partie inféro-externe.

Le 31. Cinquième injection à la face antérieure et inférieure.

1er septembre. Le gonflement reparaît. La peau a sa coloration normale.

Le 8. Les régions injectées sont dures et beaucoup moins douloureuses à la pression qu'au moment de la rentrée à l'hôpital. Les mouvements sont moins pénibles, mais à peine plus étendus. Le pied est un peu moins dévié. La marche est plus facile. Le gonflement a disparu.

Depuis cette époque jusqu'au 10 octobre on fait, au pourtour de la malléole externe, des injections de six gouttes. Mais on est obligé d'espacer ces injections afin d'éviter le gonflement qui s'est déjà produit une couple de fois. La douleur qu'elles provoquaient était fort vive mais d'assez courte durée.

11 octobre. Le malade se tient debout et marche à l'aide d'une canne, avec plus de facilité. La déviation du pied est sensiblement atténuée. Les mouvements de l'articulation ont augmenté d'étendue et sont moins douloureux. L'induration des points les premiers injectés a disparu. La cuisse et la jambe du côté droit, dont l'atrophie avait été constatée au début par la mensuration, ont presque atteint le volume du membre inférieur opposé.

## OBSERVATIONS D'ARTHRECTOMIE PURE (1)

OBS. 137. — *O. A. T. sterno-claviculaire. Résection de l'extrémité interne de la clavicule, et grattage du sternum* (LE DENTU. *Société de chir.*, 1892). — Homme de 45 ans. Affection datant d'un an à la suite d'un choc à distance, dans une chute sur le coude. Opération : extraction d'un petit séquestre de la clavicule, résection de 3 centimètres de celle-ci, raclage de la surface sternale. Cautérisation au thermocautère pour détruire les fongosités de foyer. Guérison lente, mais définitive au bout d'un an après plusieurs cautérisations.

OBS. 138. — *O. A. T. sterno-sternale. Curage du foyer osseux et d'un abcès du médiastin antérieur. Guérison* (LE DENTU. In thèse de ROULLIÈS, 1888, Paris). — Homme âgé de 45 ans. Opération étendue. Pansement ouvert. Troubles intellectuels bizarres. Guérison lente mais définitive, après la formation d'une membrane fibreuse.

OBS. 139. — *O. A. T. suppurée du coude. Arthroxesis. Guérison avec mouvements et fistule* (LAPRADE, 1880). — Homme âgé de 34 ans. O. A. T. du coude. Opéré le 3 janvier 1880.

En juin 1880, il persiste une fistule, mais l'état général s'est amélioré. Au point de vue local, il n'existe plus de douleurs, et on peut faire exécuter au coude des mouvements communiqués assez étendus.

OBS. 140. — *O. A. T. du coude non suppurée. Arthrectomie. Guérison avec ankylose* (DELORME, 1886. In thèse de FUZEROT). — Malade âgé de 22 ans. Affection relativement récente. Opération le 21 mars. En juin, guérison avec ankylose en bonne position.

OBS. 141. — *O. A. T. du coude suppurée. Arthroxesis. Guérison avec fistules et mouvements* (LAPRADE, 1880). — Malade âgée de 16 ans. Affection datant de 6 mois. Opération le 6 novembre. En janvier, fistule persistante. Mouvements.

OBS. 142. — *O. A. T. suppurée du coude. Arthroxesis. Guérison avec fistules et mouvements* (LAPRADE, 1880). — Enfant âgé de 15 ans 1/2. Affection datant de 10 mois. Opération le 8 novembre 1879. En juillet, guérison avec fistules et mouvements.

OBS. 143 bis. — *O. A. T. du coude. Résection partielle. Guérison avec ses mouvements* (MONTMOLLIN). *Rev. méd. semaine romande*, 1884, p. 350. — Enfant de 9 ans. Résection partielle de l'humérus et des éventies ; le radius paraissait sain, aussi il est laissé en place. Une fistule persiste par où sort ultérieurement un fragment de la cupule radiale. A partir de ce moment guérison avec tous les mouvements.

(1) Il est évident que je ne rapporterai ici que les observations d'arthrectomie qui m'ont parues intéressantes, car, pour le pied, par exemple, leur nombre serait trop grand pour les publier toutes.

OBS. 143. — *O. A. T. suppurée du coude. Arthroxesis. Guérison avec fistules et mouvements* (LAPRADE, 1880). — Malade âgé de 34 ans. Affection datant de plusieurs années. Opération le 9 janvier. En juin, guérison avec fistules et mouvements.

OBS. 144. — *O .A. T. du coude suppurée. Arthoxesis. Guérison avec mouvements et fistules* (LAPRADE, 1880). —Malade âgé de 19 ans. Affection datant de 6 ans. Arthroxesis le 17 juillet 1879. En novembre, les mouvements communiqués s'exécutent bien, mais la suppuration persiste.

OBS. 145. — *O. A. T. du coude fistuleux. Arthrectomie. Guérison avec mouvements et raccourcissement* (QUÉNU, in thèse de LERICHE, 1888.) — Enfant de 8 ans. Arthrectomie par la voie dorsale ; un mois après, cicatrisation complète. Depuis, mouvements complets, mais il existe un raccourcissement de 3 centim.

OBS. 146. — *O. A. T. du coude non suppurée. Arthrectomie. Guérison parfaite et définitive* (QUÉNU, in thèse de DAHLEPYL, 1890.) — Enfant de 10 ans. Affection datant de 18 mois. Arthrectomie par la voie dorsale le 15 décembre. Excision de la trochlée et de l'épicondyle ; grattage du cubitus et du radius. Cinq ans après, mouvements parfaits.

OBS. 147. — *Résection atypique du coude pour O. A. T. du coude. Guérison* (VINCENT, *Lyon méd.*, 1892, p. 93.) — Enfant de 9 semaines. Affection ayant débuté 10 jours après la naissance. Ablation à la curette des portions épiphysaires de l'humérus et du radius. Trois semaines après l'opération l'enfant va bien et les résultats fonctionnels sont excellents.

OBS. 148. — *O.A. T. suppurée du coude. Arthrectomie. Guérison avec mouvements.* (JALAGUIER. In thèse BOURGOGNE, 1890). — Henriette C..., âgée de 14 ans. Affection datant de 3 ans, et qui apparut en même temps qu'une ostéo-tuberculose des métacarpiens du côté opposé.

A l'entrée de la malade à l'hôpital Trousseau les lésions sont très avancées, les mouvements de l'articulation du coude sont très limités et douloureux.

Dans une première séance l'abcès oléocrânien est incisé. Un mois après arthrectomie. M. Jalaguier pratique deux incisions à la partie interne de l'articulation, l'une au-dessus, l'autre au-dessous de l'articulation ; nettoyage et curettage complet de l'articulation. Ablation à la curette de tout ce qui est au-dessous de l'épicondyle et de l'épitrochlée ; ablation de la tête radiale, raclage de la face antérieure de l'oléocrâne ; badigeonnage au ZnCl. Le membre est mis dans une bonne position par crainte de l'ankylose. Amélioration rapide. Trois mois après l'intervention, les mouvements sont déjà assez étendus.

Malade revue en juillet 1892. Guérison parfaite, mouvements très étendus, pas de mouvements de latéralité, ils sont photographiés et reproduits planche n° 4 et 5. Petit foyer de T. sous-cutanée à la face externe de l'humérus et spina-ventosa, ces affections sont grattées et guérissent rapidement.

Obs. 148 *bis*. — *O. A. T. suppurée du coude. Résection trochléiforme. Guérison*. Denucé (Bordeaux). *Société de chirurgie*, 4 janvier 1893. — Enfant de 10 ans. A l'opération on trouva la tête radiale détruite presqu'entièrement ; les articulations huméro-radiale et radio-cubitale supérieure pleines de fongosités. L'articulation huméro-cubitale était peu lésée. Altération du sommet de l'olecràne et de l'apophyse coronoïde. Résection de l'extrémité de celles-ci. Section de l'humérus au-dessus de l'épitrochlée et de l'épicondyle en lui donnant une forme arrondie et en creusant en arrière une cavité pour recevoir l'olecràne. Grattage d'un abcès péri-articulaire. Badigeonnage au Zncl au 1/10. Immobilisation. Guérison parfaite avec mouvements presque normaux comme étendue trois mois après. Saillies nouvelles reproduisant l'épitrochlée et l'épicondyle.

Obs. 149. — *O. A. T. suppurée du coude. Arthrectomie. Guérison avec mouvements* (Boeckel. *Gazette méd. Strasbourg*, 1882). — Malade âgé de 14 ans, affection datant de 4 mois. Opération en avril 1882. Guérison parfaite. Deux ans après, mouvements complètement normaux.

Obs. 150. — *O. A. T. suppurée du genou. Arthrectomie. Guérison.* (Sayre, *Clinique orthopédique*,1887, p. 296.)—Homme âgé de 40 ans. Rugination de la trochlée. Guérison avec conservation des mouvements complètement.

Obs. 151. — *O. A. T. du coude. Arthrectomie. Guérison* (Israel. *Berlin klinisch Wochenschrift*, 1886). — Enfant de 6 ans 1/2. Opéré en 1881 Guérison maintenue avec conservation parfaite des mouvements.

Obs. 152. — *O. A. T. du coude avec lésions multiples. Résection partielle. Guérison* (Phocas. In thèse Foutry, Lille. 1891). — Enfant de 2 ans, affection très avancée. Opérée le 15 juin 1890 : arthrectomie, lavage à la solution de ZnCl au 1/10. Guérison avec mouvements commençant déjà à apparaître, en août.

Obs. 153. — *O. A. T. du coude; résection atypique ; aggravation de l'état général. Mal de Pott. Mort.* (Phocas, in thèse Foutry). — Enfant de 6 ans 1/2. Affection datant de 2 ans. Résection atypique. Amélioration légère ; aggravation du mal de Pott. Mort de cachexie. A l'autopsie, l'olécràne présentait encore un petit foyer T.

Obs. 154. — *O. A. T. du coude au début, pas de fistule ; réaction partielle. Guérison des mouvements* (Phocas, in thèse Foutry). — Enfant de 3 ans. Affection datant de 3 mois. Opération le 30 avril ; résection atypique. Guérison parfaite avec une articulation presque normale comme forme et comme mouvement.

Obs. 155. — *O. A. T. du coude. Arthrectomie. Guérison* (Phocas, in thèse de Foutry). — Enfant de 8 ans 1/2. Affection récente. Opération le 25 septembre 1890. Guérison parfaite pour la forme et les mouvements six mois après.

Obs. 156. — *O. A. T. du poignet fistuleuse. Arthrectomie. Guérison avec mouvements* (QUÉNU, in thèse LERICHE, 1888). — Enfant âgé de 10 ans. Arthrectomie par la région dorsale ; ulcération T. de la peau au niveau des points de suture. Guérison au bout de 2 mois.

19 mois après l'opération, la main exécute des mouvements bornés de flexion et d'extension.

OBS. 157. — *O.A.T. du poignet non suppurée. Arthrectomie. Guérison avec ankylose* (QUÉNU, in thèse de DAHLEPYL, 1890). — Enfant de 3 ans. Arthrectomie par la voie dorsale le 8 novembre 1889. Guérison avec ankylose.

OBS. 158. — *O.A.T. du poignet. Arthrectomie. Guérison* (SACRÉ. *J. de Bruxelles*, 1889). — Homme de 41 ans, opéré le 7 mars 1887. Guérison. Les mouvements reparaissent peu à peu ; ils resteront cependant un peu limités.

OBS. 158 bis. — *T. sénile du poignet. Arthrectomie. Guérison avec mouvements* (LE BEC). *Gazette des hôpitaux*, 24 janvier 1888. — Homme de 70 ans. Affection datant de 2 ans. Suppuration datant de 4 mois. Curetage très étendu. Ablation de plusieurs os du carpe par une incision dorsale et une palmaire en évitant les vaisseaux et nerfs. Guérison avec mouvements.

OBS. 159. — *O.A.T. du poignet suppurée. Arthrectomie. Guérison complète* (In thèse BOURGOGNE, 1890). — Enfant de 6 ans. Opération le 29 mai 1889. Guérison avec mouvements d'abord limités puis assez étendus. L'enfant fut revu six mois après, la guérison s'était maintenue.

OBS. 160. — *O.A.T. du carpe. Ablation de grand os et de trapézoïde. Guérison avec quelques mouvements* (REBOUL, obs. 23). — Malade âgé de 15 ans. Raclage étendu, badigeonnage au naphtol camphré. Guérison rapide.

OBS. 161. — *O.A.T. médio-carpienne et carpo-métacarpienne. Curettage. Guérison* (LAUENSTEIN, *Centr. f. Ch.*, 1889). — Malade âgé de 44 ans. Lésions anciennes. Opérations étendues. Guérison rapide et résultat fonctionnel excellent.

OBS. 162. — *O.A.T. du carpe. Curettage. Guérison* (LAUENSTEIN). — Malade âgé de 24 ans. Opération très étendue. Guérison rapide, résultat fonctionnel excellent.

OBS. 163. — *O.A.T. de la hanche suppurée. Curettage articulaire. Guérison avec mouvement et raccourcissement très faible* (MAX SCHEDE, 1872). — Il s'agissait d'une petite fille de 6 ans. La fistule fut dilatée avec le doigt, on retira quantité de granulations et deux séquestres. Drainage. Guérison 3 mois après.

OBS. 164. — *Arthrectomie de la hanche. Guérison* (BATLE. *Lancet*, 18 octobre 1890). — Enfant de 6 ans. Opération en novembre 1889. Curettage du foyer T. de la tête fémorale. Guérison lente avec retour complet des mouvements.

Obs. 165. — *Arthrectomie de la hanche. Guérison* (Kocher, *Volkmans Sammlung klin. Vorträge*, 1882). — Enfant de 4 ans. Opération. Ablation du séquestre. La synoviale est grattée. Un mois après commencement des mouvements.

Obs. 166. — *Arthrectomie de la hanche. Guérison* (Kocher, *ibidem*). — Enfant de 6 ans. Opération, ablation d'un petit foyer circonscrit de la tête fémorale. Guérison deux mois après, l'enfant peut faire de légers mouvements d'abduction et d'adduction.

Obs. 167. — *O. A. T. de la hanche. Trépanation du col fémoral. Guérison* (Knigsley. *Boston Med. and Surg. Journal.*, 2 mai 1889). — Enfant de 9 ans. Coxalgie fistuleuse. Gonflement énorme. Trépanation de la base du grand trochanter jusque dans le col fémoral. A la curette par le trajet on gratta et on enleva un grand nombre de débris caséeux. Guérison rapide. Marche facile.

Obs. 168. — *O. A. T. du genou. Arthrectomie. Guérison avec ankylose* (Richelot. *Soc. chir.*, 1890). — Un malade âgé de 21 ans. Affection datant de 2 ans. Opération le 29 mars 1888. Guérison rapide. Incision et curettage de deux petits foyers de récidive. Guérison définitive avec ankylose ; et maintenue encore 3 ans après l'opération.

Obs. 169. — *O. A. T. du genou. Arthrectomie. Guérison avec ankylose* (Richelot). — Malade âgée de 26 ans. Évolution rapide de l'affection. Opération le 5 novembre 1889. Guérison avec ankylose, dans une attitude qui rend la marche facile et régulière.

Revue guérie un an après sans récidive.

Obs. 170. — *O. A. T. du genou. Arthrectomie. Guérison avec ankylose* (Richelot). — Malade âgé de 47 ans. Affection datant d'un an. Opération le 2 mai 1890. Le malade commence à marcher en juillet.

En 1891, guérison maintenue. Marche facile.

Obs. 171. — *O. A. T. du genou. Arthrectomie. Guérison avec ankylose au bout de mois. Mort 4 mois après de T. pulmonaire* (Richelot). — Malade, âgé de 38 ans. Simple arthrectomie de nécessité étant données les lésions pulmonaires déjà avancées. Les os peuvent être conservés. Ankylose rapide, mais aggravation des lésions pulmonaires et mort.

Obs. 172. — *O. A. T. du genou. Simple arthrotomie exploratrice. Guérie par ankylose* (Richelot). — Malade âgé de 20 ans. Affection récente. Opération le 12 janvier. Ces lésions sont trop avancées. M. Richelot fait la simple arthrotomie pensant faire bientôt après la résection. Guérison rapide, et par ankylose. Celle-ci s'est maintenue, la marche est facile.

Obs. 173. — *O. A. T. du genou gauche. Résection atypique. Guérison*

*par ankylose* (SOUTTER, th. Genève 1887). — Malade âgé de 10 ans. O. A.
T. fongueuse avec subluxation du tibia en arrière.

Opération le 6 avril 1881. Liquide roussâtre dans la cavité articulaire, surface
articulaires fongueuses, téguments détruits, etc., synoviale fongueuse. Les condyles fémoraux sont coupés au couteau sur une hauteur de 3 centimètres. La
rotule est évidée et laissée en place.

Réunion par première intention. Premier pansement 52 jours après l'opéra-
ration. En juillet, l'enfant marche avec une *ankylose* complète, et sans
douleur.

6 ans après, guérison maintenue; *pas de raccourcissement.*

OBS. 174. — *O. A. T. du genou droit non suppurée. Résection atypique. Guérison par ankylose* (SOUTTER). — Affection datant de 5 ans.
Opération le 1er novembre 1880. Surface osseuses ulcérées, synoviales fongueuses. Extirpation de la rotule, nettoyage de deux foyers caséeux des condyles fémoraux. 3 centimètres des condyles sont réséqués, un centimètre du
tibia est enlevé, et celui-ci présente un foyer qui est évidé. Excision totale de
la synoviale.

4 mois après l'opération, le malade marche, l'ankylose est complète.

6 ans après, le malade marche bien, il boite légèrement, il est très solide sur
sa jambe opérée qui, dans la station, ne paraît pas être raccourcie et elle est
bien droite.

OBS. 175. — *O.A.T. du genou. Curettage. Guérison* (SOUTTER). —
Enfant âgé de 11 ans. Affection en voie de guérison. Ankylose à 130°.

Le 19 avril 1881, grattage des condyles du fémur, de la rotule. Rien aux
tibia. En mai, 2e curettage. En août, le malade commence à marcher. Une fistule persiste jusqu'en 1885. Depuis la guérison s'est maintenue.

OBS. 176. — *O. A. T. du genou. Curettage. Guérison avec ankylose*
(SOUTTER). — Enfant âgé de 8 ans. Affection en pleine évolution avec légère
subluxation du tibia en arrière.

Opération, le 20 septembre 1881. Grattage du tibia et des condyles fémoraux
et de la rotule. Excision des fongosités synoviales.

Les jours suivants, drainage de quelques foyers de rétention. Érysipèle, pus
bleu qui entretient la suppuration. Redressement du membre qui se fléchissait
de nouveau. En février 1882, guérison presque complète. En mai, extraction d'un
séquestre fongueux. Guérison en juin avec légère flexion de la cuisse.

En 1887, guérison maintenue avec fistule non osseuse (?), flexion assez marquée de la cuisse. Ankylose complète. Marche facile.

OBS. 177. — *O. A. T. du genou suppurée. Résection atypique. Mort
4 mois après d'affection aiguë* (SOUTTER). — Enfant âgé de 16 ans. Abcès
périarticulaire.

Opération, le 20 mai 1883. Pus dans l'articulation et fusées purulentes. Foyers
osseux multiples. Évidement du fémur, sur une hauteur de 6 centim. en devant

du tibia. Abrasion des fongosités synoviales ; raclages des fusées et des abcès péri-articulaires.

Les surfaces articulaires sont diminuées de volume, mais leur forme est conservée. Appareil plâtré le 15 juin.

Marche, mais fistules persistantes. Il meurt quatre mois après, la lésion étant certainement en voie d'amélioration, ou même de guérison. Il serait mort de fièvre typhoïde (ou de granulie).

OBS. 178. — *O. A. T. du genou gauche. Résectiona typique. Guérison par ankylose* (SOUTTER). — Jeune fille âgée de 20 ans. Affection datant de sept ans, et très avancée.

Le 24 septembre 1883, curage, raclage, excision des fongosités. Évidement à la curette du fémur et du tibia. Guérison parfaite sans fistules.

En 1887, guérison maintenue. La jambe est un peu fléchie et en abduction. Le genou n'est pas déformé. Ankylose osseuse complète, pas de mouvements du tout. Marche très aisée. Claudication insignifiante.

OBS. 179. — *O. A. T. suppurée du genou gauche. Résection atypique. Guérison par ankylose* (SOUTTER). — Malade âgée de 22 ans. Affection datant de 8 ans et tellement étendue que l'on songea à l'amputation. Opérée le 13 juillet 1883, évidement du condyle interne qui a plusieurs foyers d'ostéite. Cartilage en grande partie détruit. Ablation de tranches osseuses du condyle interne avec le couteau, curage d'un tout petit foyer de condyle externe. Excision aux ciseaux courbes des cartilages semi-lunaires et de la synoviale très épaissie. Excision de la rotule ; évidement du plateau tibial. Hémostase en partie au thermocautère.

Appareil plâtré le 3 janvier 1884. En février, appareil silicaté. La malade commence à marcher en mai. Douleurs persistantes pendant 10 mois, la marche est possible. En mars 1885, il y a comme un peu de douleur à la partie interne du genou.

En 1888, attitude excellente, extension parfaite. Le genou n'est pas plus gros, plus de douleurs. Ankylose complète, pas de fistule. Marche aisée, claudication légère.

OBS. 180. — *O. A. T. suppurée, du genou droit. Résection atypique. Guérison par ankylose* (SOUTTER). — Malade âgée de 8 ans. Lésions étendues, fistules multiples. Opération le 19 juin 1883. Nettoyage de la synoviale et d'une fusée allant sous le droit antérieur jusqu'au tiers moyen de la cuisse et d'une autre fusée qui se dirige du côté externe de la cuisse et qui communique avec un abcès des parties molles siégeant encore plus haut, fusées également vers le mollet. Toutes ces fusées sont minutieusement raclées, curées. Excision du plateau tibial. Le cartilage dia-épiphysaire du tibia est sain. Hémostase en partie au thermocautère. Suture du tendon rotulien. Immobilisation.

Suites de l'opération régulières et amélioration de l'état général très marqué.

1er août. Appareil silicaté. 5 septembre, le membre est complètement ankylosé.

Fistules persistantes. En décembre les fistules se ferment. Elles s'ouvrent de nouveau en janvier 1884.

En 1887, légère flexion de la cuisse. Atrophie musculaire. 3 centimètres de raccourcissement. Ankylose osseuse complète, plus de fistules depuis 3 ans. Marche très facile et sans canne. Légère claudication.

Obs. 181. — *O. A. T. du genou non suppurée. Résection atypique. Guérison par ankylose* (Soutter). — Enfant âgé de 8 ans 1/2. Affection datant depuis longtemps.

Opération, le 16 mai 1884. Curettage de la synoviale fongueuse. Ablation avec le couteau à os de tranches successives aux deux condyles, l'interne surtout jusqu'à ce que l'on soit en tissu sain et que l'on puisse mettre le membre en ligne droite. Hémostase. Suture du tendon rotulien, etc.

La plaie n'ayant pas été drainée, la réunion par première intention, est scarifiée, car il y a de la rétention des liquides. En juin, incision d'un abcès chaud du creux poplité. En juillet, cicatrisation complète, sauf trois fistules. En septembre, ankylose complète. La jambe se fléchit un peu sur la cuisse. En décembre 1886, raccourcissement de un centimètre, fistule persistante ; le condyle interne présente un point douloureux. Ankylose complète osseuse. Démarche presque normale, l'enfant boite très peu.

Obs. 182. — *O. A. T. non suppurée du genou. Résection atypique. Guérison par ankylose* (Soutter). — Malade âgé de 11 ans. Affection datant de 7 mois et d'origine traumatique. Opération le 18 juin 1884. Adhérences fibreuses entre le fémur et le tibia et entre le fémur et la rotule. Énucléation de la rotule. Ablation de tranches et de pans osseux du condyle interne avec la petite scie de Langenbeck et un couteau à résection. Ablation des fongosités synoviales. Hémostase au thermocautère, etc. Immobilisation.

20 juin. Réunion par première intention. En août, la marche est commencée. Appareil silicaté pendant un mois.

En 1887. Guérison maintenue. Raccourcissement de 1 centimètre. Légère flexion du membre.

Obs. 183. — *O. A. T. suppurée du genou. Résection atypique. Guérison avec ankylose* (Soutter). — Enfant âgée de 13 ans. Affection datant de 2 ans 1/2.

Opération le 4 février 1885. Pus abondant dans la cavité articulaire. Extirpation de la rotule. Curettage de la synoviale. Résection des condyles par tranches au couteau jusqu'à leur base. Dégénérescence graisseuse du tissu médullaire. Grattage du tibia. Drainage, pansement compressif, immobilisation.

Réunion par première intention. En mars, appareil plâtré, fistule persistante. En décembre 1886, légère flexion, 3 centim. de raccourcissement, les os ont leur volume normal. Ankylose osseuse complète, marche sans canne. Claudication très légère.

Obs. 184. — *O. A. T. suppurée du genou droit. Résection atypique.*

*Guérison avec ankylose* (Soutter). — Malade âgé de 21 ans. Affection datant de 2 ans 1/2.

Opération le 24 novembre 1885. Excision de la synoviale fongueuse. Grattage du tibia. Hémostase difficile au thermocautère.

En 1887, pas de fistule. Raccourcissement de 1/2 centim. Marche aisée avec une canne.

Obs. 185. — *O. A. T. suppurée du genou gauche. Résection atypique. Guérison avec ankylose* (Soutter). — Enfant âgé de 9 ans. Affection datant de 4 ans. Genu valgum.

Opération le 10 février 1886. Pas de fongosités, mais tissu fibreux assez dense. Ce sont des os volumineux qui ont empêché de redresser la jambe complètement. Fongosités dans une caverne du condyle externe que l'on n'aurait pu deviner. Ablation de quelques tranches du tibia pour permettre une adaptation complète des os. Grattage d'un foyer rotulien, puis ensuite, la rotule est excisée. Hémostase au thermocautère. Pansement traversé par le sang.

Guérison parfaite. Ankylose due à l'appareil plâtré.

Marche en juin 1886. Petite fistule en septembre, elle disparait rapidement. L'enfant marche et court facilement, malgré une ankylose complète. Atrophie musculaire.

Obs. 186. — *O. A. T. suppurée du coude droit. Guérison avec mouvements* (Soutter). — Enfant âgé de 3 ans. Affection datant de plusieurs mois. Abcès périarticulaire.

Opération le 24 février 1886. Incision de 10 centim. sur l'olécrâne, rugination du périoste pour conserver le triceps. Curettage des fongosités articulaires. Les os sont peu atteints. On gratte de petits foyers sur le cubitus et l'humérus. Nettoyage des fistules. Excision des lambeaux de peau. Hémostase au thermocautère. Contre-ouverture à la partie interne du coude. Extirpation de ganglion épitrochléen.

Guérison assez rapide. Réapparition des mouvements, puis réouverture d'une fistule.

Obs. 187. — *O. A. T. non suppurée du genou. Guérison avec enkylosa* Soutter.) — Malade âgé de 17 ans. Opération le 22 avril 1880. Lésions peu avancées. Section d'une mince tranche de condyles et de tibia. Nettoyage des tissus spongieux et médullaire qui ont subi la dégénératiun graisseuse.

26 avril. La réunion est complète sauf au niveau des drains.

Le 12 juin, le malade marche et quitte l'hôpital avec 3 centim. de raccourcissement.

La guérison s'est maintenue. Six ans après le raccourcissement était de 6 centim. ; ankylose complète, osseuse, pas de subluxation.

Ici évidemment il s'agit d'une opération mixte qui tient à la fois et du curettage articulaire et de la résection typique.

Obs. 188. — *O. A. T. non suppurée du genou. Arthrectomie. Guéri-*

son (DELORME, 1886). — Malade âgée de 22 ans. Affection récente. Opération le 6 juin. 3 mois après l'opération plus de fistules. Guérison par ankylose.

OBS. 189. — *O. A. T. du genou suppurée. Arthrectomie. Guérison avec mouvements* (SAXTORPH, in thèse de LAPRADE, 1880). — Malade âgé de 20 ans. Opération le 1er août. Cicatrisation complète le 4 avril ; le malade se lève le 2 mai et sort un mois après marchant bien.

OBS. 190. — *O. A. T. du genou suppurée. Arthroxesis. Amélioration* (LAPRADE, 1880). — Malade âgé de 19 ans. Cinq trajets fistuleux. Opération le 13 mai. En juin, suppuration persistant encore un peu.

OBS. 191. — *O. A. T. du genou. Arthroxesis. Guérison avec ankylose* (POINSOT, *Rev. de ch.*, 1881). — Malade âgé de 22 ans. Opéré le 10 septembre 1880, avec toutes les précautions antiseptiques, lavage au ZnCl au 1/12. Le malade se lève le 13 novembre. Le 27 décembre, l'ankylose est complète et la marche facile.

OBS. 191 bis. — *O. A. T. du genou. Guérison avec mouvements* (BOUTFLOWER, *Lancet*, 1884, 17 mai). Enfant de 7 ans. Opération le 22 juin 1883. Guérison rapide avec mouvements sous un angle de 100° en août.

OBS. 192. — *O.A.T. non suppurée du genou. Arthrectomie. Guérison avec ankylose* (J. BOECKEL, in thèse DAHLEPYL, 1890). — Enfant de 6 ans. Affection datant de 5 ans. Arthrectomie le 23 juillet 1880. Guérison avec ankylose.

OBS. 193. — *O.A.T. du genou non suppurée. Arthrectomie. Guérison avec ankylose et raccourcissement* (QUÉNU, in thèse de DAHLEPYL, 1880.) — Enfant de 4 ans. Arthrectomie étendue le 25 octobre. Guérison avec ankylose et raccourcissement de 2 cent.

OBS. 194. — *O.A.T. suppurée du genou. Arthrectomie. Guérison avec mouvements* (TILLAUX, in thèse HARAN, Paris, 1890). — A l'âge de 16 ans, arthrite suppurée du genou gauche. 20 ans après, 2e suppuration de l'articulation. En 1890, nouvel abcès articulaire. Arthrectomie le 12 fevrier par le professeur Tillaux. Les lésions étaient T. Guérison parfaite pour la forme et la marche.

OBS. 195. — *O.A.T. du genou droit fistuleux. Arthrectomie. Guérison avec mouvements* (SENDLER, *Deutsch. Zeit. f. Ch.*, 1888). — Malade âgée de 20 ans. Affection datant de plusieurs années. Opération le 14 février 1885. En 1888 la guérison s'est maintenue, le genou est mobile, l'extension se fait jusqu'à la ligne droite, la flexion jusqu'à l'angle aigu.

OBS. 196. — *O.A.T. suppurée du genou gauche. Arthrectomie. Guérison sans ankylose et sans fistule* (SENDLER, 1888). — Enfant âgé de 4 ans. Opération le 20 mars 1885, récidive légère, finalement guérison, l'ankylose est peu solide. Appareils à tuteurs.

Obs. 197. — *O.A.T. fistuleuse du genou. Arthrectomie. Guérison sans fistule ni raccourcissement* (Sendler, 1888). — Enfant de 4 ans. Malade depuis 2 ans. Arthrectomie le 22 mai 1885. Guérison, 4 ans après, pas de récidive et pas de raccourcissement.

Obs. 198. — *O.A.T. suppurée du genou. Arthrectomie. Guérison avec mouvements* (Sendler). — Enfant de 4 ans. Arthrectomie le 1er avril 1886. Dix-huit mois après, pas de récidive, mouvements normaux.

Obs. 199. — *O. A. T. des deux genoux. Arthrectomies. Guérison avec conservation des mouvements* (Sendler, 1888). — Malade de 22 ans. Arthrectomie du genou gauche le 3 mai 1886, ouverture du foyer T. qui se développe un mois après. Guérison. Le 16 août, arthrectomie du genou droit. Un an après, pas de récidive, mouvements normaux. Les lésions pulmonaires sont disparues.

Obs. 200. — *O. A.T. non suppurée du genou droit. Arthrectomie. Guérison avec mouvements* (Sendler). — Enfant de 8 ans. Affection datant d'un an. Arthrectomie le 7 mars 1887. A la fin de la même année la guérison était encore parfaite et les mouvements normaux.

Obs. 201. — *O. A. T. suppurée du genou droit. Arthrectomie. Guérison avec mouvements* (Sendler, 1888). — Enfant de 4 ans. Affection datant d'un an. Arthrectomie le 16 mai. Revu plus tard, pas de récidive, léger genu valgum, pas de raccourcissement. Le malade se sert bien de son membre.

Obs. 202. — *O. A. T. du genou droit. Arthrectomie. Récidive rapide. Amputation* (Sendler, 1888). — Malade âgé de 64 ans. Affection datant de 6 mois. Arthrectomie le 15 mai 1887. 2e arthrectomie en juin, puis l'amputation fut faite.

Obs. 203. — *O. A. T. des deux genoux. Arthrectomie. Guérison avec conservation des mouvements* (Sendler). — Enfant âgé de 8 ans. Le 23 octobre 1886, arthrectomie du genou gauche. Guérison avec mouvements. Le 14 janvier 1887, arthrectomie du genou droit. Guérison telle que la marche de l'enfant n'a rien d'anormal.

Obs. 204. — *Synovite fongueuse. Arthrectomie. Guérison avec mou vements* (Sendler. *Deutsch. Zeitch. f. Chirurgie*, 1889). — Malade âgé de 20 ans. Affection datant de 6 ans. Arthrectomie le 13 avril 1888. En avril 1889 la flexion dépasse l'angle aigu.

Obs. 205. — *Synovite T. du genou. Arthrectomie synoviale. Guérison avec mouvements* (Sendler, 1889). — Malade âgé de 46 ans. Affection datant de peu de temps. Arthrectomie le 4 juin. Os sains. Guérison parfaite avec mouvements.

Obs. 206. — *O. A. T. du genou. Arthrectomie. Guérison avec mouve-*

*ments* (SENDLER, 1889). — Malade âgé de 35 ans. Le 3 novembre 1888, arthrectomie. Guérison rapide et avec mouvements.

OBS. 207. — *O. A. T. du genou suppurée. Arthrectomie. Récidive* (SENDLER, 1889). — Enfant de 10 ans. Arthrectomie le 6 décembre 1888. Guérison avec mouvements, mais récidive en février.

OBS. 208. — *O. A. T. du genou. Arthrectomie. Guérison* (SENDLER 1889). — Malade âgé de 19 ans. Affection ancienne. Arthrectomie le 16 février 1889. En avril guérison.

OBS. 209. — *O. A. T. du genou. Arthrectomie. Guérison avec mouvements* (SENDLER, 1889). — Enfant de 2 ans. Arthrectomie le 27 février. Guérison et marche.

OBS. 210. — *O. A. T. du genou. Arthrectomie. Guérison avec mouvements* (SENDLER, 1889). — Enfant de 16 ans. Affection ancienne. Opération le 18 mars. Fin avril guérison parfaite, marche.

OBS. 211. — *O. A. T. suppurée du genou. Arthrectomie. Récidive. Amputation* (WRIGHT et COLLIER. *Annales of surgery*, 1889). — Enfant de 3 ans. Le 5 décembre 1883, opération. Récidive étendue. Amputation.

OBS. 212. — *O. A. T. suppurée du genou. Arthrectomie. Guérison avec ankylose* (WRIGHT et COLLIER). — Enfant de 3 ans. Opération le 11 mars 1886. Guérison en novembre 1888 ; le genou est solide et en bon état. En janvier 1889, ankylose complète.

OBS. 213. — *O. A. T. du genou. Arthrectomie. Guérison avec ankylose* (WRIGHT et COLLIER). — Enfant de 4 ans. Opération le 14 mai 1886, guérison. En octobre 1888, genou solide, légère flexion avec un faible allongement. En juillet, guérison maintenue.

OBS. 214. — *O. A. T. du genou suppurée. Arthrectomie. Guérison avec ankylose* (WRIGHT). — Enfant de 14 ans. Opération le 4 novembre 1886. Érysipèle. En juillet 1889, genou solide.

OBS. 215. — *O. A. T. du genou. Arthrectomie. Résection* (WRIGHT). — Enfant de 5 ans. Affection datant du 8 mai. Opération le 12 août 1886. Récidive ; résection en mai 1887. Guérison avec 4 centim. de raccourcissement.

OBS. 216. — *O. A. T. du genou. Arthrectomie. Guérison* (WRIGHT). — Enfant de 5 ans. Opération le 29 mai 1889, lésion seulement synoviale. Guérison.

OBS. 217. — *O. A. T. du genou. Arthrectomie. Guérison* (WRIGHT). — Enfant de 10 ans. Affection datant de longtemps. Opération le 14 mars 1889. Guérison.

Obs. 218. — *O. A. T. du genou. Arthrectomie. Guérison avec mouvements* (WRIGHT). — Enfant de 8 ans. Affection datant de 11 mois. Opération le 20 mai 1887. En avril, 2ᵉ foyer qui est incisé. Guérison parfaite depuis.

Obs. 219. — *O. A. T. du genou. Arthrectomie. Guérison avec ankylose* (WRIGHT). — Enfant de 11 ans. Affection datant de longtemps. Opération le 3 mai 1888. Guérison avec ankylose et légère flexion.

Obs. 220. — *O. A. T. du genou. Arthrectomie. Guérison avec ankylose* (WRIGHT.) — Enfant de 16 ans. Arthrectomie. Guérison rapide mais avec ankylose.

Obs. 221. — *O. A. T. du genou. Arthrectomie. Amputation* (WRIGHT.) — Enfant de 4 ans. Arthrectomie. Suppuration grave. Amputation.

Obs. 222. — *O. A. T. du genou. Arthrectomie. Guérison avec ankylose* (WRIGHT). — Enfant de 7 ans. Affection datant de 14 mois. Arthrectomie le 15 décembre 1887. Guérison rapide mais avec ankylose.

Obs. 223. — *O. A. T. du genou. Arthrectomie. Guérison avec mouvements partiels* (WRIGHT). — Enfant de 8 ans. Arthrectomie le 22 décembre 1887. Guérison avec ankylose ; il y a une légère flexion du genou et un faible mouvement du pied.

Obs. 224. — *O. A. T. du genou. Arthrectomie. Guérison avec ankylose* (WRIGHT). — Enfant de 5 ans. Opération 21 mars 1889. Guérison, tendance à réflexion, redressement sous chloroforme. Guérison facile avec ankylose en bonne attitude.

Obs. 225. — *O. A. T. suppurée du genou. Arthrectomie. Guérison avec ankylose* (WRIGHT, 1889). — Enfant de 3 ans. Opération le 26 juillet, lorsque les symptômes aigus sont tombés. Guérison avec ankylose.

Obs. 226. — *O. A. T. du genou non suppurée. Arthrectomie. Guérison avec ankylose.* (WRIGHT, 1889.) — Enfant de 7 ans. Opération le 2 août 1888. Guérison rapide, mais sans mouvements.

Obs. 227. — *O. A. T. du genou. Arthrectomie. Guérison avec ankylose* (WRIGHT, 1889). — Enfant de 12 ans. Opération le 11 janvier 1888 Guérison rapide, mais avec ankylose.

Obs. 228. — *O. A. T. du genou suppurée. Arthrectomie. Récidive. Amputation* (WRIGHT, 1889). — Enfant de 8 ans. Opération le 2 août 1888. Récidive. Amputation.

Obs. 229. — *O. A. T. du genou. Arthrectomie. Mort de scarlatine* (WRIGHT, 1889). — Enfant de 5 ans. Opération le 7 février 1889. Mort de scarlatine le 12 février 1889.

Obs. 230. — *O. A. T. du genou. Arthrectomie. Guérison* (WRIGHT, 1889.) — Enfant de 2 ans. Opération le 25 juin 1889. Guérison.

M. 23

Obs. 231. — *O. A. T. du genou. Arthrectomie. Amputation* (Wright, 1889). — Enfant de 10 ans, Opération le 13 août 1888. Suppuration. Amputation en décembre 1888.

Obs. 232. — *Synovite T. du genou. Synovectomie, Guérison avec ankylose complète. Arthrite du poignet intercurrente. Résection partielle* (Bœkel, 1889). — Malade âgé de 45 ans. Opéré en juin 1886. Guérison, depuis lors elle s'est maintenue.

Obs. 233 — *O. A. T. du genou. Arthrectomie. Guérison par ankylose avec fistule* (Delorme, *Société chir.*, 1888). — Malade âgé de 22 ans. Opération en 1886. Deux ans après, ankylose parfaite, mais la fistule persiste secrétant très peu il est vrai.

Obs. 234. — *O. A. T. du genou. Arthrectomie. Insuccès. Mort un an après l'opération* (Delorme). — Malade âgé de 48 ans. Opération, la rotule est enlevée. Insuccès.

Obs. 235. — *O. A. T. du genou. Arthrectomie. Guérison avec ankylose* (Delorme). — Malade âgé de 24 ans. Operation large. Guérison lente, et avec ankylose.

Obs. 235 bis. — *O. A. T. du genou. Arthrectomie. Guérison avec tous les mouvements* (Calliouzis). *Rev. chir.*, janvier 1888. — Malade âgé de 30 ans. Affection assez récente. Raclage de la synoviale avec une curette de Volkmann et par une incision longitudinale interne pararotulienne. Drainage à la gaze iodoformée. Guérison parfaite avec tous les mouvements le 30e jour.

Obs. 236. — *O. A. T. du genou. Arthrectomie. Guérison aeec ankylose* (Delorme). — Malade de 32 ans. Opération très large, évidement du condyle externe, très douloureux, mais qui paraît sain. Guérison, marche facile.

Obs. 237. — *O.A.T. du genou. Arthrectomie. Guérison avec ankylose* (Bœckel). — Femme de 46 ans, lésion probablement plutôt ostéomyélitique que T. Arthrectomie en mai 1884. Guérison maintenue depuis 5 ans, ankylose solide, claudication peu apparente.

Obs. 237 bis. — *O. A. T. du genou. Guérison* (Ollier). *Lyon méd.*, mai 1888. — Enfant de 12 ans. Synovectomie. Les ligaments croisés sont sectionnés, les ligaments latéraux sont conservés. Guérison.

Obs. 238. — *O. A. T. des deux genoux. Arthrectomie. Guérison avec mouvements* (Picqué. *Société chir.*, 1891). — D'un côté M. Picqué fit une arthrectomie simple par une double incision latérale suivie de grattage des fongosités. De l'autre côté il fit une arthrectomie incomplète, c'est-à-dire l'ouverture large de l'articulation par section transversale de la rotule suivie également du curage de l'articulation, avec conservation des ligaments croisés et latéraux. La malade est guérie, marche très bien et a les deux genoux mobiles.

Obs. 239. — *O. A. T. du genou. Arthectomie. Guérison avec ankylose* (RICHELOT. *Société de chir.*, 1891). — Le malade fut opéré le 8 mars 1891, par M. Morestin. Réunion par première intention. Le 25 avril il marche sans appareil. L'opération qui avait été faite ne fut pas le curage articulaire de Volkmann, c'est l'arthrectomie complète radicale avec destruction intégrale des fongosités de la synoviale et des ligaments.

Obs. 240. — *O. A. T. suppuré du genou. Arthrectomie. Guérison avec ankylose* (BOECKEL. *Fragments de chirurgie antiseptique*). — Enfant de 6 ans. Opération le 23 juillet 1880. Guérison avec ankylose. Seize mois après, la guérison s'était maintenue.

Obs. 241. — *O. A. T. suppurée du genou. Arthrectomie. Guérison avec ankylose* (BOECKEL. *Gazette médicale de Strasbourg*, 1889). — Enfant âgé de 10 ans ; opération le 29 janvier 1887. Incision au-dessous du tendon rotulien qui est relevé avec un fragment de la tubérosité antérieure du tibia. Curettage articulaire. Guérison, flexion tardive du membre, redressement.

Obs. 242. — *O. A. T. suppurée du genou. Arthrectomie. Guérison Mort d'entérite T.* (BOECKEL, 1889). — Enfant de 2 ans 1/2. Opération le 8 octobre 1885. Cicatrisation définitive le 5 décembre. Guérison. Mais, mort d'entérite T. en mars 1886.

Obs. 243. — *O. A. T. suppurée du genou. Arthrectomie. Guérison avec ankylose* (BOECKEL, 1889). — Enfant de 6 ans. Affection datant de 10 mois. Opération le 6 août 1886 ; 2e nettoyage le 20. En février 1887, guérison parfaite avec ankylose.

Obs. 244. — *O. A. T. du genou. Arthrectomie. Guérison avec ankylose* (BOECKEL, 1882). — Enfant de 6 ans. Opération le 23 juillet 1880. Trois mois après la fistule est fermée, le genou ankylosé. Guérison maintenue en 1882.

Obs. 244 *bis.* — *O. A. T. suppurée du genou. Résection partielle. Guérison* (SAYRE, p. 189). — Enfant de 3 ans. Affection datant de 2 ans. Opération. Suppuration pendant quelques mois. Tendance à la subluxation. Redressement forcé. Guérison avec conservation des mouvements du genou et raccourcissement de 2 centim.

Obs. 245. — *O. A. T. suppurée du genou. Arthrectomie. Guérison avec ankylose.* (WEISS, in thèse NICOLAS, 1883). — Enfant de 7 ans. Opération le 10 mai 1883. En septembre, fistules complètement fermées, le membre est redressé et maintenu. L'ankylose en bonne attitude.

Obs. 246. — *O. A. T. du genou. Arthrectomie. Guérison avec mouvements* (POLLARD, *Lancet*, 1888). — Enfant de 3 ans. Opération le 6 août 1887. Cicatrisaion complète 37 jours après. Un au après, guérison maintenue avec mouvements.

Obs. 247. — *O. A. T. du genou suppurée. Arthrectomie. Guérison avec mouvements* (POLLARD, *Lancet*, 1888). — Enfant de 5 ans. Affection datant de 5 mois. Opération le 21 janvier 1888. Cicatrisation complète 60 jours après. 3 mois après guérison avec mouvements.

Obs. 248. — *O. A. T. du genou. Arthrectomie synoviale. Guérison avec mouvements* (POLLARD). — Enfant de 4 ans. Opération le 17 septembre 1887. Un an après, guérison maintenue avec mouvements.

Obs. 249. — *O. A. T. du genou. Arthrectomie synoviale, évidement osseux. Guérison* (POLLARD). — Enfant de 5 ans. Opération le 4 juin 1887. Un an après guérison.

Obs. 250. — *O. A. T. du genou. Arthrectomie. Guérison avec mouvements.* (POLLARD). — Enfant de 2 ans. Opération le 2 mars 1888. Guérison absolue 30 jours après.

Obs. 251. — *O. A. T. du genou suppurée, Arthrectomie. Guérison.* (POLLARD). — Enfant de 7 ans. Affection datant de 3 ans. Opération le 7 mai 1887. Guérison en juin.

Obs. 252. — *Hydarthrose T. Synovectomie. Guérison avec mouvemements* (KŒNIG, 1885). — Malade âgé de 34 ans. Végétation T. de la synoviale. Ablation. Plusieurs mois après le genou est indolent et a tous ses mouvements.

Obs. 253. — *O. A. T. du genou. Arthrectomie. Mort sans généralisation ni récidive* (POLLARD). — Enfant de 3 ans 1/2. Affection datant de 6 mois. Opération le 12 janvier 1887. 20 jours après aggravation de l'état général. Mort. Les extrémités du fémur et du tibia ne contiennent plus de T.

Obs. 254. — *O. A. T. du genou Arthrectomie. Guérison avec mouvements* (ARDLE *Dublin med. Journal,* 1888).— Malade âgé de 38 ans. Opération le 10 octobre 1883. Guérison rapide et trois mois après l'opération, l'articulation possédait tous ses mouvements et n'était nullement douloureuse.

Obs. 255. — *O. A. T. du genou. Arthrectomie. Guérison par ankylose au bout de deux ans* (J. BŒKEL. De la résection du genou. Paris, 1888. obs. 23). Malade âgé de 45 ans. Guérison maintenue.

Obs. 255 bis. — *O. A. T. du genou, suppurée. Arthrectomie guérison par ankylose, genu valgun consécutif. Mort. T. pulmonaire* (J. BŒKEL). — Enfant de 17 ans. L'amputation étant refusée, arthrectomie en février 1882. Guérison de la lésion locale, mais mort de T. pulmonaire 2 ans après.

Obs. 257. — *O. A. T. du genou, suppurée. Arthrectomie. Guérison et ankylose* (J. BŒKEL, obs. 13). Malade âgé de 45 ans. Opération le 28 juin

1887 et guérison avec ankylose. Dans le cours du traitement arthrite suppurée du poignet qui est réséqué et gratté.

OBS. 257 *bis.* — *O. A. T. du genou, suppurée. Arthrectomie. Ankylose en voie de formation* (J. BOEKEL, obs. 17). — Malade âgée de 50 ans. Opération le 24 décembre 1887. Désinfection du foyer avec le ZnCl sublimé et iodoforme, guérison rapide.

OBS. 258. *O. A. T. suppurée. Arthrectomie. Guérison avec ankylose* (J. BOEKEL, obs. 19). Enfant de 5 ans. Opération le 30 décembre 1885. Guérison longue.

OBS. 259. — *O. A. T. du genou. Arthrectomie. Guérison avec légers mouvements* (J. BOEKEL, obs. 20). Enfant de 3 ans. Opération étendue ; dix-neuf mois plus tard, genou ankylose, légers mouvements.

OBS. 260. — *O. A. T. du genou. Arthrectomie. Guérison avec ankylose* (J. BOEKEL, obs. 21). Enfant de 6 ans. Opération portant sur la synoviale seulement. Guérison rapide avec ankylose.

OBS. 261. — *O. A. T. du genou suppurée. Arthrectomie. Guérison avec mouvements* (PÉRIER, Acad. de méd., 8 mai 1888). — Malade âgé de 17 ans. Opération en 1887. La synoviale présentait des productions pédiculées et sessiles. Guérison parfaite avec mouvements.

OBS. 262. — *O. A. T. du genou. Arthrectomie. Guérison avec conservation à peu près complète des mouvements* (REBOUL, obs. 149). — Malade âgé de 61 ans. Opération le 19 mars 1889. Guérison rapide. Six mois après, mouvements presque normaux et nullement douloureux, le malade a pu reprendre sans fatigue, son métier de journalier.

OBS. 262 *bis.* — *O. A. T. du genou. Arthrectomie. Guérison avec ankylose* (PHOCAS). Rev. de méd. de l'enfance, août 1892. — Enfant de 6 ans. Affection datant de 3 ans. Fistules. Foyer T. dans le condyle externe. Extirpation de la rotule et de la synoviale fongueuse. Guérison par 1re intention. Raccourcissement de 2 cent. Ankylose en flexion légère.

OBS. 262 *ter.* — *O. A. T. du genou. Arthrectomie. Mort de T. pulmonaire* (PHOCAS). — Enfant de 5 ans. Affection datant de 2 ans. Grattage des condyles fémoraux et de la rotule. Réunion par 1re intention. Récidive deux mois après. Curettage, mais bientôt mort de T. pulmonaire.

OBS. 263. — *O. A. T. du genou. Arthrectomie. Guérison avec ankylose* (PHOCAS). — Enfant de 11 ans. Affection datant de 6 mois. Arthrectomie pure pour évacuer le contenu et la jointure. 3 mois après arthrectomie, la rotule seule étant malade est enlevée. Guérison avec ankylose.

OBS. 263 *bis.* — *O. A. T. du genou. Arthrectomie. Guérison avec mouvements* (PHOCAS). — Enfant de 2 ans 1/2. Affection datant d'un an.

Lésions limitées au plateau tibial et à la synoviale. Curetage. Guérison avec mouvements.

Obs. 263 *ter*. — *O.A.T. du genou suppurée. Arthrectomie partielle. Guérison avec mouvements* (ARDLE. *The Dublin Journal*, 1888). Affection datant de 3 ans. Opération longue. Guérison rapide. Marche facile et guérison maintenue depuis.

Obs. 264. — *O. A. T. du genou. Arthrectomie. Guérison avec mouvements.* (ISRAEL. *Berlin. klin. Wosch.*, 1886.) — Enfant de 10 ans. Opération 1884. Guérison avec mouvements en partie conservés.

Obs. 265. — *O. A. T. du genou. Arthrectomie. Guérison avec mouvements* (ISRAEL. *Berlin. klinische Wosch.*, 1er fév. 1889). Opération en février 1888, par son procédé d'incision; 16 jours après le malade faisait des mouvements actifs, et la guérison complète survint rapidement.

Obs. 266. — *O.A.T. du genou, carie du condyle interne du fémur, excision partielle. Guérison avec mobilité* (JACKSON. *British med. Journal*, 2 mai 1885). — Enfant de 4 ans. Opération répétée, mais guérison définitive et parfaite.

Obs. 267. — *Arthrectomie du genou. Guérison* (ANDRÉA CECCHERELLI). *Etude clinique et expér. sur la tuberculose*, 1888, page 297). — Malade de 20 ans présentant une ostéo-arthrite tuberculeuse du genou droit depuis un an. Le 7 novembre, arthrectomie complète. Evidement des condyles du fémur et un peu aussi du tibia. La plaie est tamponnée avec de la gaze imbibée dans une solution de tannin et d'alcool à 6 0/0. Le lendemain, suture et pansement avec du sublimé et une grande quantité de tannin en poudre. Premier pansement trente jours après et on trouva une réunion par première intention sauf dans les points où passaient les drains. Le 23 décembre 1887, le malade quitte la clinique en très bon état.

Obs. 268. — *Arthrectomie du genou marchant vers la guérison. Mort de variole* (CECCHERELLI). — Enfant de 14 ans, ayant une ostéo-arthrite tuberculeuse du genou droit. La capsule fut enlevée complètement ainsi que les deux condyles fémoraux qui furent évidés; les ligaments latéraux et croisés furent enlevés. Le tendon rotulien fut suturé avec du catgut. Pansement au tannin et suture le second jour. Tout allait bien quand l'enfant mourut de la variole.

Obs. 269. — *Arthrectomie du genou. Guérison* (CECCHERELLI.) — Enfant de 17 ans. Ostéite tuberculeuse du condyle interne du fémur. Evidement. Tamponnement à la gaze au tannin. Guérison parfaite.

Obs. 269 *bis*. — *O. A. T. du genou. Arthrectomie. Récidive. Amputation. Mort* (MUGNAI). *Lo Sperimentale*, 1887, p. 354. — Enfant de 12

ans. Affection datant de 6 mois. Arthrectomie en janvier 1886, par M. Durante.
Récidive deux mois après. Etat général mauvais. Amputation le 20 mars 1886.
Mort en avril.

Obs. 269 *ter*. — *O. A. T. du genou. Arthrectomie. Guérison avec ankylose* (Mugnai). — Enfant de 10 ans. Affection datant de 18 mois. Arthrectomie. Guérison après six grattages pour récidives locales et limitées. Guérison
avec ankylose, la rotule ayant été fixée au tibia par l'opérateur M. Durante.

Obs. 270. — *Arthrectomie du genou. Guérison avec mouvements*
(Ceccherelli). — Enfant de 11 ans. Hydropisie tuberculeuse du genou gauche.
Arthrectomie totale, pansement au tannin. Suture secondaire.

Premier pansement le 37e jour. Guérison complète. Résultat fonctionnel
très bon.

Obs. 271. — *Arthrectomie du genou. Guérison* (Ceccherelli). —
Enfant de 10 ans. Ayant eu deux ans auparavant une arthrectomie totale avec
évidement des condyles du fémur. Le membre s'était allongé de 2 centimètres,
et ostéite épiphysaire. Evidement des condyles et destruction du cartilage épiphysaire. Pansement au tannin. Guérison.

Obs. 272. — *Arthrectomie du genou. Guérison.* (Ceccherelli.) —
Enfant de 16 ans. Première arthrectomie totale du genou. Un an après fracture
du fémur et ponction de deux foyers tuberculeux qui sont enlevés avec la cuil-
lère. Deux ans après, nouveau foyer qui est curetté et pansé au tannin. Guérison
rapide.

Obs. 273. — *O. A. T. du genou. Grattage d'un foyer T. du condyle
externe. Guérison avec conservation des mouvements.* (Obs. inédite du
prof. Le Dentu). — Malade âgé de 29 ans. Hydarthrose qui dure depuis
plusieurs mois. Il entre dans le service du professeur Le Dentu, le 23 juin
1892. Immobilisation. Une fistule apparaît et conduit sur le fémur. Les mouvements sont intacts. Grattage et évidement du condyle externe. Guérison rapide
et parfaite.

Obs. 274. — *O.A.T. du genou. Arthrectomie. Guérison avec ankylose.* (Obs. inédite de M. le professeur Le Dentu.) — Enfant de 17 ans. Affection
datant de longtemps. Fistule ne paraissant pas conduire sur un point osseux
Mouvements douloureux et très limités. Opération le 23 février 1892. Grattage
du condyle interne du fémur. Résection de la synoviale à sa partie interne.
Tamponnement iodoformé. Guérison rapide. Sort guéri mais avec ankylose le
25 avril 1892.

Obs. 275. — *O. A. T. du genou. Évidement du condyle interne. Guérison avec ankylose* (Obs. inédite de M. le professeur Le Dentu). — Malade
âgé de 26 ans. Affection datant de plusieurs années. Fistule conduisant sur le
condyle fémoral. Mouvements assez limités et douloureux. Opération le 5 janvier 1892. Guérison avec ankylose en mars.

Obs. 276. — *Arthrectomie du genou. Mort* (MANHALL. *Medical Times*, juin 1879). — Enfant de 7 ans. Affection datant de peu de temps. Intervention assez étendue. Le malade se relève difficilement de l'opératien. Œdème. Cyanose de la face. Mort un mois après, la plaie paraissant marcher vers la guérison.

Obs. 277.—*O. A. T. du genou. Synovectomie. Récidives. Amputation* (ROCHET. *Mercredi médical*, 1890). — Malade âgé de 35 ans. Affection non suppurée. Les cartilages et les os paraissaient sains. Guérison rapide Récidive rapide. Amputation.

Obs. 278. — *O. A. T. Synovectomie. Récidive ; amputation* (ROCHET). — Malade âgé de 30 ans. Affection récente. Les os paraissant sains, M. Rochet ne fait que la synovectomie. Guérison apparente. Récidive. Amputation.

Obs. 279. — *O. A. T. Synovectomie. Guérison. Mort de rougeole noyaux T. latents* (ROCHET). — Enfant, lésion récente. Synovectomie. Mort de rougeole huit mois après. A l'autopsie, 2 noyaux T. dans le tibia.

Obs. 280. — *O.A.T. Synovectomie. Guérison récidive, résection. interépiphysaire* (ROCHET). — Enfant âgé de 8 ans, lésion récente. Synovectomie, 10 mois après, récidive, et résection interépiphysaire. Depuis la guérison semble définitive.

Obs. 281. — *O. A. T. Synovectomie. Guérison actuelle* (ROCHET). — Enfant de 9 ans. Affection datant de 2 mois. Synovectomie. Actuellement c'est-à-dire six mois après la guérison semble définitive.

Obs. 282. — *O. A. T. de cou-de-pied suppurée. Arthroxesis. Amélioration* (LAPRADE, thèse Paris, 1880). —Enfant de 17 ans, O. A. T. avec deux trajets fistuleux. Opération le 10 avril. En juillet il persiste un écoulement de pus insignifiant, les mouvements communiqués sont étendus et faciles.

Obs. 283. — *O. A. T. Tibio-tarsienne suppurée. Guérison sans fistule et conservation des mouvements* (J. BŒKEL, in thèse DAHLEPYL, 1890). Enfant de 2 ans 1/2, la partie astragalienne était complètement cariée, elle fut évidée, désinfection complète avec le ZnCl au 1/10. Guérison parfaite.

Obs. 284. — *O. A. T. suppurée du cou-de-pied consécutive a une ostéite de la malléole interne. Évidement de la malléole. Guérison sans fistule et avec persistance des mouvements* (J. BOEKEL, in thèse DAHLEPYL, 1890). — Enfant de 4 ans, affection datant de 2 ans. Opération; le 20 juillet. Guérison complète le 3 septembre, pied en valgus à cause de l'allongement hypertrophique du tibia. On le redresse et on le fixe dans un appareil plâtré. Mais la difformité persiste, quand aux mouvements du cou-de-pied ils sont parfaits.

Obs. 285. — *O. A. T. du cou-de-pied non suppurée. Arthrectomie, Guérison avec mouvements* (J. BOEKEL, in thèse NICOLAS 1883). — Enfant de 2 ans 1/2. Opération le 20 septembre 1882, 15 jours après l'enfant marchait seule. Mouvements de flexion et d'extension parfaits; guérison bien maintenue depuis lors.

OBS. 286. — *O. A. T. suppurée du cou-de-pied. Évidement de la poulie astragalienne. Guérison avec conservation des mouvements* (J. BOEKEL, in thèse DAHLEPYL. 1890). — Enfant de 4 ans. Opération le 6 fév. Le 7 mai, guérison qui s'est maintenue depuis

OBS. 287. — *O. A. T. du cou-de-pied. Arthrectomie. Guérison avec ankylose* (DAHLEPYL. 1890). — Enfant de 4 ans. Affection datant d'un an. Arthrectomie. Guérison avec ankylose, et très léger raccourcissement.

OBS. 288. — *O. A. T. tibio-tarsienne secondaire à une T. périarticulaire. Arthrectomie partielle. Guérison complète* (SCHWARTZ. *Bull. de la Société de chir.*, 1888). — Malade âgé de 24 ans. Abcès articulaires, légère altération de l'astragale. Arthrectomie. Guérison rapide et retour rapide de tous les mouvements.

OBS. 289. *O. A. T. tibio-tarsienne suppurée. Arthrectomie. Guérison* (RECLUS. *Soc. de chir.* de 1888). — Malade âgée de 18 ans. Arthrectomie complète étendue. Évidement de la malléole externe. Guérison complète 5 mois après.

OBS. 290. — *O. A. T. tibio-tarsienne. Arthrectomie. Guérison avec mouvements.* (JALAGUIER thèse BOURGOGNE, 1890.) — Enfant de 12 ans. Affection datant de 6 mois. Opération le 15 mai 1889. Guérison rapide. 18 mois après l'opération marche parfaite, mouvements normaux comme étendue, pas de déformation de la région.

OBS. 291. — *O. A. T. du cou-de-pied et T. des gaines péri-articulaires. Arthrectomie. Guérison avec mouvements* (REBOUL, thèse 1890). — Enfant âgé de 4 ans 1/2. Opération en décembre 1888. En février, guérison parfaite. En mai, l'enfant marche et court sans douleur. Revue un an après, la guérison s'est maintenue.

OBS. 292. — *O. A. T. tibio-tarsienne. Évidement de la malléole externe, puis de l'astragale. Marche extensive de la T. locale. Amputation* (BOUILLY in th. PETITOT, Paris, 1884.)

OBS. 293. — *O. A. T. tibio-tarsienne. Grattage et évidement. Aggravation de la T. pulmonaire. Mort* (BOUILLY, in thèse PETITOT, 1884).

OBS. 294. — *O. A. T. tibio-tarsienne. Arthrectomie. Guérison* (BOUILLY, in thèse PETITOT, 1884.) — Malade âgé de 20 ans. Opération le 13 avril 1883. Guérison rapide avec mouvements. Six mois après la guérison était encore maintenue.

OBS. 295. — *O. A. T. tibio-tarsienne. Grattage, évidement du sca-*

*phoïde. Guérison* (SAYRE, *Orthopédie*, 1887, p. 159). — Enfant de 4 ans, six mois après l'opération, il marchait sans souffrances, légère tendance au valgus.

OBS. 296. — *O. A. T. tibio-tarsienne. Arthrectomie. Guérison avec mouvements* (REDARD, in th. DESRUMAUX, Paris, 1890). — Enfant de 13 mois, opérée le 15 mars 1886. En août 1888, guérison maintenue. L'articulation est assez mobile.

OBS. 297. — *O. A. T. tibio-tarsienne. Arthrectomie. Guérison avec mouvements* (DESREUMAUX). — Enfant de 21 mois, opéré le 10 août 1887. Guérison lente. En février 1889, guérison parfaite, quant à la forme du pied et à la marche.

OBS. 298. — *O. A. T. tibio-tarsienne. Arthrectomie. Guérison avec mouvements* (DESREUMAUX). — Enfant de 3 ans. Opéré le 26 janvier 1888, par M. Redard. Guérison lente. En février 1889, mouvements de l'articulation normaux. Forme et direction du pied normales.

OBS. 299. — *O. A. T. tibio-tarsienne. Arthrectomie. Guérison avec mouvements* (DESREUMAUX). -- Enfant de 11 ans. Opération le 9 août 1888, par M. Redard. Guérison. En juillet 1889, guérison maintenue et parfaite.

OBS. 300. — *O. A. T. tibio-tarsienne. Arthrectomie. Guérison avec mouvements* (DESREUMAUX). — Enfant de 6 ans. Opération le 19 octobre 1888. Guérison longue, mais complète en mars 1889.

OBS. 301. — *O. A. T. tibio-tarsienne. Arthrectomie. Guérison avec mouvements* (DESREUMAUX). — Enfant de 3 ans. Opération le 6 décembre 1888. Guérison rapide complète, et maintenue en juillet 1889.

OBS. 302. — *O. A. T. tibio-tarsienne. Arthrectomie. Guérison avec mouvements* (DESREUMAUX). — Enfant de 8 ans. Opération le 27 août 1886. Récidive. Guérison définitive. Deux ans après, guérison maintenue et parfaite.

OBS. 303. — *O. A. T. tibio-tarsienne. Arthrectomie. Guérison avec mouvements* (DESREUMAUX). — Enfant de 6 ans. Opération le 14 février 1889. Guérison complète et rapide.

OBS. 304. — *O. A. T. tibio-tarsienne Arthrectomie. Guérison* (DESREUMAUX). — Enfant de 4 ans. Opération le 7 juillet 1889. Guérison longue mais assurée en janvier 1890.

OBS. 305. — *O. A. T. tibio-tarsienne. Arthrectomie. Guérison* (DESREUMAUX). — Enfant de 3 ans 1/2. Opérée le 15 novembre 1890. Guérison assurée en janvier 1890.

OBS. 306. — *O. A. T. tibio-tarsienne. Arthrectomie. Guérison avec mouvements* (DESREUMAUX). — Enfant de 2 ans. Opération le 18 juin 1888. Guérison maintenue en juillet 1889.

OBS. 307. — *O. A. T. tibio-tarsienne. Arthrectomie. Guérison* (DES-

REUMAUX). — Enfant de 7 ans. Opération le 11 octobre 1888. Guérison longue. L'enfant commence seulement à marcher en juin 1889.

OBS. 308. — *O. A. T. tibio-tarsienne. Arthrectomie. Guérison avec mouvements* (DESREUMAUX). — Enfant de 4 ans. Opération le 25 février 1889.

En juillet, guérison, le pied a conservé sa forme, il semble seulement un peu raccourci et élargi, mouvements faciles.

OBS. 309. — *O. A. T. tibio-tarsienne. Arthrectomie. Guérison avec mouvements* (DESREUMAUX). — Enfant de 14 ans. Affection datant de 6 ans. Le 30 août 1888, opération. En juillet 1889, le malade est revu, guérison parfaite.

OBS. 310. — *O. A. T. du cou-de-pied. Arthrectomie. Guérison probable.* GIBNEY (*Archive of pediatrie*, avril 1892). — Enfant de 3 ans. Affection datant de 3 mois. Opération très étendue. Guérison probable.

OBS. 311. — *O. A. T. tibio-tarsienne. Arthrectomie. Guérison parfaite avec mouvements* (JALAGUIER in thèse Bourgogne, Paris 1890). — J. B..., 12 ans. Affection datant d'un an. Opération 15 mai 1889. Grattage, évidement de la malléole externe. Ligature de la tibiale antérieure blessée par la curette. Cicatrisation rapide. Guérison rapide avec tous les mouvements. L'enfant va à Beck. Revue en avril 1892. Guérison parfaite. Quant à la forme et quant'aux mouvements, le pied a été pendant quelque temps un peu douloureux, mais il fut maintenu dans une bottine spéciale qui a fait disparaître les douleurs.

OBS. 312. — *Arthrectomie tibio-tarsienne. Guérison* (ERASMUS. *Deutsch. med. Woch.*, 1885). — T. S..., de 7 ans, malade depuis un an 1/2. Parents bien portants. Inflammation diffuse et douleurs dans l'articulation du pied gauche. Le 25 mai 1882, ouverture de cette articulation. Extirpation de la synoviale. Les fistules suppurent longtemps. On les curette le 28 août. Le 23 mars 1885 les malléoles sont volumineuses, l'extrémité inférieure du tibia est grosse, raccourcissement de 2 centim.

OBS. 313. — *Arthrectomie tibio-tarsienne. Guérison, marche facile* (ERASMUS). — M. O..., âgée de 26 ans. Malade depuis dix ans, a perdu sa mère à la suite d'une phtisie. Gonflement de l'articulation du pied droit, douleurs, cicatrices fistuleuses. Le 24 avril 1883, ouverture de l'articulation, extirpation de la synoviale. Le 30 novembre, la malade sort avec une bottine à attelles. Le 1er février 1885, elle marche très bien, pas de raccourcissement, articulation de Chopart mobile.

OBS. 314. — *Arthrectomie tibio-tarsienne. Guérison avec mouvements* (ERASMUS). — J. S..., âgée de 3 ans, malade depuis quatre mois, parents sains. Gonflement du pied gauche. 27 avril 1883. Extirpation des fongosités synoviales, grand séquestre sur le tibia. Guérison avec suppuration. Curettage des fistules. Le 15 décembre la malade sort de l'hôpital avec un raccourcissement d'un centim. 1/2. 25 mars 1885, 1 centim. de raccourcissement, elle marche bien, l'articulation est mobile.

Obs. 315. — *Arthrectomie tibio-tarsienne. Guérison opératoire. Mort de méningite. T.* (Erasmus). — B..., garçon de 1 an 1/2. Malade depuis 6 semaines. Gonflement du pied gauche le 15 décembre 1883. Ablation d'un séquestre de la poulie astragalienne et extirpation des fongosités synoviales. Guérison. Mort de la méningite tuberculeuse le 11 février 1889.

Obs. 316. — *Arthrectomie tibio-tarsienne. Guérison avec mouvements* (Erasmus). — L. S..., âgée de 7 ans, malade depuis deux ans. Le 7 novembre 1883, extirpation du foyer astragalien et de la synoviale T. Guérison. En mars 1885, l'articulation est mobile avec mouvements étendus.

Obs. 317. — *Arthrectomie tibio-tarsienne. Guérison avec mouvements* (Erasmus). — Enfant de 10 ans. Malade depuis 2 ans. Abcès articulaire. Le 9 janvier 1884, arthrectomie, grattage du calcanéum, astragale, scaphoïde, cuboïde. Extirpation de l'astragale et de la lésion calcanéenne. Guérison. En mars 1885, il marche très bien. Racourcissement de 1 cent.

Obs. 318. — *Arthrectomie tibio-tarsienne. Guérison avec mouvements* (Erasmus). — Enfant de 8 ans, malade depuis 6 ans. Fistules nombreuses. Le 1er mai 1884, extirpation de la synoviale fongueuse, curettage du foyer, ablation de fragments osseux de l'astragale et du scaphoïde. Guérison. En mars 1885, marche facile avec tous les mouvements, raccourcissement de 2 cent.

Obs. 319. — *Arthrectomie tibio-tarsienne. Guérison avec mouvements* (Erasmus). — Malade âgé de 17 ans. Affection datant de 12 ans, fistules. Le 15 janvier 1884, arthrectomie complète, extirpation d'un séquestre tibial. Un an après, marche facile. Mouvements se complétant dans l'articulation de Chopart, raccourcissement de 1 cent.

Obs. 320. — *Arthrectomie tibio-tarsienne. Guérison avec mouvements* (Erasmus). — A. W..., âgée de 6 ans. Malade depuis 2 ans, parents sains. Pied en équinisme, gonflement de l'articulation droite. 8 août 1884. Tuberculose synoviale, foyer granuleux dans le tibia, cartilage de la poulie astragalienne enlevé avec une partie de la poulie. Guérison par première intention. 1er avril 1885. Pas de raccourcissement. L'enfant marche sans gêne; articulation mobile.

Obs. 321. — *Arthrectomie tibio-tarsienne. Guérison probable* (Erasmus). — F. S..., 1 an. Malade depuis 6 semaines, la mère tousse. Gonflement diffus de l'articulation du pied gauche, arthrectomie le 28 novembre 1884. Synoviale couverte de granulations tuberculeuses. Guérison rapide. En janvier 1885, le pied est solide; en avril 1885, il existe encore une fistule.

Obs. 322. — *Arthrectomie tibio-tarsienne. Guérison probable* (Erasmus). — E. S..., âgée de 5 ans. Malade depuis 3 mois, parents sains. Articulation du pied gauche enflée. Arthrectomie le 20 janvier 1885. Tuberculose synoviale, foyer granuleux dans le tibia. Guérison après légère suppuration. En avril 1885, le pied est solide, mais il persiste encore une petite fistule.

Obs. 323. — *Arthrectomie tibio-tarsienne. Guérison avec mouve-*

*ments* (BRUNS, *Munich medizin Wochen*, 16 juin 1891). — Apprenti boulanger, 16 ans, sans antécédents héréditaires, présentait un gonflement diffus de *l'articulation tibio-tarsienne*, surtout au niveau des deux malléoles; en dehors il existait une fistule peu purulente entourée d'une peau érythémateuse et amincie. Le gonflement est mou partout, pseudo-fluctuant et non sensible à la pression. Mouvements dans l'articulation restreints et douloureux et pas de mouvements latéraux. L'opération fut pratiquée le 5 août 1885; 2 incisions antérieures ouvrent l'articulation. L'astragale dépourvu du cartilage est enlevé et également la surface inférieure articulaire du tibia qui était dépourvue de cartilage. On ne conserve de la malléole externe que la couche corticale. Les fongosités entre le tibia et le péroné qui atteignaient une hauteur de 3 centim. 1/2 furent extirpées à l'aide d'une curette et les parties molles malades furent enlevées avec des ciseaux et des pinces.

Le 12 octobre 1886, les plaies étaient guéries après avoir suppuré longtemps. La mobilité répond à peu près à la moitié de celle de l'état normal. Le malade, qui fait déjà des tentatives de marche à l'aide d'un bâton, quitte l'hôpital et le 4 février 1891 il possède déjà la pleine puissance de son membre ; aussi est-il complètement bien portant depuis l'opération.

OBS. 324. — *Arthrectomie tibio-tarsienne. État stationnaire* (BRUNS). — La malade, ouvrière de fabrique, 28 ans, pas d'antécédents héréditaires, portait depuis sa 10-13ᵉ année une fistule du pied droit qui fut guérie après l'extirpation du cuboïde. Depuis 9 semaines gonflement douloureux de *l'articulation tibio-tarsienne droite*. La circonférence des malléoles et du tendon d'Achille est 33 à droite, 28 centim. 1/2 à gauche; mouvements actifs impossibles, mouvements passifs très douloureux ; pas de mobilité anormale ni de crépitation. L'opération fut faite le 23 septembre 1886, par les deux incisions longitudinales antérieures. L'astragale, atteint sur toute son étendue de granulations fongueuses, est enlevé ; le calcanéum est débarrassé après la résection de sa facette antéro-interne de ses masses fongueuses. Extirpation de la gaine tendineuse du tibial articulaire et résection de la surface articulaire péronéo-tibiale à l'aide du maillet. Le 8 novembre 1886, la malade quitte l'hôpital, le pied dans l'appareil plâtré. Le 11 janvier 1887, les plaies étaient déjà cicatrisées; pas de récidive ; pied en bonne position ; pas de douleur. Le 11 février 1891, après avoir employé son membre deux ans, sans difficultés, la malade se plaint des douleurs sur son pied qui empêchent sa marche et d'une toux forte avec expectorations et d'une diarrhée intense. La région de l'articulation tibio-tarsienne est un peu épaissie, mais ni là, ni dans l'articulation de Chopart il n'y avait récidive. Sur l'articulation entre le premier cunéiforme et le premier métatarsien un gonflement douloureux, évidemment une fongosité articulaire. Mort certaine dans la suite de tuberculose des poumons et des intestins.

OBS. 325. — *Arthrectomie tibio-tarsienne. Guérison avec mouvements.* (BRUNS). — Jeune paysanne de 14 ans, sans antécédents héréditaires, a contracté une entorse du pied gauche à la suite de laquelle il s'est formé un gonflement douloureux un an plus tard. Tumeur molle, pseudo-fluctuante;

palpation et percussion des malléolles pas douloureuse; mobilité active restreinte, mobilité passive douloureuse; pas de crépitation, marche impossible. Le 17 mars 1887 : opération. L'astragale qui portait au col un séquestre d'une grandeur d'un haricot fut enlevé; extirpation de la synoviale et des fongosités de l'articulation péronéo-tibiale à l'aide de la curette, etc., grattage de l'abcès fistuleux de la peau. Le 12 avril 1887. La guérison a eu lieu sans complications et la malade quitte l'hôpital avec un appareil plâtré fenêtré.

Le 11 février 1891. L'état de santé de la jeune fille est excellent. Elle marche et saute pendant toute la journée, sans éprouver la moindre difficulté; sa marche est facile avec un tout léger boitement, perceptible seulement par une observation très attentive. Longueur de la jambe mesurée depuis la ligne de l'articulation du genou à la plante du pied: 43 cent. à gauche (j. mal.) et 44 c. 1/2 à droite; distance du sommet de la malléole interne à la face plantaire: 1 c. 1/2 à gauche, 3 cent. à droite.

Obs. 326. — *Arthrectomie tibio-tarsienne. Amputation* (BRUNS, 1891). — Une femme de 24 ans, à antécédents héréditaires T., souffrait depuis 4 ans, de douleurs du pied gauche, par suite d'une contusion de ce membre. La région *tibio-tarsienne* présente un gonflement diffus, surtout derrière les malléoles. Mobilité active très restreinte, mobilité passive assez bien conservée; marche impossible. Le 26 octobre 1887, opération. Les deux incisions longitudinales antérieures pénètrent à travers des granulations tuberculeuses abondantes jusque dans l'articulation; extirpation de l'astragale qui porte dans le col un séquestre. Suivent alors deux incisions larges postérieures et extirpation de la capsule, résection temporaire de la malléole externe qui reste en contact avec les parties molles externes, et des parties morbides du scaphoïde et du cunéiforme. Le 27 novembre 1887, sortie de la malade.

Le 11 juillet 1889, elle rentre de nouveau : l'état du pied était tel que seulement l'amputation a pu être prise en considération. Elle fut pratiquée le 20 juillet 1889.

Obs. 327. — *Arthrectomie tibio-tarsienne. Guérison avec anky-lose* (BRUNS). — Apprenti cordonnier, 15 ans, pas d'antécédents héréditaires, souffrait depuis 14 mois, où il a contracté une entorse du pied droit à la suite d'une chute dans un escalier. Le cou-de-pied droit présentait un gonflement fusiforme surtout prononcé derrière les malléoles; pas de mobilité active. Le 14 décembre 1888, opération, et le 13 janvier 1889, sortie du malade qui, après la guérison complète des plaies, marche très bien avec une botte spéciale. Observation le 12 février 1891 : pied dans une bonne position, ankylose angulaire de l'articulation dont les contours sont complètement normaux; au tendon d'Achille et devant chaque malléole une cicatrice linéaire; pas de fistules; patient marche très bien sans claudication; l'état général excellent.

Obs. 328. — *Arthrectomie tibio-tarsienne. État stationnaire.* (BRUNS). — Fillette de 12 ans; pas d'antécédents héréditaires; depuis 3 mois 1/2 gonflement dans la région des malléoles du pied droit ; devant la malléole interne un abcès. Le 19 février 1889, opération. On trouve l'articulation pleine de masses fongueuses et le cartilage du tibia et de l'astragale lésé. Le 1er mai 1889, guérison après une suppuration abondante et sortie de la malade avec un pansement protecteur solide. Le 11 février 1891 : la jambe droite est un peu atrophiée et le pied bien ankylosé : la région de l'articulation un peu épaissie; circonférence au-dessus des malléoles ; à droite, 23 centim. ; à gauche, 22 centim.; au-dessus du talon droit, 26 centim.; gauche, 25 centim; au-dessus de l'articulation de Chopart, droite, 21 centim. 1/2, gauche de 20 centim. 1/2 ; raccourcissement de 1 centim. environ et devant la malléole interne deux fistules purulentes. La marche est gênée.

OBS. 329. — *Arthrectomie tibio-tarsienne. État stationnaire* (BRUNS. 1891) — Jeune homme de 18 ans, pas d'antécédents héréditaires, souffrait depuis 9 mois d'un gonflement douloureux de l'articulation du cou-de-pied droit, survenu sans cause appréciable et qui rendait impossible sa marche ; depuis 1 mois 1/2 apparition des fistules. Mouvements actifs impossibles, mouvements passifs très douloureux et mouvements latéraux anormaux.

A l'auscultation, respiration faible et râles aux sommets des deux poumons, Le 2 mars 1889, opération, et le 31 mars 1889, guérison des plaies après une forte suppuration. Sortie du malade qui le 7 août 1889 meurt chez lui.

OBS. 330. — *Arthrectomie tibio-tarsienne. Guérison avec mouvements* (BRUNS). — Garçon de 7 ans, à antécédents héréditaires, boite depuis 2 mois à cause des douleurs dans le pied gauche. L'articulation présentait un gonflement sphérique, surtout sur et au-devant des malléoles ; circonférence à gauche 20 centim., à droite 16 millim. ; gonflement pseudo-fluctuant ; mouvements légers sans douleurs ; mouvements forts très douloureux. Le 15 janvier 1889, opération.

Le 5 mars 1889, guérison après une suppuration abondante. Les plaies se cicatrisent bien, le malade a augmenté en poids et il sort avec un appareil plâtré fenêtré. Le 11 février 1891. Pas de récidives locales ; l'état général du garçon est parfait et de même le fonctionnement du pied. La flexion dorsale et plantaire dans l'articulation n'est possible que dans un degré limité, mais la mobilité de l'articulation de Chopart est complètement libre. La circonférence des malléoles à gauche est de 19 cent., à droite 17,5 cent.

OBS. 331. — *Arthrectomie tibio-tarsienne. Guérison parfaite avec ankylose* (BRUNS, 1891). — Jeune fille de 14 ans, pas d'antécédents héréditaires, souffrait depuis 2 ans de douleurs au pied gauche ; depuis 6 mois, impossibilité de marcher et depuis 3 mois apparition d'une fistule. Malade vigoureuse ; dans l'articulation du cou-de-pied, surtout au-devant des malléoles, existe un gonflement diffus, non fluctuant ; palpation très douloureuse. Le 23 mai 1885, opération. Les deux incisions longitudinales antérieures permettent d'extirper en une seule fois la partie antérieure des fongosités et de gratter le trajet fistuleux de la malléole interne. Le cartilage et les os sont intacts, les parties capsulaires sont extirpées, puis l'astragale est conservé. Le 1er juillet 1889, sortie de la malade avec appareil protecteur. Le 1er août 1889, pied dans une bonne position ; articulation fortement ankylosée, station debout sans aucune douleur.

Le 7 février 1890. Pas de gonflement ni douleur ; mouvements dans l'articulation de Chopart très étendus ; état général très bon, malade marche et saute. Le 7 février 1891, pied dans une très bonne position, un peu de mobilité dans l'articulation ; forme de la malléole externe normale, de la malléole interne un peu élargie ; fonctionnement excellent.

OBS. 332. — *Arthrectomie tibio-tarsienne. Guérison. Aucun mouvement* (BRUNS). — Jeune fille de 15 ans, pas d'antécédents héréditaires, bien nourrie. Depuis trois mois gonflement diffus de l'articulation du pied droit surtout devant les malléoles. Mouvements actifs possibles jusqu'à 40°. Le 16 juillet 1889, opération. L'articulation pleine de fongosités ; pas de foyer osseux. Le 19 novembre 1889, la malade sort avec un appareil plâtré, fenêtré. Le 28 juillet 1890. la malade marche bien, sans aucune difficulté et se porte bien. L'articulation est d'une configuration normale. Mobilité active sans douleurs depuis 96° à 134°. La capsule est nulle part gonflée ou douloureuse ; aucune crépitation dans l'articulation et aucune mobilité anormale. Le 17 février 1891, la jambe droite, est un peu plus faible, circonférence des mollets à droite, 29 mill., à gauche 31 mill. La mobilité dans l'articulation est à 45°, pas de raccourcissement, marche normale facile, puisque la malade veut apprendre la danse.

OBS. 333. — *Arthrectomie. Guérison avec mouvements* (BRUNS). — Fillette de 5 ans ; pas d'antécédents héréditaires. Malade depuis 7 mois par suite d'une légère entorse. Gonflement non douloureux de l'articulation tibio-tarsienne droite, surtout au-devant et en arrière des malléoles. Le 13 août 1889, opération. Le 14 octobre 1889, guérison sans complication et la malade sort avec un appareil plâtré. Le 11 février 1891. Plus de signes d'une affection tuberculeuse ; l'extrémité inférieure amaigrie et raccourcie, la région malléolaire est épaissie, les orteils mobiles ; l'articulation du cou-de-pied mobile de 80°-100° ; aucune douleur, même à la pression forte ; adduction et abduction limitées. Circonférence de la cuisse à gauche 23,5, à droite 22.5 ; des mollets, à gauche 20,5, à droite 17,5 ; distance du sommet de la malléole externe au 4,5 à gauche, 3.0 cent. à droite.

OBS. 334. — *Arthrectomie tibio-tarsienne. Guérison avec mouvements* (BRUNS). — Couturière, 33 ans, à antécédents héréditaires T., souffre depuis neuf mois ; à cette date il s'est formé un gonflement devant la malléole externe du pied gauche. Jambe gauche atrophiée, pied en abduction, gonflement fusiforme ; au sommet des malléoles, de petites fistules purulentes. Le 9 juillet 1889, opération. Extirpation de l'astragale carié dans toute sa partie antérieure ; grattage de la partie antérieure du calcanéum, du scaphoïde et du cuboïde. Le 6 août 1889, bonne marche de la guérison, position du pied angulaire ; calcanéum solidement confondu avec le tibia, application d'un appareil plâtré et sortie de la malade. Le 16 février 1891, elle part guérie et sans récidives ; elle exerce son métier à la machine à coudre avec le pied sain et quelquefois avec le pied malade. L'aspect du pied bon, mobilité assez étendue et l'état général excellent.

Obs. 335. — *Arthrectomie tibio-tarsienne. État stationnaire* (Bruns).
— Jeune femme de 25 ans, pas d'antécédents héréditaires. Depuis 2 ans 1/2,
douleurs et gonflement du pied droit. Marche impossible. Poumons sains ;
gonflements douloureux, diffus, s'étendant aux gaines tendineuses. Le 11 janvier 1890, opération. La marche de la guérison est seulement compliquée par
une pneumonie intercurrente. La malade sort avec appareil solide. Le 20 avril
1890, elle meurt d'une hydropisie générale sans qu'on ait appris quelque chose
sur l'état du pied.

Obs. 336. — *Arthrectomie tibio-tarsienne. Guérison opératoire
mort de T. pulmonaire* (Bruns). — Jeune fille de 14 ans ; depuis huit
mois, douleur et gonflement de l'articulation du cou-de-pied droit, partie de la
malléole interne. Malade bien nourrie, poumons sains. Le 8 août 1890, opération. Le 19 août 1890, guérison après suppuration ; malade sort avec appareil
plâtré, fenêtré. Le 19 février 1891, récidive étendue, surtout dans la partie
postérieure de l'articulation. Derrière les malléoles, plusieurs fistules contenant
du pus caséeux ; le 25 février 1891, opération de la récidive et grattage. Le
15 avril 1891, sortie de la malade avec plaie complètement guérie. Phtisie pulmonaire rapide et mort.

Obs. 337. — *Arthrectomie tibio-tarsienne. Guérison avec mouvements* (Bruns). — Jeune homme de 16 ans, pas d'antécédents héréditaires, a subi, il y a trois ans, un traumatisme du pied gauche.
Depuis 2 ans 1/2, gonflement douloureux de l'articulation. Le 25 juillet 1890,
opération ; le 26 août 1890 : plaie guérie et sortie du malade avec appareil plâtré
fenêtré. Le 9 février 1891 : pied dans une bonne position ; l'articulation d'une
configuration normale ; mouvements dans l'articulation possibles de 15°-20° ;
plaies opératoires bien guéries ; malade marche à l'aide d'un bâton.

Obs. 338. — *Arthrectomie tibio-tarsienne. Guérison avec mouvements* (Bruns). — Ouvrier 18 ans, pas d'antécédents héréditaires, depuis 2 ans,
époque à laquelle il a eu une inflammation de la plèvre, gonflement du pied
droit ; depuis 5 mois, marche impossible. Derrière la malléole externe un abcès
dans le milieu duquel se trouvait une fistule ; immédiatement à l'insertion du
tendon d'Achille au calcanéum existe une seconde fistule, communiquant avec la
première. Le 28 juillet 1890, opération. Le 22 août 1890 : guérison et patient
sort avec appareil plâtré. Le 28 septembre 1890 : suppression de l'appareil. Articulation légèrement épaissie ; circonférence de la hauteur des malléoles, à gauche:
26, à droite 28 cent., mouvements peu étendus mais sans douleur. Le 2 avril 1891,
raccourcissement à peu près 1 cent., contours de la région articulaire normaux,
l'articulation un peu mobile, active et passive. Patient marche sans appareil, à
l'aide d'un bâton ; état général bon.

Obs. 339. — *Arthrectomie tibio-tarsienne. Fistules persistantes et
mobilité* (Bruns). — Fillette de 11 ans, pas d'antécédents héréditaires, opérée
9 ans avant pour carie de la main droite ; depuis 9 mois gonflement de l'articulation droite, depuis 3 mois ouverture spontanée d'un abcès de la malléole

externe et depuis 1 mois 1/2 marche impossible. Le 18 juillet 1890, opération
  Le 21 juillet 1890. Malade sort avec appareil plâtré, fenêtré.

Le 9 février 1891. Malade marche à l'aide de deux bâtons ; devant la malléole externe, douleur dans le voisinage de deux fistules ; derrière la malléole interne gonflement ; dans l'articulation un peu de mobilité.

OBS. 340. — *Arthrectomie tibio-tarsienne. Guérison probable* (BRUNS.) — Femme Laure de 16 ans ; pas d'antécédents héréditaires ; depuis 1 an, gonflement de l'articulation gauche ; depuis 17 semaines, marche impossible. Poumons sains. Le 21 novembre, grave opération. Le 14 janvier 1891, guérison après suppuration peu abondante ; patiente sort avec appareil plâtré. Le 8 février 1891, petit abcès dans la plaie externe qui est gratté. Le 15 mars 1891. Tout va bien et la patiente essaie de marcher.

OBS. 341. — *Arthrectomie tibio-tarsienne. Résultat non encore connu*, (BRUNS.) — Jeune fille de 15 ans. Depuis un an gonflement du pied. Opération le 11 février 1891 (Résultat inconnu au moment de la publication de Burns).

OBS. 341 bis. — *Arthrectomie tibio-tarsienne. Résultat (?)* (BRUNS). — Garçon de 12 ans. Affection datant de 2 ans. Fistules depuis 6 mois.

Mouvements actifs manquent, mouvements passifs asez étendus, le malade boite fortement. Le 12 février 1891, opération et curettage des fistules.

OBS. 342. — *Arthrectomie tibio-tarsienne. Résultat ?* (BRUNS.) — Jeune fille de 19 ans, depuis 7 ans, gonflement et douleurs dans l'articulation droite, partant de la malléole externe ; depuis 2 mois, marche impossible. A l'auscultation, au sommet du poumon droit, respiration faible. Gonflement diffus de la région articulaire droite, à la malléole externe deux fistules, à la malléole interne quelques petites cicatrices. Mouvements très peu étendus et douloureux. Depuis le 22 novembre 1890, au 9 février 1891, traitement par des injections à la lymphe de Koch (0,005 à 0,06.) Au début, réaction générale intense (jusqu'à 41°), plus tard faible. État général très aggravé. Le 12 février 1891. Opération.

OBS. 343. — *Arthrectomie tibio-tarsienne. Guérison* (BRUNS). — Garçon de 7 ans ; depuis un an existent des douleurs dans le pied gauche, depuis 3 semaines marche impossible. Le traitement consiste en des injections avec la lymphe de Koch ; nombre total des injections 21 ; quantité totale de la lymphe 0,725 gr. Le traitement est supprimé après 2 mois à cause des phénomènes intenses de collapsus : survenus après les dernières injections et à cause de l'absence totale d'amélioration.

Le 5 février 1891, opération. Le 26, guérison complète par première intention le patient sort avec l'appareil plâtré. Le 20 mars 1891, tout est bien guéri, aucun symptôme de récidive ; raccourcissement de 2 centim.

OBS. 343 bis. — *O. A. T. tibio-artérienne. Ouverture. Graltage. Guérison en ankylose.* (HEURTAUX). *Journal médical de l'Ouest,* 1882, p. 242. — Homme de 63 ans. Affection datant de 6 mois. Opération en novembre 1880. Dans un 1er temps, large incision embrassant la malléole externe. Les tendons péroniens sont rejetés en dehors et les ligaments latéraux incisés. Le pied étant subluxé en dedans toute la partie externe de l'article est nettoyée. En dedans même incision et même nettoyage avec la curette et le Zncl au 1/10. Guérison rapide mais en ankylose.

OBS. 344. — *O. A. T. tarsienne antéro-externe gauche. Tarsectomie antérieure partielle composée : ablation du cuboïde et du 3e cunéiforme. Abrasion de la grande apophyse du calcanéum. Résultats 23 mois après l'opération* (OLLIER, in thèse CHOBAULT, Lyon, 1889). — Malade âgé de 23 ans. Opération le 14 mars 1881. Résultat fonctionnel excellent, il peut même se soulever sur la pointe seule de ce pied et en s'appuyant légèrement avec un doigt, il peut rester plus d'une minute dans cette position.

OBS. 345. — *O. A. T. des deux premiers cunéiformes et du premier métatarsien. Tunnellisation du 1er métatarsien. Résection des deux premiers cunéiformes, de la partie interne du 3e, du 1er et du 1/4 postérieur, du 2e. Résultats 6 ans après l'intervention* (OLLIER, in thèse CHOBAULT, 1889). — Malade âgé de 38 ans. 1re opération le 24 mai 1882. 2e opération en juillet. Ultérieurement résultat fonctionnel très bon, sauf léger valgus du pied.

OBS. 346. — *O. A. T. du tarse antérieur. Tarsectomie antérieure partielle. Ablation des 3 cunéiformes et de la partie antérieuré du cuboïde.* (OLLIER, in thèse CHOBAULT, 1889). — Enfant de 11 ans. Opéré le 8 juin. Résultat excellent, quant à la forme et quant à la marche.

OBS. 347. — *O. A. T. du tarse antérieur. Tarsectomie antérieure totale simple. Résultats plus de 4 ans après l'opération* (OLLIER. In thèse CHOBAULT, 1889). — Enfant de 13 ans. Opération le 22 octobre 1884. Résultat très bon quant à la forme du pied et quant à la marche.

OBS. 348. — *O. A. T. suppurée de l'avant tarse droit. Extirpation du cuboïde, des 3 cunéiformes et de la base du 4e métatarsien. Guérison* (OLLIER. In thèse CHOBAULT, 1889). — Enfant âgé de 14 ans, opéré le 15 janvier. Sort guéri complètement 3 mois après. Non revu.

OBS. 349. — *O. A. T. du tarse antérieur. Tarsectomie totale antérieure avec abrasion de la base des 3e et 4e métatarsiens. Résultat 5 ans après l'opération* (OLLIER. In thèse CHOBAULT, 1889). — Enfant âgé de 16 ans. Opéré le 5 avril 1884. Guérison rapide, parfaite et définitive.

OBS. 350. — *O. A. T. suppurée de l'avant-tarse gauche. Tarsectomie antérieure totale. Résultat excellent* (OLLIER. In thèse CHOBAULT, 1889). — Malade âgé de 46 ans. Opération le 14 janvier 1883. En janvier 1887, le malade marche assez facilement.

OBS. 351. — *O. A. T. suppurée du tarse antérieur. Tarsectomie antérieure atypique. Amputation de jambe. Mort de T. intestinale* (OLLIER. In thèse CHOBAULT, 1889). — Enfant de 13 ans. Opéré le 22 mars 1881. Pas d'amélioration. Amputation le 15 juillet. Mort de diarrhée.

Obs. 352. — *O. A. T. suppurée du tarse antérieur chez un amputé de la jambe droite. Ablation du cuboïde et du 3e cunéiforme. Ablation des surfaces osseuses limitantes, cautérisation ignée, Amélioration,* (OLLIER in thèse CHOBAULT, 1889). — Malade âgé de 15 ans. En 1872 amputation de la jambe droite pour O. A. T. du tarse antérieur. En 1873, tarsectomie à gauche. Le malade sort amélioré sept mois après. Non revu depuis.

Obs. 353. — *O. A. T. du tarse antérieur droit. Résection du tarse, des os de l'avant-tarse. Résultat excellent* (OLLIER, in thèse CHOBAULT, 1889). — Malade âgé de 17 ans. Opération le 5 avril 1881. Guérison rapide. Résultat excellent quant à la forme et quant à la marche.

Obs. 354. — *O. A. T. du tarse antérieur droit, tarsectomie antérieure totale avec abrasion de la face antérieure du calcanéum. Résultat excellent 5 ans après l'opération* (OLLIER, in thèse CHOBAULT, 1889. — Malade âgé de 30 ans. Opéré le 14 novembre 1883. Guérison rapide. Résultat excellent quant à la forme et quant à la marche.

Obs. 355. — *O A. T. du tarse antérieur gauche. Tarsectomie antérieure totale simple. Guérison rapide. Résultat 4 ans après l'opération* (OLLIER, in thèse CHOBAULT, 1887). — Malade âgé de 20 ans. Opéré le 21 mai 1885. Résultat parfait.

Obs. 356. — *O. A. T. du cou-de-pied suppurée. Résection tibio-tarsienne de l'astragale, du scaphoïde, des 3 cunéiformes, du cuboïde, évidement du calcanéum. Guérison* (KAPPELER, in thèse GUITTON, Montpellier 1889). — Malade âgée de 26 ans. Opéré le 20 juin 1867 ; 2e opération en octobre. Guérison. Résultat fonctionnel (?).

Obs. 357. — *O. A. T. suppurée tarsienne. Résection de 5 métatarsiens, des 3 cunéiformes, du cuboïde et d'une paroi du calcanéum. Guérison après deux interventions* (KAPPELER, in thèse GUITTON, 1889). — Malade âgé de 46 ans. Opération le 22 août 1877, le malade refusant l'amputation. 2e intervention en juin. Guérison. Résultat fonctionnel (?).

Obs. 358. — *O. A. T. tarsienne suppurée. Résection de l'astragale, du scaphoïde, du cuboïde, et évidement du calcanéum. Mort par urémie* (KAPPELER, in thèse GUITTON, 1889). — Enfant de 8 ans. Opération le 15 novembre 1889. Amélioration passagère. Aggravation, urémie, dégénérescence amyloïde.

Obs. 359. — *O. A. T. tarsienne suppurée. Résection des 5 métatarsiens, des 3 cunéiformes et du cuboïde. Guérison* (KAPPELER, in thèse GUITTON, 1889.) — Malade âgée de 26 ans. Opération le 24 octobre. Après avoir fait deux incisions longitudinales sur les bords interne et externe du pied, on enlève les 5 métatarsiens, les 3 cunéiformes et le cuboïde. Il ne restait donc du pied que les orteils, le scaphoïde, l'astragale et le calcanéum. Guérison. Résultat fonctionnel excellent malgré la difformité du pied.

OBS. 360. — *O. A. T. tarsienne, non suppurée. Résection du scaphoïde, des 3 cunéiformes, de la tête articulaire des 2e et 3e métatarsiens et évidement du cuboïde. Guérison* (KEPPELER). — Malade àgé de 37 ans. Opération par une incision le long du bord interne du pied. Guérison. Résultat fonctionnel excellent malgré la difformité du pied.

OBS. 361. — *O. A. T. tarsienne. Résection de l'astragale, du scaphoïde, des 3 cunéiformes, du cuboïde et d'une partie du calcanéum. Guérison avec mouvements* (KAPPELER, in thèse de GUITTON, 1889). — Malade âgé de 19 ans. Opération le 2 mai 1875, par deux incisions l'une externe, l'autre interne, le leng des bords correspondant du pied. Guérison. Résultat fonctionnel excellent malgré la difformité du pied.

OBS. 362. — *O. A. T. tarsienne suppurée. Résection des 3 cunéiformes, du cuboïde et des 5 métatarsiens. Récidive* (KAPPELER, in thèse GUITTON, 1889). — Malade âgé de 33 ans. Le 16 mai opération par deux incisions latérales. 2e opération en novembre. Guérison en mai, lésion T. pulmonaire. Récidive l'année suivante 3e intervention et finalement résultat fonctionnel excellent malgré une difformité du pied.

OBS. 363. — *O. A. T. de l'articulation cunéo-métatarsienne. Arthroxesis. Guérison complète* (LAPRADE). — Fille de 18 ans. Opérée le 1er janvier 1880. Elle sort complètement guérie le 4 avril.

OBS. 364. — *Tuberculoses osseuses multiples. Ostéo-arthrite du tarse. Résection de presque tout le tarse. Guérison* (PHOCAS. *Soc. ch.,* 1891, p. 52). — Un enfant de 3 ans 1/2, ayant déjà subi une résection du coude pour une tumeur blanche de cet article et porteur de lésions tuberculeuses ganglionnaires et cutanées, est atteint depuis plus d'un an d'une ostéo-arthrite tuberculeuse du pied gauche ayant entraîné la formation de fistules multiples, aboutissant à plusieurs des os du tarse qui sont altérés, astragale, calcanéum, cuboïde, Les articulations du tarse, les gaines synoviales des tendons sont envahies par les fongosités. En présence de lésions menaçantes, et qui ne font que s'accroître, M. Phocas se décide à opérer. Il extirpe l'astragale, le calcanéum et trouvant le cuboïde et le scaphoïde altérés, il en pratique l'évidement puis l'énucléation complète ; il évide même les cunéiformes et l'extrémité postérieure du 5e métatarsien. Les malléoles sont abrasées avec la scie puis les fongosités enlevées, le foyer opératoire touché avec une solution de chlorure de zinc.

Le seul incident opératoire à noter fut une hémorrhagie considérable en nappe après l'ablation de la bande d'Esmarch, hémorrhagie qui parut un instant inquiétante et qui ne fut arrêtée que par la compression locale.

La guérison fut assez longue à obtenir, néanmoins au bout de quelques mois il n'existait plus ni fistules ni suppuration.

Le pied réséqué mesurait 13 centimètres de longueur et 16 d'épaisseur, tandis que les dimensions correspondantes du pied sain étaient de 15 1/2 et de 14 centimètres. Les os paraissaient s'être réformés ; la saillie des malléoles pouvait être sentie, la plaie du calcanéum présentait une masse dure et ferme le tubercule scaphoïde s'était reproduit. Les fonctions de l'articulation tibio-tarsienne nouvelle étaient nombreuses, mais avec un peu de laxité, et le pied se portait volontiers en valgus. La mobilité médio-tarsienne au contraire n'existait plus. L'enfant pouvait se tenir sur son pied.

OBS. 365. — *Arthrectomie du pied. Guérison* (WATSON. *Edimburg Journal*, mai 1874). — Malade âgé de 19 ans. Ostéite T. tarsienne étendue ; excision du scaphoïde, du cuboïde et de la base des métatarsiens. Guérison.

OBS. 366. — *O. A. T. tarsiennes étendues. Arthrectomies. Guérison avec mouvements* (NESBITT. *British med. J.*, 1878). — Malade âgé de 18 ans. Opération le 8 avril 1878. Résection des 2e et 4e métatarsiens, du cuboïde, des 2e et 3e cunéiformes. Grattage du foyer T. Guérison très rapide ; pied un peu difforme, mais marche très facile.

OBS, 367. — *O. A. T. tarsienne. Curettage. Guérison* (LAUENSTEIN. *Berlin. klinisch. Wochenschrift*, 1882). Malade âgée de 54 ans. Au moyen d'incision externe et ronde, on enlève l'apophyse antérieure du calcanéum, le sinus du tarse, le col de l'astragale, le scaphoïde, les 3 cunéiformes, le cuboïde et la base des 4e et 5e métatarsiens. Les os se sont reproduits. Au bout de 5 mois, l'opérée se lève, la dernière fistule se forme 5 mois après. Le pied est raccourci de 1 centimètre et rétréci au niveau de l'avant-tarse.

OBS. 368. — *Tarsectomie fatale pour T. Résultat éloigné* (PONCET). *Revue d'orthopédie*, 1892, n° 4. — Malade ayant refusé l'amputation. Par une 1re opération, Poncet enlève d'abord le calcanéum, l'astragale et le scaphoïde. Six mois après il enlève les trois cunéiformes et le cuboïde également nécrosés. Dans la suite 4 curettages. Guérison définitive, seul le calcanéum s'est reformé ; il s'est développé quelques mouvements de flexion et d'extension.

OBS. 369. — *Excision du calcanéum, de l'astragale et d'une portion du tibia et du péroné* (WEHLER). *The Dublin Journal of méd. science*, mars 1887. — Homme de 40 ans. Affection ancienne. Fistules nombreuses. Opération. En novembre 1885, ablation du calcanéum et de l'astragale nécrosés. Ablation des deux malléoles. Cicatrisation lente. Guérison. Marche facile.

OBSERVATIONS du *Congrès de chirurgie*, 1893, de :

MM. OLLIER. — *Astragalectomie dans le traitement des O. A. T. tibio-tarsiennes.*

LE DENTU. — *Implantation d'os décalcifié dans le traitement des O. A. T.*

VILLAR. — *Résection presque totale du tarse et du métatarse pour T.*

A. REVERDIN et PONCET. — *Tarsectomie postérieure.*

POLOSSON. — *Tarsectomie antérieure externe et tarsectomie antérieure totale.*

MÉNARD, CAMPENON et PHOCAS. — *Tarsectomies, etc.*

# INDEX BIBLIOGRAPHIQUE (1)

## I. — Rôle du système lymphatique dans l'infection tuberculeuse.


**Aldibert.** — *Peritonite tuberculeuse, son traitement par la laparotomie.* Th. Paris, 1892.

**Andral.** — Recherches pour servir à l'histoire des maladies du syst. lymph. *Arch. gén. de méd.*, 1824.

**Arloing.** — *Leç. sur la T.*, 1892.

**Barbier.** — *Gaz. méd.*, 1888.

**Bazin.** — *Leç. sur la scrofule.*

**Baréty.** — Th. Paris, 1878.

**Bergeron.** — *Des adénites cervicales.* Th. agrég. Paris, 1872.

**Bouchard.** — Rôle et mécan. de la lésion locale dans les mal. infect. *Acad. des sciences,* 4 nov., 1889.

**Billet.** Inf. T. *Arch. gén. de méd.*, août 1892.

**Bouillaud.** — *Dict. en 15 vol.*

**Bouilly.** — *Arch. gén. de. méd.*, sept. 1877.

**Brissaud** et **Josias.** — *Revue de Méd.*, 1879.

**A. Broca.** — Tuberculose cutanée. *Gaz. heb.*, 1889.

**Chouppe.** — *Inflamm. du canal thoracique,* th. Paris, 1873.

**Collin.** — *Acad. des scienc.*, 1885.

**Cornet.** — *Centr. f. Chir.*, 1889.

**Cornil.** — Mal de Pott et lymph. T. de la dure-mère. *Soc. biol.*, 13 déc. 1873.

**Cornil** et **Babès.** — *Les Bactéries.* 2e édition.

**Couvreur.** — *Adénite cerv. T. et T. pulm.* Th. Paris, 1892.

**Crosnier.** — *Inocul. second. de la peau par des foyers profonds.* Th. Paris, 1889.

**Cruveilhier.** — *Atlas d'anat. pathol.*

**Deneke.** — *Deutsch. med. Wochenschrift,* 1890, p. 262.

**Dobroklowsky.** — *Ann. de l'Inst. Pasteur,* 1890.

**Dodin.** — *Des adén. T.* Th. Paris, 1875.

**Doyen.** — *Arch. gén. de Méd,* juin 1883.

— Plaie de la main et O. A. T. *Société anat.*, oct. 1882.

**Dubreuilh** et **Auché.** — *Arch. expér. de méd.*, 1890.

**Ducastel.** — *Soc. anat.*, 1872, p. 492.

**Engelbach.** — *Wratch.*, 1892.

**Eveling.** — Tub. du canal thor. *Arch. path. Anat.*, 1888.

**Favrel.** — Th. Paris, 1884.

**Galliard.** — Tub. miliaire. Adén. supp. mult. *France méd.*, juin 1880


---


(1) Cet index bibliographique ne contient que les travaux qui ont été lus dans leur texte original ou dans des comptes rendus. Il ne comprend pas toutes les indications déjà mentionnées dans le texte.

Girode. — Tub. aiguë gangl. et méning. *Soc. anat.*, fév. 1892.
— *Intestin chez les T.* Th. Paris, 1888.
Goupil (René). — *Lymphang. tuber.*, Th. Paris, 1892.
Grancher. — Polyadénite Tub. *Bull. méd.*, 2 déc. 1892.
Gueneau de Mussy. — Cliniques médicales.
Hallopeau et Goupil. — *Lymph. tuber. Soc. de dermat.*, 1890.
Hervouet. — *Des adénopathies similaires.* Th. Paris, 1877.
Hanot. — Th. agrég., 1883.
Humbert. — *Cancer primitif des gangl.* Th. agrég. 1878.
Jaccoud. — Auto-infect. T. *Gaz. des hôp.*, 28 juin 1892.
— Phtisie traumatique. *Sem. méd.*, 1889, p. 177.
Jouet. — *Lymph. et adénites tardives.* Th. Paris, 1886.
Kary. — *Centr. f. Chirurgie.* 6 août 1885.
Kiener. — Rapp. de l'inflam. et de la T. *Soc. méd. des hôp.*, 1883.
Leloir. — Lymph. T. *Annales de la T.*, 1890, 9e fasc.
Lannelongue. — Abcès froids et T. osseuse. *Soc. de chir.*, 1880, p. 140. Passim, 1882
Lannelongue. — Coxo-tuberculose. Mal de Pott. 1886.
Le Dentu. — *Dict. de méd. et de Chir. prat.* Art. lymphatiques.
Lefèvre. — *Tub. cutanée.* Th. Paris, 1888.
Legroux. — Micropolyadénite T. *Congrès pour la T.*, 1888.
Lejars. — *Traité de chirurgie.* Art. lymphatiques, Paris, 1892.
— Lymph. T. *Études cliniques et exp. sur la T.*, 1891.
Lépine. — Sur l'infect de voisinage dans la T. *Arch. de phys.*, 1870.
Leser. — *Fortsch. d. Med.*, 1887.
Lyot et Gauthier. — *Soc. anat.*, 1888.
Marfan. — *Arch. gén. de méd.*, 1886.
Martin de Magny. — Th. Paris, 1885.
Merklen. — *Soc. méd. des hôp.* 1885.
Midderdorf. — *Forts. d. Med.*, 1886.
Mirinescu. — *Polyad.* T. Th. Paris, 1891.
Morel-Lavallée. — *Ann. Dermat.* 1888.
Neumann. — *Berl. klin. Woch.*, 28 déc. 1891.
Neumeister. — Tub. gén. après op. prat. sur les foyers T. des articul. *Centrabl. f. Chir.* 1879.
Northrup. — Tub. gangl. bronch. primit. *New York med. Journal*, fév. 1891.
Olympytis. — *Rapp. de l'adén. axill. T. avec la T. pulm.* Th. Montpellier, 1889.
Pawlowsky. — Th. Paris, 1891, et *Ann. de l'Inst. Pasteur*, 1892.
Pascal. — *Tub. du premier âge.* Th. Paris, 1892.
Péchaud. — *Var. clin. de l'adén. cerv.* T. Paris, 1892.
Pégurier. — *Immun. déter. par lésions locales.* Th. Lyon, 1891-92.
Pizzini. — *Riforma medica*, oct., 1891.
Pistre. — *Fièvre tuberc. Typho-bacillose.* Th. Montpellier, 1892.
Potain. — *Dict. encycl. des sc. méd.* Art. Lymphangite.
Prioleau. — *Études exp. et clin. sur la T.*, 1891.
Quinquaud. — Th. agrég. 1883.
Raymond. — *France méd.*, 1888.
Renouard. — *Rap. de la T. avec le lupus.*, Th. Paris, 1884.
Rilliet et Barthez. — *Arch. gén. de méd.* 1840-42.
Ricard. — Adén. pseudo-tub. *Congrès de chirurgie*, 1889.
Ritzo. — *Tuber cutanée*, Th. Paris, 1887.

**Roque** (d'Orlecastel). — *T. d'origine traumatique.* Th. Paris, 1880.

**P. Philippe.** — Porte d'ent. de l'inf. chez l'enfant. *Arch. clin. de Bordeaux,* juillet 1892.

**Schachmann.** — Porte d'ent. de la T. *Arch. gén. de méd.,* 1885.

**Schmitt.** — *Tub. expérimentale.* Th. agrég. 1878.

**Souza (de).** — *Cong. pour la T.* Paris, 1891.

**Sanchez Toledo.** — Rapp. de l'adén. T. de l'aisselle avec la T. pulm. Th. Paris, 1887.

**Stark.** — Fièv. gangl. chez les enfants. *Arch. Kinderheilk.,* 1890.

**Tardivel.** — *Tub. cutanée.* Th. Paris, 1870.

**Thibierge.** — Portes d'entrée de la T. *Revue de Hayem,* 1891, p. 686.

**Thomas.** — Hypert. simple des gangl. bronc. *Revue méd. de la Suisse romande,*

**Tscherning.** — *Forschritt. des Méd.,* 1885, p. 65, juin 1892.

**Toma (de).** — Voies de propag. du bacille T. *Congrès pour la T.,* 1889.

**Tournier.** — Tub. cutanée par tatouage. *Lyon méd.,* 23 juin 1889.

**Troisier.** — *Lymphang. pulmon.* Th. Paris, 1874.

**Tuffier.** — *Etud. clin. et expér. sur la T.* 1888.

**Vallas.** — Ulcér. T. de la peau. Th. Lyon, 1887.

**Velpeau.** — Mal. du syst. lymph. *Arch. gén. de méd.,* 1835.

**Verchère.** — *Des portes d'entrée de la T.,* Th. Paris, 1884.

**Verneuil.** — In th. Verchère, et *Revue de méd. et de chir.,* 1877.

**Veguet.** — *Dactylite strumeuse infantile.* Th. Paris, 1877.

**Weigert.** — Die Verbreit. der tub. Giftes, etc. *Jahrbuch. f. Kinderheilk.,* 1884.

**Wirchselbaum.** — *Wien. med. Woch.,* 1884.

**Wolff.** — *Congrès de méd. int. de Berlin,* 1892.

**Yersin.** — Th. Paris, 1888.

## II. — Historique. Formes anatomo-pathologiques, microbiennes et cliniques des O. A. T.

**Appert.** — *Du rôle de l'organisme dans l'infection.* Th. Paris, 1873.

**Arloing.** — *Des virus.* Paris, 1891.

**Arnaud.** — *Revue de chir.,* 1883, p. 505.

**Aubeau.** — *Laxité articulaire cause d'arthropathie.* Th. Paris, 1882.

**Audouin.** — *T. aiguë chez les vieillards.* Th. Paris, 1879.

**Aviragnet.** — *T. chez les enfants.* Th. Paris, 1892.

**Babès.** — Associations microbiennes de la T. *Congrès pour l'étude de la T.,* 1889.

**Bard.** — *De la T. fibreuse chronique.* Th. Lyon, 1879.

**Barré.** — *O. A. T. du genou. Déformation du membre inférieur.* Th. Paris, 1878.

**Barwell.** — *Encyclopédie ch. de Gosselin.*

**Bauchet.** — Th. d'agrég., 1857.

**Baudouin.** — Th. Paris, 1873.

**Beaugrand.** — *Arch. de méd.,* 1840.

**Bernard.** — Th. Paris, 1859.

**Bernard.** — *T. aiguë à sièges multiples.* Th. Paris, 1885.

**Berne.** — Gommes T. péri articulaires. *Progrès méd.,* 1881.

**Bidder.** — Abcès T. parasynoviaux du genou. *Deutsche Zeitschrift f. Chirurgie,* t. XVI, p. 277.

**Bidde.** — *T. pulmonaire tardive.* Th. Paris, 1877.

**Bitterlin.** — *Étiologie de la T. infantile.* Th. Paris, 1891.

**Blondeau.** — *Soc. anat.,* 1850.

**Bœkel (J.).** — Coxalgie. Influence sur la longueur des membres. *Arch. de phys.,* 1870.

**Boileau.** — Th. Paris, 1848.

**Bolot.** — *Arthrite plastique ankylosante de Gosselin.* Th. Paris, 1881.

**Bonnet.** — *Traité des maladies articulaires,* Lyon, 1845.

**Bouchard,** de Bordeaux. — Scrofulo-T. des os. *J. de Bordeaux,* 1886, p. 253.

**Bouchet.** — Th. agrég., 1857.

**Boudet.** — *Rev. méd.,* 1847.

**Bouilly.** — *Compar. des arth. rhumatismales scroful. et syphil.* Th. agrég., 1878.
— Traumatismes et affections constitutionnelles, *Archives gén. de méd.,* sept. 1877.

**Boulongue.** — Th. Paris, 1852.

**Bourdelais.** — *Scrofule chez les vieillards.* Th. Paris, 1876.

**Brion.** — Carie du carpe. *Soc. anat.,* 1862.

**Brissaud.** — *Revue de médecine,* 1879.

**Broca (P.).** — *Soc. anat.,* 1851.

**Broca (A.).** — *Soc. anat.,* 1885.

**Brodie.** — *Traité des maladies articulaires,* 1814.

**Bruhl.** — Des pseudo-T. parasitaires. *Arch. gén. de méd.,* janvier 1891.

**Brunet.** — Th. Paris, 1874.

**Buchanam.** — O. A. T. du coude simulant une tumeur maligne. *Glascow méd. Journ.,* août 1880.

**Burgrave.** — *Acad. de méd. belge,* 1851.

**Calliouzis.** — O. A. T. Guérison sans ankylose. *Revue de chir.,* 1887, p. 60.

**Casaubon.** — Th. Paris, 1883.

**Castel.** — Th. Paris, 1833.

**Castro-Soffia.** — *T. des os.* Th. Paris, 1884.

**Cauchois.** — O. A. T. et adénite T. *Soc. anat.,* 1872.

**Chalvet.** — Ostéomyélite T. *Soc. anat.,* 1860.

**Chamorro.** — *T. aiguë des articulations.* Th. Paris, 1888.

**Chandelux.** — Des synovites fongueuses. Th. agrég., 1883.

**Chantemesse.** — Tumeur molasse T. simulant le sarcome. *Gaz. des hôpitaux,* août 1891.

**Chantourelle.** — Th. Paris, 1814.

**Charrin.** — T. chez le fœtus. *Lyon méd.,* 1873, n° 14.
— Variations de la T. *Gazette hebd.,* 27 février 1892. — La défense de l'organisme contre l'infection. *Semaine méd.,* 1892.
— T. à virulence anormale. *Société de biol.,* nov. 1892.

**Chassaignac.** — Phlébite suppurée des os. *Moniteur scientif.,* 1861.

**Chassan.** — O. A. T. sacro-iliaque. *Presse méd. belge,* 1877.

**Chauvel.** — Hydarthrose T. *Société de chirurgie,* 1884.

**Clark.** — De la T. fibroïde. *Lancet,* 2 juillet 1892.

**Cocatrice.** — *T. aiguë chez les vieillards.* Th. Paris, 1866.

**Coignet.** — Arthrite T. miliaire. *Province méd.,* 1892.

**Collet.** — *Tumeurs lymphatiques des articulations.* Th. Paris, 1814. — *Compendium de chirurgie.*

**Condamin.** — *Pathogénie des ostéites.* Th. Lyon, 1891.

**Cornil.** — *Arch. de physiol.,* 1870. — *Société anat.,* 1866. — *Soc. méd. des hôp.,* 1880. — Leçons sur les ostéites. *Journ. des conn. méd.,* 1891.

**Coudray.** — Th. Paris, 1884, et *Gazette des hôpit.,* 30 avril 1892.

**Coulson.** — *Lancet*, 1854.

**Courmont.** — Des pseudo-T. *Annales de la T.*, t. II, p. 18.

**Crocq.** — Traité sur les O. A. T., 1847.

**Daremberg.** — Durée variable de l'évolution T. *France méd.*, 1882.

**Dauvergne.** — *Bull. gén. thérap.*, 1872.

**Debove.** — *Soc. anat.*, 1874, p. 338.

**Déjerine.** — Recherches du bacille de Koch dans les T. calcifiées. *Soc. Biol.*, 1884.

**Delarue.** — Th. Paris, 1839.

**Delbet.** — Sacro-coxalgie partielle. *Société anat.*, fév. 1892, p. 69.

**Deroubaix.** — *Presse méd. belge*, 1825.

**Develay.** — Th. Paris, 1819.

**Dhourdin.** — *Coxalgie cotyloïdienne.* Th. Paris, 1883.

**Dor.** — Ostéo-arthropathie hypertrophique infectieuse. *Lyon méd.*, 17 avril 1892.

**Dreyfus-Brissac.** — Des T. locales. *Gazette hebd.*, 1880.

**Dubois.** — *Affection articulaire et grossesse.* Th. Paris, 1879.

**Dubreuil.** — *Mouvement médical*, 1875. — *Pseudo-tumeur blanche syphilitique.* Th. Paris, 1880. — *Gazette méd. de Montpellier*, 1886.

**Dufour.** — T. articulaire à évolution très lente. *Soc. anat.*, 1892.

**Duguet.** — T. chez les arthritiques. *Gaz. des hôp.*, janvier 1885.

**Duplaix.** — *De la sclérose.* Th. Paris, 1883.

**Duplay.** — O. A. T. du genou. *Gaz. des hôp.*, 22 sept. 1891. — T. chirurgicale. *Arch. gén. de méd.*, 1887, p. 79. *Traité de pathologie externe* (Follin et Duplay).

**Duplessis.** — O. A. T. graves. *Recueil de mémoires de méd. milit.*, 1856.

**Duret.** — Synovite fibrineuse. *Progrès méd.*, 14 juin 1879. — Sarcome simulant O. A. T. *Soc., anat.* 1873, p. 713.

**Englich.** — *Oestriche Zeitschrift*, etc., 1870, p. 320.

**Fabre.** — T. latentes et T. larvées. *Gaz. des hôp.*, 26 janvier 1882.

**Favet.** — T. osseuse dérivative. *Gaz. des hôp.*, 15 janv. 1887.

**Fenger.** — *J. Association méd. sciences*, 1889.

**Ferrand.** — *T. pulmonaire.* Monographie, Paris. 1880.

**Feulard.** — T. infantile à manifestations multiples. *Annal. de dermat.*, 1889, p. 45.

**Fevrier.** — *Pathogénie des arthropaties.* Th. Paris, 1882.

**Forget.** — Purpura hémorrhagique des os. *Gaz. des hôp.*, 1856, p. 462. — *Guérison spontanée des abcès froids.* Th. Paris, 1884.

**Fraenkel.** — Abcès T. du cerveau. *Deustch. Med. Woch.*, 1887, p. 373.

**Gangolphe.** — T. péri articulaires. *Arch. provinciales de chirurgie*, 1892, n° 2. — *Kystes hydatiques des os.* Th. Paris, agrégat., 1886.

**Gelma.** — *Pseudo-tumeur blanche syphilitique.* Th. Paris, 1891.

**Gerdy.** — *Arch. gén. de méd.*, 1841 et 1837.

**Gamaleïa.** — Lésions locales dans les maladies microbiennes. *Arch. exp. de méd.*, 1891.

**Gilbert.** — *T. chronique chez les vieillards.* Th. Paris, 1885.

**Gilette.** — Sarcome simulant O. A. T. *Société ch.*, janvier 1876.

**Gouilloud.** — *Ostéites du bassin.* Th. Lyon, 1883.

**Gosselin.** — *Arch. de méd.*, 1854. — *Gaz. des hôp.*, 1877. — Tuberculose atténuée. *Annales de la T.*, 1887.

**Goureau.** — *Ostéite cavitaire.* Th. Paris, 1880.

**Grandmongin.** — *Des A. O. T. tibio-tarsiennes.* Th. Paris, 1871.

**Guérin (Alp.).** — Ostéite chez le nouveau-né. *Gaz. des hôp.*, 1869, p. 61.

**Guignard.** — *Nécrose centrale du calcanéum.* Th. Paris, 1876.

**Gulliver.** — *Edimburg Med. J.*, 1877.

**Haushalter.** — Persistance de la virulence des bacilles de Koch dans un tubercule crétacé. *Rev. méd. de l'Est*, 1891, p. 5.

**Hayem.** — T. costale cartilagineuse. *Soc. anat.*, 1865.

**Hays.** — *Sacro-coxalgie*. Th. Paris, 1878.

**Hueter.** — *Deutsche Zietschr. f. Chirurgie*, 1878.

**Ichwahl.** — *Arthritisme*. Th. Paris, 1891.

**Iresco.** — *Affection articulaire et grossesse*. Th. Paris, 1883.

**Jardin.** — *T. chronique chez les vieillards*. Th. Paris, 1871.

**Jollan.** — *Résorption osseuse*. Th. Paris, 1880.

**Jollet.** — Th. Paris, 1884.

**Jonnesco.** — Arthrite T. chez un arthritique. *Congrès pour l'étude de la T.*, 1888.

**Kiener et Poulet.** — De l'ostéo périostite T. *Archiv. de physiologie*, 1883.

**Kirmisson.** — *Maladies de l'appareil locomoteur*, 1889.

**Kœnig.** — *Berlin klin. Woch.*, 1877 et Monographie 1889.

**Korteweg.** — *Centralblatt f. Chirurgie*, 1878.

**Laborde.** — Th. Paris, 1837.

**Lacouche.** — *Scrofules séniles*. Th. Bordeaux, 1882.

**Lagrange.** — *Traité de chirurgie* de Duplay et Reclus.

**Lallement.** — *Hérédité et contagion de la T.* Th. Paris, 1892.

**Landouzy.** — Typho-bacillose. *J. des connaissances méd.*, 1891.

**Lannelongue.** — *Société de chir.*, 1878, 1879, 1882. — *Traité des abcès froids et T. osseux*, 1881. — *De la coxo tuberculose.* — *Du mal de Pott.* — *Etudes cliniques et expérimentales sur la T.*, 1887. — *Acad. de méd.*, 1891, etc., etc.

**Lautier.** — *Ostéo-arthrite, ostéo-myélitique*. Th. Paris, 1891.

**Latil.** — *De la T. chez les arthritiques*. Th. Lille, 1880.

**Laveran.** — *Prog. méd.*, 1876.

**Le Bec.** — T. sénile du poignet. *Gazette des hôp.*, janvier 1888.

**Lebert.** — *Acad. de méd.*, 1849 p. 592.

**Leblond.** — Th. Paris, 1884.

**Leclercq.** — Th. Paris, 1835.

**Le Dentu.** — Arthritisme et plaies. *Soc. de chirurgie*, 1877, p. 230.

**Ledeynak.** — Rôle des microbes dans la nécrose. *Presse méd. belge*, 1874.

**Lefort.** — Coxalgie suppurée suraiguë, mort de septicémie. *Soc. de chirurgie*, 1880 et Résection de la hanche, *Soc. de chirurgie*, 1879.

**Lemallet.** — Th. Paris, 1835.

**Lepoutre.** — *T. scléreuse*. Th. Lille, 1880.

**Letrade.** — Th. Paris, 1837.

**Letulle.** — Scrofulose aiguë chez les vieillards. *Union médicale*, 1876, p. 967.

**Liouville.** — Tub. chez les vieillards. *Arch. de physiol.*, 1869.

**Lisfranc.** — *Arch. de méd.*, 1826, 1840 et *Revue médicale française et étrangère*, 1831.

**Luton** — *Soc. anat.*, 1857.

**Mabille.** — Th. Paris, 1835.

**Maisselat.** — Th. Strasbourg, 1831.

**Malassez.** — *Soc. anat.*, 1869.

**Malgaigne.** — Gangrène des os. *Arch. de méd.*, 1842, p. 877.

**Malvoz.** — T. bacillaire congénitale. *Annales de l'Institut Pasteur*, 1889.

**Marfan.** — T. généralisée chronique et apyrétique des nourrissons et des enfants de 1er âge. *Sem. méd.*, 1892.

**Margot.** — Th. Paris, 1826.

**Marsh.** — Tuberculose sénile. *Lancet*, 16 avril 1892.

**Mauclaire (P.).** — Étude d'ensemble sur l'anatomie et la physiologie pathol. des O. A. T. *Gaz. des hôp.*, 14 mai 1892.

**Menard.** — Th. Paris, 1884.

**Metadier.** — Th. Montpellier, 1864.

**Meyer.** — *De la part de l'hérédité et de la contagion dans le développement de la T.* Thèse Lyon, 1890.

**Moffait.** — Th. Paris, 1810.

**Mollière.** — Arthrite ulcéreuse. *Lyon méd.*, 13 juin 1890.

**Morache.** — Tuberculose primitive généralisée. Th. de Bordeaux 1880, n° 1.

**Morel-Lavallée.** — Coxalgie fœtale. *Soc. anat.*, 1859.

**Maur.** — Th. Paris, 1817.

**Nélaton (A.).** — Th. Paris, 1836.

**Nélaton (Ch.).** — *T. chirurgicale.* Th. agrég., 1883.

**Nicaise.** — Arthrite plastique ankylosante. *Rev. Chir.*, 1882, p. 319; 1891, p. 1116; 1892, octobre.

**Nicker.** — Th. Strasbourg, 1854.

**Nony.** — *Retour de l'inflammation des os à la suite d'affection de l'état général*, Th. Paris, 1874.

**Ollier.** — *Traités des résections.* Passim.

— Des T. locales à marche lente. *Lyon méd.*, 27 mai 1883. — Congrès de Copenhague et congrès pour l'avancement des séances, 1892, etc.

**Oudaille.** — *Hydarthrose T.* Th. Paris, 1884.

**Padieu.** — *Coxalgie chez le fœtus.* Th. Paris, 1865.

**Papillon.** — Modifications pathologiques des os. *Moniteur scientif.*, 1873.

**Paquet.** — Th. Paris, 1867.

**Parise.** — *Arch. de Méd.* 1843, p. 209.

**Parrot.** — Lésions des os chez les enfants T. *Société anat.*, 1873.

**Patoux.** — Th. Paris, 1862.

**Pawlowsky.** — *Ann. de l'Institut Pasteur*, 1889 et 1892.

— *De la transmission intra-utérine de certaines maladies infectieuses.* Th. Paris 1891.

**Péan.** — *Scapulalgie.* Th. Paris, 1860.

**Perniol.** — T. extr. synovial de genou. *Lyon méd.*, 1892, p. 298.

**Perrot.** — *T. externes à foyers multiples de la 2e enfance.* Th. Bordeaux, 1891.

**Peyrot et Jonnesco.** — Du panaris T. *Annales de la T.*

**Phocas.** — T. multiples chez les enfants. *Soc. de chir.*, 1891.

**Picqué.** — Des tumeurs blanches. *Dict. encyclopéd. des sc. méd.*

— O. A. T. du genou, caverne centrale. *Progrès méd.*, 1884, p. 648.

**Polosson.** — Ostéo-T. sénile. *Lyon méd.*, 20 mai 1888.

— Évolution clinique des fongosités. *Gaz. heb.*, 1889, p. 291.

**Pommay.** — Variétés microbiennes, et virulence des microbes. *Annales de micrographie*, février et mars 1891.

**Poncet.** — Synovite T. des doigts. *Lyon méd.*, 6 mai nov. 1858.

**Potain.** — T. chez les vieillards. — *C. Praticien*, 1884, p. 65.

**Poulet.** — Hydarthrose T. *Paris méd.*, 7 février 1885.

**Poupelle.** — *Des synovites T.* Th. Paris, 1883.

**Poulet et Bousquet.** — *Traité de pathol. externe.*

**Powel.** — *Pseudo-rhumatisme des T.* Th. Paris, 1874.

**Priou.** — *Des synovites T.* Th. Paris, 1878.

**Quénu.** — Mal de Pott, scrofule des vieillards. *Soc. anat.*, juin 1878, p. 332.

**Queyrat.** — *T. du 1er âge.* Th. Paris, 1886.

**Rageot de la Touche.** — *Scrofulose tardive.* Th. Paris, 1880.

**Ranvier.** — *Archives de physiologie*, 1868, p. 69.

**Redard.** — Arrêt de développement des membres dans les O. A. T. *Gaz. méd.* 1888.

**Rejon.** — *Hydarthrose intermittente.* Th. Paris, 1877.

**Renaut.** — De la T. fibreuse. *Lyon méd.*, 25 mai 1879.

**Reynier.** — O. A. T. *Rev. méd. Est*, 1890, p. 995.

**Ricard.** — Th. Paris, 1881.

**A. Ricard.** — Tub. congénitale. *Annales de la T.*, 1891

**Richet (A.).** — Th. Paris, 1844, et *Acad. de méd.*, 1853.

**Roger.** — Infections combinées. *Gaz. des hôpit.*, 1er février 1890.

— Abcès froid dû au staphylocoque doré. *Gazette hebd.*, 6 août 1892.

— Tubercules et pseudo-T. *Gazette hebd.*, 8 novembre 1890.

**Roque** (d'Orlecastel). — *T. d'origine traumatique.* Th. Paris, 1880.

**Roux.** — *Arthrite T.* Th. Paris, 1875.

**Ruelle.** — *T. chronique chez les vieillards.* Th. Paris, 1889.

**Salmon.** — *Ostéo-arthrite chronique du genou.* Th. Paris, 1884.

**Schreiner.** — Th. Strasbourg, 1821.

**Max Schuller.** — *Centralblatt. f. Chirurgie*, 1873.

**Schurrer.** — *Évolution de la T. pulmonaire après le traitement des T. locales.* Th. Nancy, 1884.

**Sabouraud.** — T. humaine congénitale. *Soc. Biol.*, 17 octobre 1891.

**Shartuck.** — Phtisie à forme fibreuse. *Boston méd. J.*, mars 1880.

**Simon.** — *O. A. T. des membres.* Th. Montpellier, 1884.

**Sorel.** — Marche lente de la T. chez les arthritiques. *Normandie méd.*, 1er février 1892.

**Souchet.** — *De la T. chez les vieillards.* Th. Montpellier, 1884.

**Staicovici.** — *T. congénitale.* Th. Paris, 1893.

**Tochard.** — T. sénile. *Annales de la T.*, 1890.

**Tapret.** — T. chez nouveau-né. *Progrès méd.*, 1878, p. 463.

**Tholozan.** — Th. Paris, 1843.

**Trélat.** — T. chirurgicale. *Gaz. des hôp.*, 13 déc. 1883.

— *Gaz. des hôpit.*, 14 sept. 1880.

— *Progrès méd.*, 27 mars 1886.

**Vallas.** — *T. cutanée.* Th. Lyon.

**Valther.** — Abcès froid dû au staphylocoque doré. *Soc. anat.*, 1892.

**Velpeau.** — *Arch. de méd.*, 1837.

**Verneuil.** — *Soc. de chir.*, 1856.

— Du passage rapide à l'état aigu des coxalgies à marche lente. *Gaz. méd.*, 17 avril 1882.

— *Études cliniques sur la tuberculose, passim, et Mémoires de chirurgie, passim.*

**Vinerta.** — *Rapports de la T. pulm. avec quelques maladies aiguës.* Th. Paris, 1887.

**Volkmann.** — *Sammlung klinische Vorträge*, 1879.

**Wassilief.** — Ostéo-arthrite chronique. *Arch. gén. de méd.*, janv. 1892.

**Wiavel.** — Th. Lille, 1881.

**Zanellis.** — *T. périarticulaire.* Th. Paris, 1882.

**Zesas.** — Forme névralgique et latente d'O. A. T. *Centralbl. f. Chirurgie*, 1886, p. 284.

## § 3. — Arthrectomie.

**Albert.** — Résection de la rotule. *Wiener Medic. Presse*, 1879, et *Schmidt's Jahrbucher*, 1883, et *Traité de chirurgie clinique*, traduit par A. BROCA, t. III, p. 252.

**Angerer.** — De la T. articulaire. *Münch. medic. Wochenschr.*, 1888, p. 435. Communication sur 63 cas d'arthrectomie. *19e Congrès des chirurgiens allemands*, 1890.

**Annandale.** — *Edinburg Med. Journ.*, 1875.

**Antona (d')** — Arthrectomie du coude. *Riforma medica*, 3 mars 1888.

**Ashurst.** — Arthrectomie of the Knee joints on a substitute for Excision. *Med. and Surg. Report*, IX, 1889, p. 510.

**Attenburrow.** — Incision hâtive dans la coxalgie. *Lancet*, 14 août 1875.

**Audry.** — *Tuberculose du pied*. Th. Lyon, 1890.

**Batle.** — *Lancet*, 18 oct. 1890.

**Bartha.** — *Archiv. f. klin. chir.*, 1888.

**Bazy,** — *Bull. Soc. chirurgie*, 1891, p. 331.

**Beuthin.** — *Centralblatt f. Chir.*, 1881, n° 14.

**Berger.** — *Bull. Soc. Ch.*, 1891.

**Biddert.** — *Deutsche Zeitschrift f. Chirurgie*, 1885.

**Bœckel (J.).** — *Fragments de chirurgie antiseptique*, 1885.

— Note sur une série de 12 cas d'arthrectomie du genou. *Académie de médecine*, mars 1888.

— *Gazette médicale de Strasbourg*, 1889.

**Bourgogne.** — Th. Paris, 1890.

**Bruns.** — Arthrectomie du pied. *Münch. Mediz. Woch.*, 16 juin 1891.

**Castro Soffia.** — Th. Paris, 1884.

**Ceccherelli.** — *Etudes cliniques et expérim. sur la T.*, 1888, p. 197.

**Chaintre.** — *Adaptation fonctionnelle des muscles et tendons à la suite des résections*. Th. Lyon, 1883.

**Chamorro.** — *Contribution à l'étude de la T. aiguë des articulations*. Th. Paris. 1888.

**Championnière (L.).** — *Journal de méd. et de chir. pratiques*, novembre 1890.

**Chandelux.** — Th. agrégat., 1888.

**Clutton.** — Clinical lecture of arthrectomy. *The Lancet*, 1888, p. 762.

**Collier.** — *Lancet*, 19 oct. 1889.

**Cordillot.** — *Étude sur l'arthrectomie dans l'O. A. T. du genou*. Th. Paris, 1891.

**Coudray.** — Arthrectomie. *Congrès ch.*, 1891.

**Cousins.** — *Brit. Med. J.*, 8 août 1891.

**Croft.** — Etat actuel du traitement chirurgical des affections T. et articulations. *Lancet*, 8 fév. 1890.

**Delaypyl.** — Th. Paris, 1890.

**Deaver.** — *Med. News*, 15 juin 1889.

**Delorme.** — Quatre cas d'arthrectomie du genou pour tumeur blanche. *Bull. de la Société de ch.*, mars 1888, et *Gazette des hôpitaux*, 1888.

**Desreumeaux.** — *De l'intervention chirurgicale dans les O. A. T. tibio-tarsiennes et du pied chez des enfants*. Th. Paris, 1890.

**Dicon.** — *Archiv. of pediatrie*, mai 1891.

**Duplay.** — *Bull. de la Soc. chir.*, 1876.

**Erasmus.** — Arthrectomie du pied. *Deutsch. Med. Wochenschr.*, 1885, n° 11.

**François.** — Ostéites de la rotule. Th. Lyon, 1888.

**Forgue et Reclus.** — *Traité de thérapeutique chirurgicale*, tome I, p. 684.

**Frey.** — *Wien. med. Presse*, 1888.

**Fuzerot.** — *Arthrectomie du genou*. Th. Paris, 1886.

**Gangolphe.** — De la résection du poignet. *Rev. chirurg.*, mai 1884.

**Gerster.** — *Ann. of Surgery*, 1888, p. 241.

**Gibney.** — *Archiv. of pediatrie*, avril 1892.

**Gilette.** — *Société de chir.*, 1877.

**Girard.** — Arthrectomie tibio-tarsienne. *Correspblatt f. schw. Aertze*, oct. 1887.

**Haran.** — Th. Paris, 1890.

**Hervson.** — *Journ. of the Association*, 1er fév. 1889.

**Heurtaux.** — *Journ. de méd. de l'Ouest*, août 1882.

**Heugston.** — Arthrectomie du genou. *Dublin Journ. of med. Sciences*, août 1887.

**Heydenreich.** — Arthrectomie du genou. *Semaine méd.*, 1887.

**Hueter.** — *Berlin klin. Woch.*, 1887.

**Israël.** — Arthrectomie synoviale. *Berl. Klin. Wochenschrift*, 1886, p. 829.

— Deux cas d'arthrectomie de la synoviale du genou avec conservation des mouvements. *Berl. klin. Woch.*, 1889, p. 101.

**Jackson.** — Arthrectomie du genou avec mobilité de l'articulation. *British. med. Journ.*, 2 mai 1885.

**Jalaguier.** — *De l'arthrotomie*. Thèse agrég., 1886.

**Kirmisson.** — *Traité de chirurgie* de Duplay et Reclus.

**Kocher.** — Die Arthrectomie. *Arch. f. klin. Chir.*, 1888, p. 777.

**Kœnig.** — Des résections hâtives. *Archiv. f. klin. Chir.*, 1881.

— *Centralbl. f. chirurgie*, 1882, p. 28. Résection avec conservation des apophyses articulaires.

— *La T. des os et des articulations*, traduit par LIEBRECHT, 1884.

— *Traité de chirurgie*, traduit par COMTE, Paris, 1889.

**Kosima.** — Évolution et traitement des O. A. T. du coude. *Deutsche. Zeitschrift f. Chir.*, 1892.

**Krœnlein.** — *Correspond. blatt. f. Schweiz. Aerzt.*, 1889.

**Krause.** — Die Tuberculose des Knochen und Gelenke. Leipsig, 1891.

**Lagrange.** — *Traité de chirurgie* de Duplay et Reclus.

**Lampiadi.** — Section longitudinale de la rotule dans les arthrectomies et les résections. *Société italienne de Chir.*, 5e congrès, 1888.

**Lannelongue.** — *Bulletin de la Société de chir.*, 1878, 1880, 1882, 1886.

— *Coxo-tuberculose*, 1886.

**Laprade.** — *Abrasion intra-articulaire*. Th. Paris, 1880.

**Lediard.** — *Lancet*, 31 août 1889.

**Letiévant.** — Abrasion intra-articulaire. *Lyon méd.*, 16 novembre 1879.

**Lingenfelder.** — 70 arthrectomies du genou. *Centralbl. f. Chir.*, n° 25, 1892.

**Maudry.** — Zur frage der Arthrectomie des Kniegelenkes bei Kindern. *Beitrag. zur Klin. Chir.*, Tubingue, 1887, p. 255.

**Marshall.** — *Med. Times*, juin 1879.

**Miller.** — *Edinburg Med. J.*, juillet 1889.

**Mugnai.** — Résection et arthrectomie du genou pour T. *Société ital. de chir.*, 1885.

**Muller (E.).** — *De l'arthrectomie du genou dans les O. A. T.* Copenhague, 1888.

**Muller (W.).** — De l'intervention opératoire dans les O. A. T. du genou. *Centralbl. f. Chirurg.*, 1885, p. 873.

**Nepveu.** — De la résection du poignet. *Rev. Chir.*, mai 1883.

**Neugebauer.** — *Deutsche med. Chir.*, 1889, p. 279.

**Nicolas.** — Th. Nancy, 1883.

**Ollier.** — *Traités des résections* (passim).

— Opérations conservatrices dans le T. articulaire. *Rev. de Chir.*, 1885.

— Résultats éloignés des opérations conservatrices du pied. *Lyon méd.*, 7 août, 1887.

— De la synovectomie. *Lyon médical*, 26 mai 1888.

— Intervention pour T. osseux. Arthrectomie. *Bul. Soc. Ch.*, 1889, p. 357.

— Des opérations économiques du genou, etc. *Congrès pour l'avancement des sciences*, septembre 1892.

**Owen.** — Arthrectomie. *Royal med. and chir. Soc.*, 1888.

**Page.** — Arthrectomie opposée à la résection du genou. *The Lancet*, 1888, p. 953.

**Petersen.** — De la résection du genou chez les enfants. 15e Congrès de ch. allemande. *Centralblatt. fr. Chirurgie*, 1886, n° 24.

**Perniol.** — Résection atypique du genou. *Lyon méd.*, 1892, p. 94.

**Petitot.** — *De l'intervention chirurgicale dans les T. externes*. Th. Paris, 1884.

**Phocas.** — *Revue des mal. de l'enfance*, mars 1891.

**Picqué.** — *Dict. encyclop. de sc. méd.* article « Tumeurs blanches ».

— *Bulletin Soc. ch.*, 1891.

— Hanche, résection chez les enfants. *Rev. d'orthopédie*, 1890, n° 4.

**Poinsot.** — *Rev. de ch.*, 1881, p. 411.

**Pollard.** — Arthrectomie dans la T. du genou. *Lancet*, I, p. 1186, 1888.

**Poulsen.** — Arthrectomie du pied avec extirpation temporaire de l'astragale. *Centralb. f. Chirurgie*, 3 août 1889.

**Quénu.** — *Bull. Société de ch.*, 1890.

**Reboul.** — *Contribution à l'étude du traitement de la T. des os des articulations et des synoviales tendineuses*. Th. Paris, 1890.

**Reclus et Forgue.** — *Traité de thérapeutique chirurgicale.*

**Reclus.** — *Bulletin Soc. chir.*, 1888.

**Redard.** — De l'intervention chirurgicale dans les O. A. T. tibio-tarsiennes et tarsiennes chez l'enfant. *Congrès pour l'étude de la T.*, 1888.

**Richelot.** — *Bullet. méd. Soc. chir.*, nov. 1890.

**Rochet.** — Synovectomies du genou. *Mercredi médical*, 6 janvier 1892.

**Saint-Germain** (de). — Chirurgie orthopédique et Cliniques chirurgicales, 1883.

**Schlusser.** — Arthrectomie du pied. *Berlin klin. Woch.*, avril 1879.

**Schwartz.** — Arthrectomie tibio-tarsienne. *Bull. Société Ch.*, 1888.

**Sendler.** — Beitrage zur Geburt. Chirurgie. *Deutsch. Zeit. f. Ch.*, 1888.

— De l'arthrectomie du genou. *Deutsch. Zeit. f. Chir.*, 1889.

**Socin.** — De la T. articulaire. *Correspbl. fur schweiz. Aerzte*, 1er avril 1889.

**Sonnenburg.** — *Berlin klin. Wochens.*, 1891.

**Soutter.** — *Des résections atypiques*. Th. Genève, 1887.

**Thiéry.** — Résultats éloignés des T. locales. *Etudes cliniques et expérimentales de T.*, 1888.

**Tiling.** — Etudes de la technique des arthrectomies et résections à l'épaule, au coude, à la hanche, au genou et au cou-de-pied. Analyse in *Rev. chirurgie*, 1888, p. 427.

**Thomson.** — Traitement de la synovite T. du genou. *Acad. de méd. d'Irlande*, 1889.

**Trélat.** — *Société de chir.*, 1884.

**Trouillet.** — *O. A. T. tibio-tarsienne, ablation de l'astragale*. Th. Lyon, 1888.

**Weiss.** — Arthrectomie pour coxalgie. *Rev. méd. Est*, 1889, p. 175.

**Vincent.** — Arthrectomie ignée substituée aux résections. *Lyon méd.*, 1888.

**Volkmann.** — Die Arthrectomie am Knie. *Centralblatt für Chir.*, 1885.

**Watson**. — Résections partielles du pied. *Edinburg Journal,* mai 1874.

**Wheller**. — Chirurgie conservatrice dans les O. A. T. du pied. *Dublin Journal of Med. Society,* mars 1887.

**Wolff**. — *Berlin klinische Wochens.,* 1890.

**Wriggt** and **Collier**. — De l'arthrectomie du genou chez les enfants. *Annals of Surg.,* Saint-Louis, 1887.

**Zezas**. — Extirpation de la partie postérieure de la synoviale du genou. *Centralblatt f. Chirurgie,* 1886, I, 28.

## §3. — Méthode sclérogène appliquée au traitement des O. A. T.

**Bordescu**. — *Spitahul.,* fév. 1892.

**Bilhaut**. — *Gazette médico-chirurgicale de Toulouse,* 10 janv. 1892.

**Chartraud**. — *Gazette méd. de Montréal,* 1891, p. 529.

**Charvot**. — *Soc. de chir.,* 1892, p. 802.

**Coudray**. — *Congrès de la tuberculose,* 2 août 1891.

— *Congrès pour l'avancement des sciences,* Marseille, sept. 1891.

**David**. — Th. Bordeaux, 1892.

**Desguins**. — *Société médicale d'Anvers,* 1892.

**Dubois**. — *Congrès de chir.,* 1892.

**Inerval**. — Deux cas de T. périphériques traités par la méthode sclérogène. *Bulletin de la Société de Jassy,* tome 6.

**Iscovesco**. — *Congrès de chirurgie,* 1892.

**Lannelongue**. — *Académie des sciences,* 6 juillet 1891.

— *Académie de médecine,* 7 et 21 juillet 1891.

— *Congrès de chirurgie,* 1892 et 1893.

**P. Mauclaire**. — *Gaz. des hôpitaux,* 14 mai 1892.

**Perlis**. — Th. Paris, 25 déc. 1892.

**Poux**. — Th. Paris, 1892.

**Quénu**. — *Soc. chir.,* 1892.

**Reclus**. — *Soc. de chir.,* 1891, p. 707.

**Reynier**. — *Soc. de chir.,* 1892, p. 803.

**Sacharoff**. — *Chirurgie Lietofrin,* 1892, t. II, p. 5.

**Timmermans**. — Th. Paris, 1892.

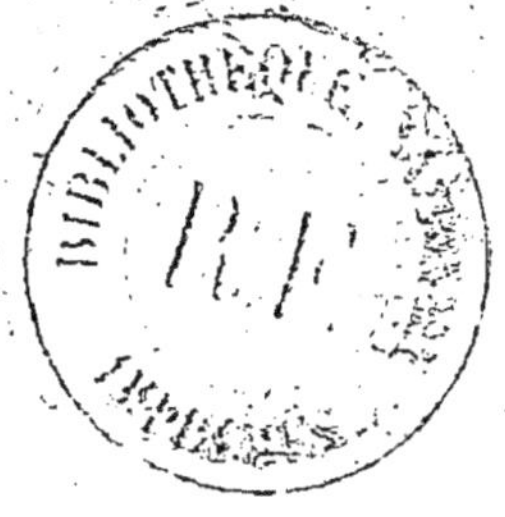

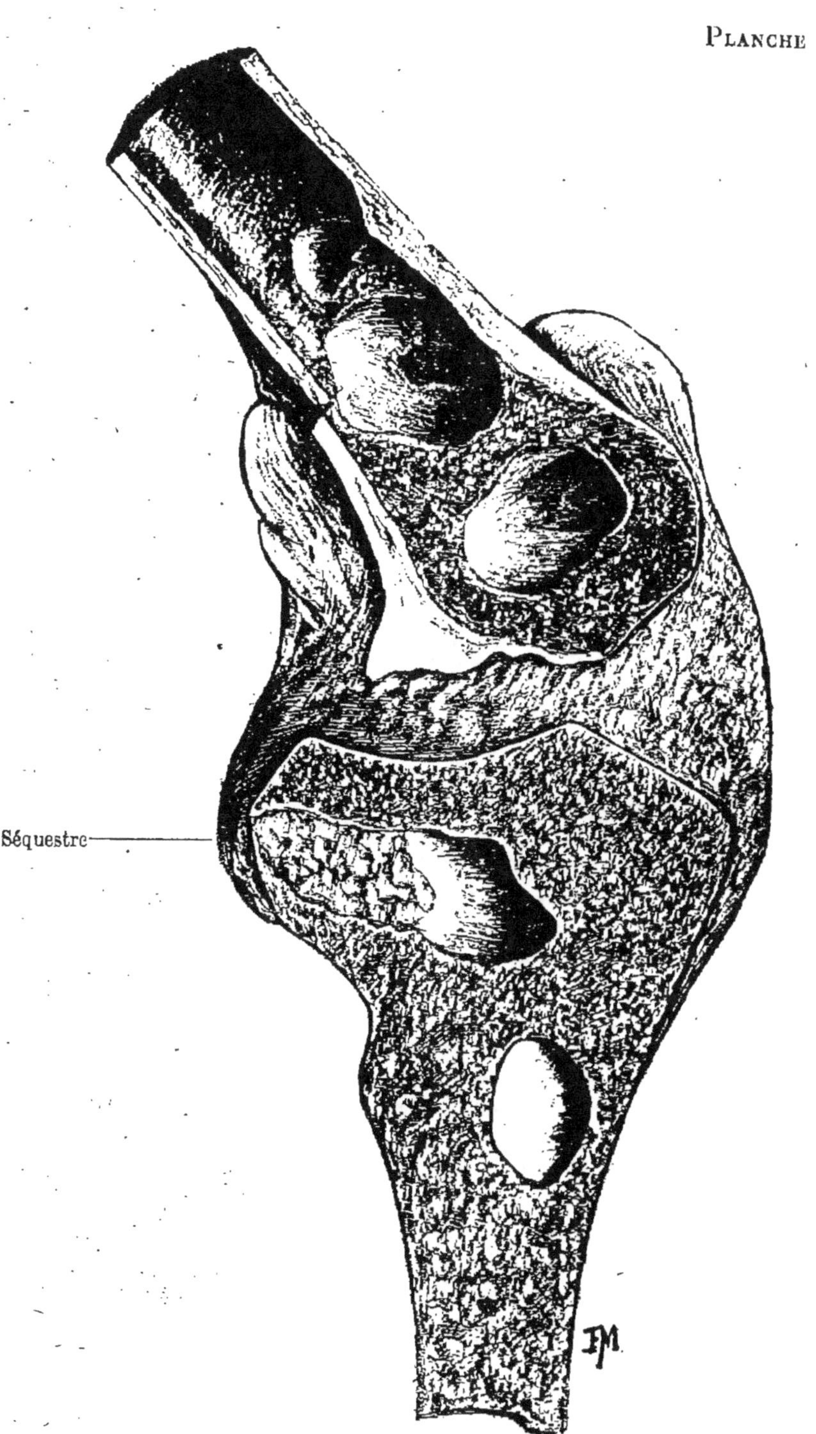




Ostéo-arthrite tuberculeuse à évolution très lente pendant 47 ans. Pièce de M. Dufour.

Dessin dû à l'extrême obligeance de M. F. Monod.

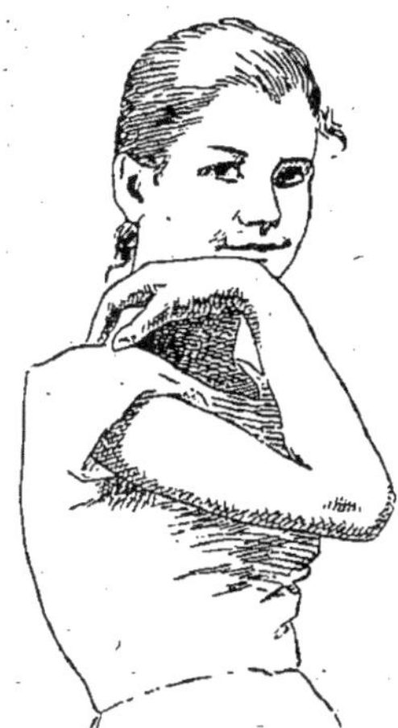

Fig. 1. — Ch. — O. A. T.
du coude. Traitée par
la méthode sclérogène.
Flexion maxima. Opérée
de M. Lannelongue.

Dessin de M. L. Monod,
d'après photographie.

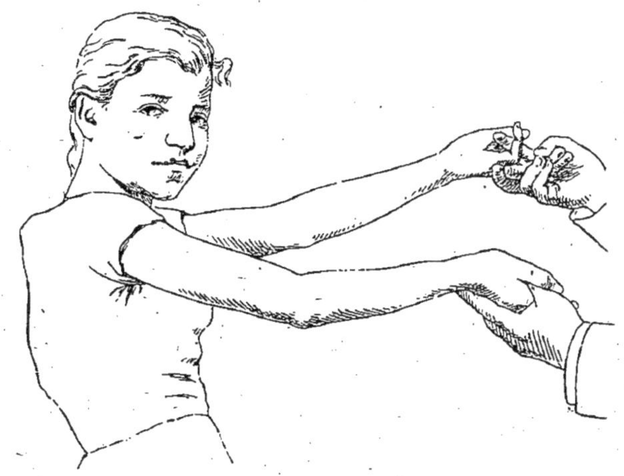

Fig. 2. — Ch. — O. A. T. du coude. Extension maxima.
Opérée de M. Lannelongue. (Méthode sclérogène.)

Dessin de M. L. Monod, d'après photographie.

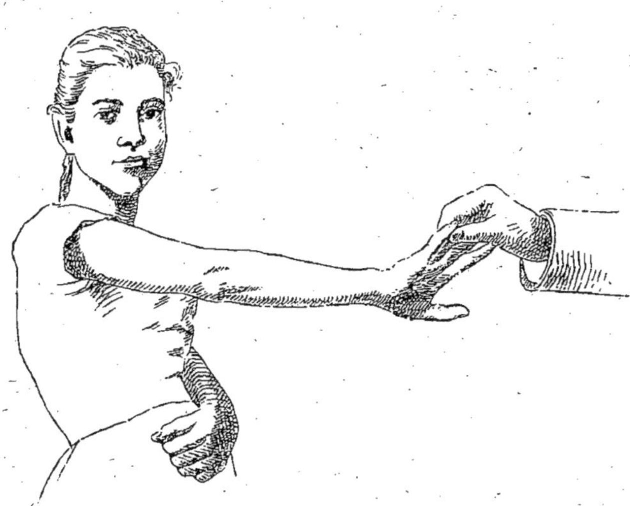

Fig. 3. — Ch. — O. A. T. du coude. Pronation maxima. Opérée de M. Lannelongue.
(Méthode sclérogène.)

Dessin de M. L. Monod, d'après photographie.

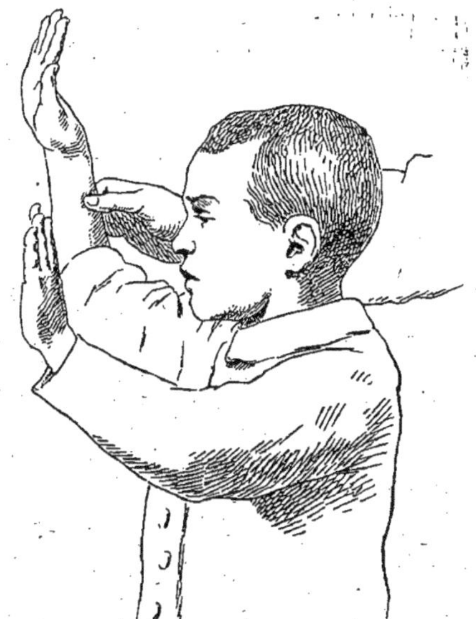

Fig 1. — Fer. — O.A.T. du poignet droit. Traitée par la méthode sclérogène. Extension maxima. Opéré de M. Lannelongue.

Dessin de M. L. Monod, d'après photographie.

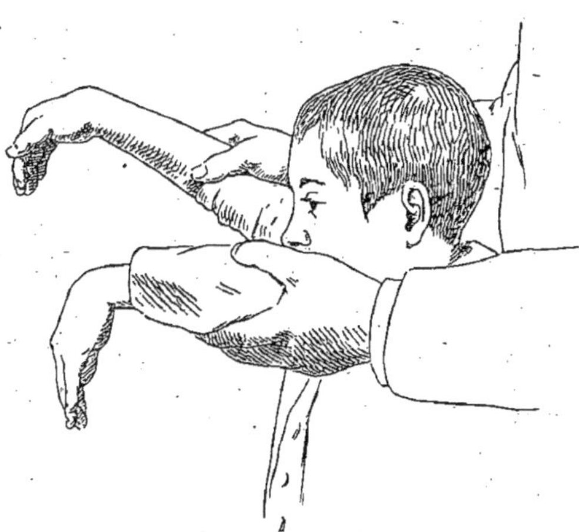

FIG. 2. — Fer. — Traité par la méthode sclérogène. Flexion maxima. Opéré de M. Lannelongue.

Dessin de M. L. Monod, d'après photographie.

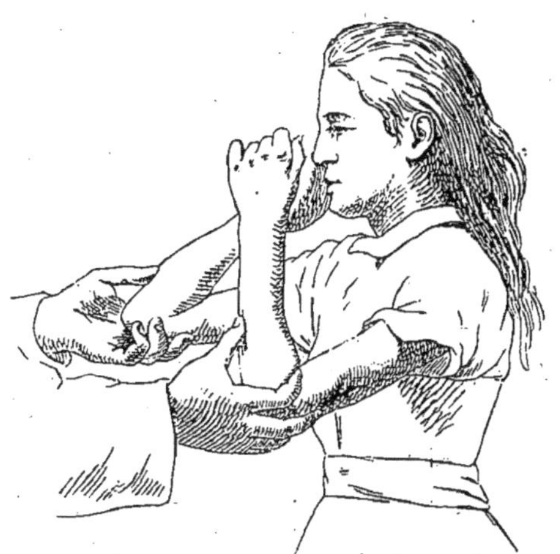

Fig. 1. — Henriette C. — Arthrectomie pour O. A. T. Flexion maxima du coude gauche 18 mois après. Opérée de M. Jalaguier. (Arthrectomie.)

Dessin de M. L. Monod, d'après photographie.

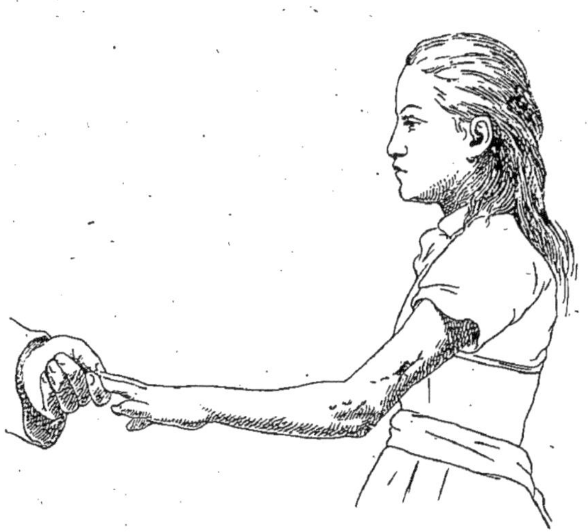

Fig. 2. — Henriette C. — Pronation maxima. Opérée de M. Jalaguier. (Arthrectomie.)

Dessin de M. L. Monod, d'après photographie.

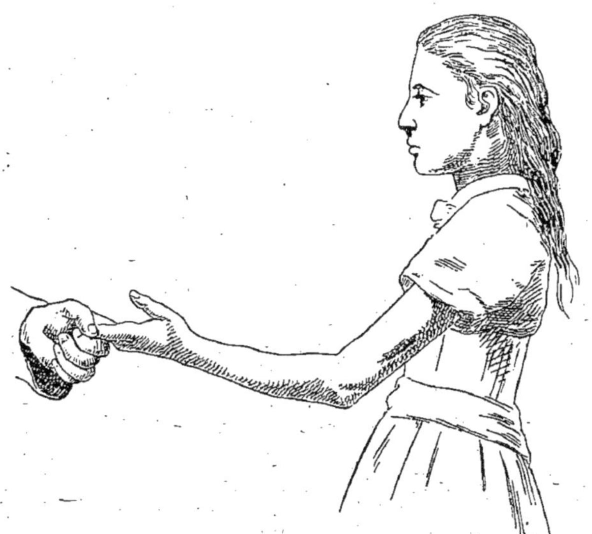

FIG. 3. — Henriette C. — Arthrectomie pour O. A. T. Extension maxima 18 mois après l'opération faite par M. Jalaguier.

Dessin de M. L. Monod, d'après photographie.

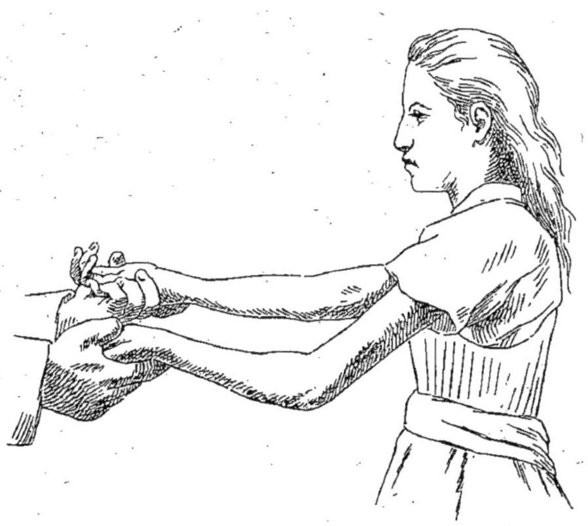

FIG. 4. — Henriette C. — Supination maxima du coude gauche. Opérée de M. Jalaguier. (Arthrectomie.)

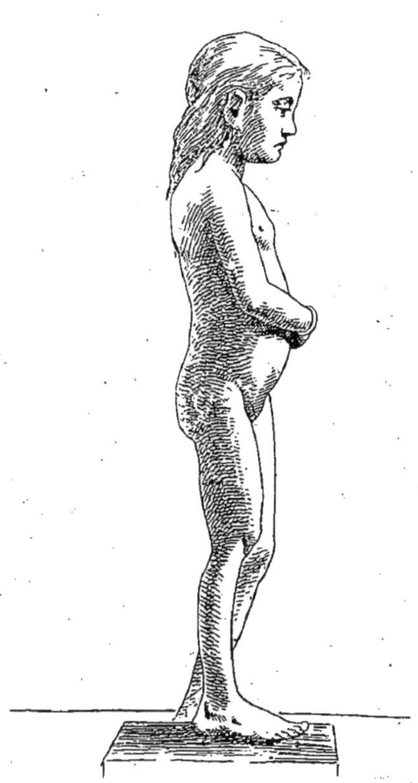

FIG. 1. — Lea. — Résection sous-trochantérienne de la hanche. Raccourcissement de 4 cent. au bout de 2 ans 1/2 (Opérée de M. Cazin).

Dessin dû à l'obligeance de M. L. Monod.

# Des différents procédés d'incision pour l'arthrectomie et l'exploration des principales articulations.

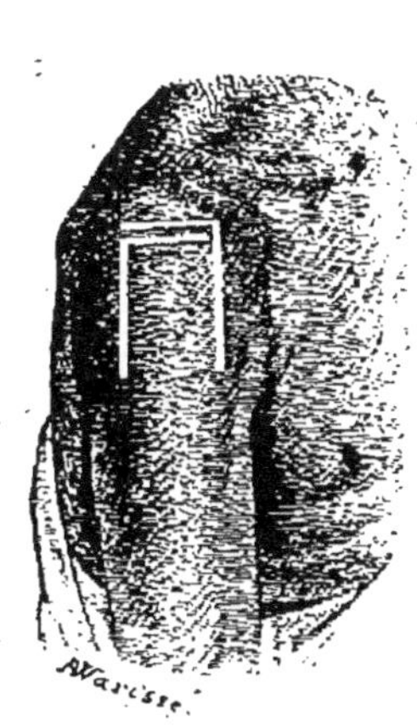

FIG. 1. — Incision antérieure : procédé de Tilling, avec ostéotomie *temporaire* des deux tubérosités humérales.

Incision proposée, externe, mais plus haut que ne le représente la figure. C'est en somme l'incision de A. Nélaton pour la résection de l'épaule.

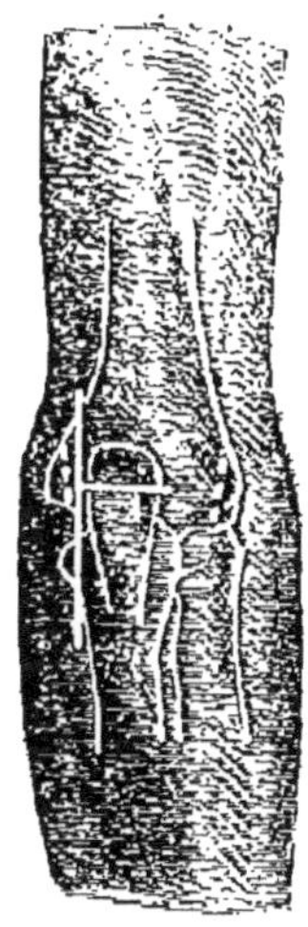

FIG. 2. — Incisions de Kœnig. (Section de l'olécrâne, de l'épicondyle et de l'épitrochlée.

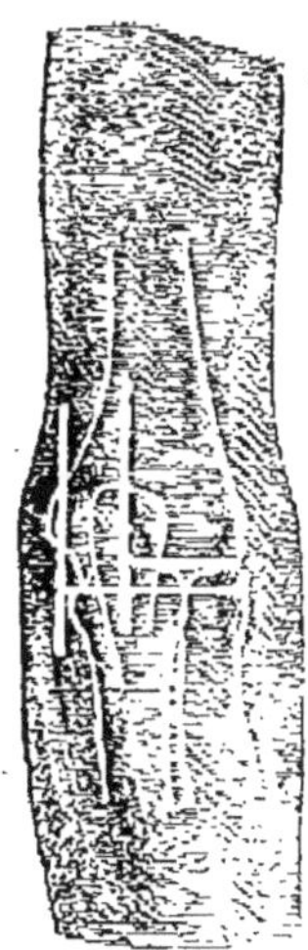

FIG. 3. — Procédés de Kölliker.

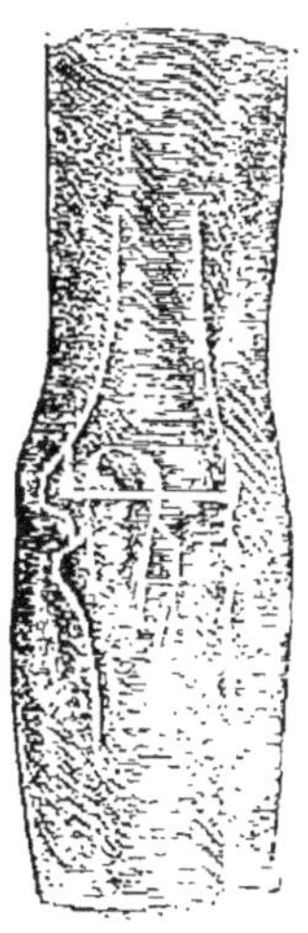

FIG. 4. — Procédé de Mosetig Moorhof.

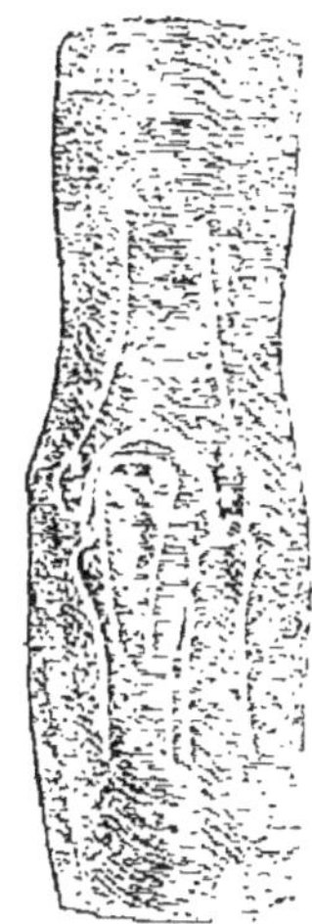

FIG. 5. — Procédé Tilling. — Ostéotomie *temporaire* de l'épicondyle, de l'épitrochlée et de l'olécrâne.

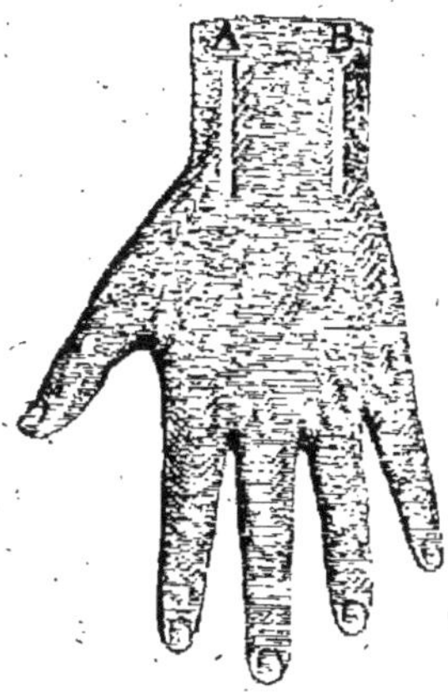

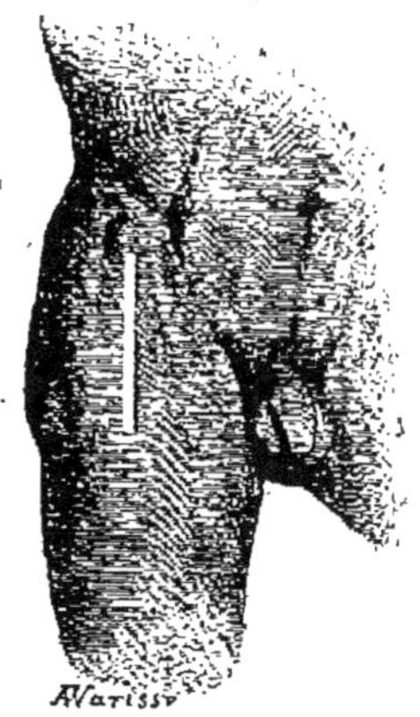


FIG. 6. — A. Incision dorso-radiale de Langenbeck employée par Kœnig.
B. Incision dorso-cubitale souvent nécessaire.

FIG. 7. — Incision de Schede.

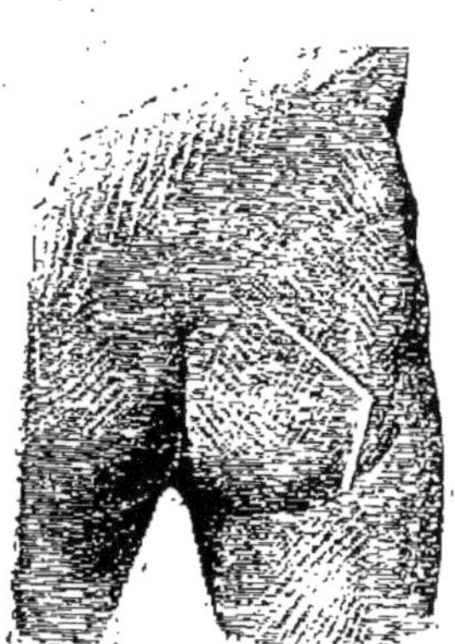

FIG. 8. — Procédé à lambeau de Kocher.

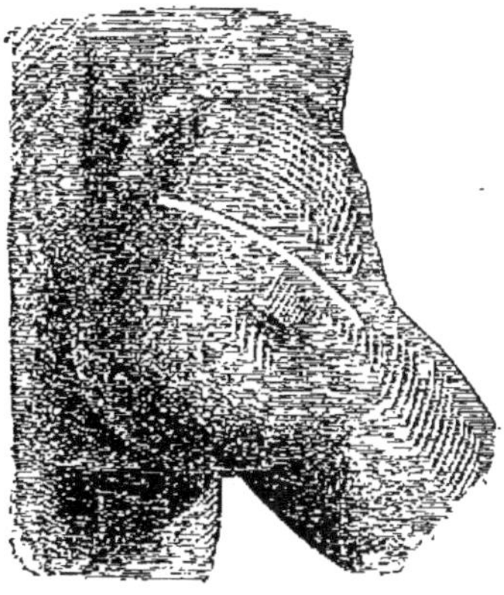

FIG. 9. — Incision prétrochantéricure, et ostéotomie *temporaire* du grand trochanter de Tilling.

M

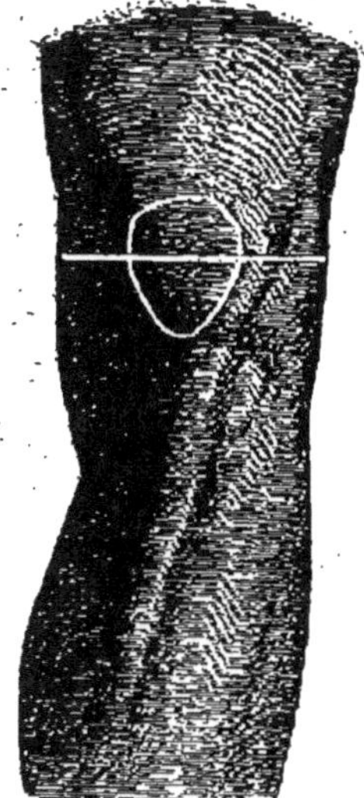

FIG. 10. — Incisions de Volkmann et Richelot.

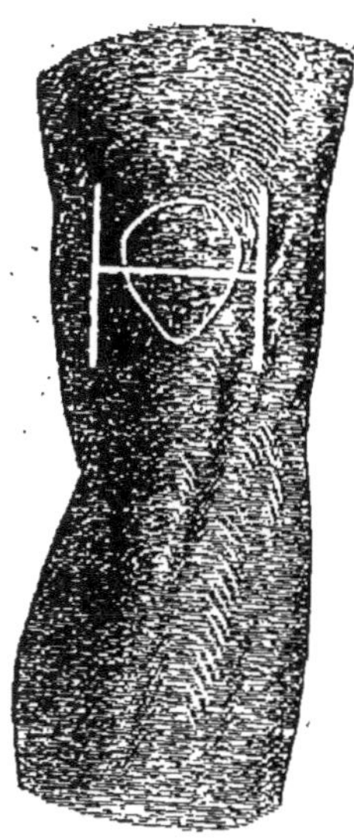

FIG. 11. — Incision de Wright.

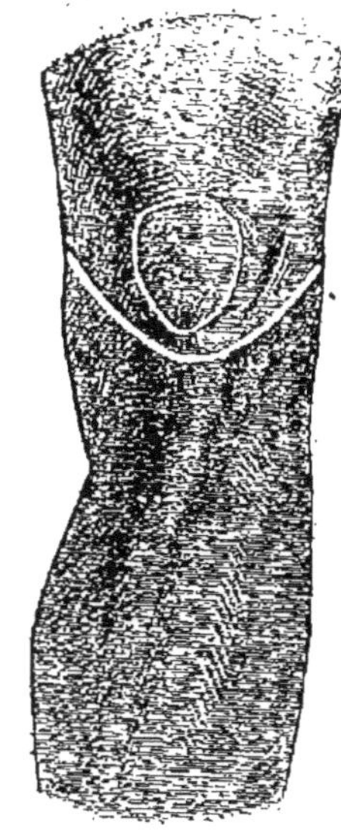

FIG. 12. — Incision de Mackensie, Bœckel, Delorme, Jalaguier, Durante.

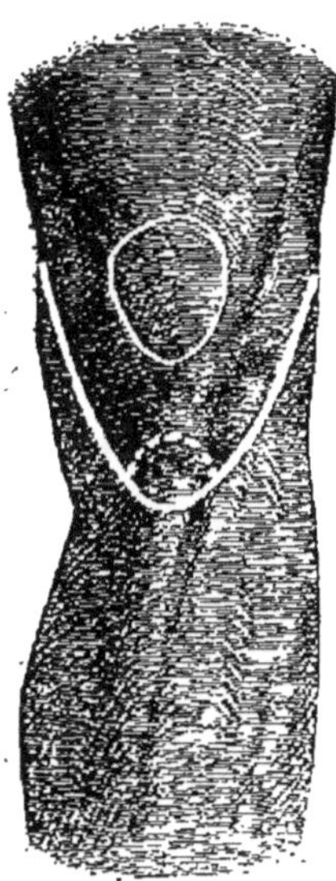

FIG. 13 — Incisions d'Israël. Ostéotomie *temporaire* de la tubérosité antérieure du tibia.

Lauenstein fait l'ostéotomie *temporaire* des ligaments croisés à leur insertion tibiale. — Tilling fait l'ostéotomie *temporaire* de la tubérosité antérieure du tibia, des ligaments croisés à leur insertion tibiale, et des ligaments latéraux à leur insertion fémorale.

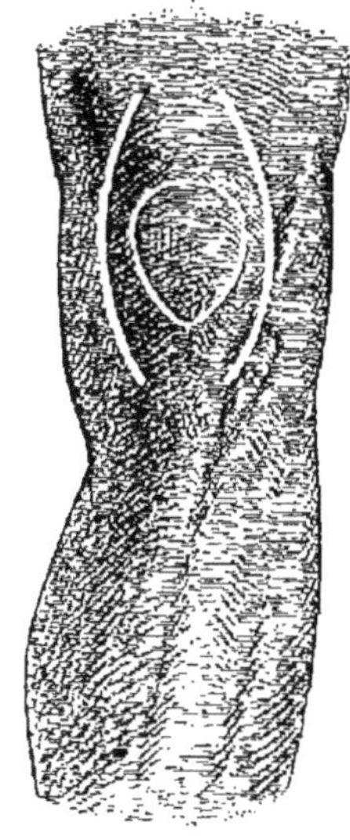

FIG. 14. — Incisions curvilignes para-rotuliennes de Kœnig.

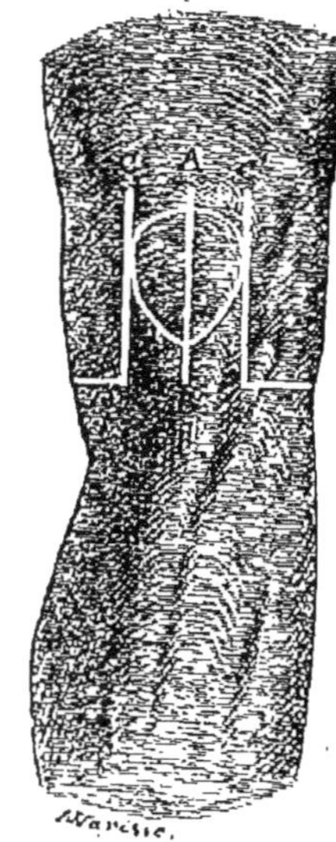

FIG. 15. — Incision d'Allingham (A B). Incision à lambeaux de Kocher (C C').

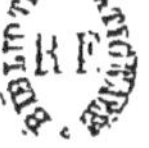

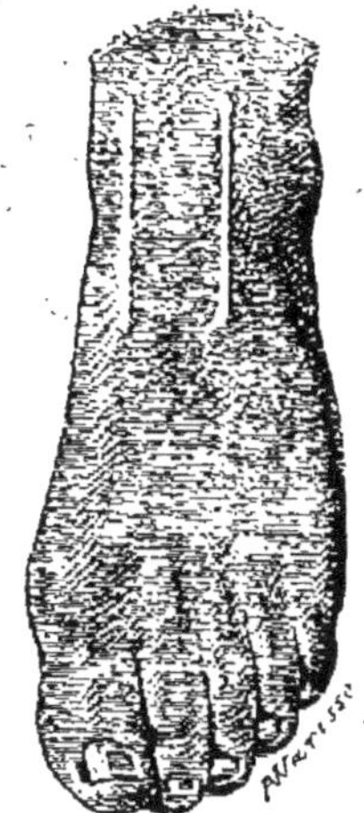

FIG. 16. — Incisions longitudinales antérieures prémalléolaires de Kœnig.

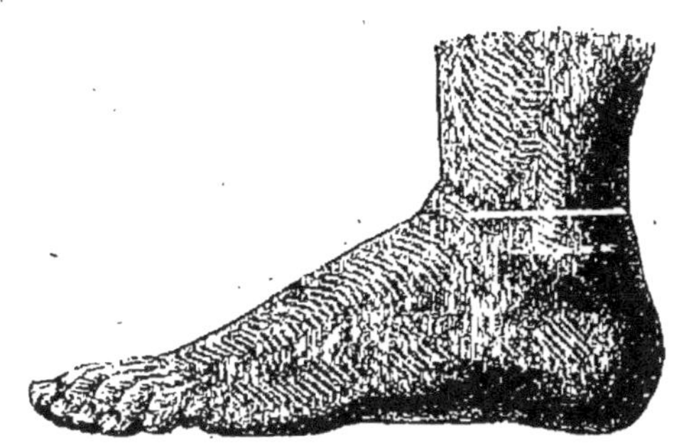

FIG. 17. — Incisions de Girard. L'incision cutanée et l'ostéotomie *temporaire* portent sur la face externe du pied et sur la malléole externe.

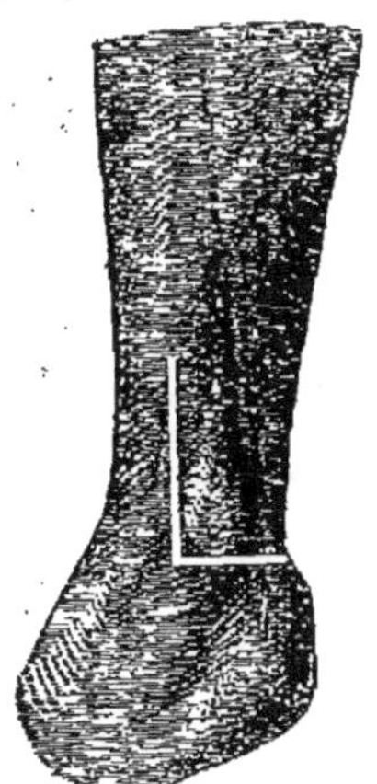

FIG. 18. — Incisions de Zésas, l'une horizontale sous-molléolaire, l'autre verticale prépéronière.

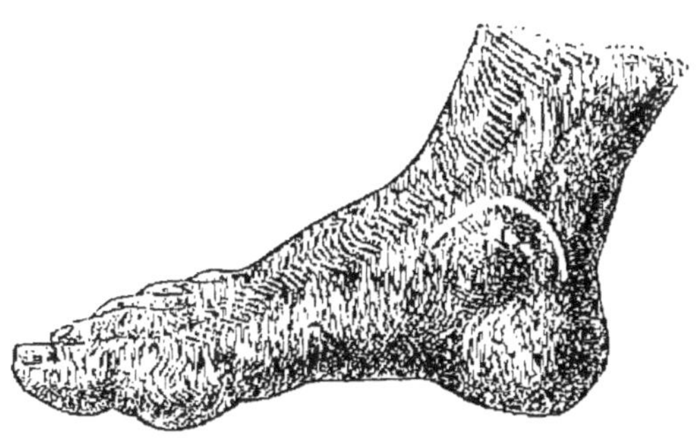

FIG. 19. — Incisions de Tilling (ostéotomie *temporaire* des deux malléoles.

# TABLE DES MATIÈRES